国家卫生健康委员会"十三五"规划教材

全国高等学历继续教育（专科）规划教材

供临床、预防、口腔、护理、检验、影像等专业用

儿 科 学

第 4 版

主　编　方建培

副主编　韩　波

人民卫生出版社

图书在版编目（CIP）数据

儿科学 / 方建培主编. —4 版. —北京：人民卫
生出版社，2018

全国高等学历继续教育"十三五"（临床专科）规划
教材

ISBN 978-7-117-26937-7

Ⅰ. ①儿… Ⅱ. ①方… Ⅲ. ①儿科学－成人高等教育
－教材 Ⅳ. ①R72

中国版本图书馆 CIP 数据核字（2018）第 167283 号

人卫智网	www.ipmph.com	医学教育、学术、考试、健康，购书智慧智能综合服务平台
人卫官网	www.pmph.com	人卫官方资讯发布平台

儿　科　学
第 4 版

主　　编：方建培

出版发行：人民卫生出版社（中继线 010-59780011）

地　　址：北京市朝阳区潘家园南里 19 号

邮　　编：100021

E - mail：pmph @ pmph.com

购书热线：010-59787592　010-59787584　010-65264830

印　　刷：保定市中画美凯印刷有限公司

经　　销：新华书店

开　　本：850×1168　1/16　印张：24

字　　数：708 千字

版　　次：2000 年 7 月第 1 版　2018 年 12 月第 4 版
　　　　　2018 年 12 月第 4 版第 1 次印刷（总第 19 次印刷）

标准书号：ISBN 978-7-117-26937-7

定　　价：56.00 元

打击盗版举报电话：010-59787491　E-mail：WQ @ pmph.com
（凡属印装质量问题请与本社市场营销中心联系退换）

第四轮修订说明

随着我国医疗卫生体制改革和医学教育改革的深入推进，我国高等学历继续教育迎来了前所未有的发展和机遇。为了全面贯彻党的十九大报告中提到的"健康中国战略""人才强国战略"和中共中央、国务院发布的《"健康中国 2030"规划纲要》，深入实施《国家中长期教育改革和发展规划纲要(2010-2020 年)》《中共中央国务院关于深化医药卫生体制改革的意见》，贯彻教育部等六部门联合印发《关于医教协同深化临床医学人才培养改革的意见》等相关文件精神，推进高等学历继续教育的专业课程体系及教材体系的改革和创新，探索高等学历继续教育教材建设新模式，经全国高等学历继续教育规划教材评审委员会、人民卫生出版社共同决定，于 2017 年 3 月正式启动本套教材临床医学专业(专科)第四轮修订工作，确定修订原则和要求。

为了深入解读《国家教育事业发展"十三五"规划》中"大力发展继续教育"的精神，创新教学课程、教材编写方法，并贯彻教育部印发《高等学历继续教育专业设置管理办法》文件，经评审委员会讨论决定，将"成人学历教育"的名称更替为"高等学历继续教育"，并且就相关联盟的更新和定位、多渠道教学模式、融合教材的具体制作和实施等重要问题进行探讨并达成共识。

本次修订和编写的特点如下：

1. 坚持国家级规划教材顶层设计、全程规划、全程质控和"三基、五性、三特定"的编写原则。

2. 教材体现了高等学历继续教育的专业培养目标和专业特点。坚持了高等学历继续教育的非零起点性、学历需求性、职业需求性、模式多样性的特点，教材的编写贴近了高等学历继续教育的教学实际，适应了高等学历继续教育的社会需要，满足了高等学历继续教育的岗位胜任力需求，达到了教师好教、学生好学、实践好用的"三好"教材目标。

3. 本轮教材从内容和形式上进行了创新。内容上增加案例及解析，突出临床思维及技能的培养。形式上采用纸数一体的融合编写模式，在传统纸质版教材的基础上配数字化内容，以一书一码的形式展现,包括PPT、同步练习、图片等。

4. 整体优化。注意不同教材内容的联系与衔接,避免遗漏、矛盾和不必要的重复。

本次修订全国高等学历继续教育"十三五"规划教材临床医学专业专科教材25种,于2018年出版。

第四轮教材目录

序号	教材品种	主编		副主编		
1	人体解剖学（第4版）	张雨生 金昌洙		武 艳 姜 东 李 岩		
2	生物化学（第4版）	徐跃飞		马红雨 徐文华		
3	生理学（第4版）	肖中举 杜友爱		苏莉芬 王爱梅 李玉明		
4	病原生物与免疫学（第4版）	陈 廷 李水仙		王 勇 万红娇 车昌燕		
5	病理学（第4版）	阮永华 赵卫星		赵成海 姚小红		
6	药理学（第4版）	闫素英 鲁开智 王传功		王巧云 秦红兵 许键炜		
7	诊断学（第4版）	刘成玉		王 欣 林发全 沈建箴		
8	医学影像学（第3版）	王振常 耿左军		张修石 孙万里 夏 宇		
9	内科学（第4版）	杨立勇 高素君		于俊岩 赖国祥		
10	外科学（第4版）	孔垂泽 蔡建辉		王昆华 许利剑 曲国蕃		
11	妇产科学（第4版）	王晨虹		崔世红 李佩玲		
12	儿科学（第4版）	方建培		韩 波		
13	传染病学（第3版）	冯继红		李用国 赵天宇		
14*	医用化学（第3版）	陈莲惠		徐 红 尚京川		
15*	组织学与胚胎学（第3版）	郝立宏		龙双涟 王世鄂		
16*	皮肤性病学（第4版）	邓丹琪		于春水		
17*	预防医学（第4版）	肖 荣		龙鼎新 白亚娜 王建明 王学梅		
18*	医学计算机应用（第3版）	胡志敏		时松和 肖 峰		
19*	医学遗传学（第4版）	傅松滨		杨保胜 何永蜀		
20*	循证医学（第3版）	杨克虎		许能锋 李晓枫		
21*	医学文献检索（第3版）	赵玉虹		韩玲革		
22*	卫生法学概论（第4版）	杨淑娟		卫学莉		
23*	临床医学概要（第2版）	闻德亮		刘晓民 刘向玲		
24*	全科医学概论（第4版）	王家骥		初 炜 何 颖		
25*	急诊医学（第4版）	黄子通		刘 志 唐子人 李培武		
26*	医学伦理学	王丽宇		刘俊荣 曹永福 兰礼吉		

注：1. * 为临床医学专业专科、专科起点升本科共用教材

　　2. 本套书部分配有在线课程，激活教材增值服务，通过内附的人卫慕课平台课程链接或二维码免费观看学习

　　3.《医学伦理学》本轮未修订

前　言

为适应我国医疗卫生体制改革和发展的需要，全面推进高等学历继续教育临床医学专业课程体系和教材体系的改革和创新，根据第四轮全国高等学历继续教育临床医学专业教材会议精神，全面启动第四轮教材的修订工作。

本版教材在继承第3版优点的基础上，认真总结教学经验，适应新形势，以思想性、科学性、启发性和实用性为编写理念，以基本理论、基本知识、基本技能为教材主线，找准定位，以提高学习能力、实用型为目标，根据疾病特点和临床要求，设立学习目标、问题与思考、案例、理论与实践、学习小结、复习参考题等模块；为了启发读者阅读和提高思维分析能力，本版教材配套有同步练习、PPT、相关链接，扫描二维码即可查看。

在编写过程中，编委会充分考虑到现代医学模式的转变和儿童疾病谱变化，删除某些发病率明显下降的"常见病"，增加了近年发病率上升的疾病，如删除了"脊髓灰质炎"，增加了"手足口病""传染性单核细胞增多症"；对疾病的系统性也进行了修订，如"支气管哮喘"归入"呼吸系统疾病"，"弥散性血管内凝血"调至"儿童常见急危重症"等。同时，对一些近年较快进展的疾病相关知识进行更新，如"急性白血病""癫痫"等。

由于编者的水平所限，本书难免会存在错误和缺点，在此，恳请读者提出批评和指正。在完成本书编写之际，感谢所有为本书的出版作出贡献的人员，特别感谢助理叶青晓的辛勤劳动。

方建培

2018 年 8 月

目 录

第四章　儿科疾病的防治原则 028

第五章　营养与喂养 052

第一章 绪 论

1

第一节　儿科学的范围、任务和学科发展趋势

儿科学（pediatrics）属临床医学的二级学科。它所覆盖的人群包括新生儿（newborn）、婴幼儿（infant）、儿童（child）及青少年（adolescence）；所研究的内容涉及从胎儿围生期到青少年的生长发育过程。其目标是保障儿童健康成长，成为身体和人格健全的成人。儿科学研究范围包括：①研究儿童生长发育的规律及其影响因素，不断提高儿童体格、智能发育水平和社会适应能力。②研究儿童各种疾病的发生、发展规律以及临床诊断和治疗的理论和技术，不断降低疾病的发生率和死亡率，提高疾病的治愈率。③研究各种疾病的预防措施，包括免疫接种、先天性遗传性疾病的筛查、科学知识普及教育等。④研究儿童中各种疾病的康复可能性以及具体方法，尽可能地帮助这些患儿提高他们的生活质量乃至完全恢复健康。以上研究内容归结起来就是儿科学的任务：保障儿童健康，提高生存质量。儿科医师面对儿童的生理、精神、情感从不成熟到成熟的发展过程，必须考虑生长发育中儿童各时期特殊的解剖结构和生理特点、器官系统功能及生物学反应特点。同时还必须考虑社会和环境因素对儿童及其家庭的重要影响。小儿是社会群体中最易受影响、受伤害的群体，需要给予更多的关注和帮助。

自 19 世纪初以来，儿科学的研究范围逐步发生了一些变化，但儿科学的实践内容却发生了重大变化。预防免疫接种使得感染性疾病显著减少，经济状况和社会文明进步使营养不良性疾病发病率下降，而社会文明进步又使精神心理以及人格和行为发育成为突出问题。因此，儿科医生的工作重点一方面是常见疾病的诊断和治疗，另一方面则向传染性疾病和感染性疾病、免疫性疾病、先天性疾病、遗传性疾病的筛查、疾病的预防保健、身心健康和精神心理问题的预防和诊治等方面发展。在发展中国家，疾病谱以感染性、营养性疾病和其他常见病为主，而发达国家因为早已经建立了良好的儿童预防保健体系，疾病谱截然不同。因此感染性疾病和营养性疾病较为少见，疾病谱以先天性、遗传性、代谢性疾病以及免疫缺陷性疾病为主，并且更加注重心理、行为和人格发育。现代儿科学应该是社会 - 心理 - 医学模式的学科。

现代儿科学的研究领域可以分为 3 个方面：

1. 发育儿科学（developmental pediatrics）　研究儿童正常体格和心理发育的规律及其影响因素，促进正常发育，纠正异常发育，治疗相关疾病，不断提高儿童体格、智力、心理发育水平和社会适应性能力。

2. 预防儿科学（preventive pediatrics）　研究儿童各种疾病的预防措施，包括预防接种，先天性疾病、遗传性疾病及出生缺陷的早期筛查，防止意外事故发生、科学知识普及教育等。

3. 临床儿科学（clinical pediatrics）　研究儿童各种疾病的发生、发展规律以及临床诊断、治疗及康复的理论和技术，不断降低疾病的发生率和死亡率，提高疾病的治愈率，帮助患病儿童提高生活质量、恢复健康。

随着人们生活水平的提高、医学的迅猛发展及预防、保健体系的健全，发育儿科和预防儿科在儿科学中的地位越来越重要。同时临床儿科的分支也越来越细化，划分为呼吸、消化、循环、神经、血液、肾脏、内分泌、遗传代谢、免疫、传染病和急救医学、危重症医学等专业。小儿外科学则为外科学下的三级学科。随着儿科学服务人群年龄的扩大，胎儿医学、新生儿医学、围生期医学和青春期医学等新的三级学科也应运而生。胎儿医学以胎儿为研究主体，而不只是视胎儿为孕母的附属物；胎儿医学不仅研究胎儿正常生长发育，还将为科学家们探讨生命科学的最根本问题提供无限的机会。围生期医学探讨妊娠 28 周至出生 7 天内小儿的生长发育和疾病防治的规律；新生儿医学以胎儿娩出至生后 28 天的新生儿为研究和服务对象。胎儿医学、围生期医学和新生儿医学之间各有重点又相互交叉，对生命形成提前预防和治疗，提高了人口质量。青春期医学以第二性征出现至性成熟及体格发育基本完成这一由儿童过渡到成年阶段的青少年为研究和服务对象。这一时期青少年的体格、心理以及内分泌、生殖系统迅速发育但仍不够成熟，且面临着经济尚未独立以及学习竞争的压力。因此，青春期医学独立成为一门学科是极其必要的。与其他学科一样，儿科学所涉及的基础医学及临床医学领域也越来越多，如预防医学、流行病学、遗传学、营养学、

免疫学、心理学、分子生物学、影像诊断学等。今天的儿科学已经形成了既有自身纵向发展，又横向与多学科、多领域交叉合作的新型学科。

近年来，由于社会的进步和经济的发展，儿科学不断进展。随着社会医疗卫生及生活水平的提高，儿科的疾病谱在不断发生变化，儿科学已经与分子生物学、外科学、影像医学、妇产科学、心理学、流行病学等多学科形成交叉；向预防、保健、康复、微创、基因诊断和治疗技术等新的领域发展，在诊疗过程中更加尊重患儿权利，体现人文关怀。主要体现在：①儿童预防、保健医学和康复医学进一步发展，儿童保健服务向全社会普及、形成网络，保证疾病的后遗症能得到适宜的康复，关注儿童的心理卫生，及时纠正生长发育过程中的心理和行为异常，重视环境对儿童的伤害和成人疾病的儿童期预防。②分子生物学、细胞生物学、基因组学和蛋白质组学等生物学相关技术研究突飞猛进，使儿科在分子细胞遗传、基因遗传、生化遗传诊断方面已经完全突破了以往的限制，基因治疗成为新的发展方向，遗传性、代谢性疾病的治疗和预防将发生重大突破。③新型技术设备不断涌现，为儿科疾病提供了新的诊断和治疗手段，影像诊断技术进一步提高，内镜、腔镜、介入等微创外科技术应用于儿科临床，减低创伤、减少痛苦，器官支持技术、干细胞治疗和器官移植技术广泛应用，使癌症、免疫性疾病、器官衰竭等的疾病治愈成为可能，患者生命得以延续，生活质量大大提高。④儿科循证医学的进一步发展和应用，减少了以往经验性治疗的盲目性，为儿科学临床实践提供更翔实、更可靠的依据，也帮助儿科医生实现知识的不断更新和完善。⑤祖国传统医学独有儿科"五脏为纲"的临床辨证方法、重视脾胃的医学观点、中药方剂治疗，是我国儿科学的宝贵财富，也将在未来不断发扬光大、发挥更大的作用。

第二节　儿科学的特点

儿科学是一门有明显自身特点的学科。其不同于其他成人学科的是，它既包括众多的专业，又有年龄阶段性的不同疾病谱。因此，"儿童不是小成人，新生儿也不是小儿童，胎儿更不是小新生儿"。要特别强调三点：第一，小儿各时期都有各自的解剖和生理功能特点，其疾病谱也因此不同；第二，虽然小儿各时期有其各自特点但其生长发育是一个持续不断的延续过程，在疾病诊治过程必须认真考虑保护好孩子的生长发育；第三，要注意生长发育存在个体差异，诊疗时要识别个体差异和异常状况的区别。不同年龄段疾病的防治重点是不同的。小儿的机体免疫功能较差，器官发育不成熟，易受外界因素的损害而致病，如不能及时治疗和康复，容易导致病情恶化并遗留后遗症。因此，预防医学在儿科学中占有很重要的位置。另一方面，由于机体仍处于生长发育过程中，儿童对损伤的自我修复能力较强，只要治疗得当，较成人更易恢复，适宜的康复治疗通常会有事半功倍的效果。这些特点表现如下：

1. **解剖**　儿童的身高、体重、头围、胸围等指标不断增长，头、躯干和四肢的比例发生改变，各个器官体积随生长发育不断增大，内脏的位置也随年龄增长而变化。在体格检查时必须熟悉各年龄儿童的体格生长和器官功能发育规律，才能正确判断和处理临床问题。

2. **生理功能**　各系统器官的功能处于生长发育之中，随年龄增长逐渐发育成熟。不同年龄儿童的生理、生化正常值各自不同。某年龄段器官功能不成熟常是疾病发生的内在因素，如婴幼儿的代谢旺盛，营养的需求量相对较高，但是此时期胃肠消化吸收功能尚不完善，易发生消化不良。因此，只有熟练掌握各年龄小儿生理功能特点，才能做出正确诊断和治疗。

3. **病理**　对同一致病因素，不仅儿童与成人的病理反应和疾病过程会有很大的差异，即使是不同年龄的儿童之间也会出现差异，如由肺炎球菌所致的肺炎，婴儿常表现为支气管肺炎，而成人和年长儿则引起大叶性肺炎病变。

4. **免疫**　小儿免疫功能较成人低下，容易患感染性疾病。传统认为小儿时期，特别是新生儿期免疫系统不成熟。实际上，出生时免疫器官和免疫细胞均已相当成熟，免疫功能低下可能为未接触抗原，尚未建立免疫记忆之故。婴幼儿时期 SIgA 和 IgG 水平均较低，容易发生呼吸道和消化道感染。因此适当的预防措施对小年龄儿童特别重要。

5. **心理** 儿童时期是心理、行为形成的基础阶段，可塑性非常强。根据不同年龄儿童的心理特点，提供合适的环境和条件，给予耐心的引导和正确的教养，可以培养儿童良好的个性和行为习惯。

6. **疾病谱** 儿童疾病发生的种类与成人差别很大，如心血管疾病，儿童主要以先天性心脏病为主，而成人则以冠心病为多；儿童肿瘤中以白血病为多发，成人则以肺癌、胃癌等多发。不同年龄儿童的疾病种类也有很大差异，如新生儿疾病以先天性疾病、围生期窒息、高胆红素血症等多发，婴幼儿疾病中以感染性疾病多发等。

7. **临床表现** 儿科患者往往不似成人典型，尤其在低龄儿童，常缺乏明显定位症状和体征。如新生儿败血症，患儿常表现为精神反应差、吃奶少，黄疸加重，甚至体温不升这些不典型的症状。因此儿科医护人员必须培养密切观察病情，及时判断和处理各种病情变化的能力。另外要注意的是，相同的病因，在不同年龄儿童中的临床表现也不尽相同，如维生素 D 缺乏性手足搐搦症，在较小婴儿容易引起喉痉挛；较大婴儿、幼儿则多表现为手足搐搦。

8. **诊断** 儿科患者往往不能准确地表达不适感，因此必须同时结合家长陈述的病史、体格检查和实验室检查以及流行病学资料等来综合分析。全面准确的体格检查对于儿科的临床诊断非常重要，有时甚至是关键性的。同一症状在不同年龄儿童的诊断也不同，如惊厥在新生儿多考虑缺氧缺血性脑病、颅内出血等。婴幼儿需注意热性惊厥、颅内感染，年长儿则要注意是否有癫痫或其他神经系统疾病。不同年龄儿童的化验检查正常值常不相同，应特别注意。

9. **治疗** 由于儿童各器官发育尚不成熟，生理功能较成人低下。因此，全面的支持治疗和细致的护理在儿科的治疗中地位尤为突出。婴幼儿气管及支气管管径细、缺乏软骨环的支持，当气道黏膜充血水肿或有分泌物时，较成人容易发生通气障碍、呼吸困难。因此，气道护理在婴幼儿疾病的处理中应加以重视。既要重视对主要疾病的治疗，又不可忽视对并发症的治疗，同时还需满足儿童的生长发育、心理发育所需。对家长进行适当的心理辅导也对增强儿童康复的信心十分重要。小儿的药物剂量与成人不同，常需按体重或体表面积计算。儿童生病时容易并发水、电解质和酸碱平衡紊乱，实施液体疗法时需精确计算液体量、速度、性质，平衡出入量。

10. **预后** 儿童处于生长发育时期，生命力旺盛，组织修复能力强。如在疾病早期予以及时、正确的处理，往往可转危为安、迅速康复，较少转成慢性或留下后遗症。但新生儿、年幼儿童生理功能较差、代偿能力不足，如不能及时处理病情，可导致病情急剧恶化、甚至死亡。

11. **预防** 由于计划免疫的开展，多数常见的急性传染病已经得到控制。保证每位儿童按计划进行预防免疫是儿童保健工作的重点。先天性甲状腺功能减低症、苯丙酮尿症等新生儿疾病筛查、听力筛查，有效阻止了疾病的进一步发展，减少了以后的致病、致残。冠心病、高血压和糖尿病等与儿童时期的饮食、代谢有关的疾病，其儿童期的预防也日益受到重视。注意儿童时期的环境条件和心理卫生状况可防止某些成人后的心理问题。因此，预防工作越来越重要。

第三节 小儿年龄分期

儿童的生长发育既是一个连续渐进的动态过程，又有阶段性。在不同的年龄期，其解剖、生理功能和心理等又表现出不同的特点。掌握各年龄期的特点，有利于把握各期预防保健和疾病诊疗的特点。小儿年龄分期如下：

（一）胎儿期

自受精卵形成到胎儿娩出前为胎儿期，共 40 周。胎儿的周龄即为胎龄。胎儿早期（妊娠的前 12 周），受精卵着床，细胞不断分裂增大，迅速完成各系统组织器官的形成。胎儿中期（自 13 周至 28 周），胎儿体格生长、各器官功能迅速发育。胎儿后期（自 29 周至 40 周），胎儿体重迅速增加，娩出后大多能存活。如母亲妊娠期间，尤其在早期，受到感染、放射线、化学物质或遗传等不利因素的影响，可引起先天畸形甚至胎儿夭折。营养缺乏、严重疾病等都可能影响胎儿的正常生长发育。婚前、孕前体检，定期产前检查，避免有害物质的接触和预防感染，保证充足的营养和良好心情，是孕妇和胎儿保健工作的重点。

（二）新生儿期

自胎儿娩出脐带结扎至 28 天，此期包含在婴儿期内。新生儿期在生长发育和疾病方面具有非常明显的特殊性，发病率和死亡率均高，约占婴儿死亡率的 1/3～1/2，先天畸形、遗传代谢性疾病也多在此期表现。新生儿出生 7 天内为新生儿早期，新生儿脱离母体独立生存，自身呼吸、循环、代谢等各系统功能发生重大转变，更需适应全新的外界环境，分娩过程中的缺氧、产伤、感染等也对新生儿造成伤害。因此，新生儿早期的发病率和死亡率最高。

（三）婴儿期

自胎儿娩出脐带结扎至 1 周岁。此期是小儿生长发育最迅速的阶段，对总热量和蛋白质要求较高，但消化功能发育尚不完善，常常难以适应大量食物的消化吸收，容易发生营养和消化紊乱，出现佝偻病、贫血、营养不良、腹泻等。婴儿体内来自母体的抗体逐渐减少，自身的免疫功能尚未成熟，抗感染能力较弱，易发生各种感染和传染性疾病。此期重点在提倡母乳喂养，合理添加辅食，保证营养供应，实施计划免疫，预防感染。

（四）幼儿期

自满 1 周岁至 3 周岁。此期体格生长发育速度稍减慢，而智能发育迅速，小儿开始会走，活动范围渐广，接触社会事物渐多，语言、思维和社交能力的发育日渐增速。但此期小儿缺乏危险的识别能力和自我保护能力。因此要注意防范意外伤害和食物中毒，预防传染病。幼儿期营养的需求量仍较高，应保证营养，并培养健康的饮食习惯。

（五）学龄前期

自满 3 周岁至 6～7 岁。此时体格生长发育进一步减慢，处于稳步增长状态，智能发育更加迅速，理解能力逐渐增强，好奇心重、好模仿，与同龄儿童和社会事物有了更广泛的接触，自理能力和初步社交能力逐步形成。此期小儿可塑性强，应重视优良品德的培养，注意手、眼和口腔卫生，仍应防范传染病、意外事故的发生。

（六）学龄期

自 6～7 岁至青春期前。此期儿童的体格生长速度相对缓慢，除生殖系统外，各器官外形均已接近成人，智能发育更加成熟，可以接受系统的科学文化教育。此期应保证营养、体育锻炼和充足的睡眠，防止龋齿，保护视力。在学校和家庭教育的配合下德智体美劳全面发展。

（七）青春期

一般女孩从 11～12 岁开始到 17～18 岁；男孩从 13～14 岁开始到 18～20 岁。此期青少年的体格生长发育再次加速，出现第二次高峰，同时生殖系统的发育也加速并渐趋成熟。至本期结束，各系统器官发育已成熟，体格生长逐渐停止。精神、行为和心理方面的问题开始增加。加强道德品质教育，生理、心理卫生知识和性知识教育，进行及时有效的心理辅导，保证充足的营养，为本期保健重点。

（方建培）

儿科学是一门综合学科。它不仅有专业分科,而且不同年龄分期有不同特点,因此有不同的疾病谱。掌握这些特点是学习儿科学和从事儿科工作的重要基础。

复习参考题

1. 儿科学的研究范围是什么?

2. 试述小儿的年龄分期,各期的特点?

3. 什么是疾病谱?儿科疾病谱的特点?

第二章 生长发育

2

02章

学习目标	
掌握	儿童生长发育的规律及影响因素。
熟悉	儿童体格生长的规律与评价方法,儿童感知觉发育、大运动、精细运动、语言、个人与社会等 5 个能区以及与体格发育有关的其他系统的发育规律。
了解	神经心理发育及评价;青春期生长发育。

第一节 生长发育及其影响因素

一、生长发育的规律

人体各器官、系统生长发育的速度和顺序都遵循一定的规律,认识这些规律有助于儿科工作者对儿童生长发育状况做出正确评价和指导。

(一)生长发育的连续性和阶段性

在整个小儿时期生长发育不断进行,但各年龄阶段的生长发育速度不同。例如出生后体重和身长的增长在生后第一年最快,出现生后第一个生长高峰;以后逐渐减慢,至青春期生长速度又加快,出现第二个生长高峰。

(二)各器官系统发育的不平衡

人体各器官、系统的发育顺序遵循一定的规律。各系统发育快慢不同,各有先后。如神经系统发育较早,脑在 2 年内发育较快;生殖系统发育较晚;淋巴系统在儿童期生长迅速,于青春期前达高峰,以后逐渐降至成人水平。其他如心、肝、肾等器官的发育基本与体格生长平行(图 2-1)。

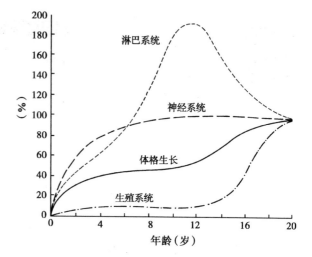

图 2-1 各系统器官发育不平衡

(三)生长发育的一般规律

1. **由上到下** 如小儿运动发育先抬头、后抬胸,再会坐、立、行。

2. **由近到远** 如从臂到手,从腿到脚的活动。

3. **由粗到细** 如从全掌抓握到手指拾取。

4. **由简单到复杂** 先会画直线,进而能画圈、画人。

5. **由初级到高级** 小儿智能发育为先感性认识后理性认识,先会看、听、感觉事物、认识事物,再发展到有记忆、思维、分析、判断。

(四)生长发育的个体差异

小儿生长发育虽按上述总规律发展,但在一定范围内由于遗传、性别、环境、营养、教育等因素的影响而存在相当大的个体差异,每个人生长的"轨道"不会完全相同。因此所谓的正常值不是绝对的,必须考虑个体的不同影响因素,并要系统的连续的观察才能反映小儿生长发育的真实情况。

二、生长发育的影响因素

(一)遗传

细胞染色体所载基因是遗传的物质基础。小儿生长发育的"轨道"或特征、潜力、趋向等均受到父母遗传因素的影响。种族、民族和家族的遗传信息影响皮肤、头发的颜色、面形特征、身材高矮、性成熟迟早等。遗传代谢性疾病、内分泌障碍、染色体畸形更与遗传直接相关。

(二)性别

男女性别也影响生长发育的速度和限度,青春期后,男孩体重和身高均高于女孩;女孩的语言和运动发育稍早于男孩。

（三）营养

充足合理的营养是儿童体格生长的物质基础。足够的热量和优质蛋白质、各种维生素、矿物质以及某些微量元素是生长发育必不可少的营养素，这些营养素使儿童充分发育，迅速成长。宫内营养不良的胎儿不仅体格生长落后，而且严重影响脑发育；出生后营养不良可影响体重、身高及智能的发育。

（四）母亲情况

胎儿在宫内发育受孕母生活环境、营养、疾病、情绪等各因素的影响。妊娠早期的病毒性感染可致胎儿先天畸形；妊娠期严重营养不良可引起流产、早产、胎儿体格生长和脑发育迟缓；妊娠早期受到X线照射、环境毒物、某些药物和精神因素等的影响，使胎儿的发育受到影响。

（五）疾病

疾病对小儿生长发育的影响十分明显。急性感染常引起体重不增和下降；长期慢性疾病同时影响身高和体重的增长；内分泌疾病常引起骨骼生长和神经系统发育迟缓；先天性疾病，如有先天性心脏病可造成生长迟缓。

（六）生活环境

良好的居住环境，如阳光充足、空气新鲜、水源清洁、无噪声等能促进小儿的生长发育。工业化或其他原因造成的环境污染对少年儿童身心健康发育会造成一定的危害，如铅中毒使儿童智商及听力下降，环境噪声干扰儿童的选择性注意，因而影响学习。

（七）社会因素

社会环境对青少年生长发育的影响是多方面的。它不但影响少年儿童的身体发育，同时对少年儿童的心理、智力和行为的发展也起着重要的作用。社会因素主要包括社会制度、经济发展状况、文化教育、卫生保健、家庭结构及经济状况、父母受教育程度及职业、亲子关系及社会交往等。经济水平决定着文教、卫生、福利等设施和物质供应的量和质，它们或直接（食物、教育、医疗等）或通过家庭条件（如广播、电视）间接影响儿童。

问题与思考

1. 小儿生长发育的规律有哪些？
2. 生长发育的影响因素有哪些？

第二节　体格生长及评价

一、体格生长常用指标及生长规律

体格生长应选择易于测量、有较大人群代表性的指标来表示。一般常用的形态指标有体重、身高（长）、坐高（顶臀长）、头围、胸围、上臂围、皮下脂肪等。

1. **体重**　为身体各器官、系统与体液的总重量，是最易获得的反映儿童生长与营养状况的指标，也是计算药量及液体疗法的客观依据。新生儿出生体重与胎次、胎龄、性别以及宫内营养状况有关。我国2005年九市城区调查结果显示平均男婴出生体重为（3.33±0.39）kg，女婴为（3.24±0.39）kg。出生至12个月呈现第一生长高峰，正常足月婴儿生后第1个月体重增加可达1~1.7kg，生后3~4个月体重约等于出生时体重的2倍；第1年内婴儿前3个月体重的增加值约等于后9个月内体重的增加值，即12月龄时婴儿体重约为出生时的3倍（10kg），是生后体重增长最快的时期；生后第2年体重增加2.5~3.5kg；2岁至青春期前体重增加减慢,每年增长约2kg。儿童体重的增长为非等速的增加,进行评价时应以个体儿童自己体重增长的变化为依据,不可简单地用"公式"来评价。为便于日常应用,当无条件测量体重时才按以下公式粗略计算小儿体重。

12个月:体重=10kg

1~12岁:体重(kg)=年龄(岁)×2+8

测量方法:排空大、小便,脱去衣、帽、鞋,矫正体重计指针为零,婴儿用精确读数到10g磅秤,儿童用精确读数到50g拉杆秤,也可使用电子秤直接称出。

2. **身高(长)**　指头部、脊柱与下肢长度的总和。正常新生儿出生时身长平均为50cm,第一年身长增长最快,约为25cm,1岁时身长约为75cm;第二年增长稍慢,约10~12cm;2岁时身长约为85~87cm;2~12岁每年平均增长6~7cm;2岁~青春期前身高推算公式:身高(cm)=年龄(岁)×7+75。2岁以后每年身高增长低于5cm为生长速度下降。身高(长)的增长受遗传、内分泌、宫内生长水平的影响较明显,短期的疾病与营养波动不易影响身高(长)的生长。

测量方法:3岁以下采用卧式量床,面部自然向上,两腿伸直,头顶及足底密切接触测板的两端,以"四点一线"(枕后结节、肩胛下角、臀部、足后跟为四个点)测量所得的长度为身长;3岁以上的儿童采用身高计测量,精确读数到0.1cm。

3. **坐高**　是头顶到坐骨结节的长度。3岁以下儿童仰卧位测量为顶臀长,3岁以后坐位测量,代表头颅与脊柱的生长。

4. **头围和前囟**　与脑和颅骨的发育有关。

头围:胎儿时期脑发育最快,故出生时头围相对较大,平均为33~34cm,3个月时达40cm,1岁时为46cm,2岁时为48cm,5岁时为50cm,15岁时为54~58cm左右。2岁以内头围测量最有价值。连续追踪测量比单次测量更重要。较小的头围低于均值减2个标准差常提示有脑发育不良的可能,头围增长过快往往提示脑积水。

前囟:前囟出生时约1~2cm,以后随颅骨生长而增大,6月龄左右逐渐骨化而变小,最迟于2岁闭合。前囟检查在儿科临床很重要,如脑发育不良时头围小、前囟小或关闭早,甲状腺功能减退时前囟闭合延迟,颅内压增高时前囟饱满,脱水时前囟凹陷。

测量方法:①头围:用软尺紧贴头皮,经眉弓上缘和枕骨结节,左右对称环绕1周,精确读数到0.1cm;②前囟:前囟大小以两个对边中点连线的长短表示。

5. **胸围**　胸围大小与肺、胸廓的发育密切相关。出生时胸围平均为32cm,1岁左右胸围约等于头围,1岁至青春期前胸围约等于头围(cm)+年龄(岁)-1(cm)。头围与胸围的增长曲线形成交叉,此交叉时间与儿童营养、胸廓的发育有关。发育较差者头、胸围交叉时间延后。

6. **上臂围**　代表上臂骨骼、肌肉、皮下脂肪和皮肤的发育,反映小儿的营养状况。1岁内上臂围增长迅速,1~5岁增长缓慢,仅增长约1~2cm。因此,在无条件测体重和身高的地方,可用上臂围值筛查5岁以下小儿营养状况:上臂围>13.5cm为营养良好;12.5~13.5cm为营养中等;<12.5cm为营养不良。

测量方法:取立位或坐位,让儿童上肢自然放松下垂,以左上臂中点(肩峰至鹰嘴连线的中点)为测量点,软尺垂直上臂长轴轻轻接触皮肤绕该处1周,记录至小数点后1位。

7. **骨龄**　指人群中出现某特定X线骨骼图像的平均年龄,可以反映骨的钙化成熟度。长骨的生长主要是由于干骺端的软骨骨化、骨膜下成骨,使长骨增长、增粗,骨化的过程较长,自胎儿期开始,直至成年期才告完成。通常采用X线检查测定不同年龄儿童长骨干骺端骨化中心出现的时间、数目、形态的变化,将其标准化即为骨龄(bone age)。最常检查部位是左手腕部。腕部于出生时无骨化中心,其生后出现的次序为:头状骨、钩骨(3个月左右)、下桡骨骺(约1岁)、三角骨(2~2.5岁)、月骨(3岁左右)、大、小多角骨(3.5~5岁)、舟骨(5~6岁)、下尺骨骺(6~7岁)、豆状骨(9~10岁)。10岁出全,共10个。临床上多用G-P

法或 TW 评分两方法来判断骨骼成熟度。3 个月内的小儿要检查股骨远端，因为股骨远端的骨化中心在出生时已经形成，而婴儿腕部骨化中心尚未出现。

骨龄在临床上有重要的诊断价值，如生长激素缺乏症、甲状腺功能减低症骨龄明显落后；真性性早熟、先天性肾上腺皮质增生症骨龄超前。正常骨化中心出现的年龄有差异，判断时应慎重。

8. 牙齿发育　与骨骼有一定关系，但不完全平行。牙齿分乳牙和恒牙两种，多数婴儿 4～10 个月乳牙萌出，12 个月仍未萌出者为乳牙萌出延迟。约 3 岁乳牙出齐，共 20 枚。6 岁左右萌出第 1 颗恒牙即第 1 磨牙，位于第 2 乳磨牙后；6～12 岁乳牙按萌出顺序先后逐个脱落，代之恒牙，此期为混合牙列期。12 岁左右萌出第 2 恒磨牙；18 岁以后萌出第 3 恒磨牙，也有终身不萌出。恒牙共 28～32 枚。

佝偻病、先天性甲状腺功能减退症等可致出牙延迟或牙质差。出牙为一种生理现象，个别小儿可有暂时性流涎、睡眠不安及低热等症状出现。

二、体格生长评价

体格生长评价是以生长的"规律"为依据，从发育水平、生长速度和发育匀称程度三方面判别个体或群体儿童生长状况的过程，从而早期发现生长偏离，及时给予适当的指导与干预，对促进儿童的健康成长十分重要。

（一）资料分析及表示方法

1. 衡量体格生长的统计学方法

（1）均值离差法：适用于评价正态分布情况，即将个体儿童体格测量数值与生长评价标准的均值（$\bar{x}$）及标准差（s）比较，根据实测数值在均值上下所处位置，确定和评价儿童体格生长情况。68.3% 的儿童发育水平在 $\bar{x}\pm 1s$ 范围内；95.4% 的儿童在 $\bar{x}\pm 2s$ 范围内；99.7% 的儿童在 $\bar{x}\pm 3s$ 范围内。一般以 $\bar{x}\pm 2s$ 为正常范围；$\bar{x}-2s$ 以下为营养不足；$\bar{x}+2s$ 以上为营养过剩。

（2）百分位数法：适用于正态分布，也适用于偏态分布，以第 50 百分位为中位数（P），其 50 余百分位为离散距，以此来划分儿童生长的等级。常用百分位数等级有 P_3（相当于 $\bar{x}-2s$）、P_{10}、P_{25}、P_{75}、P_{90}、P_{97}（相当于 $\bar{x}+2s$），$P_3\sim P_{97}$ 包括了全部样本的 94%，属正常范围。百分位法数值分布较离差法精细，更能准确分级评价。

（3）中位数法：是将一组样本变量从小到大排列，位居中央的变量即中位数。当样本变量为正态分布时，中位数等于均数与第 50 个百分位数；当样本变量不是完全正态分布时，选用中位数而不是算术平均数作为中间值。

2. 界值点的选择　通常以均值离差法 $\bar{x}\pm 2s$ 为正常范围；百分位数法以 $P_3\sim P_{97}$ 包括了全部样本的 94%，属正常范围。

3. 结果表示

（1）等级划分法：是利用均值加减标准差或直接用百分位数表进行分级。并可制成分级数字表，将所测值与表中参考值进行比较，即可判定该个体或群体儿童体格发育情况。判定方法见表 2-1。

表 2-1　五等级划分法

等级	离差法	百分位数法
异常（上）	$>\bar{x}+2s$	$>P_{97}$
中上	$\bar{x}+(1s\sim 2s)$	$P_{75}\sim P_{97}$
中	$\bar{x}\pm 1s$	$P_{25}\sim P_{75}$
中下	$\bar{x}-(1s\sim 2s)$	$P_3\sim P_{25}$
异常（下）	$<\bar{x}-2s$	$<P_3$

（2）生长曲线图：是以年龄为横坐标，儿童生长数据为纵坐标绘制成的曲线图，能直观、快速地了解儿童的生长情况，通过连续追踪观察可以清楚地看到生长的趋势和变化情况，及时发现生长偏离现象，以便及早发现原因并采取措施。

（二）体格生长评价内容

包括发育水平、生长速度、匀称程度三方面。

1. 发育水平 将某一年龄时点所获得的某一项体格生长指标测量值（横断面测量）与参考人群值比较，得到该儿童在同质人群中所处的位置，即为此儿童该项体格生长指标在此年龄的发育水平，结果以等级表示。发育水平包括所有单项体格生长指标，如体重、身高（长）、头围、胸围、上臂围等。发育水平评价的优点是简单、易于掌握与应用，可用于个体或群体儿童的评价，但不能反映儿童的生长"轨道"。

2. 生长速度 是对某一单项体格生长指标定期连续测量（纵向观察），将获得的该项指标在某一年龄阶段的增长值，即该项指标的生长速度，再参照人群值（生长速度）比较，得到该儿童该项体格生长指标的生长速度。结果以正常、不增、下降、增长不足表示。

这种动态纵向观察个体儿童生长的方法可发现儿童自己的生长轨道，体现个体差异，即遗传、环境等因素的影响。如一女孩3个月龄体重为5.4kg，其出生体重为2.3kg，3个月期间增长了3.1kg，与参考人群值的生长速度（3.08kg）一致，故该女孩体重生长正常。生长速度正常的儿童生长基本正常，用生长曲线表示生长速度最简单、直观，亦便于给家长解释。定期体检是生长速度评价的关键。

3. 匀称程度 是对体格生长指标之间关系的评价。

（1）体型匀称度：表示体型生长的比例关系。实际工作中常选用身高的体重（weight for length，W/L）表示一定身高的相应体重增长范围。将实际测量与参考人群值比较，结果常以等级表示。用来评价儿童的营养状况，是判断儿童肥胖和营养不良的常用指标之一。

（2）身材匀称：以坐高（顶臀高）/身高（长）的比值反映下肢生长状况。按实际测量计算结果与参照人群值计算结果比较。结果以匀称、不匀称表示。

问题与思考

1. 体格生长评价的常用指标和常用方法？
2. 何谓骨龄？在临床上有什么意义？

第三节　神经心理发育及评价

一、神经心理发育

儿童神经心理发育与体格生长具有同等重要的意义。神经系统的发育是神经心理功能发育的基础。神经心理发育包括感知、运动、语言、情感、思维、判断和意志性格等方面。神经心理发育的异常可能是某些系统疾病的早期表现，因此了解儿童心理发育规律对疾病的早期诊断有帮助。

（一）神经系统的发育

神经系统的发育是小儿神经心理发育的基础，出生时脑重量约370g，占体重的1/9～1/8，6个月时达600～700g，1岁时达900g。成人脑重约1500g，占体重的1/38～1/40。出生时脑表面的沟回已经形成，但较浅，发育不完善，脑皮质薄，细胞分化不全，缺乏树状突。3岁时脑细胞分化基本完成，8岁时与成人近似。出生后神经细胞的数目不再增加，脑重量的增加主要是细胞体积增大、树突增多、加长以及神经髓鞘的形成。神经髓鞘的形成到4岁才完成。婴儿期由于神经髓鞘形成不全,各种刺激引起的神经冲动传导速度缓慢且易泛化,不易形成兴奋灶,易疲劳而进入睡眠状态。

脊髓的发育在出生时已较成熟。小儿脊髓相对比成人长,新生儿脊髓下端位于第二腰椎的下缘,4岁时上移到第一腰椎。故对婴幼儿做腰椎穿刺时部位应偏低,避免损伤脊髓。

握持反射应于3个月时消失;腹壁反射和提睾反射到1岁稳定;巴宾斯基征2岁以内可以阳性。

(二)感知的发育

1. 视感知　视觉与心理发育关系甚大,缺乏视觉可造成学习无能。新生儿已有视觉感应功能,瞳孔有对光反应,对15~20cm范围内的物体看得最清楚,可有暂时性斜视或轻度眼球震颤,3~4周自行消失;1个月可凝视光源,开始有头眼协调;3~4个月喜欢看自己的手,头眼协调较好,可随物体水平移动180°;4~5个月开始能认母亲,认识自己的奶瓶,喜欢红色;6~7个月目光可随上下移动的物体垂直方向移动,主动观察事物;8~9个月出现视深度感觉,能看小物体;18个月能区别各种形状,喜看图画;5岁能区别各种颜色;6岁视深度已充分发育。

2. 听感知　听力与儿童智能和社交能力发育有关。出生后由于中耳鼓室有羊水潴留,无空气,故听力差,3~7日后听觉已相当好;3个月头可转向声源,听悦耳声音微笑;6个月能区别父母声音;1岁能听懂自己的名字;4岁听觉发育完善。婴儿期可以用耳声发射仪进行听力筛查,脑干听觉诱发电位可较精确的判断儿童听力。听力障碍如不能在语言发育的关键期(6个月内)发现、确诊并干预,则可因聋致哑。

3. 味觉　出生时味觉发育已完善,可对不同味道产生不同的反应。4~5个月对食物的细微变化已很敏感,应按时添加辅食,使小儿习惯不同味道的食物。

4. 嗅觉　出生时嗅觉发育已基本成熟,闻母乳香味会寻找乳头;3~4个月能区分愉快和不愉快的气味;7~8个月开始对芳香气味有反应。

5. 皮肤感觉　包括痛觉、触觉、温度觉等,出生时痛觉已存在,但不敏感,2个月后痛觉才灵敏;触觉高度敏感,温度觉也很灵敏,对冷刺激比热刺激更敏锐;2~3岁可辨别物体的软、硬、冷、热等属性;5~6岁可区别不同体积和重量的物体。

(三)运动的发育

分人运动(包括平衡)和精细运动。

1. 平衡与大运动

(1)抬头:新生儿俯卧抬头片刻;3~4个月俯卧抬头很稳,并转动自如。

(2)翻身:1~2个月可伸展脊柱从侧卧位到仰卧位;4~5个月可有意识从侧卧位到仰卧位,无身体的移动;7~8个月可有意识从侧卧位到仰卧位分段转动。

(3)坐:新生儿腰肌无力,3个月扶坐,腰呈弧形;6个月双手支撑能坐;8个月坐稳,能左右转身。

(4)爬:3~4个月可用手撑数分钟;7~8个月用手支撑胸腹,使上身离开床面,在原地转动;8~9个月可用上肢向前爬;12个月爬时膝、手并用;1岁半可爬上台阶。

(5)站、走、跑、跳:新生儿双下肢直立时稍可负重,出现踏步反射;5~6个月扶立双下肢可负重,并上下跳动;8个月可扶站;10个月可扶走;11个月可独站片刻;15个月独走稳;24个月可双足跳;30个月会独足跳。

粗动作发育过程可归纳为"二抬四翻六会坐,七滚八爬周会走"。

2. 精细运动　指手指的精细动作,如新生儿双手紧握拳;3~4个月握持反射消失,可玩手,并企图抓扒物体;6~7个月出现换手和捏等动作;9~10个月拇指和示指捏、拾东西;12~15个月学用匙,乱涂画;18个月叠2~3块方积木,2岁叠6~7块方积木,会翻书。

(四)语言的发育

语言是人类特有的高级神经活动,是表达思想和意识的一种形式,与小儿的智能发育有直接关系。语言的发育必须具备正常的发音器官、听觉和大脑语言中枢。语言的发育要经过语言前阶段(发音及学语, 0~9个月)及语言阶段。其发育规律是先理解语言,后表达语言。新生儿会用哭声表达饥饿和疼痛;3~4个月是咿呀学语阶段;6个月能听懂自己的名字;8个月后发双字唇音如"爸爸、妈妈";1.5~2岁能讲2~3个字的词组,能认识和指出身体的部位,能用代词你、我等;3~4岁会用形容词、副词等,并会唱歌;5~6岁能讲完整的故事。

(五)神经反射的发育

1. 小儿出生后存在,一直维持终生的反射,如角膜反射、吞咽反射、瞳孔对光反射等,若出现减弱或消失表示神经系统有病理变化。

2. 出生时存在,以后逐渐消失的反射,如吸吮反射出生时存在,2~4月后消失,若长期存在表示大脑发育不全或病理现象。

3. 成人的一些病理反射,在一定年龄段的小儿为正常现象,如3~4月以内的婴儿,因四肢肌张力高,一般克氏征、布氏征可呈阳性,2岁以内小儿巴氏征可呈阳性,但无临床意义。

案例 2-1

　　患儿男,1岁1个月,因"发现运动落后10个月"入院,患儿为G_1P_1,足月剖宫产出生,出生时有窒息抢救史,Apgar评分1、5、10分钟分别为5、7、9分,生后母乳喂养。患儿3个月时候发现运动发育落后,4个月抬头,9个月会坐,现能扶站,站立时足跟不着地,不能独站。听力及视力检查无异常。家族史无异常。查体:神清,反应好,营养良好,体重10kg,头围45cm,前囟1cm×1cm,不能独站,扶站时足跟不着地,足下垂,双手不能捏取小丸,会叫爸妈,能听懂父母简单指令四肢肌张力增高,双巴氏征(+),膝腱反射亢进。

　　思考:
　　该患儿初步诊断是什么?还需要哪些相关检查明确诊断?如何进行治疗?

二、心理社会发育

(一)心理活动的发展

心理活动分心理过程和心理特征两类。前者指一般的心理现象,包括认识过程、情感、意志等;后者指个别心理特征,包括个性倾向性、个性心理特征。出生时并不具有心理现象,是个体心理活动的起点,一旦条件反射形成,即标志着儿童心理的发生。

1. **注意的发展**　是认知过程的开始。婴儿期以无意注意为主,随年龄的增长,语言的丰富,思维的发展,逐渐出现有意注意。5~6岁儿童能较好地控制自己的注意力。

2. **记忆的发展**　记忆是人脑对经历过的事物的反映。可分为感觉、短暂记忆和长久记忆3个不同系统。长久记忆又分为再认和重现。再认是以前感知的事物在眼前重现时能被认识,重现是以前感知的事物不在眼前出现,可在脑中重现。婴儿只有再认无重现,随年龄增长,重现能力慢慢增强。小年龄的儿童按事物表面的物理性质记忆信息,即以机械记忆为主。随年龄的增长,理解、语言思维能力的加强,儿童有意识的抽象逻辑记忆逐渐发展。

3. **思维的发展**　思维是人脑对客观事物进行的间接的概括反映。思维可分为形象思维、动作思维和抽象思维3种。1岁后小儿开始产生思维。3岁以前只有形象性的直觉活力思维,即思维与动作不可分离,离开了动作,思维也就中止;3岁以后开始有初步的抽象思维;6~11岁以后儿童能将事物归类,抽象能力提高。

4. 想象的发展　想象是人脑对已有表象进行加工改造而创造新形象的过程,可包括无意想象和有意想象。新生儿无想象力;1~2岁儿童仅有想象的萌芽;3岁后已有初步的有意想象;学龄期儿童有意想象和创造性想象迅速发展。

5. 情绪、情感的发展　情绪是人们对事物情景或观念产生的主观体现和表达,是神经系统活动的一种结果和表现。新生儿在饥饿、寒冷、不适时会啼哭,而哺乳、抱、摇、抚摸等使其情绪愉快。婴幼儿情绪表现特点是短暂性、强烈性、易变性、真实性。随年龄增长可以有意识地控制自己的情绪。

情感是在情绪基础上产生对人、对物关系的体验。随年龄增长和人际交往的增加,小儿对客观事物认识逐步深化,情感也日益丰富,逐渐产生同情感、安全感、信任感、友谊感、荣誉感等。

6. 个性和性格的发展　个性是个人处理环境关系的心理活动综合模式,包括思想方法、情绪反应、行为风格等。每个人有自己的心理特点,因此有不同个性,表现在兴趣、能力、性格、气质方面。性格是指人对现实稳定的态度以及与之相适应的习惯化的行为方式。婴儿期需要依赖亲人,幼儿期已能独立行走,有一定的自主感,但又未脱离对亲人的依赖,常出现违拗言行与依赖行为相交替现象。学龄前期基本能生活自理,主动性增强,但主动行为失败时易出现内疚和失望。学龄期儿童通过努力学习,可获得成就感。相反,遇到失败可能产生自卑感。青春期体格生长和第二性征进入高峰期,心理适应能力增强但易波动,在感情问题、伙伴问题、道德评价和人生观问题上处理不当易发生性格变化。随着年龄的增长,性格形成后就有相对的稳定性。

（二）社会行为的发展

儿童的社会行为是各年龄阶段相应的心理发展的综合表现,与家庭经济、文化水平、育儿方式、儿童性格、性别、年龄有关。儿童智能发育判断有赖于社会适应行为成熟状况。

新生儿对成人的声音及触摸表现出安静、愉快;2~3个月小儿玩自己的手、脚,对逗引可发出笑声,这是小儿参加游戏的表现;7~8个月小儿认生;9~12个月会拍手、再见、做许多面部表情;12~13个月喜欢藏猫猫游戏;18个月表现违拗性;2岁不再认生;3岁后遵守游戏规则,可区别一些抽象概念,如远与近、快与慢、男与女等。

小儿神经精神发育进程见表2-2。

表2-2　小儿神经精神发育进程

年龄	粗、细动作	语言	适应周围人物的能力与行为
新生儿	无规律、不协调动作;紧握拳	能哭叫	铃声使全身活动减少
2个月	直立及俯卧位能抬头	发出和谐的喉音	能微笑,有面部表情;眼跟物转动
3个月	仰卧位变侧卧位;用手摸东西	咿呀发音	头可随看到的物品或听到的声音转动180°;注意自己的手
4个月	扶着髋部能坐;可在俯卧位时用两手支持抬起胸部;手能握持玩具	笑出声	抓面前物体;自己玩弄手,见食物表示喜悦;较有意识哭或笑
5个月	扶掖下能站得直;两手各握一玩具	喃喃地发出单词音节	伸手取物;能辨别人声;望镜中人能笑
6个月	能独坐一会;用手摇玩具		能认识熟人和陌生人;自拉衣服;自握足玩
7个月	会翻身;自己独坐很久;将玩具换手	能发"爸爸"、"妈妈"等音,但无意识	能听懂自己名字;自握饼干吃
8个月	会爬;会自己坐起来、躺下去;会扶着栏杆站起来;会拍手	重复大人所发简单音节	注意观察大人的行动;开始认识物体;两手会传递玩具
9个月	试独站;会从抽屉中取出玩具	能懂几个较复杂的词句,如"再见"等	看见熟人会伸手要抱或与人合作游戏
10~11个月	能独站片刻;扶椅或推车能走几步;拇、示指对指拿东西	开始用单词,一个单词代表很多意义	模仿成人的动作;招手、"再见";抱奶瓶自食
12个月	独走;弯腰拾物;会将圆圈套在木棍上	能叫出物品的名字;指出自己的手、眼	对人和事物有喜憎之分;能配合穿衣,用杯子喝水

年龄	粗、细动作	语言	适应周围人物的能力与行为
15 个月	走得好；能蹲着玩；能叠一块方木	能说出几个词和自己的名字	能表示同意、不同意
18 个月	能爬台阶；有目标地扔皮球	能认识和指出身体各部分	会表示大、小便；懂命令；会自己进食
2 岁	能双脚跳；手的动作更准确；会用勺子吃饭	会说 2～3 个字构成的句子	能完成简单的动作，如拾起地上的物品；能表达喜、怒
3 岁	能跑；会骑三轮车；会洗手、洗脸；脱、穿简单衣服	能说短歌谣，数几个数	认识画上的东西；认识男、女；自称"我"；表现自尊心、同情心、害羞
4 岁	能爬梯子；会穿鞋	能唱歌	能画人像；初步思考问题；记忆力强、好发问
5 岁	能单足跳；会系鞋带	开始识字	能分辨颜色；数 10 个数；知物品用途及性能
6～7 岁	能简单劳动，如扫地、擦桌子、剪纸、泥塑、结绳等	能讲故事；开始写字	能数几十个数；可简单加减；喜独立自主

三、儿童神经心理发育的评价

儿童神经心理发育水平表现在感知、运动、语言及心理过程等各种能力及性格方面，对这些能力及特征的检查称心理测试。心理测试仅能判断儿童神经心理发育水平，不能诊断疾病。心理测试需由经专门训练的专业人员根据实际需要选用，不可滥用。

（一）能力测验

1. 筛查性测验

（1）丹佛发育筛查法（Denver developmental screening test，DDST）：用于 6 岁以下儿童的发育筛查，实际应用适合 4～5 岁以下儿童。DDST 分为大运动、语言、个人 - 社会、细运动与适应性行为 4 个能区，共 103 个项目。结果为正常、异常、可疑或不可测。对异常者和可疑者应进一步做诊断性测试。

（2）绘人测试：要求儿童根据自己的想象绘全身人像，适用于 5～9.5 岁儿童。计分内容包括身体部位、各部比例、表达方式。绘人法测试结果与其他智能测试的相关系数在 0.5 以上，与推理、空间概念、感知能力的相关性更显著。该法可个别测试，也可集体测试。但注意有些儿童如果学习绘画可能此法不适宜。

（3）图片词汇测试（PPVT）：有 120 张图片，每张有黑白线条画 4 幅，测试者说 1 个词汇，要求儿童指出其中相应 1 幅画，答对 1 张计 1 分，测到连续 8 张中有 6 张答错时测试止，得分为总分减去答错的分数，查表得智商。该法适用于 4～9 岁儿童的一般智能筛查，可测试儿童听觉、视觉、知识、推理、综合分析、语言词汇、注意力及记忆力。测试方法简单，尤其适用于语言或运动障碍者。

2. 诊断测验

（1）Gesell 发育量表：从大运动、细动作、个人 - 社会、语言和适应性行为 5 个方面测试，适用于 4 周～3 岁的婴幼儿，结果以发育商（DQ）表示。

（2）Bayley 婴儿发育量表：包括精神发育量表（163 项），运动量表（81 项）和婴儿行为记录，适用于 2～30 个月婴幼儿，结果以发育商（DQ）表示。

（3）斯坦福 - 比奈（Standford-Binet）智能量表：测量包括幼儿的具体智能（感知、认知、记忆）和年长儿的抽象智能（思维、逻辑、数量、词汇），评价儿童学习能力以及对智能发育迟缓者进行诊断和程度分类。适用于 2～18 岁儿童，结果以智商（IQ）表示。

（4）Wechsler 学前及初小儿童智能表（WPPSI）：测试内容包括词语类及操作类两大部分量表。适用于 4～6.5 岁儿童，评分产生词语智商和操作智商，两者的均数为总智商（DIQ）。

（5）Wechsler 儿童智能量表修订版（WISC-R）：适用于 6～16 岁儿童，内容与评分方法同 WPPSI。

（二）适应性行为测试

智力低下的诊断与分级必须结合适应性行为评定结果。国内现多采用日本 S-M 社会生活能力检查，即"婴儿 - 初中学生社会生活能力量表"。包括 6 种行为能力：独立生活能力、运动能力、作业、交往、参加体育活动、自我管理。适用于 6 个月～15 岁儿童社会生活能力的评定。此表可用于临床智力低下的诊断，也可用于小儿社会生活能力筛查。

问题与思考

儿童神经心理发育常用诊断性量表有哪些？

理论与实践

精神运动发育迟缓包括两方面的含义：一是精神发育迟缓；二是运动发育迟缓。精神发育迟缓又称为智能低下，是指小儿的智商和社会适应性明显落后于同龄儿。运动发育迟缓是指小儿运动功能的发育明显落后于同龄儿。精神发育迟缓和运动发育迟缓可以同时发生，也可以单独存在。

随着儿童死亡率的显著下降，提高儿童素质的问题日益受到重视；通过预防保健以提高儿童生理和心理的健康水平也日益受到重视和加强。目前国内已开展对儿童生长发育的监测，目的是尽可能早期发现发育异常，以便施行早期干预治疗。

精神运动发育迟缓的主要原因：

1. 高危因素

（1）出生前：妊娠中毒症、胎盘功能不全、糖尿病、高血压、严重贫血、癫痫、遗传性疾病、内分泌疾病（如甲状腺功能亢进）、TORCH、败血症、先兆流产。

（2）出生过程：急产、滞产、负压吸引、难产而施行剖宫产、羊水过少或过多、羊水异常、脐带绕颈或打结、产程中孕妇用过量镇静药等。

（3）出生后（4 周以内）：窒息、颅内出血、HIE、产伤、头颅血肿、核黄疸、早产儿、极低体重儿等。

（4）凡母亲为高龄初产，既往有流产、死胎、早产、低体重儿、巨大儿等情况者。高危新生儿，在其生长发育的过程中可出现如下情况：抽搐、智力低下、运动障碍 / 迟缓、语言发育障碍 / 迟缓、聋哑症或听觉损伤、多动症、抽动障碍、学习困难、行为障碍等。

2. 养育方法不当　包括营养不良、经验剥夺、过度干预、依恋形成障碍等。对发育异常的婴幼儿及早发现、及早诊断是十分重要的，直接涉及早期干预治疗、训练教育和康复的效果，一般年龄小的儿童比年龄大的儿童治疗效果快和好。

第四节　青春期生长发育

青春期是由童年到成年的过渡时期，是生殖器官开始发育到成熟的阶段，也是决定一生的性格、体质、心理和智力发育的关键时刻，是人类个体发育中必然经历的过程，约占人生生长时期的一半或更多一些。青春期开始于生长突增，终止于骨骼干骺端完全闭合、躯体停止生长、性发育成熟。这一时期人体在形态、功能、内分泌、行为等方面都发生着巨大的变化。

一、青春期形态发育

青春期的形态发育：以身高、体重为代表（包括其他身体长度、宽度、围度指标）出现生长突增，标志着青春期的开始。生长突增、生殖系统发育和第二性征的共同发育为表现,导致男女两性之间在身体形态方面的差异越来越明显。男性、女性中也分别出现早、中(平均)、晚等不同的成熟类型。这些类型对青少年最终能实现的成年身高和体型特征有重要影响。

1. **生长突增** 儿童在一般生长基础上出现快速生长的现象叫做生长突增。进入青春期,在神经内分泌作用下,身体迅速增长,出现生长突增,这是人的第二个快速生长期。青春期生长突增发生和终止时间、突增幅度大小和突增的侧重部位都有明显的性别差异和个体差异。男生肩宽突增幅度较大,女生则以盆宽的突增更明显。

2. **发育顺序** 青春期身体各部发育时间及发育速度不同。肢体生长早于躯干,脚长最先加速增长,也最早停止增长,脚长加速增长一个月后,小腿开始增长,然后是大腿,上肢突增稍晚于下肢,其顺序是手 - 前臂 - 上臂;最后是躯干加速生长。由此可见,身体各部突增顺序为从远端到近端,这一现象被称为青春期生长的向心律。

3. **体型的性别差异** 男、女童进入青春期后身体各部出现一系列变化,使得男、女童具有不同的体型:男童较高,肩部较宽,肌肉发达结实;而女童较矮,臀部较宽,身材丰满。

4. **骨骼发育** 体格发育的重要组成部分。人体许多形态指标(如身高、坐高、肩宽、骨盆宽等)的大小都决定于骨骼的发育状况。判断骨骼的发育程度可用骨骼年龄(骨龄)。骨龄可较时间年龄更好地反映机体的成熟程度。全身许多部位的骨,如肩、肘、踝、膝及手腕等部位的骨骼能用作骨龄测定,但以手腕部最为理想。

二、青春期功能发育

青春期伴随形态发育的同时,儿童、少年的呼吸、循环、消化、代谢、造血、免疫、运动等各种生理功能也发生着明显的变化。一般常以循环、呼吸功能及肌肉力量反映功能发育状况,常用的指标有心率、血压、呼吸频率、肺活量、血红蛋白及肌力等。功能指标在青春期的变化不同于形态指标的变化。

1. **心肺功能** 常用于反映心肺功能的指标有心率、血压、肺活量等。应用极量运动负荷下的最大耗氧量测定,可以更全面反映心肺功能。

肺活量随年龄而增长,女童的增长量低于男童。而且随年龄增长,性别的差异更大。心率呈现负增长,即测定值随年龄增长而下降。在男童青春期到来前,女童血压(收缩压和舒张压)值高于男童;而当男童青春期来到,男童的血压值即高于女童,这表明青春期对血压有较大的影响。

2. **肌肉力量** 反映肌力量常用的指标是握力和背肌力。握力用于表示手及臂部肌肉力量,男童握力值始终高于女童,随年龄增长性别差异增长。背肌力具有相同的趋势。

3. **运动能力** 人体在肌肉活动中所表现出的力量、速度、灵敏性及柔韧性,统称为运动能力。各项速度和力量的发展都是男童优于女童。

三、青春期性发育

性发育是青春期的重要表现,性发育包括生殖器官形态、生殖功能和第二性征发育。

1. **性器官** 男性性器官包括睾丸、附睾、精囊、前列腺、阴茎及阴囊。女性性器官包括卵巢、子宫、输卵管及阴道。这些器官在出生后的第一个 10 年内发育很慢,几乎处于静止状态。进入青春期后,性器官迅速发育,其速度远远超过其他系统,最终和其他系统共同进入成熟阶段。

2. **第二性征** 第二性征系相对于第一性征(性器官)而言的、区别性别的附属特征。女性的第二性征主要是乳房、阴毛、腋毛;男性的第二性征主要是阴毛、腋毛、胡须、变音、喉结等。

性发育分期见表 2-3。

表 2-3　性发育分期（Tanner）

分期	乳房	睾丸、阴茎	阴毛
1	幼儿型	幼儿型，睾丸直径＜2.5cm（1～3ml）	无
2	出现硬结，乳头及乳晕稍增大	双睾和阴囊增大；睾丸直径＞2.5cm（4～8ml）；阴囊皮肤变红、薄、起皱纹；阴茎稍增大	少许稀疏直毛，色浅；女孩限阴唇处；男孩限阴茎根部
3	乳房和乳晕更增大，侧面呈半圆状	双睾、阴囊增大；睾丸长径约 3.5cm（10～15ml）；阴茎开始增长	毛色变深、变粗，见于耻骨联合上
4	乳晕、乳头增大。侧面观突起于乳房半圆上	阴囊皮肤色泽变深；阴茎增长、增粗，龟头发育；睾丸长径约 4cm（15～20ml）	同成人，但分布面积较小
5	成人型	成人型，睾丸长径＞4cm（＞20ml）	成人型

3. 月经和遗精　当性器官发育到一定程度时，女性出现月经，男性出现遗精。

子宫内膜周期性脱落并从阴道排出脱落组织及血液的现象为月经。女童进入青春期，第一次的月经称月经初潮。由于种族、自然环境、社会条件、经济条件以及个体的差异，月经初潮的年龄有很大的差异。初潮后身高将不再会大幅度增长。

月经不调是青春期女性的一种常见疾病。主要是心理因素造成的。表现为月经周期紊乱，出血期延长或缩短，出血量增多或减少，甚至闭经。

青春期后，男童在无性交或手淫的情况下发生的射精称为遗精。大部分发生在夜间睡眠状态中，也可在清醒状态下发生，是未婚男性的生理现象。

月经初潮、首次遗精是青春期发育过程的重要标志，但它们的发生并不意味着性成熟。

四、青春期内分泌的变化

青春期内分泌的调控是一个复杂的过程，受许多因素影响，其中神经系统对内分泌的调节起重要作用。在神经系统对内分泌调节的同时，周围靶腺分泌的激素也可作用于下丘脑和腺垂体，实行"正"或"负"反馈调节，从而使下丘脑、腺垂体、靶腺间形成几个重要的轴系统，其中与青春期发育关系最密切的是下丘脑-垂体-性腺轴。社会心理因素、环境因素和瘦素（leptin）水平，都是影响下丘脑-垂体-性腺轴功能活动的因素。

1. 促性腺激素　下丘脑-垂体-性腺轴是青春期内分泌变化的主体。青春期前，下丘脑-垂体-性腺轴就已经存在，但其活动水平很低；青春期该轴迅速发育，功能充分发挥。可以观察到该轴中垂体分泌的黄体生成素（LH）和卵泡刺激素（FSH）呈脉冲性释放，这与促性腺释放激素（GnRH）的脉冲性分泌有关，它们调节与控制着性激素的分泌。

2. 性激素　在青春期到来前两年，血浆和尿中肾上腺源性雄激素水平逐渐增高，称为肾上腺皮质功能初现。在女性，青春期雌激素和肾上腺源性雄激素水平呈进行性升高；在男性，青春期开始，睾丸对促性腺激素（Gn）的反应增强，随着 Gn 升高，血浆中雄激素水平增高。

3. 生长激素和甲状腺素　生长激素（GH）是调节儿童生长的主要激素，其主要作用是增加蛋白质的积累；促进钙、磷等无机盐代谢平衡。生长激素促进骨和软骨的生长和成熟，但这一作用是通过生长激素介质实现的。

青春期血浆甲状腺素含量不高于童年期，但它对青春期生长发育具有重要意义。甲状腺素与生长激素对生长具有协同作用，是正常生长及骨成熟必不可少的激素。它对维持神经细胞正常发育与成熟，对促进性器官发育及生殖功能也是很重要的。适量的甲状腺素还有刺激促性腺激素及性激素分泌的作用。

五、青春期心理和智力发育

儿童进入青春期出现了一系列巨大的体格和生理变化，这些给他们带来了复杂的心理变化；由童年期进入青春期，他们生活的社会环境、人际关系也发生了重大变化。他们要同时适应生理和环境变化带来的心理问题，承受较大的心理适应负荷。

1. **认知能力**　青春期少年对周围发生的事情具有丰富、强烈的感情，易于激动。他们既不能正确评价自己，经常过高估计自己的能力，也不能客观评价别人或周围的事物，这与他们的知识、经验不足有关，与辩证思维发展不充分有关。因此，在纠正他们的错误认识，发展独立思考能力的同时，要引导、启发他们的辩证思维能力。

2. **独立意向**　随着年龄的增长，身体发育的成熟，与社会更密切的交往，青少年思维由儿时的形象思维逐渐变为以抽象思维为主的多种思维方式，伴随诸多方面变化的一个特殊的变化，就是"自我意识"的逐渐明朗化，处处要体现"自我"的存在，渴望独立的愿望更加强烈。他们很注意周围人对自己的评价，很反感父母、教师的训导，并出现疏远成人的意图。由于他们在经济上依附于家庭，他们的独立性不能在家庭中充分表现出来，出现心理上独立性与依附性的矛盾。在家庭中不能得到满足的独立意向，往往在与伙伴交往中加以表现。由于青少年认识能力的发展落后于独立意向，此时若受社会不良因素影响，则可能出现偏离社会的行为。家长、教师应该承认、尊重青少年的独立意向并加以正确引导。

3. **性意识**　人在童年期虽然存在着性意识，但比较幼稚，仅仅知道自己是男孩子还是女孩子。青春期开始，由于性生理迅速发育，性心理也随之发生根本性变化。逐渐意识到两性的差别，出现对异性的关心。表面上表现男女同学间回避，而事实上却对异性关心，渴望与之接触，这是青春期少年心理上突出的矛盾。

随着社会经济的发展，营养摄入增加，大众传媒的影响等因素，个体的性成熟时间大大提前，而心理成熟相对滞后，加上来自社会的束缚和影响，容易导致个体产生性心理障碍。

青春期少年对自身及异性的性发育怀有强烈的神秘感、好奇感，要对青少年进行全面的系统的性教育。在性教育中，不仅应进行性生理解剖知识教育，而且要开展有关性伦理道德教育，既要鼓励男女同学间的正常交往，又要引导他们遵守社会道德规范，避免专注性的异性交友，更要注意防范非婚性行为发生。

4. **智力发育**　青春期是智力发育的重要阶段。这一时期，感、知觉非常灵敏，精确性更加发展，记忆力增强，有意识记忆开始占主导地位；思维能力不断扩大、加深，抽象逻辑思维日益增强，但思维中的具体形象成分仍起重要作用，思维活动的组织性、创造性、独立性和批判性有显著发展；能正确掌握概念，并进行判断和推理；随着学习内容丰富，生活领域扩大，逐渐建立比较明确的理想。家长、教师应有意识培养青少年具有远大的理想。

（方建培）

本章主要介绍小儿生长发育的规律及其影响因素，体格生长指标的测量及评价，小儿神经心理发育及评价，青春期的生长发育。生长发育是连续、有阶段性的过程；各器官系统发育不平衡且有个体差异；遵循由上至下、由近及远、由粗到细、由低级到高级、由简单到复杂的规律。在临床和科研上选用体重、身高（长）、坐高、头围、胸围、上臂围等测量指标对儿童的体格生长进行综合评价。可早期发现生长偏离，早期干预，对促进儿童健康成长有重要意义。神经心理发育与体格生长有同等重要意义，包括感知、运动、语言、情感、思维、意志性格等，其发育异常可能是某些神经系统疾病的早期表现，了解神经心理发育规律对疾病的早期诊断有帮助。青春期是儿童到成人的过渡阶段，本阶段所发生的一系列形态、生理、生化及心理行为的改变是其他年龄阶段不能比拟的。

复习参考题

1. 小儿生长发育遵循什么规律？

2. 生长发育常用的指标是什么？各有何意义？

3. 如何估算小儿的体重与身高？

4. 试述1岁小儿体格发育（含身长、体重、体围、骨骼发育、牙齿）及精神、神经发育的情况。

第三章　儿 童 保 健

3

学习目标

掌握　儿童计划免疫程序。

熟悉　各年龄期儿童的保健重点。

了解　儿童的护理、营养、心理卫生、伤害预防、体育锻炼等具体保健措施。

儿童保健是儿科医学领域的一个重要内容，是儿科学和预防医学的交叉学科。其主要任务是研究儿童从胎儿期到青春期的生长发育规律及其影响因素，以便采取积极措施，促进有利因素，防止不利因素，保障儿童身体及心理的健康成长。儿童保健研究涉及的内容包括：儿童的体格生长和社会心理发育、儿童营养、儿童健康促进和儿科疾病的预防及管理等。

第一节　各年龄期儿童的保健重点

一、胎儿期

胎儿完全依靠母体生存，故胎儿期的保健应以孕母保健为主。

1. **预防先天畸形与遗传性疾病**　提倡婚前检查和遗传咨询，禁止近亲结婚；预防孕期病毒感染，避免接触射线和化学毒物如铅、汞等；避免主动、被动吸烟、饮酒、吸毒等恶习；对患有慢性疾病的育龄妇女应在医生指导下确定怀孕与否及孕期治疗；高危产妇应定期产前检查，一旦出现异常情况及时就诊。

2. **保证孕母营养**　减少胎儿营养不良发生，应加强钙、铁、锌、维生素 D 的摄入。但也应防止营养摄入过多而导致胎儿过重。

3. **保持良好的生活环境**　减少精神负担和心理压力，避免发生妊娠期并发症，预防早产、流产、异常分娩的发生。

4. **产时保健**　预防产伤及产时感染，对早产儿、宫内感染、产时异常等高危儿予以特殊监护和积极处理。

二、新生儿期

新生儿娩出后，脱离母体开始独立生活，内外环境发生巨大变化，因此新生儿保健特别是生后 1 周内的保健非常重要。

1. **出生时的护理**　产后立即清理新生儿口腔，保持呼吸道通畅；严格消毒，结扎脐带；记录出生时 Apgar 评分、体温、呼吸、心率、体重与身长；评估后正常新生儿提倡母婴同室，尽早吸吮母乳。评估发现高危儿应及时转新生儿重症监护室。新生儿出院前应按照新生儿筛查规定进行先天性遗传代谢病筛查及听力筛查。

2. **居家保健**　保持适宜的温度及湿度，室内温度 20～22℃、湿度 55%～60% 为宜；勤洗澡、勤换衣物与尿布，保持皮肤清洁，脐部干燥，预防感染；提倡母乳喂养，多与婴儿交流，有利于早期心智发育；接种卡介苗和乙型肝炎疫苗。

三、婴儿期

此期体格生长发育最迅速，应该提倡母乳喂养，适时添加辅食，以保证营养均衡及断奶后的营养供给；定期进行健康体格检查，预防营养性缺铁性贫血、佝偻病、肥胖症、营养不良等疾病；坚持户外活动，进行空气浴、水浴、日光浴，做主动、被动婴儿操利于体格发育；促进感知、动作、语言、个人与社会能力的发育；完成基础计划免疫；常规进行先天性髋关节发育不良和贫血筛查，高危儿进行听力、视觉、血铅水平的筛查；预防异物吸入及窒息。

四、幼儿期

此期小儿体格稳步增长,神经心理发育十分迅速,是语言、行为习惯形成的关键期。要重视与幼儿的语言交流;培养幼儿良好的饮食、睡眠、排便等习惯;每3～6个月进行健康检查,预防龋齿;引导和帮助幼儿进行跑、跳和攀登动作,注意促进精细动作的发育;避免传染病及意外事故(异物吸入、烫伤、误服药物等)的发生。常规筛查贫血、视力、尿筛查(隐匿性泌尿系统疾病)。高危儿进一步筛查血铅水平。

五、学龄前期

儿童体格生长速度逐渐减慢,神经精神发育迅速,大脑功能发育趋于成熟,理解和学习能力增强,是性格形成的关键期,应注意培养优良的品质,建立良好的卫生、学习和劳动习惯。保证充足的营养,通过游戏、体育活动增强体质;每年体检1～2次,进行听力、视力、龋齿、贫血、寄生虫等常见病的筛查和防治;预防外伤、溺水、误服药物及食物中毒等意外事故;注重培养学习习惯、想象力、培养关心集体、遵守纪律、团结协作等品质,防治常见心理行为问题,包括吮拇癖、遗尿等。

六、学龄期与青春发育期

获取知识的最重要时期,也是体格发育的第二高峰期。注意保障营养供给以满足生长发育所需;培养良好的学习习惯;引导积极的体育锻炼;预防近视、龋齿、缺铁性贫血,常规筛查脊柱侧弯、贫血(月经期女童)、视力、血压及尿筛查(隐匿性泌尿系统疾病);进行法制教育,学习交通规则和意外伤害的防范知识;进行正确的性教育,应根据其心理、精神上的特点加强教育和引导,保证其身心健康。

第二节　儿童保健的具体措施

一、护理

合理的护理是儿童尤其是年幼儿健康成长的保障。居室应干净整洁,阳光充足,空气新鲜,温、湿度适宜;衣着应大小适中、质地柔软、易穿易脱的纯棉织品为佳。最好穿连衣裤,以利于胸廓发育。小儿能站立行走后,尽量不穿开裆裤,尤其是女婴,以免因不洁而引起感染。

二、营养

对不同时期儿童,根据其需求特点,合理安排小儿喂养和平衡膳食,有针对性地对家长和相关人员进行有关母乳喂养、婴儿期辅食添加、断奶、进食行为培养、学龄前期及学龄期儿童的膳食安排等内容的宣教和指导。

三、计划免疫

根据儿童的免疫特点和传染病发生的情况,制定免疫程序。有计划地使用生物制品进行预防接种,提高人群的免疫水平,达到控制和消灭传染病的目的。1岁以内基础免疫的疫苗有卡介苗、乙型肝炎疫苗、脊髓灰质炎三价混合疫苗、百日咳、白喉、破伤风类毒素混合制剂、麻疹减毒活疫苗。我国儿童计划免疫程序见表3-1。

表3-1 我国规定的儿童计划免疫程序

年龄	接种疫苗		
出生	卡介苗		乙肝疫苗
1个月			乙肝疫苗
2个月	脊髓灰质炎三价混合疫苗		
3个月	脊髓灰质炎三价混合疫苗	百白破混合制剂	
4个月	脊髓灰质炎三价混合疫苗	百白破混合制剂	
5个月		百白破混合制剂	
6个月			乙肝疫苗
8个月	麻疹疫苗		
1.5~2岁	麻疹疫苗复种	百白破混合制剂复种	
4岁	脊髓灰质炎三价混合疫苗复种		
6岁		百白破混合制剂复种	

预防接种后可能出现一些反应：①卡介苗接种2~3周，在接种局部可见红肿硬结，6~8周PPD试验阳性，8~12周后结痂。若化脓形成小溃疡，腋下淋巴结肿大，可局部处理以防感染扩散，但不可切开引流。②脊髓灰质炎三价混合疫苗接种后有极少数婴儿发生腹泻，多不治自愈。③百日咳、白喉、破伤风类毒素混合制剂接种后局部可出现红肿、疼痛或伴低热、疲倦等，偶见过敏性皮疹、血管性水肿。若全身反应严重，应及时到医院诊治。④麻疹疫苗接种后，局部一般无反应，少数人可在6~10日内出现轻微的麻疹，予对症治疗即可。⑤乙型肝炎疫苗接种后很少有不良反应。少数人有发热或局部皮肤红肿，不需处理。

四、儿童心理卫生

1. 习惯的培养 有规律的睡眠习惯，不拍、不抱、不摇，不可喂哺催眠，保证充足的睡眠，培养独自睡觉。培养良好的饮食习惯，按时添加辅食，进食量据患儿自愿，不强行喂食，培养定时、定位、自己用餐及用餐礼貌，不偏食、不挑食、不吃零食。培养良好的排便习惯和卫生习惯，3岁后独自早晚刷牙、饭后漱口、饭前便后洗手。

2. 社会适应性的培养

（1）在日常生活中要培养婴幼儿自行进食、控制大小便、独自睡觉、自己穿衣鞋等独立能力。年长儿则应培养其独立分析、解决问题的能力。

（2）培养儿童学会控制情绪，成人对儿童的要求与行为应按社会标准予以满足、或加以约束、或给予预见性的处理，减少儿童产生消极行为的机会，减少产生对立情绪。平时要有意识地培养儿童克服困难的意志，增强其自觉、坚持、果断、自制的能力。

（3）从小就注意培养儿童之间互相友爱、互相帮助、倡导善良的品德，通过给他们讲故事、做游戏等活动，使其学会如何与人相处，遵守规则，与周围环境和谐一致，以提高社交能力。

（4）人的创造能力与其想象能力密切相关，通过表演、游戏、绘画、讲故事、听音乐、自制小玩具等培养儿童的想象能力和创造能力，通过启发式提问引导儿童自己去发现问题和探索问题，促进儿童思维能力的发展。

3. 父母和家庭对儿童心理健康的作用 父母的教养方式和态度、与小儿的亲密程度等与儿童的个性形成和社会适应能力的发展密切相关。从小与父母建立相依感情、父母对婴儿的咿呀学语做出应答、采取民主的教育方式可促进儿童心理的健康发展。

五、定期健康检查

1. **新生儿访视**　一般要求访视不少于4次。了解新生儿出生时情况,日常生活保健和喂养及预防接种情况等。测量新生儿身长、体重、头围等,观察发育、营养和精神状态,注意有无黄疸、畸形、皮肤与脐部感染等。

2. **儿童保健门诊**　婴儿期前6个月每月1次,7~12个月每2月1次。幼儿期半年1次、学龄前期和学龄期1年1次进行健康检查。包括询问病史、体格测量及评价、全身系统检查、常见病的定期实验室检查。

六、儿童伤害预防

根据儿童年龄各阶段的发育特点和主要伤害因素(如窒息、溺水、中毒、交通事故等),对儿童直接干预。消除家庭、托幼机构和学校的不安全因素。将易碎、锐利、高温等危险物品和易被吞服的物品管理好。禁止儿童自己进入危险地域。教会孩子自救。一旦出现意外,及时发现,尽早治疗,采取积极措施避免发生伤残。

七、体育锻炼

1. **户外活动**　户外活动可增加儿童对冷空气的适应能力,提高机体免疫力,接受阳光照射可预防佝偻病。婴儿应到空气新鲜、人少的地方,由每日1~2次,每次10~15分钟开始,逐渐延长至1~2小时。

2. **皮肤锻炼**　新生儿生后24小时即可开始温水浴,还可以进行皮肤抚触按摩,7个月以后可采用擦浴,2岁以上儿童可采用淋浴或冲浴。另外婴儿游泳也是锻炼身体的一种好方法。

3. **体育运动**　婴儿时期可进行被动操(适合2~6个月婴儿)和主动操(适合6~12个月婴儿)。婴幼儿时期可结合游戏进行锻炼。幼儿期到学龄期儿童可进行竹竿操、模仿操、广播体操、健美操等。年长儿还可通过适当的体育活动如跳绳、跑步、球类等进行锻炼。

问题与思考

我国儿童1岁以内的计划免疫程序接种的疫苗有哪些?什么时候接种?

相关链接

早产儿及常见疾病的预防接种

（张　静）

本章主要介绍各年龄期儿童的保健重点和儿童保健的具体措施。儿童保健任务是预防常见病、降低死亡率,通过有效措施,促进有利因素,防止不利因素,保障儿童健康成长。儿童保健的内容和具体措施因儿童所处生长发育的不同阶段而不同。计划免疫是儿童保健尤为重要的措施,1岁以内的基础免疫对相应的传染病的预防有重要作用。

1. 各年龄儿童的保健重点是什么?

2. 自婴儿期至学龄期多久进行一次儿童健康检查?

3. 简述儿童的体育锻炼方式及其适用年龄?

第四章 儿科疾病的防治原则

4

第一节 儿科疾病的诊疗方法

一、儿科病历和体格检查特点

（一）儿科病历的特点

1. 采集病史的方法 首先要注意儿童年龄特点，还要保护家长和孩子的隐私，并应对病史保密。年幼儿病史可通过询问抚养人获得，年长儿童可自己讲述。

医生采集病史时一定要注意与家长和患儿的沟通，取得患儿及家长信任。不能用暗示的言语诱导家长获得医生主观期望的回答，以免影响病史的真实性，进而影响诊断的准确性。

2. 询问的内容

（1）一般内容：正确记录患儿的姓名、性别、年龄（新生儿记录小时、天数，小于1岁记录几月几天，1岁以上记录几岁几月）、出生地、种族、父母或抚养人的姓名、职业、年龄、身份证号、文化程度、家庭住址、联系电话、供史者与患儿的关系以及提供病史的可靠程度。

（2）主诉：是患儿本次就诊最主要的原因，即为患儿感觉最明显的症状或体征，同时注明发病时间。例如："发热4天伴咳嗽3天""腹痛伴呕吐1天"。

（3）现病史：要详细记录患儿病后的病情发生、发展、变化情况及伴随症状，发病后的诊疗经过及结果等方面的全过程，以及与鉴别诊断有关的阳性或阴性资料等。需注意：①询问主要症状的特点，及有鉴别意义的相关症状及阴性症状；②病后患儿的一般情况；③已有的检查和结果；④已用药物的情况；⑤近期有无传染病接触史；⑥起病前后精神状态、饮食情况和大小便情况。

（4）个人史：根据不同的年龄和不同的疾病在询问时要各有侧重。

1）出生史：母孕期营养及健康情况，胎次、胎龄、生产方式（顺产、剖宫产或难产），出生时有无产伤或窒息史，Apgar评分及出生体重等。若怀疑患儿中枢神经系统发育不全或智能发育迟缓，应详细了解围生期的情况。

2）喂养史：婴幼儿应详细记录喂养方式，添加辅食的情况，断奶年龄及有无喂养困难；年长儿应记录饮食习惯，现在的食谱、食欲、有无偏食和吃零食，大便情况。

3）生长发育史：3岁内患儿应详细询问何时能竖头、抬头、独坐、爬行、站立、走路，以及何时会笑、认人和说话；前囟闭合及出牙时间等；身高、体重增长情况及其生长发育监测曲线。对学龄儿，要记录学习成绩、体格锻炼情况及与老师、同学的关系以及本人性格、行为特点及与家人和同学相处关系等情况。

4）预防接种史：记录接种过的疫苗种类和接种年龄、有无不良反应及最近一次的接种时间。

5）生活史：患儿的居住条件光照条件好坏、是否阴暗潮湿、是否通风，生活是否规律，睡眠及个人卫生习惯，是否经常进行户外活动以及家庭周围环境卫生状况、有无化工厂、有无饲养宠物等。

（5）既往史：应详细询问既往患过的疾病、患病时间和治疗结果；了解有无急慢性传染病的患病史或接触史；记录发病年龄和治疗经过，有无外伤史、手术史，有无后遗症；有无食物及药物过敏史。

（6）家族史：询问父母年龄、职业和健康状况，是否吸烟，是否近亲结婚；患儿的母亲孕期是否接触射线、毒物以及历次妊娠及分娩状况；家庭成员及密切接触者的健康情况，同胞健康情况，家族中有无遗传病及传染病的成员。

（二）小儿体格检查的特点

1. 小儿体格检查的方式

（1）一般状况：要详细记录患儿营养发育情况、神志、表情、对周围事物的反应、体位、行走姿势和孩子的语言能力等。

（2）一般测量：包括体温、呼吸、脉搏、血压（3岁以下酌情免测）、体重、头围、前囟大小、胸围、腹围、身高（2岁以下测量身长）。

1）体温：可根据小儿的年龄和病情选用测温的方法：①腋温法：最常用，试表5分钟，正常36～37℃；②口温法：准确方便，适于意识清楚且配合的6岁以上小儿，37℃为正常；③肛温法：测温时间短、准确，36.5～37.5℃为正常，1岁以内小儿、不合作的儿童以及昏迷、休克患儿可采用此方法。

2）呼吸、脉搏：应在小儿安静时进行。小儿呼吸频率可通过听诊或观察腹部起伏获取（至少观察1分钟以上）。对年长儿一般选择较浅的动脉，如桡动脉来检查脉搏，婴幼儿最好检查股动脉或通过心脏听诊来检测。各年龄组小儿呼吸脉搏正常值见表4-1。

表4-1　各年龄小儿呼吸、脉搏（次/分）

年龄分期	呼吸	脉搏	呼吸：脉搏
新生儿	40～45	120～140	1:3
<1岁	30～40	110～130	1:3～1:4
1～3岁	25～30	100～120	1:3～1:4
4～7岁	20～25	80～100	1:4
8～14岁	18～20	70～90	1:4

3）血压：根据不同的年龄选择不同宽度的袖带测量。袖带的宽度应为上臂长度的1/2～2/3。新生儿多采用多普勒超声监听仪或心电监护仪测定血压。年龄越小，血压越低。不同年龄小儿血压的正常值推算公式：收缩压（mmHg）=80+（年龄×2）；舒张压为收缩压的2/3（1kPa=7.5mmHg）。

（3）皮肤及皮下组织：应在自然光线下仔细观察皮肤的颜色，有无苍白、黄染、发绀、潮红、皮疹、瘀点（斑）、脱屑、色素沉着，毛发有无异常；触摸皮肤的弹性、皮下组织及脂肪的厚度、有无水肿（凹陷性或非凹陷性）。

（4）淋巴结：包括淋巴结分布的部位、大小、数目、活动度、质地、有无粘连和（或）压痛、淋巴结局部皮肤是否红肿等。

（5）头部及其器官

1）头颅和面部：观察头颅大小、形状，2岁及以下测量头围；头颅有无枕秃、畸形、血肿、颅骨缺损、头颅颅缝闭合情况；囟门大小、张力、是否隆起或凹陷；颅骨有无软化；有无特殊面容、眼距宽窄、鼻梁高低，注意双耳位置和形状等有无异常。

2）眼：有无眼睑水肿、下垂，有无眼球突出，有无斜视或凝视，有无巩膜黄染、结膜充血、有无眼分泌物、角膜混浊，瞳孔大小、形状、对光反射灵敏程度。

3）耳：耳廓有无畸形，外耳道有无分泌物、局部红肿，有无外耳牵拉痛及耳屏压痛，若怀疑有中耳炎时应用耳镜检查鼓膜情况。

4）鼻：观察鼻形，注意有无鼻翼扇动、鼻腔分泌物及通气情况。

5）口腔：口唇有无苍白、发绀，有无疱疹、皲裂、溃疡、畸形、色素沉着；牙齿数目、形状，有无龋齿；牙龈色泽，有无肿胀、溃疡、出血及溢脓；舌的形态及大小，有无颤动，舌质、舌苔颜色，有无溃疡、是否伸出口外；舌系带有无溃疡或过短；口腔黏膜颜色，有无瘀点、溃疡、麻疹黏膜斑、鹅口疮，腮腺管开口情况；有无腭裂、上皮珠；咽有无充血、溃疡、疱疹、滤泡增生及咽后壁脓肿等；扁桃体是否肿大，有无充血、脓点、分泌物和假膜；喉有无声音嘶哑、失声及喘鸣声。

（6）颈部：有无斜颈、短颈或颈蹼等畸形，颈椎活动情况，有无颈肌张力增高等；甲状腺有无肿大；气管是否居中；颈静脉有无充盈及搏动情况。

（7）胸部

1）胸廓：观察胸廓是否对称，有无畸形（如鸡胸、漏斗胸、肋骨串珠、肋膈沟和桶状胸），有无三凹征（即胸骨上窝、肋间隙和剑突下吸气时凹陷）和呼吸运动异常。

2）肺脏

A. 望诊：应注意呼吸频率和节律有无异常，有无呼吸困难和呼吸深浅改变；吸气性呼吸困难时可出现"三凹征"，呼气性呼吸困难时可出现呼气延长；双侧呼吸动度是否一致。

B. 触诊：在年幼儿可利用啼哭或说话时进行，双侧哭颤或语颤是否对称一致，有无胸膜摩擦感。

C. 叩诊：因小儿胸壁薄，叩诊反响比成人轻，故叩诊时用力要轻或可用直接叩诊法（用两个手指直接叩击胸壁），双侧叩诊是否对称，是否为清音，有无浊音、过清音或鼓音。

D. 听诊：尽量保持小儿安静，因正常小儿呼吸音较成人响，呈支气管肺泡呼吸音，应注意听腋下、肩胛间区及肩胛下区有无异常，有无胸膜摩擦音，哮鸣音或干、湿啰音，肺炎时这些部位较易听到湿性啰音。

3）心脏

A. 望诊：注意观察心前区是否隆起，心尖搏动部位于第4肋间锁骨中线偏外侧，心尖搏动范围在2～3cm。

B. 触诊：主要检查心尖搏动的位置，有无震颤及心包摩擦感，并应注意震颤出现的部位和性质。

C. 叩诊：通过叩心界可估计心脏大小、形状及其在胸腔的位置。心界叩诊时用力要轻，3岁以内婴幼儿一般只叩心脏左右界；各年龄小儿心界见表4-2。

表4-2　各年龄组小儿心界

年龄	左界	右界
<1岁	左乳线外1～2cm	沿右胸骨旁线
1～4岁	左乳线外1cm	右胸骨旁线与右胸骨线之间
5～12岁	左乳线上或乳线内0.5～1cm	接近右胸骨线
>12岁	左乳线内0.5～1cm	右胸骨线

D. 听诊：应在安静环境下进行。小婴儿第一心音与第二心音响度几乎相等；2岁后心音逐渐接近成人。小儿时期肺动脉瓣区第二心音（P2）比主动脉瓣区第二心音（A2）响。学龄前期及学龄儿童常于肺动脉瓣区或心尖部听到生理性杂音或窦性心律不齐。注意有无心包摩擦音。

（8）腹部

1）望诊：注意有无腹壁静脉充盈，有无腹部隆起，有无胃、肠型及蠕动波；新生儿注意脐部有无分泌物、出血或脐疝。

2）触诊：手法需轻柔，宜在患儿不啼哭时进行。3岁以内正常婴幼儿的肝脏下缘常可在锁骨中线右肋缘下1～2cm处触及，1岁以内正常小儿的脾脏也偶可在肋缘下触及。检查有无压痛，主要观察小儿表情变化。

3）叩诊：检查方法和检查内容与成人相同。

4）听诊：小儿腹部听诊有时可闻及肠鸣音亢进，如有血管杂音时应注意杂音性质、强弱及部位。

（9）脊柱和四肢：注意有无畸形、躯干与四肢比例及佝偻病体征（如鸡胸、"O"或"X"形腿、手足镯等）；观察手、足指（趾）有无杵状指、多指（趾）畸形等；关节有无红肿、关节活动有无障碍。

（10）肛门和外生殖器：观察有无畸形（如先天性无肛、尿道下裂、两性畸形）、肛裂；女孩有无阴道分泌物、畸形；男孩有无隐睾、包皮过长、过紧、鞘膜积液等；有无腹股沟疝。

（11）神经系统

1）一般检查：观察小儿的神志、精神状态、面部表情、反应灵敏度、动作语言能力、有无异常行为等。

2）神经反射：新生儿原始反射（吸吮反射、拥抱反射、握持反射）是否存在；新生儿和小婴儿期提睾反射、腹壁反射较弱或不能引出，但跟腱反射亢进，可出现踝阵挛；2 岁以下的小儿 Babinski 征可呈阳性，但双侧不对称（一侧阳性，另一侧阴性）则有临床意义。

3）脑膜刺激征：颈部有无抵抗、Kernig 征和 Brudzinski 征是否阳性，检查方法同成人。如小儿不配合，要反复检查才能正确判定。正常小婴儿由于在胎内时屈肌占优势，故生后头几个月克氏征和布氏征也可阳性。因此，在解释检查结果意义时一定要根据病情、结合年龄特点全面考虑。

2. 体格检查的技巧和手法特点　安静时先检查容易观察的和易受哭闹影响的部位，如全身浅表淋巴结、心肺听诊和腹部触诊等；对患儿有疼痛的部位或有刺激的部位（如口腔或咽部）最后查。检查时动作轻柔，冬天时双手及听诊器听筒应先温暖，不要过多暴露身体部位以免着凉；要重视患儿的害羞心理和自尊心。对急症或危重抢救病例，应先重点检查生命体征或与疾病有关的部位。必须使用一次性压舌板，检查前后听诊器和手要消毒。

3. 体格检查记录方法　体格检查项目虽然在检查时无一定顺序，但结果记录应按上述顺序书写；应记录阳性体征和重要的阴性体征。

问题与思考

儿科病历现病史的书写包括哪些方面？

二、小儿常见症状的鉴别诊断

（一）发热

发热（fever）是指体温超过正常范围的高限，是儿科最常见的症状之一。当小儿肛温 > 37.8℃或口温 > 37.5℃，腋温 > 37.4℃时称为发热。正常体温 24 小时内波动不超过 1℃。

【病因】

1. 感染因素　小儿发热最常见诱因。各种病原体（细菌、病毒、支原体、衣原体、真菌、寄生虫等）感染均可引起发热。

2. 非感染因素　主要有以下因素：结缔组织病和变态反应性疾病（幼年性特发性关节炎、风湿热、皮肌炎、系统性红斑狼疮、药物过敏等）；血液病和肿瘤（白血病、淋巴瘤、恶性肿瘤等）；创伤（大面积烧伤、软组织挫伤等）；大手术后；免疫缺陷病（慢性肉芽肿病、结节性脂膜炎、先天性低丙种球蛋白血症等）；体温中枢调节失衡（新生儿脱水热、脑发育不全、颅内出血、暑热症等）；产热与散热失衡（甲状腺功能亢进、先天性外胚叶发育不良等）。

【临床表现】

1. 根据体温高低将发热分为　①低热：37.5～38℃；②中度发热：38.1～39℃；③高热：39.1～40.9℃；④超高热：达41℃以上。

2. 根据发热持续时间的长短将发热分为　①短期发热：指发热时间 <2 周；②长期发热：指发热时间 ≥2 周；③原因不明发热：指发热持续或间歇超过 3 周；④慢性低热：指低热持续 1 个月以上。小儿的常见热型有稽留热、弛张热、间歇热、双峰热、不规则发热及复发热（回归热）。

【诊断和鉴别诊断】

发热是许多疾病的常见症状之一。病因诊断和鉴别诊断确实比较困难，应从以下几方面着手。

1. 详细准确采集病史　注意发病年龄、发病季节、流行病学史、传染病接触史、预防接种史、起病缓急、病程长短、热型和主要的伴随症状。询问发热的同时要注意询问各系统的特异性临床表现，如呼吸道感染常有咳嗽、气急和唇周发绀；消化道感染常有恶心、呕吐、腹痛、腹泻；泌尿系统感染有尿频、尿急、尿痛及腰痛等；中枢神经系统疾病，多有呕吐、惊厥、意识改变（思睡、嗜睡、昏睡或昏迷）等。

2. **全面仔细体格检查** 扁桃体炎可见扁桃体红肿或有脓性分泌物；疱疹性咽炎在咽部等处可见疱疹及溃疡；麻疹早期颊黏膜可见柯氏斑等。

注意皮疹的分布与形态：金黄色葡萄球菌败血症、链球菌感染常见有猩红热样皮疹；血液病、流行性脑脊髓膜炎、流行性出血热等皮肤可有出血点；风湿热可见环形红斑或肘关节皮下小结等；病毒感染、结缔组织病、败血症、细菌性心内膜炎、皮肤黏膜淋巴结综合征（川崎病）及药物过敏都可出现皮疹。肝脾大常见于败血症、伤寒、疟疾、肝胆系统的炎症、白血病、结缔组织病、肿瘤等。全身淋巴结肿大可见于血液病、传染性单核细胞增多症、淋巴瘤等。局部淋巴结肿大、压痛，应注意查找邻近部位有无炎性病灶。

3. **实验室检查** 首先应查血液、尿和粪便常规。血常规提示白细胞总数和中性粒细胞分类增高，多考虑为细菌性感染；减低者则考虑病毒感染或杆菌感染。若怀疑败血症、肠道感染及泌尿道感染，需分别送血液、骨髓、粪便、尿培养。各种穿刺或引流液除常规检查外，常常需送培养或涂片（包括涂片染色，如抗酸染色、墨汁染色等）检查。

风湿热或类风湿病分别进行抗链球菌溶血素"O"或类风湿因子检查。疑病毒感染者，可行免疫学方面的早期快速诊断检查（如病毒抗体 IgM/IgG、病毒 DNA 或 RNA-PCR）。免疫缺陷病伴反复感染者可作血清免疫球蛋白补体测定、淋巴细胞分类及免疫缺陷病基因筛查等检查。血液病宜做骨髓细胞学检查。怀疑结核病需进行结核分枝杆菌纯蛋白衍生物（PPD）皮试，并根据具体情况行脑脊液、浆膜腔积液、痰液或清晨胃液涂片找抗酸杆菌＋结核分枝杆菌培养等。

4. **X 线及其他检查** 胸部 X 线检查有助于肺与胸部疾病的诊断。其他如恶性肿瘤，可根据部位选作CT、MRI、血管造影、放射性核素扫描、超声及活体组织检查等。

（二）呕吐

呕吐（vomiting）是指由于食管、胃或肠道呈逆蠕动，伴有腹肌、膈肌强力收缩，迫使胃或部分小肠的内容物经口、鼻涌出的现象，是小儿常见的临床症状之一。频繁和剧烈的呕吐可因大量胃液丢失，引起脱水、电解质紊乱和代谢性碱中毒，新生儿和小婴儿呕吐可致吸入性肺炎或窒息，长期呕吐可发生营养不良和维生素缺乏症。

【**病因和发病机制**】

感染或情绪紧张都可引起呕吐，其中以消化系统和神经系统疾病最多见。常见原因有：消化道的感染、梗阻及功能异常，颅内高压、小脑或前庭功能异常等。呕吐是一个复杂的反射过程。呕吐中枢位于延髓，一方面它接受来自消化道、大脑皮质、内耳前庭、冠状动脉以及化学感受器发出的传入冲动，直接支配呕吐的动作反射中枢，引起呕吐；另一方面它接受各种外来的化学物质或药物与内生代谢产物的刺激，发出神经冲动，传至呕吐反射中枢，引起呕吐。

【**临床表现**】

儿童时期呕吐可分：①溢乳：小婴儿吃奶后常自口角溢出少量乳汁，不影响健康；②非喷射性呕吐：吐前常恶心，以后吐一口或连吐几口，连吐或反复呕吐都是病态；③喷射性呕吐：吐前多不恶心，大量胃内容物突然经口腔或同时自鼻孔喷出。

【**诊断和鉴别诊断**】

1. **病史**

（1）呕吐与年龄的关系

1）新生儿期：需了解有无胎儿宫内窘迫和难产史。呕吐常见于吞入羊水（咽下综合征）、胃扭转、食管畸形（狭窄或闭锁）、肠旋转不良、肠道闭锁、胎粪性肠梗阻、肛门或直肠闭锁、先天性巨结肠、脑部产伤及遗传代谢性疾病等。

2）婴儿期：常见于肥厚性幽门狭窄、幽门痉挛、喂养方法不当、感染和败血症中毒症状、脑神经疾病、肠套叠、食管裂孔疝、先天代谢性疾病、胃食管反流等。

3）幼儿期：除上述原因外，还有贲门痉挛、维生素A或维生素D中毒、药物中毒等原因。

4）学龄前及学龄期：常见于感染、急腹症、颅内感染或肿瘤、再发性呕吐、代谢异常性疾病、各种中毒等。

（2）呕吐与进食及外伤的关系：需了解呕吐的发生与食物、药物、精神因素的关系；有无不洁饮食史；有无误服药物或毒物史；有无腹部或颅脑外伤史。

（3）呕吐物的性质：呕吐物为奶汁而无胆汁，多见于贲门失弛缓、幽门痉挛及梗阻；呕吐物含胆汁，多见于高位小肠梗阻及胆道蛔虫症；呕吐物含粪汁，多见于小肠下端或低位肠梗阻；喷射性呕吐，多见于颅内高压及先天性幽门肥厚性狭窄等。

（4）伴随症状：伴腹泻者多见于胃肠道感染性疾病；伴发热者需注意呼吸道感染；伴剧烈头痛者需注意颅内高压症。

2. 体格检查 注意患儿一般情况，有无脱水、酸中毒、腹部体征，并作神经系统检查。

3. 实验室检查 做血电解质、肝肾功能、血糖、血氨、血乳酸、尿酮体、呕吐物或血液毒物分析；怀疑神经系统疾病做脑脊液检查。

4. 影像学检查 腹部X线片、上消化道钡餐或消化道造影有助于了解消化道梗阻、畸形，疑为颅脑疾患可行头颅CT或MRI检查。

（三）呼吸困难

呼吸困难（dyspnea）是指呼吸节律、呼吸频率、呼吸深度及呼气与吸气相时常发生异常改变。主要表现为呼吸用力，辅助呼吸肌参与呼吸运动，是儿童常见的急症。

【临床表现】

呼吸困难可分为以下三度：

1. 轻度呼吸困难 表现为呼吸频率加快或节律不整齐，患儿可安静入睡，活动时伴呼吸频率加快，有轻度发绀。

2. 中度呼吸困难 表现为既有呼吸频率加快，亦有呼吸节律不整齐，出现"三凹征"，即吸气时胸骨上窝、肋间隙和剑突下明显凹陷，有时可出现点头呼吸或耸肩动作、烦躁不安、发绀等表现，患儿常不能平卧，入睡困难，经吸氧可减轻症状。

3. 重度呼吸困难 表现为张口呼吸、抬肩动作、点头呼吸、烦躁不安等，常伴发绀，呼吸频率更快或过缓，呼吸深度不一，吸氧亦难以改善症状。

【病因及鉴别诊断】

1. 肺源性呼吸困难 临床常见以下类型：

（1）吸气性呼吸困难：常表现为吸气相延长。吸气显著困难，重者出现"三凹征"，常伴有干咳和高调吸气性喉鸣。常见疾病为：急性喉炎、喉痉挛、先天性喉软骨发育不良、咽后壁脓肿、会厌炎、气管异物等。

（2）呼气性呼吸困难：主要表现为呼气费力，呼气相延长，常伴有喘鸣音。常见于导致下呼吸道梗阻的疾病：如毛细支气管炎、支气管哮喘等。

（3）混合性呼吸困难：吸气与呼气均费力，呼吸浅快，常伴有呼吸音减弱或消失，可出现病理性呼吸音。多见于重症肺炎、大片肺不张、大量胸腔积液和气胸等。

2. 心源性呼吸困难 主要因左、右心功能不全引起，尤其是左心衰竭最为严重，在原发病的临床表现基础上，常有心率、呼吸增快、强迫半卧位或端坐位呼吸、咯粉红色泡沫痰，肝脏肿大，颈静脉怒张、水肿等静脉压增高的表现。常见于各种心血管病、心律失常、心包炎及严重贫血等。

3. 神经与肌肉性呼吸困难 中枢性呼吸衰竭表现为呼吸暂停、节律不整、深浅不一。呼吸中枢过度兴奋表现为呼吸急促、深大，可致呼吸性碱中毒，常见于重症颅脑疾患，如脑炎、脑膜炎、中毒性脑病、颅内出血和缺氧缺血性脑病等。周围性呼吸衰竭可因末梢神经、肌肉麻痹(如肋间肌、膈肌麻痹)引起，亦可因气道梗阻引起，除有"三凹征"外，尚有浅快呼吸及矛盾呼吸运动；膈肌麻痹时则腹式呼吸消失，X线透视下不见横膈运动，常见疾病：如急性感染性多发性神经根炎、脊髓灰质炎、重症肌无力、有机磷中毒等。

4. 中毒性呼吸困难　常见于各种病因(肾小管酸中毒、肾衰竭、糖尿病酮症酸中毒等)引起的代谢性酸中毒，主要表现为深大呼吸，也可见于亚硝酸盐、磺胺、吗啡等中毒，以及一氧化碳中毒(中度以上)，表现为浅慢呼吸、可有呼吸暂停。

（四）腹痛

腹痛(abdominal pain)是小儿时期最常见的症状之一。胸骨下、脐的两旁及耻骨以上部位发生疼痛者均称为腹痛。年龄小，常不能准确表达腹痛的部位和性质；约10%的腹痛属于外科急腹症，一旦漏诊或误治，可导致严重后果。因此应特别重视小儿腹痛的诊断和鉴别诊断。

【病因】

1. 儿内科疾病　常见的感染性疾病包括：急性胃(肠)炎、胃及十二指肠溃疡、急性坏死性小肠结肠炎、胰腺炎、腹膜炎、膈下脓肿、胆道蛔虫症、肠系膜淋巴结炎、肝脓肿、尿路感染、感染性腹泻、伤寒、颅内感染(如流行性脑脊髓膜炎等)、带状疱疹等；非感染性疾病包括：过敏性紫癜、肠痉挛性绞痛、肋间神经痛、腹型癫痫、尿毒症、卟啉病、铅中毒等。

2. 儿外科疾病　常见于急性阑尾炎、胃和十二指肠溃疡合并穿孔、机械性肠梗阻、肠套叠、肠系膜动脉栓塞、急性肠扭转、腹膜炎、嵌顿性腹股沟疝、泌尿道结石、睾丸(附睾)扭转或卵巢囊肿扭转等。

【临床表现】

不同年龄腹痛有不同的表现：①新生儿：常不表现腹痛，而仅出现顽固性腹胀和频繁的呕吐；②婴幼儿：多表现为阵发性或持续性的哭吵，两下肢蜷曲，烦躁不安，面色苍白，出汗，拒食甚或精神萎靡；③年长儿：腹痛时常哭闹或辗转不安，双下肢向腹部屈曲，并以手护腹部，而对腹痛性质、经过常常描述不确切，定位能力差。

【鉴别诊断】

小儿腹痛的诊断有赖于医生详细询问病史，耐心观察腹痛情况，仔细全面地进行体格检查，必要时辅以实验室检查或其他检查，进行全面分析，按以下次序，作出早期、正确的诊断和鉴别。

1. 首先确定是否为腹外疾病引起的腹痛　腹痛表现一般不剧烈；疼痛范围弥散；腹部压痛和反跳痛不明显，腹式呼吸不受限；常有原发疾病的症状和体征。

2. 确定是否为功能性腹痛　此型腹痛多为反复发作性钝痛；每次持续时间短(几分钟或1~2小时不等)，长期发作而不影响患儿的营养状态和日常生活；无腹胀及肠型；腹部始终柔软，局部喜按，肠鸣音正常。常见于肠痉挛、结肠过敏、心因性腹痛等。

3. 确定是否为器质性腹痛　腹痛特点为持续性腹痛，阵发性加剧；腹痛部位固定；腹部局部压痛明显；有腹肌紧张；肠鸣音异常。

对器质性腹痛，诊断时需注意以下因素：

（1）发病年龄：3个月以下的婴幼儿腹痛多见于肠痉挛；2岁以内小儿腹痛常见原因：肠套叠、嵌顿性疝以及肠道感染等；致年长儿腹痛的常见疾病包括：胃肠道感染、胆道蛔虫病、肠系膜淋巴结炎、肠寄生虫病、大叶性肺炎、腹型癫痫、过敏性紫癜等。

（2）发作时间：外科性疾病常起病急、病程短，如急性阑尾炎、肠套叠、绞窄性肠梗阻、胃肠道穿孔、睾丸扭转及腹股沟疝嵌顿等。内科性疾病则起病相对缓慢、病程大多较长，如肠蛔虫症、胃及十二指肠溃疡、炎症性肠病等。对原有慢性腹痛者要注意，若腹痛转为持续性或突然疼痛加剧，应高度警惕急腹症的可能。

（3）腹痛部位：胆道感染、病毒性肝炎以及同侧的胸膜病变或大叶性肺炎等以右上腹痛为特征；急慢性胃炎、消化性溃疡等以剑突下疼痛最明显；肠系膜淋巴结炎或阑尾炎常为右下腹痛；便秘或菌痢多以左下腹痛常见；急性肠炎以脐周疼痛多见；全腹膜炎多为全腹剧烈疼痛伴高热及全身中毒症状；尿路结石常出现沿输尿管部位的绞痛，可伴腰痛及呕吐。

（4）腹痛性质：梗阻性疾病常表现为阵发性疼痛或绞痛；空腔脏器的痉挛则多表现为局部喜按或热敷后腹痛减轻；胃肠穿孔常为持续腹痛突然加剧；腹腔脏器炎症多有持续性钝痛、改变体位时疼痛加剧、腹部拒按表现；消化性溃疡为隐痛，与进食或饥饿有关；大叶性肺炎可引起同侧上腹部放射性疼痛；腹痛伴排粪或排尿困难，可能为粪块堵塞或尿路感染、结石等。

（5）伴随症状

1）腹痛与发热的关系：先出现发热，后有腹痛多为内科疾病，如急性上呼吸道感染、扁桃体炎常合并急性肠系膜淋巴结炎；若先腹痛，后有发热则多为外科疾病，如继发性腹膜炎、急性阑尾炎等。

2）腹痛属于哪个系统疾病：如腹痛伴发热、咳嗽则可能为呼吸系统疾病；伴恶心、呕吐、腹泻、便血或呕血等则多为胃肠道疾病；若伴尿频、尿痛、血尿或脓尿者则多为泌尿道疾病；伴黄疸者多系肝胆系统疾病。阵发性腹痛伴有频繁呕吐，明显腹胀，不排气及不排粪者，常提示肠梗阻。急性腹痛伴中毒性休克多见于胃肠穿孔、急性坏死性肠炎、急性胰腺炎等。腹痛剧烈拒按，并伴有局限性或弥散性腹膜刺激征者，多见于如阑尾炎、腹膜炎等。腹痛后迅速入睡，醒后活动如常，见于腹型癫痫，常有反复发作史。

（6）腹部检查

1）望诊：肠道梗阻多有明显肠型或蠕动波；若伴有明显腹胀者，应考虑肠炎、机械性或麻痹性肠梗阻等；弥散性腹膜炎时，腹式呼吸常受限。

2）触诊：腹膜炎或腹内空腔脏器穿孔表现为全腹肌紧张伴压痛及反跳痛。另外，肠套叠可于右上腹或脐上方触及腊肠样肿物，但应注意右侧腹触诊空虚感，亦可能为肠套叠表现。

3）叩诊：检查肝浊音是否消失，有无移动性浊音，对腹腔脏器破裂、出血、穿孔的诊断甚为重要；鼓音明显者提示肠腔充气，有梗阻可能；肝浊音区消失是肠穿孔的表现之一。

4）听诊：肠麻痹表现为肠鸣音减少或消失；肠鸣音不规则的亢进，提示有肠道感染可能；肠梗阻则会有肠鸣音高亢、气过水声及金属音。

（五）血尿

血尿（hematuria）是指尿中混有超过正常数量的红细胞，是儿科泌尿系统疾病最常见的症状之一。

【病因】

1. **泌尿系统疾病**　最常出现血尿的主要疾病为：①肾小球肾炎（原发性、继发性），肾病综合征等；②遗传性先天性畸形（如尿路畸形、肾盂积水、肾血管畸形、遗传性肾炎、家族性良性血尿和多囊肾等）；③急慢性泌尿系感染（如肾结核等）；④左肾静脉受压综合征；⑤药物致泌尿系统损伤（如磺胺、庆大霉素、环磷酰胺等）；⑥泌尿系统结石和肿瘤等。

2. **全身性疾病亦可出现血尿**　常见疾病为：①感染性疾病，如钩端螺旋体病、流行性出血热和猩红热等；②血液病，如血小板减少性紫癜、再生障碍性贫血、白血病等；③维生素缺乏性疾病，如维生素 K、维生素 C 缺乏症等。

3. **邻近器官疾病波及输尿管**　如阑尾炎或结肠疾病。

【临床表现】

血尿分为镜下血尿和肉眼血尿，前者仅在显微镜下见到超出 5 个 / 高倍视野的红细胞；后者为肉眼所见尿液呈血样或洗肉水样或带有血块。

【鉴别诊断】

1. **明确为真性血尿**　首先要除外非泌尿系统出血，如下消化道、外阴部或阴道出血混入；血红蛋白尿及某些食物、蔬菜中的色素；药物（如酚红、利福平等）引起的红色尿；另外某些代谢产物所致，如卟啉尿。

2. **判断血尿来源**

（1）尿三杯试验：可大致判断出血部位。第一杯（初血尿）表示血来自前尿道；第三杯（终血尿）病变多在膀胱三角区或后尿道；如果三杯均为血尿（全血尿），病变在肾脏、输尿管和膀胱。

（2）肉眼观察：若病变来自膀胱以下尿路，多为尿色鲜红及带血块；若病变来自肾实质、肾盂则尿色暗红；尿道口滴血大多为尿道出血。

（3）尿红细胞形态学检查：用相差显微镜或普通光镜油镜观察红细胞形态，当严重变形红细胞＞30％时，常常提示肾小球性血尿；如为正常形态红细胞则大多提示非肾小球性血尿。

（4）尿常规检查：若尿镜检发现红细胞管型，表示出血来源于肾实质。

3. **结合病史及体检分析** ①若血尿伴水肿及高血压，多为肾病综合征或肾小球肾炎；②若血尿伴发热及膀胱刺激症状，常为泌尿系统感染及肾结核等；③若血尿伴全身其他部位出血，则可能为血液系统疾病；④若血尿伴肾绞痛，大多数为肾结石所致；⑤若无症状血尿，可见于轻型局灶性肾小球肾炎、病毒性肾炎及良性再发性血尿；⑥血尿伴肾区肿块，单侧应考虑肾肿瘤，双侧则多考虑先天性多囊肾。

4. **实验室检查**

（1）一般检查：①尿常规发现尿蛋白阳性，镜检发现红细胞管型和（或）颗粒管型时，多提示肾小球肾炎；②尿细菌培养有助于泌尿系统感染的诊断；③血小板计数，检查外周血象、骨髓涂片及出凝血时间等检查有助于血液系统疾病的诊断。

（2）特殊检查

1）泌尿系统 X 线检查：腹部平片有助于结石的诊断，但应注意 X 线检查阴性的结石；静脉肾盂造影和逆行泌尿道造影对肾结石、肿瘤、结核及先天性尿路结石有帮助。

2）超声检查：有助于了解肾形态，了解泌尿系统结石、肿瘤、畸形、肾静脉血栓或栓塞以及有无肾静脉受压。

3）肾活检：有助于明确肾小球性血尿的病因、预后及指导治疗。活检标本除光镜检查外，还应做免疫病理及电镜检查。

综上所述，血尿病因复杂，经过上述检查多可明确病因，对少数不能获得病因诊断者，需进行长期密切的随访。

（六）水肿

水肿（edema）是指人体组织间液过多积聚使组织肿胀。当水肿严重时，液体可积聚于体腔内称积液，如胸腔积液、腹腔积液、心包积液。

【病因和发病机制】

组织间液与微循环间体液流动的动态平衡主要依靠微血管内的静水压与血浆蛋白的胶体渗透压来保持。如果维持该平衡的因素发生障碍，组织间液积聚过多时，即可产生水肿。影响该平衡的主要因素包括：①微循环静水压：若静水压升高，超过血浆胶体渗透压时，组织间液回吸收受阻，即会发生水肿，如肾源性水钠潴留、血栓性静脉炎、充血性心力衰竭等；②血浆蛋白水平：凡导致血浆蛋白水平降低的原因，均可使血浆胶体渗透压下降，血管内液体渗出多于吸入而发生水肿，见于肾病综合征、营养不良、原发性小肠淋巴管扩张症及肝功能衰竭等；③各种炎症反应组织创伤及过敏反应：可因毛细血管通透性增加而引起水肿，如蜂窝织炎、血管神经性水肿等；④淋巴系统管道循环障碍：淋巴回流受阻引起水肿，如丝虫病、淋巴结切除后等；⑤心肾疾病：导致有效循环血量减少，刺激肾素-血管紧张素-醛固酮系统活性增加而致水钠潴留。

【诊断和鉴别诊断】

根据水肿的分布范围将其分为全身性水肿及局部性水肿。根据水肿的性质将其分为可凹性水肿及非可凹性水肿。

1. **全身性水肿**

（1）肾源性水肿：见于各型肾炎及肾病综合征。急性肾炎多为非可凹性水肿，常有尿液改变，高血压及肾功能异常；肾病综合征时水肿表现为可凹性，伴有白蛋白降低，胆固醇增高，有助于诊断。

（2）心源性水肿：各种心脏疾病引起的充血性心力衰竭可出现可凹性水肿，主要为右心衰竭的表现。

（3）营养不良性水肿：由于营养缺乏（多因喂养不当或慢性消耗性疾病所致），出现低蛋白血症，血浆胶体渗透压下降而发生全身可凹性水肿。

（4）肝源性水肿：各种肝病引起肝硬化失代偿时，因低白蛋白血症和继发性醛固酮增多，导致水、钠潴留，出现水肿。

（5）内分泌疾病所致水肿：皮质醇增多症、甲状腺功能低下及原发性醛固酮增多症等，因钠、水潴留和毛细血管内压力增高而导致水肿。

（6）水、钠摄入过多或钠入量过少所致水肿：钠摄入过多，尤其静脉输入含钠液过多，短时间内即可发生水肿。长期禁盐致血钠过低时亦可发生水肿。

2. **局限性水肿**　因局部皮肤或皮下组织的损伤使毛细血管渗透性增加，血浆和水分由血管滤出到组织间隙，或者因机体对感染中毒和对某些变应原的异常免疫反应，导致水肿局限于局部，不向全身发展。

（1）局部炎症或虫咬伤：早期水肿明显，局部常伴随有红、肿、热、痛等炎症表现。

（2）静脉回流受阻：使微循环静水压升高，出现局限性水肿。

（3）淋巴回流受阻：可致局部肿胀，如丝虫病。

（4）变态反应性疾病：局部水肿出现快，常伴有风团样皮疹、多形性红斑或水疱疹等，既往有过敏史。

（七）高血压

高血压（hypertension）儿童发病率约为3%，是儿科一个常见的病症。临床上有部分成年人的高血压是由小儿高血压发展而来的。故应高度重视小儿高血压。

测量血压时应使用宽度适当的袖带，一般为上臂长度的1/2～2/3，即1岁以下为2.5cm；1～4岁为5～6cm；5～8岁为8cm或9cm。成年为12.5cm。袖带宽度过宽，测量的血压值偏低；袖带过窄，测量的血压值偏高。

不同年龄小儿血压正常值不同，年龄愈小血压愈低。目前诊断小儿血压的数值若高于相同年龄段收缩压（高压）或舒张压（低压）20mmHg，则应考虑高血压。若多次测试血压，未成熟儿血压>80/45mmHg，新生儿血压>90/60mmHg，婴幼儿血压>100/65mmHg，学龄前儿童血压>110/70mmHg，学龄儿童血压>120/80mmHg，可诊断为小儿高血压。任何年龄血压>150/100mmHg为重症高血压。

【病因】

小儿高血压分为原发性和继发性两大类。小儿原发性高血压临床少见，多为10岁以上的儿童，病因尚未完全明确。

目前认为小儿高血压是一种某些先天性遗传基因缺陷与多种环境因素相互作用引起的。小儿高血压绝大多数为继发性，多见于10岁以内的小儿。其中继发于肾脏疾病约占80%左右，如急性肾炎、肾动脉狭窄、先天性肾发育不良或畸形、肾动脉血栓形成等；心血管疾病其次，如先天性主动脉狭窄、心室内出血、大动脉炎等；亦可继发于内分泌疾病，如原发性醛固酮增多症、皮质醇增多症、嗜铬细胞瘤、神经母细胞瘤等；部分继发于神经系统疾病，如脑炎、脑水肿、颅内肿瘤或颅内出血等；较少病例继发于重金属中毒，如铅中毒、汞中毒等。

【临床表现】

小儿高血压因血压增高程度、有无原发疾病及其严重程度不同，临床表现轻重各异。早期或轻度血压增高者患儿自觉症状常不明显，多于体格检查时发现。当血压明显增高时，儿童主要表现为头痛、头晕、眼花、恶心、呕吐等症状。婴幼儿则表现过于兴奋、烦躁不安、哭闹、易激惹或夜间尖声哭闹等。部分患儿表现为体重不增、发育停滞。严重高血压时会发生头痛、头晕加剧，心慌气急，视力模糊，亦可发生高血压危象（主要表现为惊厥、昏迷、失语、偏瘫等）。随着病情进展，血压持续升高，则会发生眼底、脑、心、肾等器官损害和功能障碍，进而导致脑卒中、心力衰竭、尿毒症等危及生命。因此，对惊厥、心力衰竭患儿必须监测血压。

除有上述表现外，继发性高血压患儿还伴有原发病的症状和体征。因此，体检时应注意以下方面：①必须测量四肢血压并触颈动脉及四肢脉搏，如主动脉缩窄，患儿上肢血压高于下肢血压 20mmHg 以上，严重者股动脉搏动消失，下肢血压测不到；②必须注意腹部、腰部及颈部大血管杂音，因在肾血管疾病中约 50% 患儿可闻及血管杂音；③应注意腹部打诊，如肾盂积水、多囊肾、嗜铬细胞瘤、肾胚胎瘤或神经母细胞瘤等疾病，可能发现腹部肿块。

【实验室检查】

1. **常规检查**　①血常规：了解有无贫血；②尿常规：检查尿糖、尿比重和尿培养；③肾功能检查：包括血肌酐，尿素氮及尿酸；④其他血生化指标检查：如血脂和电解质等。

2. **特殊检查**　①血和（或）尿儿茶酚胺水平检测：可鉴别嗜铬细胞瘤；②静脉尿路造影或肾图检查：可明确是否存在肾动脉狭窄；③腹部 B 超：可以了解有无肾脏畸形；④血浆醛固酮水平检测：可以鉴别原发性醛固酮增多症；⑤超声心动图检查：因高血压早期心排出量增加，周围血管阻力正常，故此检查有助于了解是否存在心脏血流动力学改变并可动态观察心脏病变。

【诊断和鉴别诊断】

根据临床表现和实验室检查结果，对小儿高血压的诊断和鉴别诊断较为简单，但更为重要的是，应从儿童开始，每年检查一次血压，做到早发现、早治疗、预防并发症的发生。

（八）肝脾大

肝脾大（hepatosplenomegaly）是儿科常见的异常体征，可由多种病因引起。

【正常小儿肝脾界限】

1. **肝界限**　肝上界：正常小儿在右锁中线第 5 肋间（1 岁内在第 4 肋间）、腋中线第 7 肋间、肩胛线第 9 肋间；肝下界：1 岁内可在右锁中线肋缘下 1～3cm 处扪及；6 岁以内在右锁中线肋缘下 1～2cm 处扪及；7 岁以上绝大部分不能扪及。当怀疑肝脏增大时，必须叩肝上界，以排除由胸腔积液、肺气肿、膈下脓肿等使肝向下移位。

2. **脾界限**　脾脏位置较表浅，正常新生儿脾脏可在左肋缘下 1～2cm，1 岁以后脾脏常不易扪及。正常脾浊音界在左腋中线第 9～11 肋间，当怀疑有脾脏肿大时应叩脾浊音界。

【病因】

1. **肝脾增大**　常见于以下情况：①感染性疾病：各种病毒、细菌、螺旋体、寄生虫等引起；②代谢性疾病：如肝糖原贮积症、肝豆状核变性、半乳糖血症等；③血液病：如溶血性贫血、遗传性球形红细胞增多症、营养性贫血等；④组织增生及肿瘤：如白血病、淋巴瘤、肝原发性肿瘤、组织细胞增生症等；⑤自身免疫性疾病：如系统性红斑狼疮、脂膜炎、全身性类风湿关节炎等；⑥肝脏门脉系统及下腔静脉畸形：如布加综合征、门静脉海绵样变性等。

2. **肝脏增大为主**　常见疾病为：①肝脓肿、胆道感染、病毒性肝炎和肝吸虫病等；②充血性心力衰竭、慢性缩窄性心包炎等；③肝硬化早期；④脂肪肝；⑤先天性胆道闭锁；⑥多发性肝囊肿、肝血管瘤、肝癌等。

3. **脾脏增大为主**　多见于全身性疾病，如感染（细菌、病毒、寄生虫等）、血液病、代谢病及肿瘤等，仅限于脾脏本身的疾病则少见。

【诊断和鉴别诊断】

小儿肝脾大原因很多，一般通过病史、体检及有关实验室检查可能得出病因诊断。当肝脾均肿大，而其他诊断指标缺乏时，常应考虑肝脏代谢疾病；如果脾脏肿大程度比肝脏明显，则需注意糖脂代谢障碍疾病，如尼曼 - 皮克病（Niemann-Pick disease）、戈谢病（Gaucher disease）等；如果肝脏明显肿大而脾未肿大，又不能用心力衰竭、血液病或感染性疾病解释时，应考虑是否为糖原贮积症、肝脂肪变、肝脏肿瘤或寄生虫病（肝吸虫病往往表现为肝脏左叶肿大明显）；如果仅有脾大，而身体其他情况又似乎正常，必要时要进行活体组织病理学检查。

1. **详细询问病史** 结合年龄、发病季节、当地疾病的流行病学资料、传染病接触史等，注意了解有无呕血、便血、血尿等症状作为诊断参考依据。

2. **体格检查** 首先要全身体格检查，注意是否有发育落后、特殊面容、黄疸、贫血、全身淋巴结肿大、皮疹、循环和神经系统的体征；注意有无腹水、蜘蛛痣、肝掌、腹壁静脉曲张等。然后要注意区分是否为肝、脾或两者均增大，然后区分两者中以何者肿大为主，再进一步区分其肿大的程度、质地表面、光滑程度及有无压痛或叩痛。肝、脾大的程度在临床上可分为轻度、中度和重度肿大。

（1）肝脏肿大的判断：①轻度：指肝脏下缘在锁骨中线肋缘点与脐连线的中点水平；②中度：指肝脏下缘在该连线中点以下到脐水平之间；③重度：指肝脏下缘在脐水平以下。

（2）脾脏肿大的判断：①轻度：深吸气时，脾缘不超过肋下 2cm；②中度：脾缘超过肋下 2cm 至脐水平线以上；③重度：脾缘超过脐水平线或前正中线，即巨脾。

肝脏中度到重度肿大要考虑由慢性充血性心功能不全、各种病原体引起的急慢性感染、肝脓肿、代谢性疾病等，若同时伴有黄疸，则需考虑先天性胆道畸形。脾脏中度到重度肿大要考虑急慢性白血病、淋巴细胞瘤、各种原因引起的溶血性贫血等。肝脾均为中度到重度肿大者要考虑充血性肝脾大、脂质沉积病等。

3. **实验室检查**

（1）一般常规检查：①血常规：注意红细胞形态、有无异型红细胞，有无幼稚细胞；②大便常规：找寄生虫卵及隐血试验；③尿常规、尿三胆检查。

（2）血生化检测：肝功能、血糖、糖耐量、血脂、血氨、血乳酸等。

（3）骨髓穿刺：有助于白血病、恶性淋巴瘤等的诊断。

（4）细菌培养及免疫系统检测：对病原诊断有帮助。

（5）基因检查：有助于遗传代谢性疾病诊断。

4. **特殊检查**

（1）超声检查：有助于评估了解胆道系统情况以及肝脾大小、位置和性质。

（2）X 线或内镜检查：X 线检查有助于排除肺部疾病或膈下脓肿。钡餐或胃镜检查可了解有无食管静脉曲张。

（3）肝、脾、淋巴穿刺及活组织检查：提供病理诊断依据。

（4）若疑为占位性病变时，进行 CT、MRI 检查。

（九）消化道出血

消化道出血（gastrointestinal bleeding）是指任何原因引起食道至肛门的出血。主要表现为呕血（hematemesis）、便血（hematochezia）或黑粪（melaena）。各年龄均可发生。大量出血常导致休克与急性贫血，严重者危及生命。

【病因】

1. **消化道局限性病变** 多为感染、局部组织和血管损伤等。如肠道寄生虫及传染病、出血坏死性肠炎、肠套叠、梅克尔憩室、食管静脉曲张、消化性或应激性溃疡、肠扭转、肠重复畸形、肠系膜血管栓塞、肠息肉、痔及肛裂等。

2. **血液病** 新生儿自然出血症、再生障碍性贫血、血小板减少性紫癜、白血病、血友病等。

3. **毛细血管渗透性异常** 过敏性紫癜、遗传性毛细血管扩张症等。

4. 严重代谢障碍 尿毒症、代谢性酸中毒、肝性脑病、休克等。

【临床表现】

上消化道出血特点为排柏油样便（黑便）和（或）呕血；下消化道出血排鲜血便或暗红色血便，多不伴呕血。出血部位越低，大便颜色越红。小儿如果出血量大而迅速，一次超过全血量的 20% 时，可出现明显贫血表现或发生失血性休克。

【诊断和鉴别诊断】

1. 病史 详细询问起病的急缓，呕血或便血量及大便次数，大便颜色及性状，血与便是否混合，有无脓性黏液或便后滴血，既往皮肤有无出血点及皮疹，腹部有无包块，有无溃疡病、鼻出血、服用药物史或禽畜血摄入史，有无传染病接触史、寄生虫病史及全身其他疾病史，家族中有无同样病患者。

2. 体征 皮肤（面部、颈胸腹部等处）和黏膜（如眼、口腔等处）有无毛细血管扩张、出血点、紫癜肝病或色素斑，有无慢性肝病表现等。腹部有无腹胀、压痛、腹膜刺激征、肠鸣音亢进、肝脾大或腹部肿块等。观察肛门有无肛裂，直肠指检有无直肠息肉及肿物等。

3. 伴随临床表现

（1）发热：常见于传染病（如伤寒、肠炎、中毒性痢疾、流行性出血热等）或恶性肿瘤（如淋巴瘤等）。

（2）急腹症表现：阵发性腹痛（小婴儿表现为阵发性哭闹）应考虑肠套叠、肠扭转等；顽固的腹痛伴阵发性加剧，则应警惕过敏性紫癜等；持续性腹痛可能为坏死性出血性小肠结肠炎。

（3）腹痛：伴胸骨后烧灼痛可能为胃食管反流病；上腹或脐周疼痛可能为胃炎、消化性溃疡；下腹疼痛可能为肠结核、细菌性痢疾。

（4）腹胀：应考虑各种胃肠先天畸形有部分梗阻者或肠伤寒、腹腔结核等。

（5）皮肤出血点及紫癜：应考虑过敏性紫癜、血液病、流行性出血热及弥散性血管内凝血等。皮肤毛细血管扩张提示遗传性毛细血管扩张症，皮肤有蜘蛛痣及肝掌，可能为肝硬化、门静脉高压。

（6）出血伴肝脾大：应考虑血液病、血吸虫病、肝硬化或门静脉高压等。

4. 实验室检查

（1）血液检查：血常规、红细胞沉降率、出凝血时间检查，必要时行骨髓细胞学检查。

（2）大便检查：人便性质、颜色、隐血试验、显微镜检查、细菌培养、寄生虫卵、阿米巴滋养体或包囊检查等。

（3）生化检查：肝功能及凝血酶原时间的检查。

5. X 线检查 腹部平片、钡餐及钡灌肠检查，有助于肠梗阻、消化道病变和畸形的诊断和鉴别。

6. 内镜检查 可直接观察病变原因、部位和范围，同时可进行照相、录像、活检及治疗。在生命体征平稳后进行。

三、儿科常见的辅助检查

（一）普通实验室检查

临床工作中常会遇到不少疑难病症，离开实验室检查，诊断困难。因此临床医生要高度重视并利用实验室检查，尤其是普通实验室检查往往有助于疾病诊断，亦有助于了解疾病发展、推测预后、指导治疗和预防。

（二）小儿影像学检查

在 X 线检查基础上，已经开发出 X 线计算机断层扫描（CT）、磁共振成像（MRI）、数字减影血管造影（DSA）、B 超和核素扫描及介入放射等检查方法并已运用于临床，为医生做出合乎逻辑的临床诊断提供可靠的诊断依据。但是临床医生在应用影像学诊断时，一定要严格掌握适应证。

（三）小儿消化内镜检查

小儿消化系统内镜的检查和治疗是一种安全可靠的诊疗方法,已广泛应用于儿科临床。

1. **胃镜**　主要观察食管、胃和十二指肠。

（1）胃镜的适应证:吞咽困难和吞咽疼痛;原因不明的呕吐;原因不明的胸痛和腹痛;吸收不良和慢性炎症性肠病;误吞腐蚀剂;取出消化道内异物;内镜逆行胰胆管造影;上消化道出血检查和治疗;上消化道息肉摘除;食管狭窄的镜下治疗等。

（2）胃镜的禁忌证:患儿有急性咽炎、重症心脏或呼吸系统疾病,消化道穿孔的急性期以及全身状况难以承受内镜检查者。

2. **结肠镜的应用**　结肠镜检查主要观察的部位是直肠、结肠、盲肠和回肠的末端。

（1）适应证:原因不明的慢性腹泻、黏液便、黏液脓血便;急、慢性消化道出血的诊断和治疗;摘除结肠息肉;肠套叠复位治疗;X线钡餐造影发现可疑病变;取出异物;结肠术后及炎症性肠病治疗效果的观察。

（2）禁忌证:凡有坏死性结肠炎、中毒性巨结肠、大量腹腔积液、肠穿孔、腹腔广泛粘连、肛门病变伴有明显疼痛者,全身性重症患者难以承受检查者禁忌做结肠镜检查。

3. **小肠镜和胶囊内镜**

（1）适应证:疑为小肠病变,且部位位于用胃镜或结肠镜检查不能到达的肠段,如原因不明的腹痛,经X线钡餐检查未能确诊者;原因不明的消化道出血;小肠肿瘤;吸收不良综合征;手术时协助外科医生进行小肠检查;可疑克罗恩病或肠结核。

（2）禁忌证:急性胰腺炎或急性胆道感染,腹腔广泛粘连。胶囊内镜不能用于经检查证实有消化道畸形、胃肠道梗阻、消化道穿孔、狭窄或瘘管者,有严重吞咽困难者,各种急性肠炎、严重的缺血性疾病及放射性结肠炎等情况。

（四）小儿纤维支气管镜检查

1. **适应证**　小儿气管、支气管软化症,气管、支气管、肺的先天畸形;肺不张;咯血或痰中带血;慢性刺激性咳嗽;局限性喘鸣;肺部团块状阴影、弥散性阴影;取异物;气管插管;胸部外科手术前的诊断及辅助诊断。

2. **禁忌证**　正在大咯血者;高热患者;心肺功能严重减退或衰竭者;严重营养不良,一般情况太衰弱者。

第二节　儿科疾病治疗原则

不同年龄阶段小儿的生理、病理和心理特点各异,在发病原因、疾病过程和转归等方面与成人均有不同,所以在疾病的治疗和护理上应充分考虑。因此,制定治疗措施既要及时、全面,又需要爱心、耐心和精湛的医术。

一、儿科护理原则

（一）实施整体护理和心理护理

患儿入院后,应采用整体护理,即列出护理诊断、制订和实施护理计划,评价预期结果。按护理程序的步骤完成临床护理工作,评估患儿健康状况。

（二）认真细致的临床观察

由于小儿语言表达能力有限,所以在临床认真细致地观察患儿不典型表现或细微的变化,对疾病的诊治是非常有帮助的。

（三）合理安排睡眠、休息与饮食

病房要安静、舒适、整洁、阳光充足、空气清新、温度和湿度适宜，保证患儿充足的睡眠和休息，定时进餐供给合理而足够的饮食营养，尽可能集中时间进行治疗，是保证疾病痊愈的重要方面。

（四）预防医源性疾病

病室定时消毒，医护人员在接触患儿前、后均应洗手，防止交叉感染；严格执行无菌操作，防止医源性感染。

（五）加强安全管理

要高度重视患儿的安全管理，防止烫伤、跌倒和意外伤害等。积极上报不良事件。

二、饮食治疗原则

根据患儿年龄和病情选择合理的饮食，有助于疾病的治疗和康复，疾病期间的饮食可分以下几类：

（一）一般膳食

包括流质、半流质、软食和普通饮食。

（二）特殊膳食

特殊膳食的食物内容及适应证见表4-3。

表4-3 特殊饮食的食物内容及适应证

特殊饮食	食物内容	适应证
少渣饮食	纤维素含量少，易消化	胃肠感染、肠炎
无盐、少盐饮食	无盐饮食每日食物含盐 3g 以下；少盐饮食每日额外供 1g 氯化钠	心衰、肝肾疾病的水肿
贫血饮食	每日增加含铁多的食物	贫血
高蛋白饮食	一日三餐添加富含蛋白质食物	营养不良、消耗性疾病
低脂肪饮食	膳食中不用或禁用油脂、肥肉	肝病
低蛋白饮食	膳食中减少蛋白质含量，用碳水化合物补充热量	尿毒症、肝性脑病、急性肾炎少尿期
低热能饮食	减少脂肪和碳水化合物含量，保证蛋白质和维生素的需要量	单纯肥胖症
代谢病饮食	无乳糖食品	半乳糖血症

（三）检查前饮食

包括潜血膳食、胆囊造影膳食和干膳食等。

（四）婴幼儿的治疗性乳品

包括稀释乳、脱脂奶、酸奶、豆奶、无乳糖奶粉和低苯丙氨酸奶粉。针对牛奶蛋白过敏等疾病患儿的乳制品包括：氨基酸配方奶、深度水解配方奶、部分水解配方奶等。

三、药物治疗原则

小儿因肝肾等器官发育不成熟，对药物的毒副作用较敏感，故小儿药物的选择应慎重，剂量要适当。因此要了解药物治疗的特点，掌握药物的性能、作用机制、适应证、禁忌证、毒副作用等。

（一）药物治疗的特点

药物治疗在小儿疾病的防治中占重要地位。由于药物在体内的分布受体液的 pH、细胞膜的通透性、药物与蛋白质的结合程度、药物在肝脏内的代谢和肾脏排泄等因素的影响，所以小儿用药必须要充分了解药物的特点，实施合理用药，以发挥药物的最大疗效，减少其副作用及毒性反应。

（二）药物选择的注意事项

1. 合理使用抗生素　用药前首先要了解有无药物过敏史，既往用药情况；要根据病原体的种类、对药物的敏感性，严格掌握适应证，合理使用抗生素；抗生素联合应用时，种类不宜过多，要注意有无协同作用或拮抗作用；抗生素一般48～72小时才生效，用药要足疗程，不宜频繁换药，也不要给药时间过长，以防发生肠道菌群失调、双重感染、耐药性及毒性反应。

2. 肾上腺皮质激素　短疗程常用于过敏性疾病、重症感染性疾病等；长疗程则用于治疗自身免疫性疾病、肾病综合征、血液病等。哮喘和某些皮肤病则推荐局部用药。在使用中应注意对原因不明的发热，切忌盲目应用；长期应用激素可使患儿免疫力降低，继发感染，长期使用还可能抑制骨骼生长，影响水、电解质、蛋白和脂肪代谢，可导致血压升高和库欣综合征；突然停药会引起反跳现象及肾上腺皮质功能不全综合征；水痘患儿用激素后可使病情加重；结核病患儿在抗结核治疗同时可根据病情需要加用激素。

3. 退热药　一般使用对乙酰氨基酚和布洛芬，需警惕药物诱发的急性胃黏膜损害，导致消化道出血或溃疡，以及药物性肝损伤，重者可导致肝衰竭。

4. 镇咳平喘药　婴幼儿支气管较窄，又不会咳痰，炎症时易发生气道阻塞，引起呼吸困难，故一般不用镇咳药，尤其是可待因等强力镇咳药一定要慎用。多用祛痰药口服或雾化吸入 β_2 受体激动类药物。

5. 止泻药与泻药　对腹泻患儿不主张用止泻药，除防止脱水和电解质紊乱外，适当使用黏膜保护剂或辅以微生态制剂调节肠道微生态环境。小儿便秘一般不用泻药，多采用饮食改善和通便法。

（三）药物剂量的确定

1. 按体重计算　简单易行，是最常用、最基本的计算方法。

每日（次）剂量 = 体重（kg）× 每日（次）每公斤体重所需药量。年长儿按体重计算，如已超过成人量时则以成人量为上限。

2. 按年龄计算　适用于剂量范围大，不需十分精确剂量的药物，如止咳药、营养药等。

3. 按体表面积计算　比按年龄、体重计算更为准确。

小儿体表面积计算公式如下：

<30kg 小儿体表面积（m^2）= 体重（kg）× 0.035 + 0.1

>30kg 小儿体表面积（m^2）=［体重（kg）- 30］× 0.02 + 1.05

每日剂量 = 体表面积（m^2）× 每平方米面积每日需要量

4. 按成人剂量折算　此法多用于未提供小儿剂量的药物，适合于幼儿以上的儿童。小儿剂量 = 成人剂量 × 小儿体重（kg）/50。

四、胃肠道外营养

对于无法通过胃肠道获得足够营养的患儿，需用静脉营养液通过静脉途径为其提供各种营养。静脉营养液由平衡氨基酸、葡萄糖、脂肪乳剂、电解质、多种维生素和微量元素组成。可通过周围小静脉（短期静脉营养）或中心静脉（长期静脉营养）24小时均匀输入。输入量每日不超过 135ml/kg，一般静脉营养液浓度较高，是血浆的5倍左右，所以应逐渐增加剂量。注意能量密度的计算，要控制输注浓度、速度和渗透压。

五、心理治疗原则

随着医学模式的转变，心理因素在儿科疾病的发生、治疗及康复中的重要性逐渐被重视。儿童心理、情绪和行为障碍问题可发生在一些疾病的过程中，这种障碍既是疾病的后果，又可能成为疾病病情加重和治疗效果不佳的原因之一。因此,儿科医护人员要了解小儿临床心理治疗和心理护理的基本知识。

常用的心理治疗包括行为疗法、支持疗法和疏泄疗法等,对初次治疗者多以暗示和循循善诱方法帮助患儿疏泄内心郁积的压抑,激发情绪释放,减轻心理压力和精神障碍程度,以促进原发病康复。安静舒适、温馨整洁的住院环境及医护人员亲切的语言、轻柔的动作、真诚善意的微笑和周到的服务,均有利于消除患儿的焦虑、紧张和恐惧心理及情绪障碍。

第三节　小儿体液平衡特点和液体疗法

一、小儿体液平衡的特点

体液是人体的重要组成部分,其中水、电解质、酸碱度、渗透压等的动态平衡依赖于神经、内分泌和肺,特别是肾脏等系统的正常调节。由于小儿的生理特点,这些系统的功能极易受疾病和外界环境的影响而失调,因此,水、电解质和酸碱平衡紊乱在儿科临床中极为常见。

(一)体液的总量和分布

体液包括血浆、间质液及细胞内液,前两者合称为细胞外液。体液总量与年龄关系密切,年龄愈小,体液总量相对愈多。不同年龄体液总量及分布各不相同,见表4-4。

表4-4　不同年龄儿童的体液分布(占体重的%)

年龄	体液总量	细胞外液		细胞内液
		血浆	间质液	
足月新生儿	78	6	37	35
1岁	70	5	25	40
2~14岁	65	5	20	40
成人	55~60	5	10~15	40~45

从表4-4可以看出,小儿细胞内液和血浆占体重的百分比与成人相似。小儿体液主要是细胞外液较多,而细胞外液中主要是由间质液部分构成。因间质液占细胞外液的大部分,小儿急性脱水时首先损失间质液,间质液所含电解质的浓度容易改变,渗透压容易发生变化,引起不同性质的脱水。

(二)体液的电解质组成

细胞外液和细胞内液的电解质成分有较大差异。细胞外液离子主要以 Na^+、Cl^-、HCO_3^- 和蛋白质等离子为主,其中 Na^+ 占阳离子总量的90%以上,对维持细胞外液的渗透压起主导作用。细胞内液的主要离子以 Mg^{2+}、K^+、蛋白质和 HPO_4^{2-} 为主,其中 K^+ 占78%,维持细胞内渗透压。

(三)水代谢的特点

1. **水的生理需要量**　因生长发育快、机体新陈代谢旺盛、摄入蛋白质和热量多、呼吸频率快、体表面积大、不显性失水多等因素,儿童水的需要量大,年龄愈小,每日需水量愈多。不同年龄小儿每日所需水量见表4-5。

表4-5　小儿每日水的需要量

年龄(岁)	需水量(ml/kg)	年龄(岁)	需水量(ml/kg)
<1	120~160	4~9	70~110
1~3	100~140	10~14	50~90

2. **水的排出**　机体主要通过肾(尿)途径排出水分,其次为经皮肤和肺的不显性失水和粪便排水,另有极少量的水贮存体内供新生组织增长。正常情况下,水通过皮肤和肺蒸发,即不显性失水,主要是调节体温所需,几乎不含电解质。在供给水分时应将其考虑在常规补液的总量内。小儿不同年龄的不显性失水量见表4-6。

表4-6　不同年龄儿童的不显性失水量

不同年龄或体重	不显性失水量 ml/(kg·d)
早产儿或足月新生儿	
750~1000g	82
1001~1250g	56
1251~1500g	46
>1500g	26
婴儿	19~24
幼儿	14~17
儿童	12~14

再者,婴儿每日水的交换量为细胞外液量的1/2,而成人仅为1/7,故婴儿体内水的交换率比成人快3~4倍。因婴儿对缺水的耐受力差,在病理情况下如进水不足同时又有水分继续丢失时,由于肾脏的浓缩功能有限,比成人更易脱水。

3. **体液平衡调节功能不成熟**　肾脏是唯一能通过其调节来控制细胞外液容量与成分的重要器官。小儿肾脏浓缩稀释功能不成熟,在排泄同量溶质时所需水量较成人为多,尿量相对较多。当入水量不足或失水量增加时,易超过肾脏浓缩能力的限度,发生代谢产物滞留和高渗性脱水。年龄愈小,肾脏排钠、排酸、产氨能力愈差,因而容易发生高钠血症和酸中毒。

二、水、电解质酸碱平衡紊乱

(一)脱水

脱水(dehydration)是指水分摄入不足或丢失过多所引起的体液总量(尤其是细胞外液量)的减少。脱水时除丧失水分外,还伴有钠、钾和其他电解质的丢失。

1. **脱水程度**　常以丢失液体量占体重的百分比来表示。在临床,若患者无近期的体重记录,体重下降的百分比常通过体检及询问病史估计。临床常将脱水程度分为轻度脱水、中度脱水和重度脱水,见表4-7。

表4-7　脱水程度的判断

脱水程度	轻度	中度	重度
丢失体液占体重的百分比	<5%	10%	15%
失水量(ml/kg)	<50	50~100	100~120
精神状况	好	烦躁	萎靡
前囟及眼眶凹陷	不明显	明显	十分明显
眼泪	有	少	无
口腔黏膜	湿润	干燥	十分干燥
末梢循环	好	稍差	差
毛细血管充盈恢复时间	正常	2秒	>3秒
皮肤弹性	正常	稍差	差
尿量	正常	减少	无
血压	正常	基本正常	下降

2. **脱水性质**　脱水性质反映水和电解质的丢失量,临床根据血清钠及血浆渗透压水平进行评估,临床上将脱水分为:等渗性脱水、低渗性脱水、高渗性脱水三种,见表4-8。

表4-8　脱水性质的判断

脱水性质	低渗性	等渗性	高渗性
水与钠丢失的比例	钠>水	钠=水	钠<水
血钠(mmol/L)	<130	130~150	>150
原因	慢性腹泻、营养不良伴腹泻	急性呕吐、腹泻	中暑、部分轮状病毒肠炎
临床表现	易休克	一般脱水表现	高热、烦渴、烦躁、惊厥

低渗性脱水时血清钠低于130mmol/L;等渗性脱水时血清钠在130~150mmol/L;高渗性脱水时血清钠大于150mmol/L。临床上最为常见的是等渗性脱水,其次为低渗性脱水,高渗性脱水较少见。当患儿腹泻长达数天,摄入水量正常而摄入钠盐极少时,常发生低渗性脱水;当高热数天或腹泻症状重而摄入水很少时,或者因将配方奶不正确地配成高渗或使用高渗性液体时,可出现高钠血症;当使用利尿剂、有肾脏失盐因素存在而摄入又不足时,可出现低钠血症。但是,当患儿有原发性或继发性肾源性尿崩症而水的摄入受限时,也可能发生高渗性脱水。

相关链接

口服补液盐

(二)低钾血症

血清钾<3.5mmol/L称为低钾血症。

1. **病因**

(1)钾的摄入不足。

(2)钾由消化道丢失过多或肾脏排出过多,如呕吐、腹泻、各种胃肠引流、长期应用皮质激素或排钾利尿剂。

(3)钾在体内分布异常,如酸中毒纠正过程中,钾过多转移到细胞内。

(4)各种原因导致的碱中毒。

2. **临床表现**

(1)神经肌肉兴奋性降低:表现为肌无力、腱反射消失、肠麻痹等。

(2)心血管:心肌收缩力降低,心音低钝,心动过速,猝死。心电图表现为ST段下降、Q-T间期延长、出现U波等。

(3)肾脏损害:低钾使肾小管浓缩功能障碍,引起多尿、夜尿。

3. **治疗**　首先治疗原发病。补钾分口服和静脉补钾,口服补钾安全、方便,能口服尽量口服,一般每天3mmol/kg,严重者4~6mmol/kg;肾功能障碍无尿时影响钾的排出,应见尿补钾;输注速度应控制在0.3mmol/kg以内;浓度小于40mmol/L(0.3%)。

(三)高钾血症

血清钾浓度≥5.5mmol/L时称为高钾血症。

1. 病因

（1）肾排钾减少：如肾衰竭、肾小管性酸中毒、肾上腺皮质功能低下等。

（2）钾分布异常：休克、重度溶血以及严重挤压伤等使钾由细胞内移到细胞外。

（3）由于输入含钾溶液速度过快或浓度过高等。

2. 临床表现

（1）神经肌肉兴奋性降低，表现为精神萎靡、嗜睡、躯干四肢无力、腱反射减弱或消失，严重者出现弛缓性瘫痪、尿潴留，甚至呼吸麻痹。

（2）心律失常和心电图异常：心率减慢而不规则，可出现室性早搏和心室颤动，甚至心搏停止；心电图出现 T 波高尖、P-R 间期延长、QRS 波群增宽、房室传导阻滞等。

3. 治疗 停止补充含钾液和药物。治疗措施包括：①钙对钾有拮抗作用，10% 葡萄糖酸钙 0.5ml/kg 加等量葡萄糖缓慢静脉注射或滴注；②补碱性药物，5% 碳酸氢钠 3～5ml/kg 静脉滴注；③葡萄糖和胰岛素（葡萄糖 0.5～1.0g/kg，每 3g 葡萄糖加 1 单位胰岛素）；④使用离子交换树脂、血液透析或腹膜透析。

（四）酸碱平衡紊乱

儿童正常血 pH 值与成人一样维持在 7.35～7.45，pH<7.35 为酸中毒；pH>7.45 为碱中毒。发生酸碱平衡紊乱时，如果机体通过缓冲系统的代偿，使血液的 pH 值仍维持在正常范围内，称为代偿性酸中毒或代偿性碱中毒。

1. 代谢性酸中毒 指细胞外液酸产生过多，或碳酸氢盐丢失过多。

（1）病因：阴离子间隙为细胞外液中阴离子与阳离子之差，AG=$[Na^+]-([Cl^-]+[HCO_3^-])$，正常值为（12±4）mmol/L。AG 为 8～16mmol/L 时为正常 AG 型代谢性酸中毒，AG>16mmol/L 时为高 AG 型代谢性酸中毒。①正常 AG 型代谢性酸中毒：为碱性物质从消化道或肾脏丢失，常发生于腹泻、小肠瘘管的引流等；摄入酸性物质过多，如氯化钙、氯化镁等；静脉输入过多的不含 HCO_3^- 的含钠液；②高 AG 型代谢性酸中毒：见于酸性代谢产物堆积，如进食不足、组织低氧、休克等；酸性物质排出障碍，如肾衰竭、水杨酸中毒。

（2）临床表现：根据血清 $[HCO_3^-]$ 将代谢性酸中毒分为以下三度：轻度（18～13mmol/L）、中度（13～9mmol/L）、重度（<9mmol/L）。轻度酸中毒患儿症状不明显，或可仅有呼吸增快，只有检测血气分析时才能发现；中度患儿可有呼吸深快、精神萎靡或烦躁、心率增快、口唇樱红、恶心呕吐。重度患儿可出现昏睡或昏迷、呼吸深快、呼吸节律不齐、呼出气体有烂苹果味（酮味）、口唇发绀。新生儿和小婴儿呼吸代偿能差，此时呼吸改变不明显，可仅表现为神萎、拒乳和面色苍白等。

（3）治疗：①积极治疗缺氧、组织低灌注、腹泻等原发疾病；②一般主张当血气分析的 pH<7.30 时用碱性药物，首选碳酸氢钠。所需补充的碱性溶液（mmol）=（-BE）×0.3×体重（kg）。因 5% 碳酸氢钠量 1ml=0.6mmol，故所需 5% 碳酸氢钠量（ml）=（-BE）×0.5×体重（kg）。一般将碳酸氢钠稀释成 1.4% 的溶液输入；首次给予计算量的 1/2，4 小时后复查血气后调整剂量。

2. 代谢性碱中毒 因体内酸性物质丢失或 HCO_3^- 蓄积所致。

（1）病因：①因体内 H^+ 丢失过多，见于严重呕吐、胃液引流导致氢和氯的丢失；②HCO_3^- 蓄积，见于使用过多的碱性药物、使用呼吸机使高碳酸血症迅速解除等；③低钾血症时，细胞内 K^+ 与细胞外 H^+ 和 Na^+ 交换，致细胞外 H^+ 浓度下降；④大剂量使用肾上腺皮质激素。

（2）临床表现：典型表现为呼吸慢而浅、头痛、烦躁、手足麻木、低钾血症和手足搐搦。轻度碱中毒可无明显表现。

（3）治疗：去除病因，停用碱性药物。轻症静脉滴注生理盐水，重症者给以氯化铵静脉滴注。如果同时存在低钠血症、低钾血症和低氯血症，必须进行相应的补充纠正。

3. 呼吸性酸中毒 由于通气障碍使体内 CO_2 潴留和 HCO_3^- 所致。

（1）病因：①呼吸道阻塞（如喉头痉挛水肿、支气管哮喘、呼吸窘迫综合征等）；②肺和胸部疾病（如肺炎、肺气肿、胸腔积液等）；③神经肌肉疾病（如重症肌无力等）；④呼吸中枢抑制（如头颅损伤、麻醉药中毒）及人工呼吸机使用不当等。

（2）临床表现：除原发病表现外，缺氧为突出症状（如头痛、胸闷、呼吸运动减弱、发绀，严重者可出现血压下降、谵妄或昏迷）。

（3）治疗：主要应针对原发病，低流量给氧，解除呼吸道阻塞，改善通气和换气功能，必要时加用呼吸兴奋剂或应用人工辅助通气。禁用镇静剂。

4. 呼吸性碱中毒 因肺泡通气过度增加致血液 CO_2 过度减少。

（1）病因：①呼吸中枢兴奋，如水杨酸中毒早期、高热时伴呼吸增快和中枢神经系统疾病（如脑膜炎、脑肿瘤或外伤等）；②心理因素（如癔症）所致的呼吸过度；③机械通气时每分通气量太大；④呼吸运动增强：低氧、贫血、CO 中毒时呼吸加快。

（2）临床表现：突出症状为呼吸深快，其他症状与代谢性碱中毒相似。

（3）治疗：主要是病因治疗，纠正电解质紊乱，有低钙血症表现者（如手足搐搦），补充钙剂。呼吸改善后碱中毒可以逐渐恢复。

三、液体疗法常用液体

常用液体包括非电解质和电解质溶液。非电解质溶液有 5% 葡萄糖溶液或 10% 葡萄糖溶液。电解质溶液包括氯化钠、氯化钾、乳酸钠、碳酸氢钠和氯化铵等溶液，见表 4-9。

表 4-9　常用溶液成分

溶液	每100ml含	Na^+ mmol/L	K^+ mmol/L	Cl^- mmol/L	HCO_3^- 或乳酸根 mmol/L	NaCl	渗透压
血浆		142	5	103	24	32	300mOsm/L
①0.9% 氯化钠	0.9g	154		154		1∶1	等张
②5% 或 10% 葡萄糖	5g 或 10g						
③5% 碳酸氢钠	5g	595			595		3.5张
④1.4% 碳酸氢钠	1.4g	167			167		等张
⑤11.2% 乳酸钠	11.2g	1000			1000		6张
⑥1.87% 乳酸钠	1.87g	167			167		等张
⑦10% 氯化钾	10g		1342	1342			8.9张
1∶1 含钠液	①50ml，②50ml	77		77			1/2张
1∶2 含钠液	①35ml，②65ml	54		54			1/3张
1∶4 含钠液	①20ml，②80ml	30		30			1/5张
2∶1 含钠液	①65ml，④或⑥35ml	158		100	58	32	等张
2∶3∶1 含钠液	①33ml，②50ml ④或⑥17ml	79		51	28	32	1/2张
4∶3∶2 含钠液	①45ml，②33ml ④或⑥22ml	106		69	37	32	2/3张

四、液体疗法

液体疗法的目的是通过静脉补液方法纠正体内水、电解质与酸碱平衡紊乱，恢复体液平衡，维持机体的正常生理功能。要根据患儿的具体病情、体格检查、实验室检查进行综合分析。脱水的液体疗法补液量包括三部分：补足累积损失量、补充继续损失量、补充生理需要量。

在实施补液时应遵循三定（定量、定性、定速）、三先（先盐后糖、先快后慢、先浓后淡）、三见（见酸补碱、见尿补钾、见惊补钙）的原则。

（一）口服补液

口服补液用于腹泻时脱水的预防以及轻度和中度脱水无明显周围循环障碍的患儿。有明显腹胀、休克、心肾功能不全或严重并发症者及新生儿不宜口服补液。在补液过程中，如呕吐频繁或腹泻、脱水严重者，应该为静脉补液。对于双糖酶缺乏者，不宜用蔗糖，改食无乳糖饮食。口服补液除无扩容阶段外，与静脉补液基本相同，可用世界卫生组织推荐的口服液少量顿服，在 8~12 小时将累计损失量补足。轻度脱水约需 50~80ml/kg，中度脱水约需 80~100ml/kg。

（二）静脉补液

用于中度以上脱水或吐泻重或腹胀的患儿。

1. 第一天补液

（1）补液量、液体张力及输液速度：第一天补液总量（包括补充累积损失量、生理需要量和继续损失量）：轻度脱水约 90~120ml/kg，中度脱水约 120~150ml/kg，重度脱水约 150~180ml/kg，可根据具体情况进行调整。

1）累积损失量（生病后至补液前丢失的体液量，不包含生理需要量和继续损失量）①定量：根据脱水程度决定，轻度脱水 30~50ml/kg，中度脱水 50~100ml/kg，重度脱水 100~120ml/kg。先按 2/3 量补充。②定性：根据脱水性质确定，低渗性脱水补 2/3 张含钠液，等渗性脱水补 1/2 张含钠液，高渗性脱水补总张力为 1/3~1/5 张含钠液。如判断脱水性质困难按等渗性脱水处理。③定速：根据脱水程度和性质确定，累计损失量在 8~12 小时内补入，滴速宜稍快，一般为每小时 8~12ml/kg。在对重度或中度脱水有明显周围循环衰竭者，应先扩容，用 2∶1 等张含钠液 20ml/kg（每次总量不超过 300ml），于 30~60 分钟快速滴注或推注。高渗性脱水者，补液后 24 小时内血钠浓度降低幅度不超过 10mmol/L，首批补液阶段液体张力一般用等张~2/3 张含钠溶液，补液速度要慢，且液体张力不能过低，否则容易引起脑水肿，发生惊厥。低渗性脱水输液速度可稍快。

2）补充继续损失量：继续损失量按"丢多少补多少""随时丢随时补"的原则，一般按每日 10~40ml/kg 估算，常用 1/2~1/3 张含钠液。

3）生理需要量：按每日 60~80ml/kg 计算，常用 1/4~1/5 张含钠液补充。

生理需要量和继续损失量于 12~24 小时内均匀静滴，输液速度一般为每小时 5ml/kg。

（2）纠正酸中毒：轻、中度酸中毒无须另行纠正，重度酸中毒可用 1.4% $NaHCO_3$ 代替 2∶1 等张含钠液进行扩容，兼有扩容和加快纠正酸中毒的作用。

（3）补钾：治疗前 6 小时曾有排尿或输液后有尿时即可开始补钾。一般患儿按每日 2~3ml/kg（10% KCl）补充，有缺钾表现者可增加至 3~4.5ml/（kg·d），补钾一般持续 4~6 天。

（4）钙和镁的补充：对合并营养不良或佝偻病的患儿应早期补钙。在输液过程中出现抽搐，可给以 10% 葡萄糖酸钙 5~10ml 加等量 10% 葡萄糖溶液静脉缓慢推注。钙剂无效者应考虑到低镁的可能，每次用 25% 硫酸镁 0.1ml/kg，深部肌肉注射每日 2~3 次，持续 3~5 天，症状缓解后停用。

2. 第二天及以后的补液 主要补充生理需要量和继续损失量，继续补钾，供给热量。一般生理需要量按每日 60~80ml/kg，用 1/4~1/5 张含钠液补充。继续损失量用 1/2~1/3 张含钠液补充。根据病情，可采取口服补液。

（三）几种特殊腹泻的补液

1. 新生儿腹泻 新生儿脱水、酸中度临床表现不明显，第一日补液量不得超过 200ml/kg；速度：足月儿 6~8ml/h；早产儿 4~6ml/h；对于心衰和硬肿者适度减少液体量，电解质浓度适当降低，生后 10 天不需补钾；纠正酸中毒不宜采用乳酸钠。

2. 肺炎伴腹泻　肺炎不伴有脱水者仅给生理需要量,肺炎合并腹泻者,并出现脱水者,按腹泻处理,但液体总量及钠盐要减少,速度要减慢,每小时 5ml/kg;呼吸性酸中毒的重点应改善肺的气体交换,不应在治疗初期就用碱性液体。

3. 营养不良伴腹泻　脱水估计容易过高,总量应减少;容易出现低渗状态,液体张力偏高;病程迁延,心肾功能较差,速度减慢;容易发生低血糖,供给足够的热量;低钾血症常见,注意补钾。

案例 4-1

10 个月男婴,呕吐腹泻 2 天,无尿 6 小时,体温 38.4℃,嗜睡与烦躁交替,双眼凹陷,口唇樱桃红且干燥,皮肤弹性差,四肢冷,脉细弱,呼吸 58 次 / 分,心率 155 次 / 分,心音低钝,腹胀,肠鸣音减少,外周血象: Hb 145g/L, WBC 12.5×10^9/L, N 0.40, L 0.60。

思考:

1. 初步诊断是什么?

2. 诊断依据包括哪些?

3. 主要治疗措施包括哪些内容?

（詹　学）

学习小结

本章主要介绍儿科疾病的诊疗方法及治疗原则,小儿体液平衡特点和液体疗法。儿童并非成人的缩影,儿科疾病具有特殊性,应掌握儿科疾病的诊断及治疗原则有其必要性。小儿体液平衡与成人不同,一旦发生疾病,可能发生水、电解质、酸碱平衡紊乱,要合理地进行液体疗法。要根据患儿的具体病情、体格检查、实验室检查进行综合分析。脱水的液体疗法包括三部分:补充累积损失量、继续损失量和生理需要量。在实施补液时应遵循三定(定量、定性、定速)、三先(先盐后糖、先快后慢、先浓后淡)、三见(见酸补碱、见尿补钾、见惊补钙)的原则。

复习参考题

1. 如何判断脱水程度和性质?

2. 简述代谢性酸中毒的主要病因和临床表现。

3. 如何纠正酸中毒?

4. 简述低钾血症常见原因及主要临床表现。

5. 高钾血症有哪些处理方法?

第五章　营养与喂养

5

学习目标	
掌握	婴儿喂养方法及母乳喂养的优点；婴儿辅助食品的添加原则。
熟悉	儿童营养状况评估；各个年龄段儿童的膳食安排。
了解	儿童营养的基础知识；儿童主要的营养问题。

第一节　营养基础

营养是保证小儿正常生长发育的物质基础。为满足机体的正常生长发育、新陈代谢和各种活动的需要，必须从外界摄取食物以获得各种营养物质（即营养素）。人体的营养需要存在个体差异，与年龄、性别、生理及体力活动状况有关，也与营养素消化、吸收、利用和体内代谢状态有关。对婴儿和儿童来说，营养供给量的基本要求应是满足生长、避免营养素缺乏。根据中国营养学会的营养素分类方法，营养素包括能量、宏量营养素（蛋白质、脂类、碳水化合物）、微量营养素（矿物质、维生素）、其他膳食成分（膳食纤维、水）。

一、能量的需要

国际上通用的能量单位是千焦耳（kJ），以往营养学通常采用千卡（kcal）作为能量单位，1kcal＝4.184kJ，1kJ＝0.239kcal。儿童能量需要量定义为食物产能满足一定水平的活动、支持理想生长发育的总能量消耗，是基于群体的平均需要量，避免能量供给过低与过高发生营养不良（不足与过剩）。儿童所需能量主要来自食物中的宏量营养素，1g蛋白质或1g碳水化合物提供能量16.74kJ（4kcal），1g脂肪提供能量37.7kJ（9kcal）。儿童能量的需要与年龄和生理状态有关，如婴儿肠道吸收功能不成熟、代谢率较高，故以体重表示的6月龄内婴儿的能量需要是成人的3倍。小儿能量的需要包括以下5个方面：

（一）基础代谢

即在清醒、餐后10~14小时、安静状态下，20~25℃环境中，维持体温、肌张力和内脏生理活动等基本生命活动所需的最低能量消耗，与年龄、性别、环境温度、健康情况、肌肉组织多少、营养状况等因素有关。小儿基础代谢的能量需要相对较成人高，并随年龄增长而逐渐减少，1岁时需要230kJ（55kcal）/（kg·d），7岁时为184kJ（44kcal）/（kg·d），12岁时为126kJ（30kcal）/（kg·d），成人为105~126kJ（25~30kcal）/（kg·d）。此项能量所需占总能量的50%。

（二）食物的热力作用

食物中的宏量营养素除了为人体提供能量外，本身在消化、吸收过程中亦出现能量消耗额外增加的现象，即食物代谢过程中所消耗的能量，如氨基酸的脱氨以及转化成高能磷酸键产生的能量消耗，也称为食物的热效应。食物热力作用与食物成分有关，蛋白质的热效应最高，在消化、吸收过程中所需的能量相当于摄入蛋白质产能的25%，体内能量消耗持续约10~12小时；脂肪的热效应为2%~4%，取决于脂肪酸被氧化或储存；碳水化合物转化为葡萄糖和糖原消耗7%的能量。婴儿食物含蛋白质多，此项能量约占总能量的7%~8%，采用混合膳食的年长儿约占5%。

（三）活动消耗

指小儿体力活动所消耗的能量。活动所需能量与身体大小、活动强度和持续时间有关。故活动所需能量波动较大，并随年龄增加而增加。婴儿期约为63~84kJ（15~20kcal）/（kg·d），多哭、好动的婴儿可高出3~4倍，安静、少哭的婴儿可减半，12~13岁可达126kJ（30kcal）/（kg·d）。

（四）生长所需

生长所需能量为小儿特有，其需要量与小儿生长速度成正比。初生~6个月为167~209kJ（40~50kcal）/（kg·d），6个月~1岁为63~84kJ（15~20kcal）/（kg·d）；1岁以后逐渐减到21kJ（5kcal）/（kg·d），青春期时又增高。

（五）排泄消耗

指在正常情况下未经消化吸收的食物所损失的能量，占总能量的10%，腹泻时增加。

以上五部分能量的总和为小儿总的能量需要，一般基础代谢所需占总能量的50%，生长和活动所需能量占 32%～35%，食物的特殊动力作用占总能量的 7%～8%，排泄消耗占总能量的 10%。婴儿能量需要与生长速度、活动量有关，如 1～4 月龄婴儿生长迅速，单位体重计算每日能量较高；4～6 月龄生长速度减慢，单位体重计算每日能量需要略下降；8～9 月龄后随运动的发育，单位体重计算每日能量需要增加。按单位体重计算小儿每日所需能量比成人高。2013 版《中国居民膳食营养素参考摄入量》推荐，<6 月龄婴儿能量平均需要量为 90kcal/（kg•d），7～12 月龄为 80kcal/（kg•d）。能量供给不足可使小儿反应淡漠、少动，重者引起生长发育迟缓，体重不增或下降。反之，长期能量摄入过多可导致肥胖以及肥胖相关性疾病。

二、营养素的需要

（一）蛋白质

是构成人体组织的重要成分，也是保证机体生理功能的物质基础。蛋白质主要由 20 种氨基酸组成，其中 8 种氨基酸体内不能合成，必须由食物供给，称为必需氨基酸，有赖氨酸、蛋氨酸、亮氨酸、异亮氨酸、苯丙氨酸、苏氨酸、色氨酸和缬氨酸。在婴儿期组氨酸也是必需氨基酸，半胱氨酸、酪氨酸、精氨酸和牛磺酸为儿童时期的条件必需氨基酸，即对特殊儿童人群尚需外源性供给。0～6 个月婴儿在乳量充足的情况下不必增加其他蛋白质的摄入。其他年龄段的小儿生长发育迅速，应供给足够的蛋白质及全面均衡的营养。蛋白质供能占总能量的 8%～15%。食物中优质蛋白质（即必需氨基酸的种类、数量及构成比与人体蛋白质氨基酸模式相近）含量越高，其生物利用率也越高，营养价值也越大，如动物蛋白和大豆蛋白等。食物的合理搭配可达到蛋白质互补，提高其生物价值，如小麦、米、玉米蛋白缺乏赖氨酸，而豆类富含赖氨酸，两者混合食用可补充赖氨酸的不足。人乳蛋白质的生物价值比牛乳高，动物蛋白的生物价值比植物蛋白高。婴幼儿生长旺盛，处于正氮平衡，应比年长儿及成人需要更多的蛋白质，且食物中应有 50% 以上的优质蛋白。人乳喂养儿需蛋白质 2g/（kg•d），牛乳喂养儿需 3.5g/（kg•d），植物蛋白喂养儿需 4g/（kg•d）。蛋白质长期摄入不足或过多均可影响碳水化合物、脂肪代谢，导致生长发育迟滞、组织功能异常，甚至威胁生命。

（二）脂肪

是机体能量的主要来源和储存形式，也是构成人体组织和细胞的重要成分。脂肪由甘油和脂肪酸组成，脂肪酸又分为饱和脂肪酸与不饱和脂肪酸。人体可合成饱和脂肪酸、单不饱和脂肪酸，但不能合成必需脂肪酸 n-3 系和 n-6 系，如亚油酸、亚麻酸及花生四烯酸等，需从植物油中获得。必需脂肪酸及其衍生物对小儿生长发育非常重要，其参与构成线粒体膜和细胞膜、体内磷脂和前列腺素合成以及胆固醇代谢，n-3 系脂肪酸还与视力、认知发育有关，n-3 系与 n-6 系脂肪酸平衡协调可维持身体正常免疫功能，n-6 系脂肪酸可促进生长发育。脂肪可协助脂溶性维生素的吸收，防止散热以保持体温的恒定，保护各器官，减少脏器间的摩擦。脂肪提供的能量占婴儿总能量的 40%～60%，随着年龄增长，其供能比例下降，幼儿为 35%，儿童和青少年为 20%～30%。脂肪摄入不足，可引起营养不良及脂溶性维生素缺乏症，反之，可导致腹泻和消化不良、肥胖等。

（三）碳水化合物

亦称糖类，是人类膳食能量的主要来源。身体碳水化合物存在形式主要有葡萄糖、糖原和含糖复合物。碳水化合物可与脂肪酸或蛋白质结合成糖脂、糖蛋白和蛋白多糖构成细胞和组织。碳水化合物主要来源于谷类、薯类和食糖。6 个月以内婴儿的碳水化合物主要是乳糖、蔗糖和淀粉，推荐适宜摄入量 60g/d；7～12 个月碳水化合物推荐适宜摄入量为 85g/d；2 岁以上儿童膳食中，碳水化合物提供的能量应占总能量的 50%～65%。如碳水化合物摄入过多，可导致小儿虚胖呈"泥膏样娃娃"。反之，则使机体动员脂肪供能引起饥饿性酮症，还可氧化蛋白质供能导致消瘦，久之可造成蛋白质营养不良。

为满足儿童生长发育的需要，应首先保证能量供给，其次是脂肪和蛋白质，宏量营养素应均衡供给，否则可发生代谢紊乱。

（四）维生素和矿物质

1. 维生素　是身体不能合成的、存在于食物中的、有生物活性的成分。维生素需要量甚微，既不参与身体构成，也不提供能量，但具有多重特殊的生理功能。

（1）脂溶性维生素：包括维生素A、维生素D、维生素E和维生素K。可在体内存储，排泄缓慢，不需要每日供给，缺乏时症状出现迟，过量可引起中毒，如维生素A中毒和维生素D中毒。

（2）水溶性维生素：维生素C和B族维生素。不能在体内储存，需要每日供给，缺乏时很快出现症状，过量一般不发生中毒。

维生素A、D、C、B是小儿容易缺乏的微量营养素。

2. 矿物质

（1）常量元素：有二十余种，如钙、磷、镁、钠、钾、氯、硫等。主要参与构成人体组织成分；维持水和电解质平衡；调节神经肌肉兴奋性；参与酶的构成和酶的激活等。

（2）微量元素：体内含量少，需通过食物摄入，有一定生理功能的为微量元素。必需微量元素（包括碘、锌、硒、铜、钼、铬、钴和铁8种）是酶和维生素必需的活性因子；构成或参与激素作用；参与核酸代谢等。其中铁、锌和碘是小儿易缺乏的微量元素。

（五）水

是构成人体体液的主要成分，由饮水和食物中获得。个体对水的需要量与性别、年龄、体成分、代谢、气候、环境温度和湿度、身体活动、膳食等因素有关。年龄越小，含水量越多，新生儿含水量约占体重的78%，1岁时70%，成人55%～60%。0～6月龄婴儿总水适宜摄入量为0.7L/d；7～12月龄总水适宜摄入量为0.9L/d；1～3岁幼儿总水适宜摄入量为1.3L/d；4～6岁儿童总水适宜摄入量为1.6L/d；7～10岁儿童总水推荐量1.8L/d；11～13岁男童2.3L/d，女童2.0L/d；14～17岁男童2.5L/d，女童2.2L/d。

（六）膳食纤维

现代膳食纤维定义强调食物中膳食纤维对人体的营养价值，将生理学功能相似的物质均归为膳食纤维，即不能在小肠内消化吸收、可进入结肠发酵的物质，故包含一些既往不被认为是膳食纤维的物质，如低聚糖、抗性淀粉、不能被消化的单糖、双糖等，如小婴儿的膳食纤维来源是乳汁中未完全被消化吸收的乳糖、低聚糖或食物中未消化吸收的淀粉。其功能为吸收水分、软化大便、增加大便体积、促进肠蠕动和降低血清胆固醇等。目前尚无婴幼儿膳食纤维推荐值，建议小于14岁儿童为10g/1000kcal，青少年应逐渐达成人水平（25～30g/d）。

问题与思考

婴幼儿最易缺乏的营养素有哪些？可对其造成哪些影响？

第二节　婴儿喂养

一、母乳喂养

人乳是婴儿最理想的天然食品。对婴儿的健康生长发育有着不可替代的作用。纯母乳喂养能满足从出生到6个月婴儿的营养需求，促进婴儿与母亲之间建立安全、爱的密切联系，并且对母亲本身也大有益处，应大力提倡母乳喂养。

（一）人乳的成分变化

1. 各期人乳成分 人乳成分随产后时期不同而有所变化。

（1）初乳：为孕后期与产后 4～5 日以内的乳汁，初乳量每日约为 15～45ml，略稠色黄，含脂肪少，而蛋白质较多（主要为免疫球蛋白），并含初乳小球（充满脂肪颗粒的巨噬细胞及其他免疫活性细胞）。维生素 A、牛磺酸和矿物质含量丰富，对新生儿生长发育和预防感染十分重要。

（2）过渡乳：产后 5～14 日的乳汁，乳汁的脂肪、乳糖、水溶性维生素和能量逐渐增加，蛋白质、免疫球蛋白、脂溶性维生素和矿物质下降，量增多至每日约为 500ml 左右。

（3）成熟乳：产后 14 日以后的乳汁，分泌量增多，每日总量 700～1000ml，蛋白质含量最低。人乳中的脂肪、水溶性维生素、维生素 A 和铁等营养物质含量与乳母饮食成分有关，维生素 D、E 不易由血进入乳汁，与乳母饮食成分关系不大。各期人乳成分（表 5-1）。

表 5-1 各期人乳成分（g/L）

成分	初乳	过渡乳	成熟乳
蛋白质	22.5	15.6	11.5
脂肪	28.5	43.7	32.6
碳水化合物	75.9	77.4	75.0
矿物质	3.08	2.41	2.06
钙	0.33	0.29	0.35
磷	0.18	0.18	0.15

2. 哺乳过程的乳汁成分变化 每次哺乳过程乳汁的成分亦随时间而变化，其成分是随哺乳过程以蛋白质含量从高到低、脂肪含量由低到高为变化特点。

（二）母乳喂养的优点

1. 母乳营养丰富 人乳的生物价值高，所含蛋白质、脂肪和糖的比例适宜（1:3:6），含必需氨基酸比例恰当，适合婴儿生长发育的需求。钙磷比例适宜（2:1），易于吸收。含微量元素锌、铜、碘，尤其在初乳中较高，铁含量虽与牛乳相同，但人乳中铁的吸收率明显高于牛乳。母乳中所含的一些营养成分，如卵磷脂、鞘磷脂及牛磺酸等对促进婴儿大脑的发育极为有利。在喂养的过程中人乳汁可随婴儿的生长需要改变成分。

2. 易消化和吸收 母乳中含较多的乳清蛋白，酪蛋白含量少，两者比例为 4:1，与牛乳比较（1:4）有明显差别。蛋白质凝块小，易被婴儿吸收。人乳中含较多不饱和脂肪酸，营养价值高，并含较多脂肪酶，有利于消化和吸收。人乳中碳水化合物以乙型乳糖为主，能促进双歧杆菌和乳酸杆菌的生长，抑制大肠杆菌生长，不易发生消化不良。

3. 增强婴儿抗感染能力 母乳中含有丰富的"生物因子"。如 SIgA 及免疫活性细胞（巨噬细胞、淋巴细胞等）、白介素、生长因子、乳铁蛋白、溶菌酶、双歧因子和低聚糖、酶和核苷酸等。乳铁蛋白可抑制大肠杆菌、白色念珠菌的生长，双歧因子和低聚糖可促进乳酸杆菌及双歧杆菌的生长，从而抑制大肠杆菌等肠道致病菌的生长。可增强婴儿的抗感染能力，减少消化道和呼吸道感染性疾病的发生。

4. 增进母子间的情感交流 通过哺乳可有利于婴儿心理和社会适应性的发育。

5. 方便、经济、安全 母乳无污染、温度适宜，经济方便（仅 1/5 婴儿配方喂养的费用）。

6. 有助于预防食物过敏 食物蛋白质通过母乳进入婴儿体内，对免疫系统具有"教育"意义，母乳喂养婴儿食物过敏的概率低于配方奶喂养婴儿。

7. 对母亲健康有利 母乳喂养有利于母亲产后恢复。哺乳可促进子宫收缩，减少产后出血，还可减少哺乳母亲患乳腺癌和卵巢癌的发病机会，有助于母亲较快恢复孕前体重状态。

（三）母乳喂养的方法

1. **开始哺乳时间**　出生后 2 周是建立人乳喂养的关键时期。正常足月儿,若母亲情况良好应尽早开奶,吸吮是主要的条件刺激,应尽早开始第一次吸吮(产后 15 分钟～2 小时内),有利于刺激产妇泌乳。适当的哺乳次数有助于维持哺乳与增加乳汁分泌,提倡 0～2 月龄小婴儿按需哺乳。纯母乳喂养的新生儿宜 8～12 次 / 天,一般白天不宜超过 2～3 小时,夜间不超过 4 小时哺乳。随婴儿年龄增加,夜间哺乳次数逐渐减少。但时间不宜规定的过于死板,要因人而异。

2. **哺乳方法**

（1）哺乳前准备:哺乳前给婴儿换好尿布,用湿热毛巾清洁乳头,在婴儿清醒、饥饿状态时哺乳。

（2）正确的哺乳姿势:多采用坐位哺乳,婴儿身体转向母亲并紧贴母亲身体,做到三贴(胸贴胸、腹贴腹、下颌贴母亲乳房),一直线(婴儿头、颈和躯干呈一直线),鼻尖对乳头。将婴儿头、肩枕于母亲哺乳侧的肘弯,用另一只手的拇指放在乳头上方,和其余 4 指将乳房托起成 C 字形。将乳头触及婴儿口唇诱发觅食反射,使婴儿含住乳头及大部分乳晕。

（3）哺乳时间:一般吸空一侧乳房再换另一侧,每次哺乳时间约为 15～20 分钟。哺乳完毕后将婴儿竖抱,头伏在母亲肩上轻拍其背部,使婴儿吞入胃内的空气排出,之后宜将婴儿保持右侧卧位,以减少溢乳。

3. **母乳量判断**　婴儿生长正常,体重增加适当是乳量充足的重要指征;哺乳时可看到婴儿的吞咽动作和听到吞咽的声音(连续的咕嘟声)。哺乳后能安静入睡 2～3 小时;反之,表示乳量不足,应采取恰当的催乳方法或改用混合喂养。为顺利进行母乳喂养,生后 2～4 周内应避免给婴儿补充配方奶、水或用安抚奶嘴,适当增加哺乳次数可以刺激乳房,使母乳分泌逐渐增加。

（四）母乳喂养注意事项

1. **提高母乳喂养率**　大力宣传母乳喂养的好处,保证乳母营养合理,指导乳母掌握正确的哺乳方法,合理安排其生活和工作,保持心情愉快和充足的睡眠,避免精神紧张,树立哺乳信心,以提高母乳喂养率。

2. **保证乳母营养**　乳母的饮食直接影响乳汁的质量。要保证乳母摄入足够的营养,鼓励乳母均衡饮食,每日增加能量 500kcal 左右,适当增加富含蛋白质、碳水化合物和维生素的食物,如牛奶、鸡蛋、鱼、肉类及蔬菜等。如摄入不足或缺乏蛋白质,则乳汁分泌减少且蛋白质含量降低。乳母偏食、饮酒、吃辛辣食物,均可减少乳汁的分泌。

3. **不宜哺乳的情况**　凡母亲感染 HIV,患严重疾病如慢性肾炎、糖尿病、恶性肿瘤、活动性肺结核等不应哺乳。乙型肝炎携带者可哺乳,结核病无临床症状时可继续哺乳。

（五）断离母乳

每个婴儿都需经历断离母亲哺乳的过程。为使婴儿在此过程生长与情感不受影响,需要让母亲充分了解此过程。随着婴儿的生长发育,母乳已不能满足其营养需求,其他食物引入至完全替代母乳为断离母乳期,有个体差异,应依母亲乳汁情况决定。婴儿至 6 月龄后,若反复夜醒,体重增长不足提示母乳质量下降,可采用代授法逐渐增加婴儿配方奶维持婴儿正常生长,婴儿配方奶至 800ml/d 即可完全替代母乳。断奶是一个逐渐的过程,不宜突然断奶,应逐渐减少哺乳次数,增加配方奶和辅食量。一般在 1 岁左右是完全断奶的适当时期,部分婴儿 6 月龄后生长良好,母亲能按常规引导婴儿接受其他食物,可母乳喂养持续至 2 周岁。

6～8 月龄是婴儿形成依恋阶段,为避免过度依恋母乳,应培养婴儿良好进食习惯,3～4 月龄后宜定时哺乳,4～6 月龄应逐渐停止夜间哺乳,6 月龄开始培养对其他食物的兴趣,并逐渐培养自我进食的技能。

二、部分母乳喂养

当母乳不足时,同时采用母乳与配方奶或牛乳喂养的方法称为部分母乳喂养(混合喂养)。一般有两种方法。

（一）补授法

采用牛奶或配方奶补充母乳喂养的方法为补授法。适于 4 个月以内婴儿。补授时,母乳哺喂次数一般不变,每次先哺母乳,将两侧乳房吸空后,不足部分用牛奶或配方奶补充。补授的乳量由小儿食欲及母乳量多少而定,即"缺多少补多少"。4～6 个月婴儿不用补授法,否则易造成婴儿依恋母乳,难以断离。

（二）代授法

用牛奶或配方奶替代一次母乳量的方法为代授法。母乳喂养儿至 4～6 月龄时,为断离母乳开始引入牛奶或配方奶适宜采用此法。即暂停一次或几次母乳哺喂,完全以牛奶或配方奶代替母乳,开始时每日母乳喂哺次数不少于 3 次,以维持乳汁分泌,如果要完全断离母乳则逐渐以配方奶完全替代所有的母乳。

三、人工喂养

由于各种原因不能进行母乳喂养时,完全采用配方奶或其他兽乳进行喂养的方法称为人工喂养。常使用牛奶或配方奶,但牛乳的成分不适合婴儿的需求。

（一）人工喂养的不足

1. **牛乳乳糖含量低于人乳**　主要为甲型乳糖,有利于大肠杆菌的生长。

2. **宏量营养素比例不当**　牛乳蛋白质含量较人乳高且以酪蛋白为主,而人乳的基础蛋白质是乳清蛋白,酪蛋白在胃内形成的凝块较大,不易被消化;牛乳的氨基酸比例不当;牛乳脂肪较人乳低,脂肪以饱和脂肪酸为多,不饱和脂肪酸含量少,且缺乏脂肪酶,不易消化;牛乳矿物质含量高,钙磷比例不如人乳合适,磷与酪蛋白结合影响钙的吸收。

3. **肾负荷重**　牛乳中矿物质比人乳多 3～3.5 倍,不仅使胃酸下降,而且加重婴儿肾溶质负荷。不适于新生儿、早产儿及肾功能较差的婴儿。牛奶含锌、铜较少,含铁量虽与人乳相近,但其吸收率仅为人乳的 1/5。

4. **缺乏免疫因子**　牛乳与人乳的最大区别是缺乏各种免疫因子,故牛乳喂养儿患感染性疾病的机会较人乳喂养儿多。

5. **易被污染**　人工喂养时,牛乳或配方奶易被污染、易变质,既费时费力,又增加了喂养的成本和感染的机会。

（二）人工喂养的对象

由于各种原因不能进行母乳喂养的婴儿为主要对象。

（三）人工喂养常用的乳品及使用方法

1. **各种动物乳制品**　美国儿科学会(AAP)营养委员会不建议全牛乳、低脂或脱脂乳喂养婴儿,也不建议给婴儿喂养羊乳。因其所含营养素与人乳有较大差别,不适合人类婴儿需求(表 5-2)。

表5-2　人乳与牛乳、羊乳营养成分比较(g/L)

种类	蛋白质	酪蛋白	清蛋白	脂肪	糖	盐类
人乳	12	2.4	9.6	38	68	2
牛乳	35	30	5	37	46	7.5
羊乳	40	32	8	48	48	8.5

2. **奶方的配制及奶量计算**　由于牛乳的营养成分不适合婴儿,故一般人工喂养和婴儿断离母乳时应选择配方奶。

（1）鲜牛乳：含糖量低、蛋白质含量高，因此在食用时每 100ml 加糖 8g。1 个月内婴儿使用时，应加水稀释成 1/2～2/3 的牛奶，满月后可食用不稀释的鲜牛乳。牛乳须煮沸消毒，乳具应保持清洁，夏季易腐败不宜久置，应放入冰箱保存。

牛乳配制法：按每公斤体重所需热量和总液量计算奶量。每 100ml 全牛奶加糖 8g 即配制成 8% 糖牛奶 100ml，产热 418.4kJ（100kcal）。婴儿能量需要为 376.6kJ（90kcal）/（kg•d），所需水分为 150ml/（kg•d）。故婴儿所需 8% 糖牛奶 90ml/（kg•d），同时应在两次喂奶之间加水以达到上述婴儿所需总液量。

（2）全脂奶粉：系鲜牛乳经高温灭菌、真空浓缩、喷雾干燥等一系列工艺加工而成。其中蛋白质和脂肪各占 25%～28%。按重量以 1:8 配制，按容积以 1:4 开水配制成乳汁，其成分与鲜牛乳相似，100g 全脂奶粉产热量为 2092kJ（500kcal），婴儿需全脂奶粉 18g（/kg•d）。

（3）配方奶粉：是将全脂奶粉经改变成分使之更接近人乳。制备过程为将鲜牛乳脱去部分盐分，加入脱盐乳清蛋白，调整乳清蛋白和酪蛋白的比例，以植物油置换部分乳脂肪，再加入 β- 乳糖及各种维生素和微量元素如铁、锌、铜等。比全脂奶粉更适合婴儿人工喂养。一般市售婴儿配方 100g 供能约 500kcal，故婴儿需配方奶粉约 18g/（kg•d）或 135ml/（kg•d）。调配方法一般盛 4.4g 配方粉的专用小勺，1 平勺加入 30ml 温开水，盛 8.8g 配方粉的专用小勺，1 平勺加入 60ml 温开水（重量比均为 1:7）。只要按规定调配配方奶，婴儿摄入量适当，总液量亦可满足需要。

四、辅助食品

婴儿从纯乳类食物逐渐过渡到成人固体食物的过程中，需要接受的其他食物常常被称为换乳食物、"辅食"、或断乳食物，现又称之为过渡期食物。婴儿期随着生长发育的逐渐成熟，在满 6 个月（180 天）以后，需要经历由出生时的纯乳类向成人固体食物转换的过渡时期，需遵循由流质食物逐渐到固体食物的转换过程。

（一）添加辅助食品的目的

1. 补充乳类营养素的不足，预防营养缺乏症。

2. 为断乳作准备，到断乳时不至于因食物的突然改变引起消化功能紊乱。

3. 适时训练婴儿的吞咽和咀嚼功能，促进婴儿乳牙的萌出。

4. 培养婴儿良好的饮食习惯，从奶瓶吸吮到用匙喂，再用杯、碗、筷。使婴儿逐步从授食到自食过渡，有利于婴幼儿的心理发育。

（二）添加辅助食品的原则

1. **由少到多** 使婴儿有一个适应的过程，如添加蛋黄，由 1/4 个开始，如无不良反应，2～3 天后增到 1/3～1/2 个，逐渐加到 1 个。

2. **由稀到稠** 如从米汤开始到稀粥，再逐渐增稠到软饭。

3. **由细到粗** 如增加绿叶菜，从菜水到菜泥，7 个月开始可试食碎菜。

4. **由一种到多种** 一种辅食经过 5～7 天的适应期后，再加另一种食物。每种新的食物可能尝试多次才会被婴儿接受。

5. **因人而异，适时添加** 应在婴儿健康、消化功能正常时添加。

（三）添加辅助食品的顺序

当婴儿口腔功能逐渐发育成熟，食物的质地应从泥茸状到碎状的食物，再到小块状食物，即引入食物的质地应适合婴儿的发育年龄。还要保证食物的结构、风味等能被婴儿接受。给婴儿首选的辅食应当易于吸收、能满足生长发育需要，又不易产生过敏的食物。添加辅助食品的顺序（表 5-3）。

表5-3 添加辅助食品的顺序

月龄	食物性状	食物种类	奶量	辅食量	进食技能
满6	泥状	米糊,烂粥,菜泥,果泥,尝试蛋黄,鱼、肉泥	5～6次奶 800～900ml	逐渐加至1餐	用勺喂
7～9	末状	厚粥,馒头片,烂面,水果泥,菜末,蛋,豆类,鱼、肉末,植物油	4～5次奶 700～800ml	1～2餐	学用杯抓食
10～12	碎状、指状食物	软饭,面条,包子,水果、蔬菜条,蛋,碎菜、肉、鱼、豆制品,植物油	4次奶 600～800ml	2餐	断奶瓶自用勺

问题与思考

1. 体重6.5kg人工喂养婴儿,如何为其配制牛乳?还需加喂多少毫升开水?
2. 婴儿添加辅助食品的目的和原则有哪些?

相关链接

早产儿营养与喂养

案例 5-1

8个月女性患儿,因"体重不增2月余"门诊就诊。患儿病史:体重不增2月余,系母乳喂养,拒吃奶粉,在母亲下班后的傍晚及夜间进奶,次数不定,母亲自觉母乳量少,6个月开始添加辅食,现每天4顿,主要为米糊,肉汤煮粥或烂面及蔬菜泥,隔天一个蛋黄,偶吃水果泥,每顿量少。小便量多,大便2～3天1次,糊状。患儿平素体健,精神状况良好,无发热,无咳嗽气喘,无呕吐腹泻等。

患儿系足月儿,出生体重3.2kg,既往健康状况良好。6个月时体重7kg,身长67cm。偶尔口服维生素D滴剂400IU。

查体:T 36.5℃,R 25次/分,P 110次/分,体重7kg,身长70cm,前囟平软,面色略白,腹部皮下脂肪薄,精神佳,反应灵活,全身皮肤正常,表浅淋巴结无肿大。头颅无畸形,双瞳孔等圆等大,对光反射正常。咽无充血,颈无抵抗,胸廓无畸形,呼吸平顺,双肺呼吸音清,无啰音。心律齐,心音强,各瓣膜听诊区无杂音。腹平软,肝脾无肿大,四肢肌力、肌张力正常,独坐稳,会腹爬,认生,会用拇指示指取小豆,会换手。

实验室检查:血常规WBC $6.2×10^9$/L,N 0.30,L 0.70,Hb 110g/L,PLT $182×10^9$/L。

思考:

1. 目前诊断及诊断依据是什么?
2. 还需完善哪些相关检查?
3. 治疗措施有哪些?

第三节　幼儿及学龄前儿童膳食管理

一、幼儿及学龄前儿童膳食安排原则

幼儿生长发育较婴儿期减慢,但仍处在快速生长发育的时期,且活动量较婴儿期增多,仍需保证充足的能量和优质蛋白质。1岁的小儿多数已出乳牙6~8枚,具备较好的咀嚼能力和消化、吸收功能。此时乳类已不是主要的食物,应从流质、半流质饮食逐渐过渡到半固体、固体食物。食物的形式也应有相应的变化,如乳儿期的菜泥、鱼泥、肉末可改成碎菜、鱼块、肉丸。幼儿自己进食的意识强烈,能逐渐自己使用杯子、汤匙进食,开始有控制进食情景的意识,如玩弄食物、接受和拒绝食物等,为保证小儿获得充足的营养,膳食安排应遵循以下原则:

1. **摄入的营养物质和能量满足儿童的生理需要**　根据不同年龄段小儿的营养需求,安排合理的膳食,保证小儿生长发育的需要。应保证宏量营养素(蛋白质、脂肪和碳水化合物)的供给以及足够微量营养素的摄入。应重点注意营养素的平衡。

2. **食品的性质适应儿童的消化功能**　幼儿食品应较细软,但不宜过碎过烂,易于幼儿咀嚼吞咽和消化,少用调味品,清淡为宜,少食高脂、高糖食品、快餐食品、碳酸饮料;控制过多含糖饮料的摄入,以免影响食欲和过多能量的摄入。

3. **食物种类应多样化**　食物的烹调要注意色、香、味、形。多样化的食物不但能增加小儿的食欲,还能有效发挥蛋白质的互补作用,提高营养素的生物价值。

4. **提供良好的就餐环境以及进食技能培养**　进餐环境整洁,安静舒适,保持愉悦的心情,定时、定点、适量进餐,有适合小儿身体特点的桌椅和餐具,培养幼儿进食技能,不强迫进食,2岁后应自我、自由进食。学龄前儿童还应该学会餐桌礼仪,每天至少一次愉快家庭进餐时间,并参加餐前准备与餐后清洁工作。

5. **注意饮食安全**　应从小培养良好的饮食习惯,防止"病从口入"。餐前、便后要洗手,不吃不洁的食物,少吃生冷的食物等。可减少小儿胃肠道的感染。幼儿避免摄入引起窒息和伤害的食物,如小圆形糖果和水果、坚果、果冻、爆米花、口香糖以及带骨刺的鱼和肉等。

二、不同年龄组的饮食安排

(一)1~3岁幼儿饮食的安排

1~3岁幼儿生长发育仍相当快,故应供给足够的营养素和能量。每日总能量需要约1100~1200kcal,蛋白质25~30g/d(优质蛋白质应占总蛋白的35%~50%),蛋白质、脂肪和碳水化合物占总能量的比例约为12%~15%,30%~35%,50%~60%。最好每日均给予350~500ml牛奶,均衡食用各种食物如鱼、肉、蛋、豆制品、蔬菜和水果等。每日以4~5餐为宜,即早、中、晚餐,点心1~2次。频繁进食、夜间进食及过多饮水均会影响小儿的食欲。

(二)4~7岁儿童饮食的安排

4~7岁小儿生长发育平稳发展,膳食基本接近成人,一日三餐与成人同步,可安排1~2次点心。每日总能量需要约1200~1400kcal,蛋白质30~45g,50%源于动物性蛋白质。膳食安排时应重点注意营养素的平衡,避免纯能量食物如白糖、粉丝、凉粉、藕粉等,花样品种多样化,荤素菜搭配,粗细粮交替,注意足量乳制品、豆制品摄入,保证宏量营养素之间的比例,摄入适量的微量元素以及膳食纤维。注意培养良好的饮食习惯,要注意避免小儿挑食、偏食和多吃零食等。

第四节　儿童营养状况评估

儿童营养状况评估是指对儿童从膳食中摄取的营养素与机体生理需要之间是否适合的评估。获取平衡的营养是保证小儿健康和正常生长发育的物质基础。通过营养状况评估能及时发现儿童的营养问题，积极采取相应的营养干预措施以改善机体的营养状况，减少营养性疾病的发生。营养状况评估包括临床评价和营养调查两部分。

一、临床评价

临床评价包括饮食史询问及一般体格检查。

（一）饮食史询问

1. 询问儿童在家及托幼机构的饮食情况，如每日或每餐进食各类食品的量、食欲的好坏、饮食习惯和烹调方式等，以及有无挑食、偏食和吃零食等情况。

2. 对哺母乳的婴儿应了解哺乳的次数，哺乳后婴儿的情况，辅食添加情况等。

3. 人工喂养者要了解喂食何种乳品或代乳品，冲调比例，每日喂哺量，辅食添加情况等。

通过询问饮食史可大致了解小儿每日能量及各种营养素的摄入情况。此外还应了解有无营养缺乏症的表现，如消瘦、乏力、夜盲、夜啼、出汗和面色苍白等。

（二）体格检查

应注意小儿有无营养缺乏症或紊乱的体征，如身材胖瘦、皮下脂肪厚薄、有无水肿等。还应观察小儿面色、皮肤、毛发、眼角膜、口角、骨骼及神经反射等有无异常，通过体格检查常可获得营养性疾病的第一手资料。

二、营养调查

完善的营养调查应包括临床表现、体格发育评价、膳食调查和实验室检查四个方面。

（一）体格检查

除常规体格检查外，应注意有关营养素缺乏体征。

（二）体格测量和评价

儿童生长发育过程对营养的变化极为敏感，能动态反映总体营养状况。体格发育监测儿童生长状态及生长速率变化是儿童营养状况评价的最简单和直观方法。体格测量和评价包括身高、体重、头围、胸围、上臂围、皮褶厚度的测量以及由这些指标综合计算的比值。身高和体重可综合反映蛋白质、热能和一些无机盐的摄入、利用和储备情况；皮褶厚度可推算出全身脂肪的含量，与膳食热能的供给量密切相关。上述3项指标被世界卫生组织定为营养状况的必测项目。

（三）膳食调查

1. 膳食调查方法

（1）询问法：通过询问了解儿童膳食构成及每餐进食量，采用询问前1~3日进食情况进行计算。适用于散居儿童的膳食调查，此方法使用方便但不够准确。

（2）记账法：通过记录每日各种食物消耗量及每餐用膳人数，计算每人进食各类食物量，换算出各类营养素及能量的摄入量，作出膳食评价。此法简便易行，适用于集体儿童的膳食调查。

（3）称重法：一般调查3~5日，对每日每餐所摄取的各种食物的生重、熟重及剩余食物的重量进行称量并记录。通过实际称量各餐进食量,以生熟比例计算出实际摄入量,根据《食物成分表》计算出当日能量及主要营养素的人均摄入量。适用于集体儿童的膳食调查,此法较为准确,但相对复杂,调查时间较长。

2. 膳食调查评价

(1)能量及营养素摄入量:在膳食调查资料计算分析后,即可得到平均每人每日能量及各种营养素的摄入量,将此量与中国居民膳食营养素参考摄入量相比较,评价能量及各种营养素是否充足。当能量摄入>85% 推荐摄入量或适宜摄入量时表示能量摄入足够,<70% 说明能量摄入不足;当蛋白质摄入>80% 推荐摄入量或适宜摄入量时表示蛋白质摄入足够,<70% 说明蛋白质摄入不足;婴幼儿摄入的优质蛋白质应占膳食中蛋白质 1/2 以上;矿物质、维生素摄入应>80% 推荐摄入量或适宜摄入量。

(2)宏量营养素供能比:膳食中营养素比例应适当,即蛋白质产能应占总能量的 12%~15%,脂类占总能量的 30%~35%,碳水化合物占总能量的 50%~60%。

(3)膳食能量分布:每日三餐食物供能也应适当,即早餐供能占总能量的 25%~30%,中餐占总能量的 40%~45%,点心占总能量的 10%,晚餐占总能量的 25%~30%。

（四）实验室检查

了解机体某种营养素贮存、缺乏水平。通过实验方法测定小儿体液或排泄物中各种营养素及其代谢产物或其他有关的化学成分,了解食物中营养素的吸收和利用情况。常用指标有血清总蛋白、白蛋白、球蛋白、血红蛋白、胆固醇、血钙、磷、锌及维生素 A、B、C、D 等;24 小时尿中维生素 B、C 的排出量;血液有关代谢的酶或辅酶测定,如碱性磷酸酶、谷胱甘肽还原酶等。各种测定结果需参照有关正常值并结合膳食调查、体格检查等情况进行综合评估。

三、儿童主要的营养问题

目前儿童营养问题较为突出,主要面临营养缺乏与营养过剩或营养失衡的问题,严重威胁着儿童身心的健康发展。

（一）营养素摄入不足

1. 蛋白质-热量营养不良 是一种慢性营养缺乏症,多见于 3 岁以下婴幼儿,在儿童中的主要表现是生长迟缓和低体重,是全球 5 岁以下儿童死亡的最重要原因。我国 5 岁以下儿童生长迟缓率和低体重率分别为 14.3% 和 7.8%。在农村,特别是贫困农村儿童,生长迟缓和低体重率更高,是城市的 3~4 倍。蛋白质-热量营养不良对于儿童的体格发育和智力发展都有严重的影响。2 岁以内的营养不良多不可逆。营养不良的高危因素有长期食物摄入量低于推荐量,喂养方法不当,食物单调或继发疾病。

2. 微量营养素缺乏 对儿童身体健康的危害非常严重。在儿童和青少年中微量营养素铁、锌、碘缺乏较为常见,铁缺乏不仅会发生贫血、免疫功能下降、挑食厌食异食癖,还可引起记忆力减退和注意力不集中,影响青少年的学习;锌缺乏常会导致生长发育迟缓、智力低下;碘缺乏可影响儿童中枢神经系统发育和成熟,引起智力发育障碍,并导致生长发育迟缓、甲状腺肿大;钙和维生素 D 的缺乏可引起骨骼发育不良,导致生长发育迟缓和佝偻病;儿童维生素 A 缺乏可导致夜盲症和角膜干燥症、毛囊角化、反复呼吸道和消化道感染、贫血,我国为维生素 A 缺乏中度流行地区,农村一些地区儿童亚临床维生素 A 缺乏高达 60%。

（二）营养素摄入不均衡

获取均衡的营养是保证小儿健康和正常生长发育的物质基础。营养素摄入不均衡可导致营养失衡。宏量营养素之间以及微量营养素的摄入不均衡在儿童中较常见。其中肥胖症对儿童的身心健康造成极大的危害。其危害主要包括:

1. 对生理功能的损伤 肺通气减少,肺功能减弱,肺活量明显降低,儿童期肥胖还与哮喘发病有关;肥胖额外增加的组织需要更多的血液供应,使循环血容量、心搏出量及心排血量增大,心脏负荷加重,血压增高,心功能降低,早期动脉粥样硬化;内分泌紊乱,对胰岛素的敏感性减弱,导致 2 型糖尿病,且肥胖儿童容易出现性早熟;肥胖使儿童运动能力下降,少动和静坐又加重了脂肪的堆积,形成恶性循环。

2. **心理障碍** 肥胖儿童自我意识受损,缺乏自信,自卑,防备心理增强,心理行为障碍使肥胖儿童失去社交机会,使儿童社会适应能力降低。

3. **成年期疾病的危险因素** 肥胖不但影响儿童生理功能和心理健康,也是高血压、冠心病、糖尿病等成年期疾病的危险因素。肥胖与高血压的关系最为密切,肥胖也可导致脂代谢失衡,是形成冠心病的重要基础;肥胖对胰岛素代谢的影响导致糖尿病的发生;成年期疾病呈现年轻化的趋势。

(三)营养过剩与"富裕性疾病"

合理的营养,对儿童的身体发育十分有益,而摄入过多的营养不但无助于孩子的健康成长,还会导致"富裕性疾病"的发生,如肥胖症、高血压、高脂血症、冠心病、糖尿病等。

1. **蛋白质过多** 蛋白质的代谢产物氮是经肾脏排出的,肾脏排氮量有一定限度。婴幼儿肾功能尚未发育完善,不能将体内过多的氮排出。若小儿长期摄入蛋白质过多,可引起高脂血症。

2. **脂肪过多** 可发生肥胖病。儿童在 1 岁内摄入脂肪过多,大多数在成年后易患肥胖症。由于肥胖增加了心脏的负担,极易发生心血管疾病。

3. **碳水化合物过多** 食糖属于精制碳水化合物,儿童摄入过多,除代谢需要外,其余则转为脂肪储存于体内,可发生肥胖症,并导致心血管疾病及糖尿病等。

4. **维生素 A 过多** 如果小儿一次服用维生素 A 制剂超过 30 万 IU 即可发生急性中毒;婴幼儿每日摄入超过 10 万 IU,超过 6 个月即可引起慢性中毒。急性中毒主要表现为嗜睡或过度兴奋,前囟隆起、张力增加,头痛、呕吐、视物模糊等高颅压症状;慢性中毒常见有食欲减退、体重下降、易激惹烦躁,伴毛发稀少干枯,皮肤干燥、脱屑、唇干裂和鼻出血等皮肤黏膜损伤现象。

5. **维生素 D 过多** 如果小儿长期服用大剂量维生素 D 或对维生素 D 敏感者可导致中毒。一般认为正常小儿每日服用维生素 D 制剂 2 万～5 万 IU 或每日服用 2000IU/kg,连续数周或数月即可发生中毒。敏感小儿每日服用 4000IU,连续 1～3 个月即可中毒。其早期症状为低热、烦躁不安、心律不齐、厌食、恶心、呕吐、腹痛、顽固性便秘,重症可出现嗜睡、肌张力减退、惊厥、血压升高、心律不齐、烦渴、尿频以及脱水、酸中毒和高钠血症,甚至可导致慢性肾功能损害和血管、组织钙化等。

(竺智伟)

营养是保证小儿正常生长发育的物质基础。为满足小儿的营养需要,在其摄入足够宏量营养素的基础上,还需供给适量的微量营养素、膳食纤维和水。在总的能量需要方面按体重计算小儿每日所需能量明显高于成人,主要体现在基础代谢率、生长和活动所需三方面。合理的喂养对保证婴儿的正常生长发育尤为重要。母乳喂养的优点显而易见,故应大力提倡母乳喂养。对于人工喂养儿,应选择最适合的配方奶(奶粉)进行科学喂养,以保证各种营养素的均衡供给。4~6个月以后的婴儿随着生长发育的逐渐成熟,无论是母乳喂养、人工喂养或混合喂养儿,都应该按时于一定月龄添加辅助食品,需遵循由少到多、由稀到稠、由细到粗、由一种到多种的原则因人而异,适时添加。幼儿及学龄前儿童膳食中各种营养素和能量的摄入需满足该年龄阶段儿童的生理需要。目前儿童营养问题较为突出,主要面临营养缺乏、营养过剩或营养失衡的问题。应重视儿童营养状况的适时评价,给予及时合理的营养干预,以保证儿童身心的健康发展。

复习参考题

1. 什么是合理营养? 合理营养时蛋白质、脂肪和碳水化合物三者的最佳比例是多少?

2. 6个月人工喂养婴儿,为其配制配方奶,还应添加哪些辅助食品?

3. 母乳喂养的优点有哪些? 如何进行合理的母乳喂养?

4. 为何要对儿童营养状况进行评估? 简述评估的主要内容。

第六章 营养障碍性疾病

学习目标

掌握　蛋白质 - 热能营养不良的病因、临床表现、诊断和治疗；小儿肥胖症的诊断和治疗原则；维生素 D 缺乏性佝偻病的病因、临床表现、诊断和治疗；维生素 D 缺乏性手足抽搐症的临床表现、诊断和急救。

熟悉　维生素 D 缺乏性佝偻病和手足搐搦症的发病机制；锌缺乏的病因、临床表现、诊断和治疗。

了解　维生素 D 缺乏性佝偻病的鉴别诊断。

第一节 蛋白质-热能营养不良

蛋白质-热能营养不良（protein-energymalnutrition，PEM）是由于缺乏能量和（或）蛋白质所致的一种营养缺乏症。临床主要表现为体重明显减轻、皮下脂肪减少和皮下水肿，常伴有各种器官的功能紊乱。多见于3岁以下婴幼儿。临床上分为：以能量供应不足为主的消瘦型，以蛋白质供应不足为主的水肿型，介于两者之间的消瘦-水肿型。

【病因】

1. **长期摄入不足或饮食不当**　常见于母乳不足而未及时添加辅食或其他乳品，长期以淀粉类食品（粥、米粉等）为主，不良的饮食习惯，如偏食、挑食、吃零食过多等。

2. **需要量增多**　生长发育快速阶段可因需要量增多而造成相对缺乏。

3. **消化吸收障碍**　消化系统解剖或功能上的异常引起消化吸收障碍。

4. **消耗量增加**　疾病影响可使营养素的消耗量增多，例如糖尿病、发热性疾病及甲状腺功能亢进等疾病。

【病理生理】

（一）新陈代谢异常

1. **蛋白质**　由于蛋白质摄入不足或丢失过多，使体内蛋白质代谢处于负平衡。当血清总蛋白浓度＜40g/L、白蛋白＜20g/L时，便可发生低蛋白性水肿。

2. **脂肪**　能量摄入不足时，机体动员脂肪以维持必要的能量消耗，可致血清胆固醇浓度降低，故造成肝脏脂肪浸润及变性。

3. **碳水化合物**　由于食物不足和消耗增多，可致血糖降低。轻度时症状不明显，重度者可引起低血糖昏迷甚至猝死。

4. **水盐代谢**　由于消耗大量脂肪及低蛋白血症可进一步加剧而呈现水肿，易出现低渗性脱水、酸中毒及电解质紊乱。

5. **体温调节能力下降**　体温偏低，可能与热能摄入少、皮下脂肪薄散热快、低血糖、周围血液循环量减少等因素有关。

（二）各系统功能低下

1. **消化系统**　消化液和酶的分泌减少，肠蠕动减弱，菌群失调，易致消化功能低下和腹泻。

2. **循环系统**　心脏收缩力减弱，心搏出量减少，血压偏低，脉细弱。

3. **泌尿系统**　肾小管重吸收功能减低，尿量增多而比重下降。

4. **神经系统**　精神抑郁、表情淡漠、反应迟钝、记忆力减退。

5. **免疫功能**　非特异性和特异性免疫功能低下，故极易并发各种感染。

【临床表现】

1. **体重不增是最早出现的症状**　随着病情加重，体重逐渐下降。

2. **消瘦和皮下脂肪逐渐减少以至消失**　首先累及腹部，其次为躯干、臀部、四肢，最后为面颊部；腹部皮下脂肪厚度是判断营养不良程度的重要指标之一。皮肤干燥、苍白、肌肉松弛，逐渐失去弹性，额部出现皱纹貌似老人。

3. **身高**　起初身高无影响，随病情加重，骨骼生长缓慢，身高明显低于同龄儿。

4. **精神状态**　轻度营养不良时，精神状态正常。重度时出现精神萎靡、反应差。

5. **其他**　病情进一步加剧时，出现体温偏低，脉细无力，食欲低下，常腹泻、便秘交替。小儿可因血浆白蛋白下降而出现水肿。

【并发症】

1. 营养性贫血 常与缺乏铁、叶酸、维生素 B 等造血原料有关。

2. 多种微量营养素缺乏 常见者为维生素 A、D 缺乏，常伴有锌缺乏。

3. 感染 由于免疫功能低下，故易患各种感染，如反复呼吸道感染、鹅口疮、肺炎、尿路感染等。

4. 自发性低血糖 可突然发生，表现为体温不升，面色灰白，神志不清，脉搏减慢，呼吸暂停，但无抽搐，如不及时诊治，可致死亡。

【实验室检查】

1. 蛋白质分析 血清白蛋白浓度降低是最突出的表现。近年来认为某些代谢周期较短的血浆蛋白质具有早期诊断价值，如视黄醇结合蛋白（半衰期 10 小时）、前白蛋白（半衰期 1.9 天）、甲状腺结合前白蛋白（半衰期 2 天）和转铁蛋白（半衰期 3 天）等。胰岛素样生长因子 1（IGF-I）反应灵敏，是诊断蛋白质营养不良的较好指标。营养不良小儿血浆牛磺酸和必需氨基酸浓度降低。

2. 脂肪及糖代谢及其他 血清淀粉酶、脂肪酶、胆碱酯酶、转氨酶、碱性磷酸酶、胰腺和黄嘌呤氧化酶等活力均下降，血浆胆固醇降低；电解质及微量元素浓度可有下降，生长激素分泌量增多。

【诊断】

（一）确定蛋白质 - 热能营养不良的诊断

根据小儿的年龄、喂养情况、体重下降、皮下脂肪减少、全身各系统功能紊乱及其他营养素缺乏的症状和体征，诊断并不困难。确诊后还需详细询问病史和进一步检查，作出病因诊断。

（二）分型分度

蛋白质 - 热能营养不良分为：生长迟缓、体重低下、消瘦。发展中国家小于 5 岁儿童营养不良的主要问题是生长迟缓。生长迟缓是一种动态、累积、进行的状态，经过一较长时间达到矮小，是一种持续营养不良状态。消瘦为儿童因各种因素导致短期内能量不足发生体重明显丢失，身长尚未改变，为急性营养不良状态。

1. 生长迟缓 其身高低于同年龄、同性别参照人群均值减 2 个标准差以下为生长迟缓；低于均值减 2 ~ 3 个标准差为中度；低于均值减 3 个标准差为重度。此项指标主要反映持续营养不良。

2. 体重低下 其体重降低在同年龄、同性别参照人群均值减 2 个标准差以下为体重低下；体重降低在均值减 2 ~ 3 个标准差者为中度；体重低于均值减 3 个标准差为重度。此项指标主要反映慢性或急性营养不良。

3. 消瘦 其体重低于同性别、同身高参照人群均值减 2 个标准差以下为消瘦；低于均值减 2 ~ 3 个标准差为中度；低于均值减 3 个标准差为重度。此项指标主要反映急性营养不良。

【治疗】

治疗原则是祛除病因、调整饮食、营养支持、促进消化功能恢复，积极处理各种危及生命的并发症。

（一）祛除病因

在查明病因的基础上，积极治疗原发病，如纠正消化道畸形，控制感染性疾病等。

（二）调整饮食及补充营养物质

该类患儿的消化道已适应低营养的摄入，一旦摄食稍多便可出现消化不良、腹泻，故饮食调整应根据实际的消化能力和病情逐渐增加。轻症可从每日 250 ~ 330kJ/kg（60 ~ 80kcal/kg）开始，中、重度可从每日 165 ~ 230kJ/kg（40 ~ 55kcal/kg）开始，无法耐受者采用肠内营养方法。若消化吸收能力较好，宜由少量逐渐增加至耐受，可逐渐加到每日 500 ~ 727kJ/kg（120 ~ 170kcal/kg），并按实际体重计算热能。食品除乳制品外，可给高蛋白食物，也可给予酪蛋白水解物、氨基酸混合液或要素饮食。蛋白质摄入量从每日 1.5 ~ 2.0g/kg 开始，逐渐增加到每日 3.0 ~ 4.5g/kg。食物中应含有丰富的维生素和微量元素。母乳喂养儿可根据患儿的食欲哺乳，按需哺乳；人工喂养儿从给予稀释奶开始，适应后逐渐增加奶量和浓度。

WHO 建议小于 5 岁严重营养不良儿童能量补充计算可分三步进行,即第一步(早期治疗)需维持儿童现有体重,即获得的食物能量至少应达到现有体重的能量需求量;第二步逐渐增加能量使体重达实际体重 / 身高的 P_{50} 或均值,又因营养不良儿童多有感染,能量较正常儿童增加 8kcal/kg;第三步儿童的能量摄入按实际年龄的体重(P_{50} 或均值)计算。

(三)促进食欲,提高消化功能

1. **药物**　补充 B 族维生素和胃蛋白酶、胰酶等促进消化。苯丙酸诺龙是蛋白同化类固醇制剂,能促进蛋白质合成、增加食欲,每次肌注 0.5～1.0mg/kg,每周 1～2 次,连续 2～3 周。胰岛素注射可降低血糖,增加饥饿感提高食欲,每日一次皮下注射胰岛素 2～3 单位,注射前先服葡萄糖 20～30g,每 1～2 周为一疗程。锌制剂可增加食欲,每日口服元素锌 0.5～1mg/kg。

2. **中医治疗**　中药参苓白术散能调整脾胃功能,改善食欲。针灸、推拿、捏脊等也有疗效。

(四)并发症的治疗

1. 积极处理各种危及生命的并发症,如腹泻伴严重脱水、酸中毒和电解质紊乱、休克、自发性低血糖等。

2. 感染者应用抗生素治疗。

3. 伴明显低蛋白血症或严重贫血者,可考虑输给血浆或全血。

【预后与预防】

本病的预后与营养不良的发生、持续时间及其严重程度有关,其中以发病年龄最为重要,发病年龄愈小,对患儿远期影响愈大。本病的预防应采取综合措施,包括:①合理喂养,提倡母乳喂养,及时添加辅食,纠正不良饮食习惯;②合理安排生活作息制度,坚持户外活动,保证充足睡眠;③防治传染病,及时矫治先天畸形;④推广应用生长发育监测图,定期测量体重,如果发现体重增长缓慢或不增,应尽快查明原因,及时予以纠正。

第二节　单纯性肥胖

儿童单纯性肥胖是由于能量摄入长期超过人体的消耗,使体内脂肪过度积聚,体重超过一定范围的一种营养障碍性疾病,不伴有内分泌及遗传代谢性疾病。体重超过同年龄、同性别参照人群均值的 20% 即可称为肥胖。单纯性肥胖症占肥胖患儿 95%～97%。

【病因】

单纯性肥胖常与下列因素有关。

1. **营养摄入过多**　摄入的营养过多,超过机体代谢需要,多余的能量便转化为脂肪贮存体内,导致肥胖。

2. **能量消耗过少**　即使摄食不多但如果活动过少和缺乏适当体育锻炼,也可引起肥胖。有些疾病需要减少活动,在病期或病后易出现肥胖。

3. **遗传及环境因素**　肥胖有高度的遗传性,双亲肥胖,后代 70%～80% 出现肥胖;双亲之一肥胖,后代 40%～50% 出现肥胖;双亲均无肥胖,后代 10%～14% 出现肥胖。目前认为肥胖的家族性与多基因遗传有关。父母不良的饮食行为和习惯直接导致了儿童不良饮食习惯和行为的形成。因此多基因遗传和环境因素的相互作用导致了肥胖。

4. **其他**　如精神创伤及心理异常等因素可引起儿童过量进食。

【临床表现】

1. **发病年龄**　肥胖可发生于任何年龄,最常见于婴儿期、学龄前期(5～6 岁)和青春期。

2. **明显肥胖的儿童**　常有疲劳感,用力时气促腿痛。

3. **呼吸循环系统的影响**　严重肥胖者由于脂肪的过度堆积限制了胸廓扩展和膈肌运动,使肺换气量减少，造成缺氧、气促发绀、红细胞增多、心脏扩大或出现充血性心力衰竭甚至死亡，称肥胖 - 换氧不良综合征（Pickwickian syndrome）。

4. 皮下脂肪和皮肤　患儿皮下脂肪丰满，分布均匀，腹部膨隆下垂，严重肥胖者使胸腹、臀部及大腿皮肤出现白纹或紫纹，走路时两下肢负荷过度可致膝外翻和扁平足。女孩胸部脂肪过多。男性大腿内侧和会阴部脂肪过多，可造成阴茎隐匿。

【实验室检查】

血清甘油三酯、胆固醇、低密度脂蛋白增高，高密度脂蛋白降低，常有高胰岛素血症，血生长激素刺激试验较正常儿低。

【诊断和鉴别诊断】

（一）诊断标准

小儿体重超过同性别、同身高正常儿童均值 20% 以上者便可诊断为肥胖症；超过均值 20%～29% 者为轻度肥胖；超过 30%～39% 者为中度肥胖；超过 40%～59% 者为重度肥胖；超过 60% 以上者为极度肥胖。确诊时必须与引起继发性肥胖的一些疾病鉴别。

（二）鉴别诊断

1. 伴肥胖的遗传性疾病

（1）Prader-Willi 综合征（肥胖 - 生殖无能 - 肌张力低下综合征）：呈周围型肥胖体态、身材矮小、智能低下、手脚小、肌张力低、外生殖器发育不良。本病与第 15 条染色体部分缺失或部分父系基因表达丢失（15q12 的 *SNRPN* 基因缺陷）相关。

（2）Laurence-Moon-Biedl 综合征：周围型肥胖、智能轻度低下、视网膜色素沉着、多指趾、性功能减低。

（3）Alstrom 综合征：中央型肥胖、视网膜色素变性、失明、神经性耳聋、糖尿病。

2. 伴肥胖的内分泌疾病

（1）Frohlich 综合征（肥胖生殖无能症）：本症继发于下丘脑及垂体病变，其体脂主要分布在颈、颌下、乳房、下肢、会阴及臀部，手指、足趾显得纤细、身材矮小，第二性征延迟或不出现。

（2）其他内分泌疾病：如肾上腺皮质增生症、甲状腺功能减退症、生长激素缺乏症等虽有皮脂增多的表现，但均各有其特点，故不难鉴别。

【治疗】

原则是减少热能性食物摄入和增加机体对热能的消耗，使体重逐步下降。饮食疗法和运动疗法是最主要的治疗措施。

1. 饮食管理　在保证正常生长发育的原则下，减少热量的供给，限制脂肪和糖的摄入量，以蔬菜、水果、粗制米面食为主。保证维生素、矿物质的供给。蛋白质供量，每日不少于 1～2g/kg。养成良好的饮食习惯，坚持少吃多餐，不吃零食、不吃夜宵及过多甜食。

2. 运动疗法　适当的运动促进脂肪分解，养成运动习惯，坚持每日至少运动 30 分钟～1 小时，活动量以运动后轻松愉快，不感到疲劳为宜，要循序渐进增加运动量。避免 2 岁以下儿童看电视，减少静态活动时间，儿童看电视时间 <2h/d。

3. 药物治疗　苯丙胺类和马吲哚类的食欲抑制剂以及甲状腺素增加消耗类药物对儿童均要慎用。

4. 心理干预　指导患儿正确对待肥胖，消除自卑心理。对有心理问题的患儿要进行心理干预。

【预防】

注意科学喂养，注意膳食平衡，每天有足够的户外活动以加强锻炼，减少肥胖症。父母肥胖者更应定期检测小儿体重，及早发现，及早干预。

1. 定期筛查

（1）计算 BMI：根据儿童保健定期体格测量数据，计算所有 >2 岁儿童的 BMI，按判断标准确定超重 /

肥胖儿童,但<2岁婴幼儿不诊断"肥胖"。

（2）测量血压:所有>3岁儿童需每年测一次血压。

（3）血脂筛查:9～11岁儿童每年检测一次血脂。

（4）危险因素评估:每年评估一次儿童健康危险因素,包括父母肥胖、家族中三代人肥胖、高血压等发生情况。

2. 健康教育

（1）营养教育:选择低脂低热量饮食,多吃新鲜蔬菜和水果,不宜过分强求体重减轻。

（2）体育运动:保证儿童每天至少30分钟～1小时运动时间。

（3）健康生活方式教育:包括营养知识、良好的饮食习惯和健康的生活方式宣教。

问题与思考

1. 引起儿童肥胖症的主要原因有哪些?

2. 蛋白质-热能营养不良患儿的新陈代谢变化和各系统功能改变。

相关链接

体质指数

第三节　营养性维生素D缺乏

一、营养性维生素D缺乏性佝偻病

营养性维生素D缺乏性佝偻病是婴幼儿较常见的一种慢性营养缺乏性疾病。由于儿童体内维生素D不足,临床上以钙、磷代谢异常,骨样组织钙化不良,骨骼生长发育障碍为特征。冬春季发病较常见,婴幼儿为高危人群,北方佝偻病患病率高于南方。据估计,全世界大约30%～50%的儿童和成人的血清25-(OH)D<50nmol/L(20ng/ml)。我国目前尚缺少较大样本的人群血清25-(OH)D水平的调查资料。

【维生素D的生理功能和代谢调节】

1. **维生素D的来源**　维生素D是一组类固醇衍生物,属于脂溶性维生素,主要为维生素D_3(胆骨化醇)和维生素D_2(麦角骨化醇)。婴幼儿维生素D的主要来源有3个途径:①母体-胎儿的运转。胎儿通过胎盘从母体获得维生素D,胎儿体内的维生素D的贮存可满足生后一段时间的生长需要。②皮肤的光照合成。人体皮肤内7-脱氢胆固醇经日光中紫外线(波长为290～320nm)作用后形成胆骨化醇,即内源性维生素D_3,是人类维生素D的主要来源,但目前尚无法确定获得足量维生素D所需要的阳光照射时间。③食物中的维生素D。天然食物中维生素D含量很少,母乳中含量很少,谷物、蔬菜水果基本不含维生素D。鱼肝油、蛋黄等动物性食物以及蕈类、酵母、干菜等植物类食物及中药苍术均含维生素D_2。

2. **维生素D的体内活化**　内源性维生素D_3和从食物中摄入的维生素D_3及维生素D_2,均无生物活性。

它们进入人体后,在肝细胞经 25- 羟化酶作用转变为 25- 羟胆骨化醇[25-(OH)D],25-(OH)D 是维生素 D 在血液循环中的主要形式。其后 25-(OH)D 又在肾近曲小管细胞内经 1α- 羟化酶作用进一步羟化为 1,25-二羟胆骨化醇[1,25-(OH)₂D],它是维生素 D 的生物活性物质,经血液运送至肠、骨骼、肾脏发挥其作用。

3. **1,25-(OH)₂D 的生理作用** 维持钙磷代谢平衡的主要激素之一,主要通过作用于靶器官(肠、肾、骨)发挥抗佝偻病的生理功能:①促进钙、磷在肠内的吸收。1,25- 二羟胆骨化醇能增进小肠黏膜对钙的吸收,进而促进对磷的吸收。②促进肾小管对钙、磷的重吸收,提高血钙、磷浓度。③促进旧骨质脱钙,使钙盐溶解,增加血中钙、磷浓度。④刺激成骨细胞促进骨样组织成熟和钙盐沉积,使骨骼不断生长。

【维生素 D 缺乏的原因】

1. **围生期维生素 D 不足** 母亲妊娠后期因严重营养不良、肝肾疾病以及早产 / 低出生体重、双胎 / 多胎等均可使新生儿体内贮存量不足。

2. **日照不足** 婴幼儿缺乏户外活动即导致内源性维生素 D 生成不足。冬季日照时间短、紫外线较弱、空气污染、高楼遮挡、居住在北方高纬度等,均制约了由阳光照射产生足量维生素而造成维生素 D 缺乏。

3. **维生素 D 摄入不足** 天然食物中含维生素 D 较少,不能满足需要。乳类含维生素 D 量甚少,若缺少户外活动或不及时补充鱼肝油、蛋黄、肝泥等富含维生素 D 的辅食,亦易患佝偻病。

4. **维生素 D 需要量增加** 婴幼儿生长速度快,需要维生素 D 较多,易发生维生素 D 缺乏性佝偻病。

5. **疾病和药物影响** 胃肠道或肝胆疾病会影响维生素 D 的吸收;患慢性肝脏、肾脏疾病时,维生素 D 转化为 25-(OH)D 及 1,25-(OH)₂D 活性形式减少;而利福平、异烟肼、抗癫痫药物则加速体内 25-(OH)D 的降解,也造成维生素 D 缺乏。

【发病机制和病理改变】

1. **发病机制** 长期的维生素 D 缺乏造成肠道吸收钙、磷减少和低钙血症,以致甲状旁腺功能代偿性亢进,甲状旁腺素(PTH)分泌增加以动员骨钙释出使血清钙浓度维持在正常或接近正常的水平。但 PTH 同时也抑制肾小管重吸收磷,使尿磷排出增加、血磷降低,骨样组织因钙化过程发生障碍而局部堆积,成骨细胞代偿性增生,碱性磷酸酶分泌增加,临床即出现一系列佝偻病症状和血生化改变(图 6-1)。

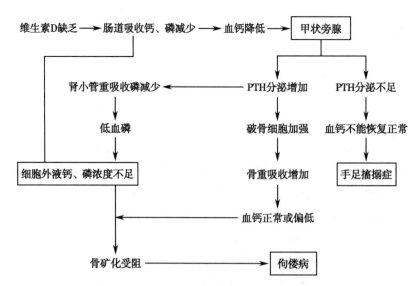

图 6-1 维生素 D 缺乏性佝偻病和手足搐搦症的发病机制

2. **病理改变** 维生素 D 缺乏性佝偻病骨钙化过程受阻,破坏了软骨细胞增殖,骨骺端骨样组织堆积,临时钙化线失去正常的形态,干骺端增厚、向两侧膨出,形成临床所见的肋骨"串珠"和"手、足镯"等体征。扁骨和长骨骨膜下的骨质也矿化不全,骨皮质被骨样组织替代,骨膜增厚,骨质疏松,容易受肌肉牵拉和重力影响而发生弯曲变形。颅骨骨化障碍表现为颅骨变薄和软化、颅骨骨样组织堆积出现"方颅"。

【临床表现】

本病多见于 3 月~2 岁的婴幼儿,主要表现为生长最快部位骨骼的病变,并可引起肌肉松弛和神经兴奋性的改变。重症佝偻病患儿还可有消化和心肺功能等障碍,并可影响行为发育和免疫功能。本病分期如下:

1. **初期** 多见于 6 个月以内,特别是 <3 个月的婴儿。表现神经兴奋性增高,如易激惹、烦闹、夜间啼哭、睡眠不安、汗多刺激头皮而摇头出现枕秃等。这些非特异性症状仅可作为临床早期诊断的参考依据。X 线骨片可正常或钙化带稍模糊;血清 25-(OH)D 水平下降,PTH 升高,血钙、血磷降低,碱性磷酸酶(ALP)正常或稍高。

2. **激期** 除早期症状外,表现为骨骼改变,其次为全身肌肉松弛,肌张力减低。骨骼系统改变:表现为骨样组织增生和骨质脱钙软化。小儿各部骨骼生长速度减慢,不同年龄有不同的骨骼表现。

(1)头部:①颅骨软化。多发生于 3~6 个月的患儿,轻按顶、枕骨中央时有乒乓球样感觉。但 3 个月以内的小儿特别是早产儿,正常时囟缘或骨缝处亦有软化,不可视为病态。②头颅畸形。多见于 8~9 个月以上的患儿,以方颅最为多见。③出牙延迟。12 个月以上尚未出牙,有时顺序颠倒,牙齿缺少釉质,易生龋齿。④囟门晚闭。囟门扩大及骨缝增宽程度与病变的轻重一致。

(2)胸部:多见于 1 岁左右的婴儿。①肋骨串珠。肋骨与肋软骨交界处,骨样组织增生,可触及或看到半球状隆起,上下排列成串珠样。②鸡胸或漏斗胸。由于肋骨骺部内陷,致使胸骨向外突出,形成鸡胸,如胸骨剑突部向内凹陷,可形成漏斗胸。③肋膈沟或称赫氏沟(Harrison)。由于膈附着处的肋骨软化,吸气时被膈牵拉内陷,形成一条横的浅沟称肋膈沟。

(3)四肢畸形:①腕踝畸形。多见于 6 个月以上婴儿。因骺端肥厚,形成钝圆形环状隆起,称为佝偻病手镯或脚镯。②下肢畸形。见于能行走或站立的 1 岁左右婴儿。由于骨质软化和肌肉关节韧带松弛,可出现 O 形腿或 X 形腿。正常 1 岁以内的婴儿可有生理性弯曲和轻微的姿势变化,如足尖向内或向外,以后会自然矫正,需注意鉴别。

(4)其他:小儿学坐后,因躯干重力和牵引,可致脊柱后突或侧弯。骨盆前后径变短,形成扁平骨盆或三角骨盆。全身肌肉松弛:碳水化合物的代谢需要有磷的参加,血磷降低致全身肌张力降低和肌肉韧带松弛。可见头项软弱,坐、立、行均较正常小儿为晚。腹肌张力低下致腹部膨隆如蛙形腹,肝脾下垂且易发生脐疝。大脑皮质兴奋性降低,患儿表情淡漠,记忆力理解力差,语言发育迟缓。严重佝偻病患儿轻微受伤即容易骨折。

(5)检查:血清钙、磷均降低,后者尤为显著,钙磷乘积更为降低,碱性磷酸酶更高。骨骼 X 线检查:干骺端增宽,临时钙化带消失,呈毛刷样、杯口状改变,骨骺软骨明显宽厚 >2mm。骨质普遍疏松,密度降低,可有骨干弯曲或骨折。

3. **恢复期** 临床症状逐渐减轻,血清钙、磷逐渐恢复正常,碱性磷酸酶恢复稍慢。X 线表现 2~3 周后即有改善,可见临时钙化带重新出现,致密增厚,骨干密度增厚增浓。

4. **后遗症期** 多见于 3 岁以后的儿童,临床症状消失,血生化及骨骼 X 线检查正常,仅遗留不同程度的骨骼畸形。

【诊断和鉴别诊断】

1. **诊断** 早期的多汗、烦闹等神经兴奋性增高的症状无特异性,因此仅根据临床表现诊断的准确率较低。正确的诊断必须源自对病史资料、临床表现、血生化检测结果和骨骼 X 线检查的综合判断。血清 25-(OH)D 在早期即明显降低。对血清 25-(OH)D 的理想水平尚有争议,目前建议儿童适宜的血清 25-(OH)D 水平为 >50nmol/L(20ng/ml),37.5~50nmol/L(15~20ng/ml)为维生素 D 不足;≤37.5nmol/L(15ng/ml)维生素 D 缺乏;≤12.5nmol/L(5ng/ml)为维生素 D 严重缺乏。

2. **鉴别诊断** 本病需与以下疾病鉴别:

（1）先天性甲状腺功能减低：患儿有生长落后、动作发育迟缓等表现，需鉴别，但患儿无特殊面容，无佝偻病的体征，血甲状腺功能测定可鉴别。

（2）软骨发育不良：患者可有部分类似佝偻病的症状，如头大、肋串珠等，但软骨发育不良是一种遗传性软骨发育障碍，还有身材矮小、肢体发育不对称，血钙磷检查正常，X线检查可有特异性的骨骺改变。

（3）其他病因所致的佝偻病鉴别（表6-1）

1）家族性低磷血症：患者多有家族遗传病史，多为性连锁遗传，主要是原发性肾小管重吸收磷障碍和肠道吸收磷障碍。佝偻病出现迟（多发生于1岁以后），但持续时间长，实验室检查血钙正常、血磷严重偏低、尿磷增加，对维生素D治疗无效。

2）远端肾小管酸中毒：远曲肾小管泌氢不足，代偿性地增加了钙的排泄，导致血钙下降，机体动员甲状旁腺素，使骨质脱钙，增加血钙，出现佝偻病表现。本病出现早，症状明显，患儿骨骼畸形显著，身材矮小，有代谢性酸中毒，多尿、碱性尿（尿pH值不低于6），除低钙血症、低血磷外，血钾亦低，血氯增高。

3）维生素D依赖性佝偻病：为常染色体隐性遗传病，可分为两型，Ⅰ型为肾脏1α-羟化酶缺陷，使25-(OH)D转变为1,25-(OH)$_2$D发生障碍，血中25-(OH)D浓度正常。Ⅱ型为靶器官1,25-(OH)$_2$D受体缺陷，血1,25-(OH)$_2$D浓度增高。两型临床均有严重的佝偻病体征、低钙血症、低磷血症以及碱性磷酸酶明显升高，继发性甲状旁腺功能亢进，Ⅰ型患儿可有高氨基酸尿症；Ⅱ型患儿的一个重要特征为脱发。

4）肾性佝偻病：由于先天或后天原因所致的慢性肾功能障碍，导致钙磷代谢紊乱。本病多于幼儿后期症状逐渐明显，血钙低、血磷高、甲状旁腺继发性功能亢进，骨质普遍脱钙，骨骼呈佝偻病改变。

5）肝性佝偻病：由于胆汁型肝硬化、肝豆状核病变，导致钙磷代谢紊乱。任何年龄都可能发病，患儿肝功能异常、25-(OH)D浓度低下、低血钙、低血磷，碱性磷酸酶升高，骨骼呈佝偻病改变。

表6-1 各种类型佝偻病（活动期）实验室检查

病名	血清						氨基酸尿	其他
	钙	磷	AKP	25-(OH)D	1,25-(OH)$_2$D	PTH		
维生素D缺乏性佝偻病	正常（↓）	↓	↑	↓	↓	↑	（-）	尿磷↑
家族性低磷血症	正常	↓	↑	正常（↑）	正常（↓）	正常	（-）	尿磷↑
远端肾小管性酸中毒	正常（↓）	↓	↑	正常（↑）	正常（↓）	正常（↑）	（-）	碱性尿、高血氯、低血钾
维生素D依赖性佝偻病								
Ⅰ型	↓	↓	↑	↑	↓	↑	（+）	
Ⅱ型	↓	↓	↑	正常	↓	↑	（-）	脱发
肾性佝偻病	↓	↑	正常	正常	↓	↑	（-）	等渗尿、氮质血症、酸中毒
肝性佝偻病	↓	↓	↑	↓↓	↓	↑	（-）	肝功能异常

【治疗】

治疗原则为应用维生素D控制疾病活动期，预防骨骼畸形。

1. 维生素D治疗 应以口服维生素D为主。轻度维生素D缺乏及不足时，可以给予双倍预防剂量的维生素D补充剂，即800IU/d（20μg/d），持续治疗3~4个月，然后恢复400IU/d（10μg/d）的常规补充剂量。典型的佝偻病患儿，口服剂量为每日维生素D 2000~4000IU（50~100μg）或1,25-(OH)$_2$D 0.5~2.0μg，视临床和X线骨片改善情况，于4周后改为维生素D预防量，每日400IU（10μg）。对有并发症的重型佝偻病或无法口服者可一次肌内注射维生素D（15万~30万IU），2~3个月后口服预防量。治疗1个月后应复查效果，如临床表现、血生化检测和骨骼X线改变无恢复征象，应考虑其他疾病，注意鉴别诊断，同时应避免高钙血症、高钙尿症及维生素D过量。

2. **钙剂治疗**　加强营养，按时添加辅食，乳类是婴儿钙营养的优质来源，一般维生素 D 缺乏无需补钙。当膳食钙摄入能满足需要时，不必同时补充钙剂，如果膳食中钙剂不足，应适当补充钙剂。

3. **微量营养素补充**　应注意其他多种维生素的摄入。

4. **恢复期治疗**　对已有严重骨骼畸形的后遗症期患儿可考虑外科手术矫治。

5. **治疗原发疾病**　有慢性肝脏、肾脏疾病及长期使用影响维生素 D 代谢的药物时，除了加大维生素 D 补充剂量，还应积极治疗原发疾病。

【预防】

1. 婴幼儿应采取综合性预防措施，即保证一定时间的户外活动和给予预防量的维生素 D 和钙剂并及时添加辅食。每日应补充预防量的维生素 D（400IU）（增加户外活动有利于皮肤合成维生素 D_3，但考虑到紫外线对儿童皮肤的损伤，目前不建议 6 个月以下的婴儿在阳光下直晒）。

2. 早产儿、低出生体重儿、双胎儿生后数天开始补充维生素 D 800IU/d，3 个月后改预防量，补充至 18 岁。

3. 足月新生儿在出生后数天内应每日给予预防量维生素 D（400IU/d），补充至 18 岁。

4. 孕妇应多作户外运动，饮食应含丰富的维生素 D、钙、磷和蛋白质等营养物质，妊娠后期要适量补充维生素 D（800IU/d），维持血清 25（OH）D＞75nmol/L（30ng/ml）。

二、维生素 D 缺乏性手足搐搦症

维生素 D 缺乏性手足搐搦症（tetany of vitamin D deficiency）是维生素 D 缺乏性佝偻病的伴发症状之一，以 6 个月内小婴儿多见。

【病因和发病机制】

当维生素 D 缺乏、血钙下降而甲状旁腺代偿性分泌不足时，总血钙＜1.75～1.88mmol/L（7～7.5mg/dl）或离子钙＜1.0mmol/L（4mg/dl）时即可导致神经肌肉兴奋性增高，出现手足抽搐、喉痉挛、甚至全身性惊厥。但维生素 D 缺乏时机体出现甲状旁腺功能低下的原因目前尚不清楚。

易发生本病的原因：①春夏季节阳光充足时或应用维生素 D 治疗佝偻病使钙沉积于骨骼，但肠道吸收钙相对不足造成低血钙；②低体重的早产儿易致低钙血症；③人工喂养儿；④长期腹泻或慢性疾病使维生素 D 和钙的吸收减少。

【临床表现】

1. **隐匿型**　血清钙为 1.75～1.88mmol/L。没有典型症状，但可通过刺激神经肌肉而引出体征。①面神经征。以手指尖或叩诊锤轻击患儿颧弓与口角间的面颊部可引起眼睑和口角抽动者为阳性，新生儿期可呈假阳性；②腓反射。以叩诊锤骤击膝下外侧腓神经处可引起足向外侧收缩者即为腓反射阳性；③陶瑟征；以血压计袖带包裹上臂，使血压维持在收缩压与舒张压之间，5 分钟之内该手出现痉挛状属阳性。

2. **典型发作**　血清钙＜1.75mmol/L 时可出现手足搐搦、喉痉挛或惊厥。①惊厥。四肢突然发生抽动，两眼上窜，面肌颤动，神志不清。发作时间可短至数秒钟或长达数分钟以上，发作时间长者可伴口周发绀。发作停止后，意识恢复，精神萎靡而入睡，醒后活泼如常，发作次数可数日 1 次或 1 日数次、数十次，不发热。②手足抽搐。见于较大婴幼儿，突发手足强直痉挛，双手腕部屈曲、手指伸直、拇指内收掌心。足部踝关节伸直，足趾同时向下弯曲。③喉痉挛。婴儿多见，喉部肌肉及声门突发痉挛，呼吸困难，可突然发生窒息、甚至死亡。

【诊断和鉴别诊断】

婴、幼儿突发无热惊厥且反复发作，发作后神志清醒无神经系统体征，应首先考虑本病。总血钙＜1.75～1.88mmol/L，离子钙＜1.0mmol/L。应与下列疾病鉴别。

1. **中枢神经系统感染**　患儿大多伴有发热和感染中毒症状。查体有颅内高压体征，脑脊液检查异常。

2. 其他无热惊厥性疾病

（1）低血糖症：常发生于清晨空腹时，有进食不足或腹泻史，严重惊厥后转入昏迷，一般口服或静脉注射葡萄糖液后立即恢复，常血糖＜2.2mmol/L。

（2）低镁血症：多见于新生儿或幼小婴儿，触觉、听觉过敏，引起肌肉颤动，甚至惊厥、手足搐搦，常血清镁＜0.58mmol/L（1.4mg/dl）。

（3）婴儿痉挛症：于1岁以内起病，为癫痫的一种类型。呈突然发作，头及躯干、上肢均屈曲，手握拳，下肢弯曲至腹部，伴点头状抽搐和意识障碍，发作数秒至数10秒后自停；常伴智力异常，脑电图有高辐异常波形。

（4）原发性甲状旁腺功能减退症：表现为间歇性惊厥或手足搐搦，间隔几天或数周发作1次；血磷升高＞3.2mmol/L（10mg/dl），血钙降至1.75mmol/L（7mg/dl）以下，碱性磷酸酶正常或稍低；颅骨X线可见基底节钙化灶。

（5）喉痉挛需与急性喉炎鉴别：急性喉炎大多伴有上呼吸道感染症状，也可突然发作，声音嘶哑伴犬吠样咳嗽和吸气困难，无低钙症状，钙剂治疗无效。

【治疗】

1. **急救处理**　①氧气吸入。惊厥期立即吸氧，喉痉挛者立即将舌头拉出口外，并进行口对口呼吸或加压给氧，必要时做气管插管。②迅速控制惊厥或喉痉挛。可用10%水合氯醛保留灌肠，每次40～50mg/kg；或安定肌肉或静脉注射，每次0.1～0.3mg/kg。

2. **钙剂治疗**　应尽快给予钙剂提高血钙浓度，可用10%葡萄糖酸钙5～10ml加入10%葡萄糖液10～20ml，缓慢静脉注射（10分钟以上）。惊厥反复发作时可每日静注1～2次，直至惊厥停止后改为口服钙剂。轻症手足搐搦患儿可用10%氯化钙加入糖水服用，每日3次，每次5～10ml，约1～2周。

3. **维生素D治疗**　症状控制后可按维生素D缺乏性佝偻病补充维生素D。

【预防】

同维生素D缺乏性佝偻病。

相关链接

维生素D中毒

案例6-1

　　患儿，男，7个月，因"睡眠不安4月"就诊。患儿4个月前出现睡眠不安，夜间为重，经常夜里醒来哭吵，易惊醒，多汗，大小便正常，胃纳可，精神好。出生1个月后反复腹泻3次，每次5～7天，无特殊用药史及黄疸史。第一胎第一产，足月顺产，出生体重3.2kg，生后混合喂养至今，6个月添加辅食，偶尔口服维生素D制剂。目前会独坐。

　　查体：T 36.9℃，P 120次/分，R 30次/分，BP 80/50mmHg，体重7.5kg，身长67cm，前囟4cm，方颅，未出牙，心肺听诊无殊，腹膨隆如蛙腹，肝肋下1cm，脾脏未触及。

　　辅助检查：血清钙稍低，血磷低，碱性磷酸酶增高。骨密度测试为骨强度严重不足。

思考：

1. 请写出该患儿的诊断及诊断依据。

2. 鉴别诊断有哪些？

3. 进一步该做哪些检查？

4. 治疗原则是什么？

第四节 锌缺乏症

锌是人体重要的必需微量元素之一，具有多种生理功能，锌参与机体内一百多种酶的合成，几乎参与人体内所有的代谢过程，机体一旦缺锌，含锌酶的活性下降，导致机体多种生理功能紊乱，从而出现锌缺乏症状。锌缺乏或不足时可导致儿童生长迟缓、免疫功能下降及神经心理发育异常等。

【病因】

1. **摄入不足** 动物性食物和坚果类食物含锌丰富而且易于吸收，其他植物性食物含锌少，而且生物利用率低，故素食者容易缺锌。全胃肠道营养如未加锌也可导致严重缺锌。

2. **需要量增加** 在生长发育迅速阶段的婴幼儿需要量增加。处于辅食添加期的 6～24 个月婴幼儿是锌缺乏的高危人群。母亲妊娠期缺锌、双胎（多胎）、早产儿或低出生体重儿，由于出生时体内锌储备不足以及出生后的追赶性生长，对锌的需求量增加，因此出生早期可能存在锌缺乏。

3. **吸收障碍** 各种原因所致的腹泻妨碍锌的吸收。谷类食物中含多量植酸和粗纤维，高植酸摄入干扰肠道锌正常吸收，使膳食锌的生物利用率明显下降。牛乳锌的吸收率（39%）远低于母乳锌（65%），故长期纯牛乳喂养也可致缺锌，配方奶中锌的含量高于纯牛乳，可以避免婴幼儿锌缺乏。肠病性肢端皮炎是一种常染色体隐性遗传病，因小肠缺乏吸收锌的载体，故可致严重缺锌。

4. **丢失过多** 反复出血、溶血、大面积烧伤、慢性肾脏疾病、长期透析等均可导致锌缺乏。

【临床表现】

1. **消化功能减退** 缺锌影响味蕾细胞更新和唾液磷酸酶的活性，以致味觉敏感度下降，发生食欲缺乏、厌食、异嗜癖等症状。

2. **生长发育落后** 缺锌直接妨碍生长激素轴功能以及性腺轴的成熟，故生长发育停滞，体格矮小，性发育延迟和性功能减退。

3. **免疫功能降低** 缺锌会严重损害细胞免疫功能而容易发生感染。

4. **智力发育迟缓** 缺锌可使脑 DNA 和蛋白质合成障碍，引起智力发育迟缓。

5. **其他** 如脱发、皮肤粗糙、地图舌、反复口腔溃疡、创伤愈合迟缓、视黄醛结合蛋白减少出现夜盲、贫血等。

【实验室检查】

1. **空腹血清锌测定** 血清锌可部分反映人体锌营养状况，但该指标缺乏敏感性，轻度锌缺乏时仍可保持正常。目前建议 10 岁以下儿童的血清锌水平正常值下限为 $10.07\mu mol/L$（$65\mu g/dl$）。

2. **餐后血清锌浓度反应试验（PICR）** 测空腹血清锌浓度（A_0）作为基础水平，然后给予标准饮食（按全天总热量的 20% 计算，其中蛋白质为 10%～15%，脂肪为 30%～35%，碳水化合物为 50%～60%），2 小时后复查血清锌（A_2），按公式 $PICR=(A_0-A_2)/A_0\times100\%$ 计算，若 $PICR>15\%$ 提示锌缺乏。

3. **发锌测定** 轻度缺锌时发锌浓度降低，严重时头发生长减慢，发锌值反而增高，故发锌不能准确反映近期体内的锌营养状况。

【诊断】

儿童锌缺乏尚无统一的定义和诊断标准,可以根据高危因素、临床表现、实验室检查结果、锌治疗有显效等综合判断。

【治疗】

1. 针对病因治疗原发病。

2. **饮食治疗**　注意膳食平衡,多进食富含锌的动物性食物,如肝、鱼、瘦肉、禽蛋、牡蛎等。提倡母乳喂养,尤其是初乳富含锌。母乳不足的婴幼儿添加配方奶,2岁以内,尤其是1岁以内婴儿避免纯牛乳喂养。

3. **补充锌剂**　常用葡萄糖酸锌,每日剂量为锌元素 $0.5 \sim 1.0$ mg/kg(相当于葡萄糖酸锌 $3.5 \sim 7$ mg/kg),疗程为 $2 \sim 3$ 个月。如锌缺乏高危因素长期存在,则建议小剂量长期口服元素锌 $5 \sim 10$ mg/d。目前 WHO 对儿童口服锌的最大耐受剂量设定为 23mg/d。长期静脉输入高能量者,每日锌用量为早产儿 0.3mg/kg,足月儿~5岁 0.1mg/kg,>5岁 $2.5 \sim 4$ mg/d。

【预防】

1. 提倡母乳喂养,母乳不足或不能母乳喂养时,强调选择强化锌的配方奶。

2. 科学喂养小儿,满6月龄及时添加辅助食品。建议首选强化锌的婴儿食品或肉类、肝脏等富含锌的动物性食物。

3. 腹泻患儿在继续口服补液盐治疗的同时口服补充锌,补充剂量为6个月以下婴儿元素锌 10mg/d,7个月~5岁 20mg/d,持续 $10 \sim 14$ d。

(竺智伟)

学习小结

本章主要介绍小儿常见的营养性疾病,其共同的发病因素主要是膳食营养不均衡和疾病因素影响。这些疾病对于儿童生长发育都存在一定的影响,在学习过程中要注意这些疾病产生的原因、临床表现、治疗和预防。在临床工作中不仅要积极治疗营养障碍性疾病,更要积极宣传教育,让更多的人了解这类疾病,避免这类疾病的发生。目前,蛋白质-热能营养不良的严重病例逐渐减少,但也要了解其发生原因和临床表现,及早发现,及时纠正。儿童单纯性肥胖的发病率越来越高,要了解其发病因素和治疗、预防措施,降低其发病率。维生素 D 缺乏性佝偻病是儿科比较常见的营养障碍性疾病,其临床表现和分期要清楚,治疗和预防也同等重要。由于字数限制本章只介绍了锌缺乏,其他微量元素缺乏的临床问题,如碘缺乏,可以参考儿科学其他教材。

复习参考题

1. 蛋白质-热能营养不良临床表现和并发症有哪些?临床诊断分哪几型?

2. 营养性维生素 D 缺乏性佝偻病的初期和激期的临床表现有哪些?

3. 维生素 D 的主要来源和生理功能是什么?

4. 锌缺乏的主要病因是什么?

5. 儿童单纯性肥胖的主要原因和治疗原则是什么?

第七章 新生儿与新生儿疾病

7

掌握 新生儿定义、围产儿定义、新生儿分类方法，足月新生儿与早产儿在外观及生理特点上的差异；新生儿窒息复苏方案及复苏的程序；新生儿缺氧缺血性脑病的病因、病理生理变化、影像学特点及治疗原则；新生儿呼吸窘迫综合征的病因、病理生理变化、病理学特点、影像学特点和治疗手段；新生儿黄疸定义，掌握溶血性贫血的发病机理，高胆红素血症等治疗方法。

熟悉 新生儿颅内出血等原因、分度、预防方法、治疗原则；新生儿感染性疾病的预防、诊断和治疗。

了解 新生儿寒冷损伤综合征等发病原因和治疗方法；新生儿血糖异常等原因和治疗方法；早产儿常见的导致死亡以及严重后遗症的疾病预防、治疗原则。

第一节　总论

新生儿(newborn)是指从胎儿娩出脐带结扎时开始到生后28天内的婴儿。新生儿各器官系统经历着由胎儿到婴儿的巨大变化,接受来自外界与宫内环境完全不同的各种刺激和影响,是人的生命中十分脆弱的阶段。新生儿学(neonatology)是研究新生儿生长发育规律、疾病发生发展及防治等方面的学科。二十世纪中期以来,由于新生儿复苏和新生儿重症监护技术的发展,新生儿死亡率大幅度下降,早产儿存活率大幅度提高,后遗症发生率也显著减少,新生儿医学成为一门蓬勃发展的学科。新生儿是胎儿阶段的延续,是围生医学(perinatology)的一部分,与产科关系密切。在我国,围生期是指自妊娠28周至生后1周。围生医学是研究围生期内孕母、围生儿的健康和疾病的一门学科,它涉及产科、新生儿科和有关的遗传、生化、免疫、营养、病理生理和生物医学工程等领域,是一门新兴交叉学科。国际上常以围生期、新生儿期死亡率作为衡量一个国家卫生保健水平的标准。

一、新生儿分类

在临床中根据不同特点的新生儿做如下分类:

1. 根据胎龄分类　①足月儿:胎龄满37周至不满42周(260～293天)的新生儿;②早产儿:胎龄满28周至不满37周(196～259天)的新生儿;③过期产儿:胎龄满42周以后(≥294天)的新生儿。

2. 根据出生体重分类　①正常出生体重儿:出生体重大于、等于2500g但小于4000g;②低出生体重儿:出生体重小于2500g的新生儿,其中出生体重小于1500g者称极低出生体重儿,出生体重小于1000g者称超低出生体重儿;③巨大儿:出生体重大于、等于4000g。

3. 根据出生体重和胎龄的关系分类　①小于胎龄儿:出生体重在同胎龄平均体重的第10百分位以下的新生儿;②适于胎龄儿:出生体重在同胎龄平均体重的第10至90百分位之间的新生儿;③大于胎龄儿:出生体重在同胎龄平均体重的第90百分位以上的新生儿。

4. 根据出生后周龄分类　①早期新生儿:生后1周以内的新生儿,也属于围生儿;②晚期新生儿:出生后第2周开始至第4周末的新生儿。

5. 高危新生儿　指已发生或可能发生危重疾病而需要监护的新生儿。具有下列高危因素之一者,定为高危新生儿:

(1)孕母因素:①孕妇年龄小于16岁或大于40岁;②有不良孕产史;③有妊娠合并症;④妊娠合并内科疾病;⑤妊娠期接触放射线、有毒物质等。

(2)孕母分娩情况:早产或过期产,急产或滞产,胎位不正,羊水污染,脐带过长、过短或受压,胎盘异常。分娩过程中使用镇静和止痛药物。

(3)胎儿和新生儿情况:多胎,胎儿心率或心律异常,有严重畸形。除足月正常新生儿以外的各类新生儿,患病新生儿。

二、新生儿病史和体格检查的特点

(一)病史

病史采集对于新生儿疾病诊断的重要性无论如何强调都不过分,早期新生儿多种疾病通过询问病史可以初步作出诊断,如早产、缺氧缺血性脑病、产伤、感染、溶血等。新生儿科医生在采集病史时必须详细询问新生儿相关的围产期病史,必须从分娩单位获得可信的出生情况,如Apgar评分、脐带胎盘情况等。

病历不仅是病人的医疗记录，更是一份法律文书和医学信息的资源，新生儿病历书写应遵循相关规范，严肃认真、实事求是、合乎逻辑。由于新生儿疾病变化很快，要注意医疗文书书写的时效性，三天之内的新生儿年龄记录应精确到小时。病史采集时应注意两个方面：

1. 母亲孕期情况、母亲既往病史、既往孕产史、分娩情况等。

2. 新生儿出生时有无窒息、持续时间及抢救经过，出生后有无气急、青紫、呻吟、黄疸，排便、排尿情况以及疾病、用药史，还应包括喂养情况。

（二）体格检查

新生儿体检医师和护士要按要求做好手卫生，注意新生儿保暖，有条件可将新生儿置于辐射保暖台进行。体检目的重点在于了解新生儿发育情况，以帮助判断其成熟度及宫内发育情况以及各个器官功能状态。由于新生儿胎龄跨度大，生命体征稳定情况不一，在体检操作时应把握好全面细致检查与保证生命体征不稳定的新生儿或极早产儿的安全之间合理取舍。应着重注意以下的检查内容：

1. **测量记录** 体温、呼吸、心率、血压、头围、胸围、身长、体重。

2. **一般情况观察** 表情、面色、神志、反应、姿势，哭声是否响亮、婉转或尖叫，有无过度兴奋、活跃或抑制的中枢神经系统损伤的表现，有无畸形。

3. **皮肤黏膜** 观察胎脂情况，皮肤黏膜色泽，注意有无黄疸、皮肤苍白、发绀、出血点，此外应注意皮肤有无胎粪附着、花纹、色素斑、水肿及硬肿。

4. **头部** 注意头颅大小、形状以及与身体的比例，检查有无先锋头、头颅血肿。注意前囟大小、紧张度，骨缝有无分离。囟门过大常见于脑积水、佝偻病及宫内感染患儿。

5. **面部与五官** 除观察面色外，应注意有无特殊外貌，如愚型貌、小颌畸形等；注意面部是否对称，有无面神经瘫痪。

（1）眼：有无眼睑下垂、水肿，双眼上斜或内眦赘皮应疑有 21 三体综合征；伴有眼睑水肿和大量脓性分泌物常是淋球菌感染的典型表现；有无先天性角膜白斑、白内障、球结膜下出血；瞳孔缩小常见于母亲产前应用过镇静剂或麻醉剂或新生儿本身应用过镇静剂；瞳孔扩大或不等大提示有中枢神经系统疾病。

（2）耳：耳廓是否贴颅、耳廓软硬度可帮助判断成熟度；注意耳屏前皮肤有无皮赘、窦道；异形耳廓可伴有肾脏畸形；低耳位可见于某些综合征。

（3）鼻：有无畸形，有无鼻翼扇动；鼻塞会引起气急、青紫；正常新生儿鼻尖部有针尖大小的粟粒疹。

（4）口腔：口腔黏膜有无出血点、乳白色点片状物、溃疡；有无唇、腭裂；巨舌症见于先天性甲状腺功能低下、Pompe 病及 Beckwith 综合征；小下颌要想到 Pierre Robin 综合征的可能。如新生儿口咽部见有胎粪，提示有宫内窘迫。

6. **颈部** 有无畸形如颈蹼、斜颈，颈蹼为 Turner 综合征的体征之一；肩部娩出有困难的新生儿，尤其巨大儿，必须检查双侧锁骨有无骨折、胸锁乳突肌有无血肿。

7. **胸部** 是否对称、有无漏斗胸；先天性喉喘鸣患儿常有胸骨上吸气性凹陷伴吸气性喉鸣；胸廓前后径增大提示肺气肿和胎粪吸入综合征；前后径缩小提示肺不张、肺透明膜病；乳房结节大小有助于判断胎龄。

8. **肺** 注意呼吸类型，有无呻吟、呼吸频率、形式、节律；如呼吸频率增快伴呼气性呻吟、青紫、肋间凹陷提示呼吸窘迫；呼吸不规则、浅表，提示中枢性呼吸衰竭；呼吸不规则见于早产儿。此外，注意叩诊有无鼓音、浊音及实音，听诊呼吸音是否对称、有无干湿性啰音。

9. **心脏** 观察心尖搏动位置、强度，听诊心率、心律、心音。若心率 >160 次 / 分，为心动过速；心率 <100 次 / 分，为心动过缓，注意有无低体温、中枢神经系统疾病及心脏疾病。由于动脉导管、卵圆孔尚未解剖学关闭，听诊有无杂音不是诊断或者排除先天性心脏病的充分证据。若早产儿血压突然下降、心脏有杂音提示动脉导管开放。正常新生儿收缩压不低于 50mmHg（6.7kPa），早产儿不低于 40mmHg（5.3kPa）。

10. **腹部** 多稍隆起，早产儿腹壁薄，有时可见肠型。注意腹部形态，舟状腹提示膈疝；腹部膨胀提示消化道梗阻、坏死性小肠炎、气腹或腹水。腹壁皮肤青紫提示腹腔内出血可能。脐膨出可见于先天性腹壁缺损或甲状腺功能减低。此外，应注意脐部有无感染、出血。触诊新生儿肝脏可在右锁骨中线肋缘下2cm，脾肋下通常不可触及；深部触诊可及双肾下极。

11. **生殖器** 生后阴囊或阴阜常有水肿，数日后消退。两侧睾丸多下降，也可在腹股沟中。有时可见睾丸鞘膜积液，常于生后2个月内吸收。女婴生后可有"假月经"。生殖器及乳晕色素增深，应注意有无先天性肾上腺皮质增生症可能。此外，应注意有无尿道下裂、两性畸形。

12. **肛门** 有无肛门闭锁，胎粪排出情况。

13. **脊柱和四肢** 脊柱检查应注意腰骶部，如有带毛的皮肤窦道或中线区软组织隆起，则提示脊膜膨出和其他畸形。四肢应注意有无指、趾畸形，难产者注意有无骨折或脱臼。

14. **新生儿行为评分** 比传统的神经学检查及Apgar评分更能对新生儿作出准确和有价值的评估。

三、正常新生儿与早产儿的特点

（一）外观特点

正常足月儿与早产儿在外观上有不同特点（表7-1），根据初生新生儿体格特征和神经发育成熟度可以评估其胎龄，主要有Dubowitz胎龄评分法、Ballard新评分法和国内简易评分法。

表7-1 足月儿与早产儿外观特点

	早产儿	足月儿
皮肤	鲜红薄嫩、水肿发亮、胎毛多	红润、皮下脂肪丰满、胎毛少
头部	头显更大（占全身比例1/3）	头大（占全身比例1/4）
头发	细而乱	分条清楚，有光泽
耳廓	软、缺乏软骨、耳舟不清楚、贴颅	软骨发育好、耳舟成形、直挺
指、趾甲	未达指、趾端	达到或超过指、趾端
跖纹	足底纹理少	足纹遍布整个足底
乳腺	乳晕无或色淡，无结节或结节<4mm	乳晕色深，结节>4mm，平均7mm
外生殖器	男婴睾丸未降或未全降，女婴大阴唇不能遮盖小阴唇	男婴睾丸已降至阴囊，女婴大阴唇遮盖小阴唇

（二）生理特点

1. **呼吸系统** ①足月儿肺液约30～35ml/kg，出生时由于产道挤压，约1/3经口鼻排出，其余在呼吸建立后由肺毛细血管和淋巴管吸收，如吸收延迟，则出现湿肺症状；②呼吸频率较快，安静时约为40次/分，如持续超过60～70次/分为呼吸急促；③腹式呼吸；④气道狭窄，黏膜血管丰富，纤毛运动差，感染后易致气道阻塞、呼吸困难。

早产儿呼吸中枢和呼吸器官发育均不成熟，肺泡数量少、Ⅱ型肺泡上皮细胞分泌肺表面活性物质（pulmonary surfactant）功能不足，且早产儿红细胞内碳酸酐酶缺乏，分解碳酸为二氧化碳从而刺激呼吸中枢效应也不足。以上种种因素使早产儿容易出现呼吸窘迫综合征、呼吸不规则、呼吸暂停。呼吸暂停（Apnea）定义为呼吸停止>20秒，伴心率<100次/分及发绀。早产儿经呼吸支持救治存活者易发生支气管发育不良（bronchopulmonary dysplasia）。

2. **循环系统** 胎儿肺循环阻力非常高，体循环阻力很低，胎儿动脉导管处于扩张状态，右心室射出的血液从右向左由肺动脉通过动脉导管流入主动脉，另一处右向左分流在卵圆孔。出生后血液循环动力学发生重大变化：①脐带结扎，胎盘-脐血循环终止；②肺的膨胀与通气使肺循环阻力下降，肺血流增加；③回流至左心房血量明显增多，体循环压力上升；④卵圆孔、动脉导管功能关闭。围生期窒息、严重肺炎、HMD

等产生低氧血症、CO_2 潴留、酸中毒时，肺动脉痉挛导致肺动脉压力升高，当压力超过体循环时，可致卵圆孔、动脉导管重新开放，出现右向左分流，称持续胎儿循环或持续肺动脉高压。临床上出现严重呼吸困难、发绀和低氧血症，且吸入高浓度氧发绀不能减轻。新生儿心率范围通常为 90～160 次 / 分。足月儿血压平均为 70/50mmHg（9.3/6.7kPa）。早产儿心率偏快，血压较低，动脉导管开放发生率高。

3. 消化系统 ①足月儿吸吮、吞咽与呼吸运动协调良好。但食管下部括约肌张力低，胃呈水平位，幽门括约肌较发达，易溢乳甚至呕吐；②消化道面积相对较大，管壁薄、通透性高，有利于营养吸收，缺点是遇感染易扩散，毒素吸收快，食物大分子蛋白质可被吸收导致蛋白质过敏；③除淀粉酶外，消化道已能分泌足够的消化酶，消化母乳中的蛋白质及脂肪；④生后不久胃泡充气，生后 3～4 小时空气到达直肠。足月儿在生后 24 小时内排胎便，2～3 天排完。若生后 24 小时仍不排胎便，应排除肛门闭锁或其他消化道畸形；⑤肝内尿苷二磷酸葡萄糖醛酸基转移酶的量及活力不足，是生理性黄疸的主要原因，药物代谢能力低下。

早产儿吸吮、吞咽能力较差，胃肠道消化能力差，常出现喂养不耐受。缺氧、感染、配方奶渗透压过高等可诱发坏死性小肠结肠炎（necrotizing enterocolitis）。

4. 泌尿系统 足月儿出生时肾单位数量已与成人相同，但功能不成熟。肾稀释功能虽与成人相似，但其肾小球滤过率低，浓缩功能差，因此不能快速有效地处理过多的水和溶质，易导致水肿或脱水。新生儿多在生后 24 小时内排尿，48 小时仍无尿，应查原因。1 周内每日排尿 15～20 次。

早产儿肾浓缩功能更差，排钠分数高，肾小管对醛固酮反应低下，易出现低钠血症。肾小管排酸能力差，喂养酪蛋白高的配方乳可导致内源性氢离子增加，引起晚期代谢性酸中毒。

5. 血液系统 新生儿血容量为 85～100ml/kg。足月儿出生时血红蛋白约为 170g/L，刚出生的新生儿摄入水分少、不显性失水等可造成血液浓缩，血红蛋白值上升，生后 24 小时最高，约一周恢复至出生时水平，以后渐降。血红蛋白中 HbF 占 70%～80%，5 周后降至 55%，以后逐渐被 HbA 取代。由于 HbF 与氧亲和力高，不易向组织释放氧，低氧血症时不利于组织氧利用，而组织缺氧状态下发绀较少见。网织红细胞数初生 3 天内为 0.04～0.06，4～7 天降至 0.005～0.015，4～6 周回升至 0.02～0.08。白细胞数生后第 1 天为（15～20）×10^9/L，3 天后明显下降，5 天后接近婴儿值；分类以中性粒细胞为主，4～6 天中性粒细胞与淋巴细胞相近，以后淋巴细胞占优势；周围血中可见中幼粒细胞，生后第 1 天平均 3.6%，第 2 周 0.2%。血小板数与成人相似。凝血因子 Ⅱ、Ⅶ、Ⅸ、Ⅹ 活性较低。

早产儿外周血中幼稚细胞稍高于足月儿。胎龄越小早产儿铁储备越少、促红细胞生成素水平越低，更容易出现贫血。

6. 神经系统 新生儿脑约占体重的 10%～12%（成人为 2%），但脑沟、脑回仍未完全形成。脑含水量较多，髓鞘未完全形成，故头颅 CT 检查时，足月儿在双侧额叶、早产儿在双侧额叶和枕叶可呈现与发育有关的正常低密度现象。通常在生后 2 个月（或矫正胎龄 48 周），这些低密度现象才消失。脊髓相对长，其末端约在 3、4 腰椎下缘，故腰穿时应在第 4、5 腰椎间隙进针。足月儿大脑皮质兴奋性低，对下级中枢抑制较弱，睡眠时间长，常出现不自主和不协调动作。

出生时已具备多种原始反射，临床上常用于体检的原始反射有：觅食反射、吸吮反射、握持反射、拥抱反射。正常情况下，上述反射生后数月自然消失。如新生儿期这些反射减弱或消失，或数月后仍不消失，常提示有神经系统疾病。此外，正常足月儿也可出现年长儿的病理性反射如凯尔尼格征（Kernig 征）、巴宾斯基征（Babinski 征）和佛斯特征（Chvostek 征）等，腹壁和提睾反射不稳定。

早产儿神经系统成熟度与胎龄成正比，胎龄越小，原始反射越难引出。胎龄越小的早产儿出生后越容易出现脑室周围 - 脑室内出血以及脑白质损伤。

7. 免疫系统 非特异性和特异性免疫功能均不成熟。皮肤黏膜屏障功能差，同时黏膜表面分泌型 IgA 缺乏，易发生皮肤、呼吸道和消化道感染；血脑屏障发育未完善，易患细菌性脑膜炎。血浆中补体水平低，调理素活性低,多形核白细胞产生及储备均少,且趋化性及吞噬力低下。免疫球蛋白 IgG 虽可通过胎盘,但与胎龄相关,胎龄愈小,IgG 含量愈低;IgA 和 IgM 不能通过胎盘,因此易患细菌感染,尤其是革兰氏阴性杆菌感染。T 细胞免疫功能低下是新生儿免疫应答无能的主要原因。早产儿免疫功能则更低下。

8. 体温调节 体温调节中枢功能尚不完善,皮下脂肪薄,体表面积相对较大,易散热。寒冷时无寒战反应,而由棕色脂肪化学产热。中性温度是指使机体代谢、氧及能量消耗最低并能维持体温正常的最适环境温度,对新生儿至关重要。出生体重、日龄不同,中性温度也不同。足月儿中性温度为 30～32℃,早产儿 32～35℃。适宜的环境湿度为 50%～60%。保暖不当,易发生低体温、寒冷损伤等,但环境温度过高,又可发生脱水热。

早产儿棕色脂肪少,更容易受寒冷损伤,产生硬肿症。早产儿救治过程中更应该精细调节环境的温度和湿度。

9. 能量及体液代谢 新生儿基础代谢需要热量为 209kJ/kg(50kcal/kg),每日总热量需求 418～502kJ/kg(100～120kcal/kg)。足月儿体内含水量占体重的 70%～80%,早产儿为 80%～85%。新生儿需水量因出生胎龄、体重、日龄及临床情况而异。生后第 1 天需水量为每日 60～100ml/kg,以后每日增加 30ml/kg,直至每日 150～180ml/kg。出生后最初 1 周可发生生理性体重下降。足月儿钠需要量为 1～2mmol/(kg·d),<32 周早产儿为 3～4mmol/(kg·d);初生婴儿 1 周内由于红细胞破坏较多,原则上不补钾,以后需要量为 1～2mmol/(kg·d)。当代谢性酸中毒需补充碳酸氢钠时,注意应用注射用水稀释成等张后使用。

10. 正常新生儿常见特殊生理状态 ①生理性黄疸:参见本章第八节;②生理性体重下降:生后由于摄入不足、非显性失水和水、钠排出增加,大多新生儿生后最初数天内发生暂时性体重下降,体重减少 3%～10%,多于生后 7～10 天恢复至出生体重;③乳腺肿大和假月经:男女新生儿生后 4～7 天常见有乳腺增大,如蚕豆或核桃大小,2～3 周消退;有些女婴生后 5～7 天阴道流出少许血性分泌物,或灰白色黏液性分泌物,可持续 1 周。此现象是由于来自母体的雌激素对胎儿的影响中断所致;④"马牙"和"螳螂嘴":口腔硬腭中线、齿龈部位,有黄白色、米粒大小的小颗粒,俗称"马牙";两颊部隆起的脂肪垫,俗称"螳螂嘴",有利于吸吮,均属正常现象;⑤新生儿红斑:生后 1～2 天,在头部、躯干及四肢常出现大小不等的多形性红色斑丘疹,称为"新生儿红斑",1～2 天后自然消失。

四、新生儿的护理

新生儿的解剖生理特点决定了护理的重要性,尤其是早产儿的护理。

1. 保暖 新生儿娩出后立即用预热的毛巾擦干身体,因地制宜采取各种保暖措施,有条件单位应在分娩室准备红外辐射保暖台,使其处于中性温度的环境。

2. 喂养 提倡母乳喂养和尽早开奶,正常足月儿生后半小时即可哺乳,以促进乳汁分泌。无母乳者应给配方乳,牛乳、羊乳并非合适的代乳品。早产儿也应母乳喂养。即使微量喂养,也有助于早产儿的消化道发育。对吸吮差、吞咽功能不协调的早产儿可予管饲喂养,使用母乳(极低体重儿有条件应添加母乳强化剂)或早产儿配方乳。哺乳量因人而异,胎龄越小,体重越低,每次量越少,喂奶间隔时间也越短,并根据喂奶后有无腹胀、呕吐、胃内潴留(管饲喂养)及体重增长情况进行调整。哺乳量不能提供所需热量者应加用静脉营养。

3. 维生素及铁剂等的补充 正常足月新生儿如母乳喂养不需额外补充维生素,但母亲营养应均衡。代乳品应添加脂溶性维生素 A、D、E、K_1,B 族维生素,维生素 C,叶酸,铁剂等。

4. 呼吸管理 保持呼吸道通畅,低氧血症时予以吸氧。吸氧流量或浓度应以维持动脉血氧分压 6.7～9.3kPa(50～70mmHg)或经皮血氧饱和度 90%～95% 为宜。切忌给早产儿常规吸氧。呼吸暂停者可经弹、拍足底或托背等恢复呼吸,同时给予氨茶碱静滴治疗。继发性呼吸暂停应治疗原发病。

5. **预防感染**　工作人员应严格执行消毒隔离制度。接触新生儿前应严格洗手；护理和操作时应注意无菌；防止交叉感染。

6. **皮肤黏膜护理**　按常规做好皮肤、脐部、口腔、颈部及会阴部的护理。

7. **预防接种**　①生后 3 天接种卡介苗；②生后 1 天、1 个月、6 个月时应各注射重组乙肝病毒疫苗 1 次。母亲为乙肝病毒携带者或乙肝患者，婴儿出生后应立即肌注高价乙肝免疫球蛋白 100IU 以阻断垂直传播，同时换部位注射重组乙肝病毒疫苗。

8. **新生儿筛查**　我国卫生管理部门规定新生儿应进行先天性甲状腺功能减低症、苯丙酮尿症及听力筛查，胎龄小于 32 周早产儿要按规定进行早产儿视网膜病筛查和跟踪管理。

问题与思考

1. 何为新生儿、围产儿、足月儿、早产儿？

2. 根据早产儿的生理特点，在临床诊治过程中哪些方面应考虑早产儿与足月儿的区别，以保证早产儿的存活和避免并发症的发生？

第二节　胎儿的生长发育及其影响因素

一、胎儿的生长发育

胚胎发育经过受精、着床、胎盘和器官形成以及胎儿的生长成熟等阶段。了解胎儿的发育，有助于胎儿和新生儿疾病诊治及保健。胎儿生长发育通常分为两个连续的阶段：

1. **胚胎期**　受精后 1~8 周。第 2~8 周是胚胎各器官形成阶段，对致畸因子反应敏感，许多畸形在此期发生。

2. **胎儿期**　第 9 周至出生。体内各系统已建立，且多已分化，对致畸因子敏感性下降，但少数器官如小脑、大脑皮质及某些泌尿生殖器官，仍处于分化阶段，对致畸因子仍有敏感性。

二、影响胎儿生长发育的因素

胎儿的发育与遗传因素以及孕母的生理 - 心理健康、营养状况和生活环境密切相关，胎儿期保健主要通过对孕母的保健来实现。

1. **遗传因素**　父母双方的遗传因素决定了小儿生长发育的特征、发展趋向、潜力。种族、家族不同，疾病的易感性不同。许多严重影响生长发育的遗传代谢缺陷病、内分泌障碍、染色体异常直接与遗传有关。

2. **母亲因素**

（1）营养因素：足够合理的营养有利于受精卵的着床和胎儿的正常发育。习惯于素食的孕妇加用维生素 B_{12} 和锌。对有神经管畸形家族史者，孕早期加用叶酸。妊娠后期加强铁、锌、钙、维生素 D 等重要营养素的补充。但也应防止营养摄入过多而导致胎儿体重过重，影响分娩。孕母长期营养不良对胎儿的影响比短期内营养不良更大。

（2）母体疾病：母亲罹患感染性疾病在早期可引起流产、致畸，后期可致早产、新生儿期感染，并可造成胎儿宫内发育迟缓。感染的病原体包括病毒、细菌、支原体和衣原体等。母亲患原发性高血压或妊高征时胎盘和子宫血流减少，造成胎儿宫内缺氧，生长迟缓，甚至发生死胎。妊娠前与妊娠期患糖尿病对胎儿的影响不一样,孕前糖尿病未能控制,孕后仍依赖胰岛素治疗者胎儿流产发生率较高,或可能发生神经管等畸形,活产新生儿可能生长迟缓,但也可能是巨大儿;孕期患糖尿病,胎儿多为巨大儿,且易发生低血糖、高胆红素血症。孕妇患有甲状腺功能亢进,未经治疗或控制不好,易发生先兆子痫和心力衰竭,胎儿的发病率和死亡率也较高,但新生儿不一定发生甲亢;如孕母长期应用碘治疗,胎龄 10～12 周后的胎儿可能发生甲状腺功能低下或甲状腺肿。甲状腺功能低下可影响胎儿脑的发育,必须及时干预。

（3）母体年龄、精神因素:年龄过大、心理压力过大,流产发生率增加。

（4）药物:妊娠初期会造成胎儿畸形,如甲氨蝶呤可致小下颌、低耳位,苯妥英钠可致兔唇、腭裂、胎儿颅内出血等;妊娠后期应用肾上腺皮质激素、血管收缩药会引起胎儿生长障碍;氨基糖苷类对听神经有毒性。

（5）放射性物质:X 线及其他放射性物质也可引起胎儿畸形。

3. **胎儿因素** 先天畸形的胎儿容易发生流产及死胎。

三、胎儿监护

胎儿健康情况反映了胎儿的一般情况和维持胎儿生命的胎盘组织的状态。评估胎儿健康状况最简单的方法是进行分娩前和分娩时的检查。产前产时监护内容参考妇产科相关章节内容。

第三节　新生儿窒息与复苏

新生儿窒息(asphyxia of newborn)是指由产前、产时或产后各种因素导致的新生儿娩出后不能建立自主呼吸或呼吸抑制状态,导致机体低氧血症、高碳酸血症和酸中毒,从而造成全身多脏器损伤,是新生儿死亡和致残的重要原因之一。

【病因】

窒息的本质是缺氧,凡能使血氧饱和度降低的任何因素均可引起窒息。

1. **孕母因素**　①严重疾病:如糖尿病、高血压等;②妊娠合并症:如妊娠高血压综合征;③孕妇吸毒、吸烟、高龄或年龄过小等。

2. **产时因素**　头盆不称、宫缩乏力、臀位,使用高位产钳、胎吸助产等;产程中麻醉药、镇痛药或催产药使用不当等。

3. **胎儿因素**　①早产儿、巨大儿等;②先天性畸形:如膈疝、肺发育不全、先天性心脏病等;③宫内感染;④呼吸道阻塞:如羊水、胎粪吸入。

4. **胎儿附属物因素**　①胎盘因素:如前置胎盘、胎盘早剥和胎盘老化等;②脐带因素:如脐带过短、过细、脱垂、绕颈、打结等。

【病理生理】

1. **呼吸改变**

（1）原发性呼吸暂停:胎儿或新生儿缺氧初期,呼吸代偿性加深加快,如缺氧未能及时纠正,随即转入抑制状态,出现呼吸停止、心率减慢,即原发性呼吸暂停。此时患儿肌张力尚存在,血压稍升高,伴有发绀。此时如能去除病因,清理呼吸道和物理刺激,自主呼吸仍可恢复。

（2）继发性呼吸暂停:若缺氧持续存在,则出现喘息样呼吸,继而出现呼吸停止,此为继发性呼吸暂停。此时肌张力低下或消失,皮肤苍白,血压和心率进一步下降,此阶段需正压通气才能恢复自主呼吸,否则会导致死亡。

新生儿刚出生时难以鉴别原发性呼吸暂停和继发性呼吸暂停,应给予积极处理,以免延误救治。

2. 全身各器官系统改变　窒息早期,由于低氧血症与酸中毒,引起机体产生经典的"潜水"反射,体内血流重新分布,为保证脑、心和肾上腺等重要生命脏器的血供,皮肤、胃肠道、肺、肾等器官血管收缩,血流量减少。血中糖皮质激素、儿茶酚胺、肾素等分泌增加,心肌收缩力增强,心率增快,心排出量增加及外周血压轻度上升,心、脑血流灌注得以维持。如低氧血症持续存在,组织无氧代谢亢进,酸性代谢产物极度增加,代谢性酸中毒进一步加重,体内储存糖原耗尽,使心功能受损,心搏出量减少,心率和血压下降,生命器官供血减少,导致或加重脑损伤。全身组织因血流灌注不足,出现休克,不及时纠正则导致器官功能衰竭。

3. 血液生化和代谢改变

(1)PaO$_2$、pH值降低及混合性酸中毒:为缺氧、缺血后无氧代谢及通气功能障碍所致。

(2)糖代谢紊乱:窒息早期,机体应激状态下,血糖正常或增高;缺氧持续,继之糖原耗竭而出现低血糖。

(3)高胆红素血症:酸中毒抑制胆红素与白蛋白结合,并降低肝脏酶活力,使未结合胆红素增加。

(4)其他:抗利尿激素分泌异常,发生稀释性低钠血症;钙通道开放、钙泵失灵钙内流可引起低钙血症。

【临床表现】

1. 胎儿宫内窒息　早期胎动增加,胎心率≥160次/分;晚期缺氧严重则胎动减少,甚至消失,胎心率<100次/分;羊水被胎粪污染。

2. 新生儿窒息诊断和分度　评价初生婴儿有无窒息及其程度,采用Apgar评分(表7-2),包括肤色、心率、对刺激的反应、肌张力和呼吸五项指标,每项0~2分,共10分。8~10分为正常,4~7分为轻度窒息,0~3分为重度窒息。一般采用即刻评分(1分钟评分),有窒息者每5分钟评一次直至评分正常。1分钟评分仅是窒息诊断和分度的依据,5分钟及10分钟评分有助于判断复苏效果及预后。多种因素影响Apgar评分,如早产儿肌张力低、孕母用镇静剂,评分会较实际低,故近年认为出生时做脐血血气分析有助于增加判断窒息的正确性。

表7-2　新生儿Apgar评分标准

体征	评分标准		
	0	1	2
皮肤颜色	青紫或苍白	躯干红,四肢青紫	全身红
心率(次/分)	0	<100	>100
弹足底或导管插鼻反应	无反应	有些动作,如皱眉	哭,喷嚏
肌张力	松弛	四肢略屈曲	四肢活动
呼吸	无	慢,不规则	正常,哭声响

3. 各脏器受损的表现　窒息缺氧缺血可导致多器官受损,因不同组织细胞对缺氧的易感性各异,各器官损伤发生的频率和程度则有差异。

(1)中枢神经系统:缺氧缺血性脑病和颅内出血最常见。

(2)呼吸系统:常致吸入性肺炎,包括羊水或胎粪吸入,持续肺动脉高压及呼吸暂停等。

(3)心血管系统:缺氧缺血性心肌损害,表现为心律失常、心力衰竭等。

(4)泌尿系统:肾功能不全、肾静脉血栓形成等。

(5)代谢方面:常见低血糖或高血糖、低钙血症及低钠血症等。

(6)消化系统:早期以应激性溃疡常见,晚期坏死性小肠结肠炎多见;黄疸加重或时间延长等。

【实验室及影像学检查】

宫内缺氧胎儿,通过羊膜镜可了解羊水胎粪污染程度或胎头露出宫口时取头皮血行血气分析,以评估宫内缺氧程度；生后应检测动脉血气、血糖、电解质、乳酸、血尿素氮和肌酐等生化指标，摄 X 线胸片，作头颅 B 超、头颅 MRI、CT 检查等。

【治疗】

窒息复苏是产、儿、麻醉三科医生、助产士必须掌握的技术，要求培训合格再上岗。生后应立即进行复苏及评估，而不应延迟至 1 分钟 Apgar 评分后进行，有条件的医院新生儿科医生应进入产房（图 7-1）。

1. 复苏方案 目前采用美国儿科学会（AAP）和美国心脏学会（AHA）制定的 ABCDE 复苏方案。

A（airway）清理呼吸道，保持呼吸道通畅。

B（breathing）建立呼吸，增加通气，保证供氧。

C（circulation）维持有效循环，保证足够的心排出量。

D（drugs）药物治疗，补充血容量、纠正酸中毒、增强心功能及改善微循环等。

E（evaluation）评估、监护。

前三项最重要，其中 A 是根本，B 是关键，E 贯穿于整个复苏过程中。呼吸、心率和皮肤颜色是窒息复苏评估的三大指标，并遵循：评估、决策、措施、再评估、再决策、再措施程序，如此循环往复，直至复苏完成。

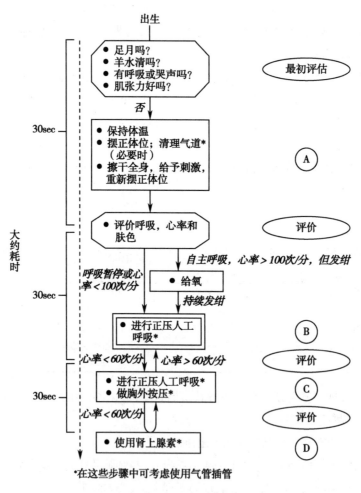

图 7-1 新生儿窒息复苏流程图

2. 复苏步骤和程序

（1）初步复苏：①保暖：胎儿娩出后立即置于预热的开放式远红外抢救台上，设置腹壁皮肤温度为 36.5℃。②减少散热：用温热柔软干毛巾揩干全身皮肤。③放好体位：肩部垫高 2～3cm，使颈部轻微伸仰。④清理呼吸道：10 秒内吸净口、咽和鼻腔的黏液。如羊水混有较多胎粪，在肩娩出前吸净口腔和鼻腔；肩娩出后、第一次呼吸前，行气管插管吸净气道内的胎粪。⑤触觉刺激：经上述处理后婴儿仍无呼吸，可拍打足底1~2次，或沿长轴快速摩擦腰背皮肤刺激呼吸。以上5个步骤应在20秒内完成。

（2）建立呼吸：①经上述处理后如呼吸正常，再评估心率，如心率>100次/分，再评估肤色，如红润或仅手足青紫可观察。②如仍无呼吸，或虽有呼吸但心率<100次/分，应立即用复苏气囊进行面罩正压通气。③15~30秒后，再评估心率，如心率>100次/分，出现自主呼吸可评估肤色，吸氧并观察。④如无规律性呼吸或心率<100次/分，需进行气管插管正压通气。

（3）维持正常循环：若气管插管正压通气30秒后，心率<60次/分或心率在60~80次/分不再增加，应同时进行胸外心脏按压。

（4）药物治疗：①肾上腺素：经胸外心脏按压30秒后，心率仍<80次/分，应立即给予1：10 000肾上腺素0.1~0.3ml/kg，静推或气管内注入，5分钟后可重复一次；②扩容剂：给药30秒后，如心率<100次/分，并有血容量不足表现时，给予全血、血浆、5%白蛋白或生理盐水等，剂量为每次10ml/kg，于5~10分钟以上静脉输注；③碳酸氢钠：新生儿复苏时不推荐使用；④纳洛酮：用于其母产前4~6小时用过吗啡类麻醉或镇痛药所致新生儿呼吸抑制时，每次0.1mg/kg，静脉或气管内注入，可重复。

3. 复苏操作技术

（1）婴儿复苏囊加压给氧：面罩应密闭面部而不压及两眼和颌下，通气频率40~60次/分，吸呼比1：2，压力20~30cmH$_2$O（2.0~3.0kPa），以可见胸廓抬起和听诊呼吸音正常为宜。加压通气2分钟以上者应插胃管，排除胃部的气体，以防腹胀影响通气。

（2）胸外按压心脏：用中示指或双拇指法，以双拇指法为佳。操作者双拇指并排放于胸骨体下1/3处，其余指绕胸廓于背后，然后双拇指按压，频率为100~120次/分（每按压3次，正压通气1次），按压深度为前后胸直径1/3左右。按压有效可触摸到股动脉搏动。

（3）经口或鼻气管插管指征：胎粪黏稠或声门下有胎粪颗粒需吸清者；重度窒息需较长时间加压通气者；应用复苏囊加压给氧胸廓扩张效果不佳或心率仍然在80~100次/分者；需要气管内给药者；临床疑诊先天性膈疝。插管应在20秒内完成。

【复苏监护与处理】

复苏后新生儿可能有合并休克或多器官损害，应给予密切监护，监测主要内容除一般生命体征外，应特别注意患儿休克指标和内环境平衡。如出现休克征象，应及时给予纠正，补充足够的容量和使用血管活性药物。如并发症严重，需转至NICU治疗。

【预后】

窒息持续时间对婴儿预后起关键的作用。因此，慢性宫内窒息、重度窒息复苏不及时或方法不当者预后可能不良。

【预防】

1. 加强围生期保健，及时处理高危妊娠。

2. 加强胎儿监护，避免宫内胎儿缺氧。

3. 提高产科分娩技术，避免产伤等。

4. 推广ABCDE复苏技术，培训产、儿科医护人员。每个分娩都应有掌握复苏技术的人员在场。

5. 各级医院产房内需配备复苏设备。

问题与思考

1. 理解新生儿窒息的病理生理变化。

2. 叙述正确复苏的方案与步骤。

第四节 新生儿缺氧缺血性脑病

缺氧缺血性脑病（hypoxic-ischemic encephalopathy，HIE）是指围生期窒息引起的缺氧、脑血流减少或暂停而导致胎儿或新生儿脑损伤。HIE 是新生儿死亡和儿童神经系统伤残的常见原因，是临床重要问题。

【病因和发病机制】

HIE 最常见的原因是新生儿窒息，其他如胎盘、脐带因素、妊娠高血压引起的宫内慢性缺氧，以及生后出现的心脏骤停、心衰、肺炎、RDS、休克均可导致脑缺氧缺血性损伤。

无论什么原因引起的 HIE，其发病机理的共同途径是缺氧缺血，神经细胞在缺血或缺氧几分钟内就开始出现损伤和死亡。如果缺氧后得到复苏，大脑出现血液再灌注，细胞不会立即死亡，但会在几个小时或几天之后再灌注过程中产生细胞损伤。目前关于脑细胞损伤和死亡的基本机理有如下几种：

1. **能量衰竭** 大脑出现缺血缺氧时，脑赖以产生能量的物质（氧气和葡萄糖）供应减少甚至终止，脑细胞能量供应受损。神经系统细胞立刻由有氧代谢转向无氧代谢，残余的葡萄糖和糖原迅速被代谢并产生乳酸。细胞内出现一系列电化学改变，可导致细胞坏死，也可以导致兴奋性神经递质过度释放。

2. **兴奋毒性和钙离子能量衰竭** 使细胞离子通道功能受损，电化学梯度改变和离子内流，进一步强化神经递质的释放。兴奋性递质如谷氨酸盐，可导致更进一步离子内流，从而形成了一个恶性循环，导致细胞肿胀。

3. **活性氧簇（ROS）和再灌注损伤** 正常情况下，脑部可根据神经细胞活动的情况，通过血管调节化合物如一氧化氮（NO）等控制局部脑血流，NO 在内皮细胞、神经元和间质通过 NO 合酶（NOS）催化 L- 精氨酸产生。需氧细胞在代谢过程中产生 ROS，当存在 ROS 时，NOS 和 ROS 结合产生过氧硝酸基，产生的速度超过了其清除剂（如超氧化物歧化酶）处理的速度，而过氧硝酸基是一种破坏 DNA 和其他细胞成分的极为不稳定的物质。

4. **线粒体损伤** 细胞质中 Ca^{2+} 的增加可触发线粒体膜形成转移孔，细胞质化合物可自由通过这些孔道，进入到线粒体腔，并影响线粒体内膜以及呼吸链元件，这种情况下线粒体可溶解或其中的内容物会漏出，触发细胞凋亡。

5. **炎症** HIE 开始数分钟，炎症应答就会出现，包括体液应答和细胞应答。促炎细胞因子如 IL-1β、TNF-α、IL-8 从大脑微血管内皮和间质中释放，白细胞和巨噬细胞产生趋化和激活，细胞黏附分子上调使白细胞在大脑微循环中更多出现，白细胞在缺血缺氧所导致神经组织损伤方面会起到某种作用。

6. **凋亡和坏死** 全脑短暂缺血可因凋亡和坏死导致细胞死亡，上面提到的很多介导因子可触发导致细胞死亡的路径，故神经元细胞死亡可能是既有坏死也有凋亡。

7. **无复流和低灌注** 延迟大脑缺血后一些微血管在再灌注时没有出现血流，这是无复流现象（no reflow phenomenon），缺氧缺血事件时中性粒细胞黏附、内皮细胞肿胀、血液高黏滞性和血小板聚集堆积有关。

【病理学改变】

病变的程度与分布范围主要取决于损伤时脑成熟度、缺氧程度及持续时间。①脑水肿：早期主要病理改变；②选择性神经元死亡（包括凋亡、坏死）和梗死：足月儿主要病变在脑灰质，包括大脑皮质、海马、基底核、丘脑和小脑，后期可表现为软化、多囊性变或瘢痕形成；③出血：包括脑室、原发性蛛网膜下腔、脑实质出血；④早产儿主要表现为脑室周围室管膜下 - 脑室内出血和脑室周围白质软化。

【临床表现】

患儿有严重的宫内窘迫或出生时重度窒息史，出生后 12～24 小时内出现神经系统症状。如意识障碍、肌张力改变、原始反射异常、惊厥或脑干受损表现等，即可诊断为 HIE。部分患儿在宫内已发生缺氧缺血性脑损伤，出生时无窒息，但生后数天或数周逐渐出现神经系统受损症状。临床上根据病情、病程及预后等分为轻、中、重三度，见表7-3。

表7-3 HIE 临床分度

| 分度 | 意识 | 肌张力 | 原始反射 | | 惊厥 | 中枢性呼吸衰竭 | 瞳孔改变 | 前囟张力 | 病程及预后 |
			拥抱反射	吸吮反射					
轻度	过度兴奋	正常	稍活跃	正常	无	无	无	正常	兴奋症状在 24 小时内最明显，3 天内逐渐消失，预后好
中度	嗜睡、迟钝	减低	减弱	减弱	通常伴有	无或轻	无或缩小	正常或稍膨满	症状大多在 1 周末消失，10 天后仍不消失者可能有后遗症
重度	昏迷	松软，或间歇性伸肌张力增高	消失	消失	多见或持续	常有	不对称或扩大，光反应消失	饱满紧张	病死率高，多在 1 周内死亡，存活者症状可持续数周，后遗症可能性较大

【实验室和影像学检查】

1. 血生化指标测定

（1）血气分析、电解质、血糖及肝肾功能。

（2）酶学检查：血清肌酸磷酸激酶脑型同工酶（CPK-BB）、神经烯醇化酶（NSE）、S-100 蛋白（S-100）在 HIBD 后 6～72 小时，它们在血液和脑脊液中的升高和脑损害程度呈正相关，能敏感地作为 HIE 在早期诊断和评估预后的标志物。

2. 影像学诊断

（1）颅脑 B 超：具有无创、价廉、床边操作和动态随访等优点，对脑室及其周围出血具有较高的特异性。

（2）磁共振成像（MRI）及 CT 检查：MRI 分辨率高、无创，诊断价值高，而且对预后判断有意义。CT 对脑水肿不敏感，对梗死、颅内出血类型及病灶部位等有确诊价值。

（3）脑功能检查：①脑电图在生后 1 周内检查，表现为脑电活动延迟（落后于实际胎龄），异常放电，缺乏变异，背景活动异常（以低电压和爆发抑制为主）等。有条件时，可在出生早期进行振幅整合脑电图（aEEG）连续监测。②脑干诱发电位：HIE 表现为出波延迟、潜伏期延长，波幅变平或波脱失。③多普勒超声脑血流速度（CBV）测定：有助于了解脑灌注情况，高 CBV 提示脑血管麻痹和缺乏自主调节，低 CBV 提示存在广泛的脑坏死低灌注，甚至无灌流。

（4）HIE 的脑代谢监测：①磁共振频谱（MRS）可无创检测活体组织化学成分，如脑组织的 ATP、磷酸肌酸、乳酸等，比 MRI 更能早期敏感地反映缺氧缺血脑损伤程度；②近红外光谱测定技术（NIRS）可直接测出脑组织中氧合血红蛋白及还原血红蛋白的变化，实际了解脑内氧合情况，间接反映脑血流动力学状况及细胞内生物氧化过程。

【诊断和鉴别诊断】

主要根据围生期窒息史和神经系统症状体征，结合影像学检查可做出诊断。应与新生儿颅内出血、化脓性脑膜炎、宫内病毒感染、遗传代谢性疾病等鉴别。

1. 产伤性颅内出血　有异常分娩史，生后可有神经系统症状，但影像诊断可以鉴别。

2. 宫内感染　围产期病史，血培养、脑脊液常规及培养、TORCH 血清及脑脊液特异性抗体 IgG、IgM 和 PCR 病原体检查有助于鉴别。

3. 中枢神经系统　先天性畸形影像学检查可资鉴别。

【治疗】

目前还没有特异性的手段治疗 HIE，近二十年来的基础研究和小范围的一些临床研究成果有可能会转化为新的治疗手段。但无论如何，临床医生可以根据目前已有的病理生理学知识和神经系统监测的手段，遵循恢复大脑血流供应和氧气供应、尽量减少大脑代谢活动这两个基本原则，采取适当的临床治疗措施。

1. **改善血流灌注**　有效循环血量不足的患者,首先要纠正、防止休克。患者在 HIE 后有一个良好的血液灌注对脑细胞功能的恢复十分重要,应维持适度的血压、降低颅内压、使用血管扩张剂、降低血液黏稠度等。

2. **代谢和能量供应**　正常的生理性氧分压仍然是治疗的目标,正在修复中的脑组织摄取氧的比例更高,因此要保持良好的通气,但不能过度通气。恢复脑组织和脑细胞的能量供应是保护脑的重点,过高浓度的葡萄糖可产生过量的乳酸,乳酸可损伤缺氧的脑组织,因此 HIE 治疗过程中要维持葡萄糖在正常水平。

3. **低温疗法**　低温疗法是目前保护脑的重要手段,新生儿缺氧缺血发生在 6 个小时内,有条件的单位可行脑部或全身亚低温治疗,治疗过程应严格按照相关操作常规进行。低温疗法机理还不十分清楚,可能与降低 HIE 后脑代谢、抗炎效应、降低谷氨酸盐浓度、减少自由基和脂质过氧化物产生、减低热休克蛋白效应和各种激酶的活化有关。

4. **药物镇静疗法**　在 NICU 比较常用,目的是辅助机械通气、有创操作、缓解焦虑。麻醉剂和镇静剂还有降低大脑耗氧代谢的好处,这种效应与药物剂量相关。控制惊厥,首选苯巴比妥,负荷量为 20mg/kg,静脉注射或侧管滴入(亦可分 2 剂,间隔半小时注射),12 小时后给维持量 5mg/(kg·d),静脉注射或肌内注射,一般用到临床症状明显好转停药(通常 5～7 天)。反复惊厥,用苯巴比妥不能控制者,可使用苯妥英钠或地西泮。苯妥英钠负荷量为 20mg/kg,分 2 次静注,间隔时间为 20 分钟,完成负荷量后 12 小时给予维持量 3～4mg/(kg·d),用药期间监测心率和心律。地西泮用量为每次 0.3～0.5mg/kg,缓慢静注以控制惊厥。咪达唑仑用量为首剂 0.1mg/kg,维持量以 3.0μg/(kg·min)起,根据临床症状逐渐增加剂量;由于地西泮可抑制呼吸,应严格掌握用药指征和剂量,已发生高胆红素血症的新生儿应慎用,因有增加胆红素脑病的危险。对于新生儿,一般不使用水合氯醛止痉。

5. **无复流和再灌注延迟处理**　改善 HIE 后脑血流一直是个难题,HIE 后无复流现象和低灌注延迟的处理,可用高张盐水以达到扩容和减少脑水肿降低颅内压的双重效果。高张盐水可阻止黏附效应,减少白细胞-内皮细胞相互作用,具有抗炎作用。

6. **抗炎疗法和免疫调节**　再灌注后机体炎症应答十分强烈,这个机理已经被广泛接受。在这个机制中,可诱导的环氧化酶(COX)起到重要作用,在临床使用的 COX_2 抑制剂如布洛芬等,在大脑缺血可能产生有益的神经保护作用,免疫抑制剂尽管机制不一,也有一些神经保护效应。

【预后和预防】

本病预后与病情严重程度、抢救是否正确及时有关。预后不良的决定因素有:①重度窒息经抢救 20 分钟以上出现自主呼吸;②重度 HIE;③出现脑干症状;④频繁惊厥发作,不易控制;⑤ 1 周后神经症状仍未消失;⑥ 2 周后 EEG 仍中度以上异常;⑦头颅 B 超有 Ⅲ～Ⅳ级脑室内出血或脑实质大面积梗死或缺血区,基底节有明显病变,28 天左右复查有脑软化灶、脑萎缩、脑室扩大、基底节病变或脑室周围白质软化;⑧生后 12～14 天 NBNA 评分 <35;⑨血清或脑脊液酶活性明显升高;⑩同时合并胎粪吸入综合征、缺氧缺血性心肌损害和急性肾衰等多脏器功能受损者,症状持续 48 小时以上仍不能恢复正常。

积极推广新法复苏,防止围生期窒息是预防本病的主要方法。对 HIE 新生儿应强调早期正规治疗、疗程要足,对有预后不良高危因素的新生儿,应定期随访和跟踪监测,及时发现异常和早期干预,使之赶上正常水平。

问题与思考

1. 临床如何收集 HIE 诊断线索? HIE 分度及其预后如何?

2. HIE 影像学特点是什么?

3. 简述 HIE 治疗原则和你知道的治疗方法。

第五节　新生儿颅内出血

新生儿颅内出血(intracranial hemorrhage of the newborn)是新生儿期常见的严重脑损伤,病死率高,存活者后遗症较多。近年由于产科技术进步及新生儿监护的发展,产伤所致硬膜下出血等明显减少,而主要发生在早产儿及存在围生期高危因素的足月儿,且颅内出血新生儿的存活率明显增加。

【病因和发病机制】

1. **脑毛细血管发育不成熟**　早产儿胎龄 32 周以下者,由于脑室周围室管膜下脑生发基质区血管丰富、代谢旺盛,对缺氧、高碳酸血症极为敏感。当缺氧等因素致脑血流自主调节功能受损时,动脉压的突然波动会造成毛细血管破裂引起脑室周围 - 脑室内出血及出血性脑梗死。生发基质 36 周几乎完全退化。

2. **缺氧**　缺血低氧血症、高碳酸血症形成压力被动性脑血流,动脉压力升高引起毛细血管破裂出血;而动脉压力降低引起毛细血管缺血性损伤而出血;还可因脑血管扩张,静脉淤血、血栓形成,致血管破裂出血。

3. **外伤**　如胎位不正、产程延长等使胎儿头部过分受压,或使用各种助产方式使脑血管撕裂出血。其他如气管插管等频繁操作或机械通气时呼吸机参数设置不当等可造成脑血流动力学突然改变引起毛细血管破裂而出血。

4. **其他**　新生儿肝功能不成熟,凝血因子缺乏,或有出血性疾病。纯母乳喂养的新生儿,母亲长时间摄入缺乏维生素 K 食物可导致新生儿维生素 K 缺乏。先天性白血病常见颅内出血。不当输入碳酸氢钠、甘露醇等高渗溶液,可导致毛细血管破裂。

【临床表现】

1. **神经系统表现**　以神经系统的兴奋或抑制症状为主要表现,与出血部位和出血量有关。轻者可无症状,大量出血者可在短期内死亡。常见的症状与体征有:①神志改变:过度兴奋、嗜睡或昏迷;②兴奋症状:哭吵、尖叫、躁动、激惹、抖动、呼吸增快、心动过速、腱反射亢进、颈强直、惊厥、角弓反张等;③抑制症状:肌肉松弛、心动过缓、呼吸减慢、节律不规则或暂停;④眼部症状:凝视、斜视、眼球震颤、瞳孔对光反应迟钝或消失,瞳孔不等大。

2. **非特异性表现**　不明原因的苍白、贫血和黄疸;体温调节障碍可引起高热、体温不升。

3. **各型颅内出血的特点**

(1)脑室周围 - 脑室内出血(PVH-IVH):多见于未成熟儿,尤其是胎龄小于 32 周、体重低于 1500g 者。影像学检查分为 4 级:Ⅰ级:室管膜下出血,单侧或双侧;Ⅱ级:脑室内出血但无脑室扩大;Ⅲ级:脑室内出血伴脑室扩大;Ⅳ级:脑室内出血合并脑实质出血或脑室周围出血性梗死。临床表现可有三种类型:急剧恶化型、断续进展型和临床寂寞型。以寂寞型最常见,无临床症状和体征,仅在超声或 CT 检查时发现;断续进展型次之,症状在数小时至数天内断续进展神志改变、动作减少、肌张力低下、呼吸不规则;急剧恶化型较少见,但症状最重,患儿可在数分钟至数小时内迅速恶化,出现意识障碍、呼吸暂停、频繁抽搐、肌张力低下、前囟紧张、瞳孔对光反应消失、血压下降、心动过缓,死亡率高。Ⅰ～Ⅱ级出血者预后较好,Ⅲ～Ⅳ级出血存活者半数左右会留有神经系统后遗症。

(2)原发性蛛网膜下腔出血(SAH):起源于软脑膜丛的小静脉或蛛网膜下腔的桥静脉,十分常见。SAH与缺氧、酸中毒、产伤有关。大多数出血量少,无临床症状,预后良好;中度出血者可引起惊厥,常在生后第 2 天出现,惊厥发作间歇表现正常;大量出血常于短期内恶化和死亡,但并不常见。SAH 预后较好,90%随访正常。大量 SAH 主要的后遗症为出血后脑积水。

(3)硬膜下出血(SDH):是产伤性颅内出血最常见类型,多发生于足月儿、巨大儿。可发生于天幕、大脑镰撕裂、大脑表浅静脉破裂。出血量少者可无症状;急性大量出血可在短期内死亡,亚急性多数于 1～2

天后出现惊厥、斜视和神经定位征象如偏瘫等神经系统症状。发生小脑幕切迹疝时可有瞳孔散大、对光反应减弱或消失等第三对脑神经受压的表现。也有在新生儿期症状不明显，但在数月后发生慢性硬膜下积液。

（4）脑实质出血（IPH）：多因小静脉栓塞后使毛细血管压力增高、破裂而出血。如出血部位在脑干，则早期可发生瞳孔改变、呼吸节律不规则和心动过缓等，前囟张力可不高。主要后遗症为脑瘫、癫痫和精神发育迟缓。出血部位可液化形成囊肿，如囊肿与脑室相通则称之为脑穿通性囊肿。

（5）小脑出血（CH）：包括原发性小脑出血，脑室内或蛛网膜下腔出血扩散至小脑，静脉出血性梗死及产伤引起小脑撕裂4种类型。在胎龄小于32周、体重低于1500g的早产儿中较多见，或有产伤史的足月儿。严重者除一般神经系统症状外主要表现为脑干症状，可在短时间内死亡。预后较差，尤其是早产儿。

【实验室和影像学检查】

1. 血红蛋白和红细胞　颅内出血量较多时可伴有贫血，血常规检查有血红蛋白的下降、红细胞的减少。

2. 脑脊液检查

（1）血性脑脊液：连续采集三管，均为血性，有皱缩红细胞。

（2）糖定量测定：糖定量明显降低，与血糖比值<0.6，5～10天最明显，可持续数周。

（3）含铁血黄素细胞检查：此细胞在脑脊液中可持续6个月，有助于诊断及不明原因脑积水患儿的病因追查。

3. 影像学检查

（1）超声检查：ICH在B超中呈现回声增强，是IVH的特异性诊断手段，应为首选，并在生后3～7天进行，1周后动态监测。由于B超对低血红蛋白浓度的敏感性高，数月后仍可探测到残余血块。但对蛛网膜下腔、后颅窝和硬膜外等部位的出血，B超不易发现，需CT、MRI确诊。

（2）CT检查：对各型颅内出血诊断的较好手段，ICH在CT中表现为密度增加。

（3）磁共振成像：MRI检查诊断价值高，有无创、准确的特点。在B超、CT检查阴性而又高度怀疑ICH时应做MRI检查。

【诊断和鉴别诊断】

有异常分娩史、窒息史，发病多在3天内，出现上述的症状与体征。腰穿为血性脑脊液，镜下可见皱缩红细胞。头颅B超、CT、MRI可以确诊。须与以下疾病鉴别：

1. 化脓性脑膜炎　脑脊液常规、培养、细胞形态学可资鉴别。

2. 缺氧缺血性脑病　脑脊液检查、头颅CT可资鉴别。

3. 代谢性惊厥　如低血糖、低血钙及低血镁等，生化检查结果以及对症处理后惊厥停止可资鉴别。

【治疗】

1. 支持疗法　保持患儿安静，尽可能避免搬动、刺激性操作，维持正常的PaO_2、$PaCO_2$、pH值、渗透压及灌注压。维持水、电解质平衡，纠正低血糖、酸中毒。

2. 止血　可选择使用维生素K_1、酚磺乙胺、巴曲酶等。

3. 控制惊厥（见本章第四节）。

4. 降低颅内压（见本章第四节）。

5. 硬膜下穿刺　硬膜下出血者可行此术，每日1次，每次抽出液量不超过15ml，必要时手术治疗。

6. 脑积水治疗　乙酰唑胺可减少脑脊液的产生，每日50～100mg/kg，分3～4次口服；对Ⅲ、Ⅳ级IVH或SAH可于病情稳定后（生后1周左右）连续腰椎穿刺，每日或隔日1次，控制脑积水的发生，但对此法尚存在争议。上述治疗对梗阻性脑积水多无效，转外科行脑室-腹腔分流术。

7. 恢复脑功能药物　胞磷胆碱、吡拉西坦等可试用，效果不确定。随访发育，早期发现异常，早期干预。

【预后】

主要与出血部位、出血量、胎龄及其他围生期因素有关。早产儿Ⅲ、Ⅳ级IVH、慢性缺氧、顶枕部脑实质出血预后差,幸存者常留有神经系统后遗症。

【预防】

加强围生期保健,避免早产,减少窒息和产伤,对患有出血性疾病的孕妇、新生儿及时治疗。避免各种可能导致医源性颅内出血的因素发生。目前并未肯定孕妇或新生儿预防性使用苯巴比妥、吲哚美辛等药物能够预防脑室内出血发生。

问题与思考

1. 新生儿颅内出血常见原因及预防方法?

2. 新生儿颅内出血类型及治疗方法?

第六节　新生儿呼吸窘迫综合征

新生儿呼吸窘迫综合征(RDS)又称肺透明膜病(hyaline membrane disease,HMD)。多见于早产儿,由于缺乏肺表面活性物质(PS),使肺泡呈进行性萎陷,导致生后不久出现进行性呼吸困难、发绀、呼气性呻吟、吸气性三凹征和呼吸衰竭综合征。病理以出现嗜伊红透明膜和肺不张为特征。

【病因与发病机制】

1. **肺泡表面活性物质(pulmonary surfactant,PS)缺乏**　肺泡表面活性物质缺乏是本病的直接原因。PS由肺泡Ⅱ型上皮细胞分泌,其主要成分为磷脂,PS覆盖在肺泡表面,可降低其表面张力,防止呼气末肺泡萎陷,保持功能残气量(FRC),稳定肺泡内压,减少液体自毛细血管向肺泡渗出。PS不足或缺乏,肺泡表面张力增加,肺泡萎陷,肺顺应性降低,吸气时做功增加且肺泡难以充分扩张,潮气量和肺泡通气量明显减少,而肺泡血流相对正常,通气/血流比例降低,导致缺氧、CO_2潴留及代谢性酸中毒。缺氧及酸中毒引起肺小动脉痉挛,形成肺动脉高压,产生右向左分流,造成肺血流灌注下降,加重缺氧,使肺毛细血管通透性增高,液体漏出。肺间质水肿和纤维蛋白沉着于肺泡内表面形成嗜伊红透明膜,使气体弥散障碍,又进一步加重缺氧和酸中毒,进而抑制PS合成,形成恶性循环。

2. **肺透明膜病的诱发因素**　包括①早产儿:胎龄<35周早产儿易发生HMD,且胎龄愈小,发生率愈高;②围生期窒息、缺氧、酸中毒、低灌注可抑制PS生成;③剖宫产婴儿:在分娩发动之前剖宫产,未经正常宫缩,应激反应较弱,PS合成减少;④其他:糖尿病孕母的婴儿、肺部严重感染、重度Rh溶血病等。

【临床表现】

1. **症状**　呼吸窘迫进行性加重是本病特点。多于生后2~6小时出现,表现为呼吸急促,60次/分以上,呼气性呻吟,吸气时出现三凹征,病情呈进行性加重。继而出现呼吸不规则、呼吸暂停、青紫、呼吸衰竭。如出生12小时后出现呼吸窘迫,一般不考虑本病。常在生后第2、3天病情严重,存活3天以上病情将明显好转。并发颅内出血及肺炎者病程较长。

2. **体征**　呼吸急促、青紫、呻吟、吸气性三凹征,胸廓扁平,听诊呼吸音减低,若闻及细湿啰音应考虑肺出血或肺炎可能。若合并有PDA,胸骨左缘第2肋间可听到收缩期或连续性杂音。

3. **并发症**

(1)动脉导管未闭:HMD早期易出现右向左分流,恢复期出现左向右分流。发生PDA时,肺动脉血流增加,致肺淤血、心脏负荷增加,表现为喂养困难、呼吸暂停、水冲脉、心率增快、心前区搏动增强,胸骨左缘第2肋间可听到收缩期或连续性杂音,严重者致肺水肿、心力衰竭。

（2）肺动脉高压（PPHN）：出现 PPHN,使病情加重。

（3）肺部感染：由于插管、机械通气,患儿易继发肺部感染。

（4）支气管肺发育不良（BPD）：长时间给氧、机械通气,造成肺损伤、肺纤维化,导致 BPD。

（5）肺出血：严重病例可发生肺出血,与早产、缺氧有关,常发生在病程 2～4 天。

（6）IVH：HMD 可发生 IVH,主要与早产、缺氧有关,亦与机械通气有关。

【实验室和影像学检查】

1. **血气分析**　主要为血 pH 值、HCO_3^-、PaO_2 下降,$PaCO_2$ 增高。

2. **泡沫稳定试验**　阳性表明 PS 多,可除外 HMD,阴性表明 PS 少,可考虑为 HMD,两者之间为可疑。

3. **羊水卵磷脂 / 鞘磷脂（L/S）比值**　L/S≥2 提示"肺成熟",1.5～2 可疑,＜1.5 为"肺未成熟"。

4. **肺部 X 线检查**　胸片表现较特异,对 RDS 诊断非常重要。根据病变程度分 4 级：Ⅰ级：两肺透亮度减低,见弥漫性网状细小颗粒影,心影清楚,支气管充气征不明显；Ⅱ级：两肺透亮度减低较明显,并见较大密集网状颗粒影,可见气管充气征；Ⅲ级：肺野透亮度更加降低,呈毛玻璃样,横膈及心界模糊不清,支气管充气征明显；Ⅳ级：呈"白肺"样改变,树枝状支气管充气征更加明显。动态拍摄 X 线胸片有助于诊断及治疗效果的评估。

5. **彩色 Doppler 超声检查**　确诊有否 PPHN 和 PDA。

【诊断和鉴别诊断】

早产儿、典型的临床表现和 X 线胸片不难确诊,应与以下疾病鉴别：

1. **B 组 β 溶血性链球菌肺炎**　宫内或分娩过程中感染 B 组 β 溶血性链球菌肺炎或败血症,临床及 X 线胸片表现与 HMD 难以区别。但该病常有母亲妊娠晚期有感染、胎膜早破或羊水有臭味史；母血或宫颈拭子培养有 B 组 β 溶血性链球菌生长；机械通气时所需参数较低,病程与 HMD 不同；用青霉素有效。

2. **湿肺**　多见于足月儿,病程短,为自限性疾病。生后数小时内出现呼吸增快（＞60 次 / 分）,非进行性,一般情况好,重者也有青紫和呻吟等。X 线表现肺气肿、肺门纹理增粗和斑点状云雾影,以及叶间胸膜积液。

3. **羊水和胎粪吸入性肺炎**　以足月儿或过期产儿多见,常有宫内窘迫,出生时窒息,复苏后出现呼吸困难、发绀,但不呈进行性发展,肺部湿啰音常见。X 线表现斑片状模糊影、肺气肿。

4. **膈疝**　孕母常有羊水过多,新生儿出生后出现呼吸困难及发绀。腹部凹陷,患侧胸部呼吸音减弱甚至消失,可闻及肠鸣音；胸腹 X 线片可见患侧胸部有充气的肠曲或胃泡影及肺不张,纵隔向对侧移位,腹部充气影减少,膈肌升高。

【治疗】

HMD 的处理原则：①呼吸支持治疗,改善低氧血症和酸中毒,同时注意避免氧和机械通气所致的肺损伤；②保持内环境稳定和正常的组织代谢,促进 PS 产生；③维持心血管功能稳定,预防右向左分流及 PDA 的发生；④表面活性物质的替代治疗。

1. **纠正缺氧**

（1）供氧：轻者选用鼻导管、面罩或头罩吸氧,因早产儿易发生氧中毒,故以维持 PaO_2 50～70mmHg（6.7～9.3kPa）和 $TcSO_2$ 90%～95% 为宜。

（2）持续呼吸道正压给氧（CPAP）：应用于一般给氧效果不好,且辅助呼吸肌运动明显,及早应用 CPAP。压力范围 2～8cmH_2O,2～6cmH_2O 最常用。

（3）机械通气：CPAP 压力＞8cmH_2O,PaO_2 仍然＜50mmHg（6.7kPa）,或 $PaCO_2$＞60mmHg（8kPa）,并继续升高；频繁呼吸暂停；胸部 X 线呈Ⅲ级以上病变者均为气管插管机械通气的指征。当常频通气治疗难以奏效时,改用高频通气。

2. **PS 替代疗法**　可明显降低 HMD 病死率及气胸发生率,同时可改善肺顺应性和通换气功能,降低呼吸机参数。

3. **对症支持治疗**　①保温。②监测:体温、呼吸、心率、血压和血气等。③液体和营养:HMD 患儿在机械通气时,既要避免低血容量,又要防止补液过多导致肺水肿和 PDA、IVH 和 BPD 的发生。第 1～2 天液量 60～80ml/(kg•d),第 3～5 天 80～100ml/(kg•d),并补充电解质。病情好转后改为经口喂养,热能不足时辅以部分静脉营养。④纠正酸中毒。⑤维持循环稳定:低血压可用多巴胺。

4. **抗感染治疗**　根据肺部继发感染的病原菌,选用相应抗生素治疗。

5. **并发症的治疗**

(1)并发 PDA 的治疗:包括限制入液量,早期应用前列腺素合成酶抑制剂吲哚美辛,三剂为一疗程,每剂间隔 12 小时,首剂 0.2mg/kg,第二、第三剂为每次 0.1mg/kg。或使用布洛芬,其没有少尿和肾功能损害等副作用。用药无效时可考虑手术结扎。

(2)并发 PPHN 的治疗:吸入 NO 对 PPHN 有较好疗效。吸入浓度 5～20ppm。无条件使用 NO 时可使用硫酸镁、前列腺素、西地那非等。

【预防】

1. **产前预防**　①预防早产。②糖皮质激素:对有可能发生早产的孕母应用地塞米松,每次 5mg,每日 2 次,共 4 次;倍他米松每次 12mg,每 24 小时一次,共两次。应在分娩前 24 小时至 7 天给药。

2. **出生后预防**　对胎龄＜30～32 周的早产儿,出生体重＜1200g 者,欧洲指南预防应用 PS;美国指南建议早期有创通气,按需使用 PS。

问题与思考

1. 哪些人容易发生新生儿呼吸窘迫综合征?其临床症状特点是什么?

2. 新生儿发生 RDS 后会出现哪些病理生理变化?应如何应对?

3. 简述新生儿 RDS 的预防和治疗措施,简述并发症的治疗措施。

第七节　新生儿感染性疾病

随着经济社会发展水平提高,感染性疾病在我国有减少的趋势,但感染性疾病的发病率和病死率仍占新生儿疾病主要位置。细菌和病毒是最常见的病原体。

一、TORCH 感染

【病因与发病机制】

1. **病因**　新生儿 TORCH 感染包括一组围生期慢性非细菌性感染。其中 T 代表弓形体(toxoplasma)、R 代表风疹病毒(rubella virus, RV)、C 代表巨细胞病毒(cytomegalovirus, CMV)、H 代表单纯疱疹病毒(herpes simplex virus, HSV)、O(others)为其他病原,如 EB 病毒、水痘-带状疱疹病毒、梅毒螺旋体、乙型肝炎病毒、支原体、人类免疫缺陷病毒等。孕妇感染这些病原体后,绝大多数无明显症状,但可致胎儿、新生儿感染,引起流产、死胎、早产或出现病症。

2. **感染途径**　①出生前感染:又称宫内感染。主要是病毒引起的慢性感染;②出生时感染;③出生后感染。与携带病毒的母亲密切接触是新生儿生后病毒感染最主要的途径。

3. 发病机制　病毒入侵胎儿、新生儿体内是否致病，致病的严重程度，组织受损的广泛程度、受损的主要器官与侵入病毒的毒力、数量、侵入时间、方式、部位、组织对侵入病毒的亲和力密切相关，与不同时期机体的识别能力、免疫状态及其免疫反应是否激活有关。胚胎感染后，病毒可杀伤胚细胞或抑制受感染细胞的有丝分裂，使发育受阻，染色体变异及器官组织分化发育中断而发生畸形、死胎或流产。孕中期感染会导致胎儿生长发育迟缓或死产。孕晚期、新生儿期感染主要引起组织器官的炎症反应；胎儿感染时，易累及单核-吞噬细胞系统导致免疫缺陷。

【临床表现】

TORCH 感染可引起一组相似的症状和体征，如宫内发育迟缓、黄疸、贫血、血小板减少、紫癜、肝脾大、小头畸形、脑积水、白内障、脉络膜视网膜炎、间质性肺炎等，称为 TORCH 综合征。每种病原体又有出现频率较高的常见症状，如弓形虫感染致大脑皮层钙化、脉络膜视网膜炎最常见；RV 感染，以合并心血管畸形、骨质异常、宫内发育迟缓、白内障为多见；耳聋可见于 RV 及 CMV 感染，HSV 感染可有皮肤疱疹、眼角膜结合膜炎、脉络膜视网膜炎、脑炎。

【实验室检查及影像学检查】

1. 一般检查　周围血白细胞计数一般不高，弓形体、衣原体感染嗜酸性粒细胞可增高；EB 病毒感染可出现异常淋巴细胞；血小板计数可降低；可有肝功能异常、血清胆红素升高等。CMV 感染患者新鲜尿中脱落的细胞，镜检可找到巨细胞包涵体。

2. 病原学检查　①病毒分离与鉴定：可确定诊断，但费时、要求高，不利快速诊断。②病毒抗原、抗体检测：采用酶联免疫、血凝抑制试验等检测抗体。受染的细胞或组织切片应用荧光抗体染色检验抗原。③病毒 DNA 检测：使用 PCR 技术检测标本中的 DNA。

3. 胸部 X 线检查　支原体、衣原体及 CMV 可引起肺部病变。在早产儿尤其极低体重儿，支原体感染可致慢性肺部疾患，X 线表现与 BPD 相似。

4. 头颅 CT 检查　可发现颅内软化灶、钙化灶及脑发育不良。

5. 长骨 X 线检查　RV、梅毒螺旋体感染引起骨骼损害，X 线表现股骨远端及胫骨近段的骨骺端密度减低。

【诊断和鉴别诊断】

据病原学接触史及异常分娩史、TORCH 感染多系统损伤的表现、实验室检查以及组织病理学可诊断。与下列疾病鉴别：

1. 新生儿败血症　症状体征与 TORCH 感染可能相似，但前者血、病灶培养为细菌生长，后者特异性抗体、抗原及病原 DNA 的检测有助于鉴别。

2. 化脓性脑膜炎　两者均具有 CNS 症状与体征，但两者的脑脊液检查前者为化脓性改变而后者为病毒性脑炎改变，CSF 抗体及 DNA 检测可助鉴别。

3. CMV 感染　要与乙型肝炎、传染性单核细胞增多症、先天性胆道闭锁鉴别。

【预防】

避免与宠物接触，不吃生肉制品；孕妇应做血清学检查，妊娠初期感染者可终止妊娠，中晚期给予相应治疗；原发性生殖器疱疹的孕母行剖宫产；家庭及医务人员的预防；制备应用相应的疫苗。

【治疗】

1. 隔离　对 HSV、梅毒螺旋体等感染应注意隔离，防止传播。

2. CMV 感染的治疗　更昔洛韦诱导期每日 2 次静滴，每次 5mg/kg，间隔 12 小时，每次静滴时间在 1 小时以上，持续 2 周。维持期每日 1 次静滴，每次 5mg/kg，连用 2 周，或每周 3~5 次，用 4~8 周。

3. HSV 感染的治疗　阿昔洛韦静滴，每次 10mg/kg，每 8 小时一次，每次静滴时间在 1 小时以上，连用 10~14 天。也可用更昔洛韦。

4. 弓形体病的治疗 乙酰螺旋霉素每日 50～100mg/kg，分 3～4 次口服，用 2～3 周后停药 1～2 周，再重复 2～4 疗程。磺胺嘧啶每日 50～100mg/kg，分 4 次口服；乙胺嘧啶每日 1mg/kg，每 12 小时一次，2～4 天后减半。两药合用加用叶酸。疗程 4～6 周，用 3～4 个疗程，每疗程间隔 1 月。也可应用阿奇霉素。

5. 梅毒的治疗 青霉素 G 5 万单位 /(kg•次)，静滴，每 8 小时给药一次，疗程 10～14 天。疗程结束后须在 2、4、6、9、12 个月追踪观察血清学试验。

6. 其他 支原体感染首选红霉素，剂量 25～40mg/(kg•d)，呼吸道感染分 3～4 次静滴或口服，疗程 7～14 天。也可应用阿奇霉素。

二、新生儿感染性肺炎

感染性肺炎是新生儿常见疾病，也是引起新生儿死亡的重要病因。可发生在出生前、出生时或生后，由细菌、病毒等不同的病原体引起。

【病因】

1. 出生前和出生时感染性肺炎 前者又称宫内感染性肺炎，出生前感染是通过羊水或血行传播发病，常见的病原体为病毒，如风疹病毒、巨细胞病毒等以及革兰氏阴性杆菌、B 族溶血性链球菌、生殖道支原体、沙眼衣原体等。出生时感染可能是胎儿在分娩过程中吸入孕母产道污染的羊水或分泌物以及断脐时消毒不严所致。其病原体和出生前感染吸入污染羊水所致的肺炎相似，以革兰氏阴性杆菌为多见。

2. 出生后感染性肺炎 分为医院或社区感染，社区感染常通过以下两个途径：①呼吸道途径：与周围人群的接触感染；②血行感染：其他部位的感染通过血行传播至肺，常为败血症的一部分。病原体以肺炎球菌、金黄色葡萄球菌、大肠杆菌和呼吸道合胞病毒等多见。医院感染常由医源性途径所致。由于 NICU 建立，各种操作尤其侵入性操作如气管插管、各种导管的留置以及呼吸机使用时间过长等引起感染性肺炎。故近年来机会致病菌如克雷伯菌、假单胞菌、表皮葡萄球菌、枸橼酸杆菌等感染增多。长期使用广谱抗生素易发生念珠菌肺炎。

【临床表现】

1. 出生前感染性肺炎 出生时常有窒息史，复苏后不久出现气促、呻吟、呼吸困难，反应低下，体温不稳定，病情进展快。肺部听诊呼吸音粗糙或减低，半数出现湿啰音。严重者可出现呼吸衰竭、心衰或持续肺动脉高压。血行感染者常缺乏肺部体征，但黄疸、肝脾大和脑膜炎等表现较常见。

2. 出生时感染性肺炎 有一定潜伏期，发病时间因不同病原体而异，细菌性感染在生后 3～5 天发病，Ⅱ型疱疹病毒感染多在生后 5～10 天，而衣原体肺炎常在生后 3～12 周发病。多数表现为反应低下、气促或发绀。

3. 出生后感染性肺炎 临床表现和婴儿感染性肺炎表现相似，常表现发热、咳嗽、气促、发绀、口吐泡沫、精神萎靡、吃奶少、早产儿及重症者体温不升。肺部体征早期常不明显，病程中两肺可闻及细湿啰音。呼吸道合胞病毒肺炎可出现喘息，肺部听诊可闻哮鸣音。金黄色葡萄球菌肺炎易合并脓胸、脓气胸等。

【实验室和影像学检查】

1. 外周血白细胞检查 出生前和出生时感染性肺炎周围血白细胞大多正常，也可减少或增加。生后感染性肺炎如为细菌感染，周围血白细胞大多增多，但重症感染可降低。沙眼衣原体感染可有嗜酸性粒细胞增高。

2. 病原学检查 痰或血液细菌培养，以及血清学检测病毒抗体、衣原体抗体等有助于病原学诊断。

3. X 线 表现宫内感染性肺炎以间质改变为主，有时类似 HMD。出生后感染性肺炎胸部 X 线表现类似一般婴幼儿支气管肺炎表现。以间质改变为主者提示病毒性肺炎可能大。金黄色葡萄球菌肺炎易合并肺大泡、脓气胸。

【诊断】

根据分娩时的宫内窘迫、胎膜早破、出生时窒息及出生后感染等病史以及有关临床症状、体征,结合 X 线表现,诊断不难。不典型病例需与新生儿湿肺、HMD、先天性膈疝等相鉴别。

【治疗】

1. 加强呼吸道管理及监护。

2. 有低氧血症时给氧。

3. 针对不同病原体选用抗感染治疗。

4. 对症及支持疗法保暖、保证足够的能量和营养供给,维持水、电解质及酸碱平衡,每日输液总量 60 ～ 100ml/kg,输液速率应慢,防止发生心力衰竭及肺水肿;纠正循环障碍,使用血管活性药物。必要时输注免疫球蛋白,给予免疫支持。

三、新生儿细菌性败血症

新生儿败血症(neonatal septicemia)是指病原体侵入新生儿血液循环,并在其中生长、繁殖、产生毒素而造成的全身性感染。常见的病原体为细菌,也可为真菌等。本节所述为细菌性败血症。

【病因和发病机制】

1. **病原菌**   不同时间空间有不同流行病学特点,我国仍以葡萄球菌最多见,其次为大肠杆菌等 G⁻ 杆菌。随着 NICU 建立,重症病人侵入性操作增加、广谱抗生素的应用以及极低出生体重儿存活率明显提高,表皮葡萄球菌、假单胞菌、克雷伯杆菌等机会致病菌以及耐药菌株所致的感染有增加趋势。发展中国家 B 组溶血性链球菌和李斯特菌少见,欧美发达国家常见。

2. **感染途径**   ①产前感染:见于孕母宫腔炎等情况,大肠杆菌、厌氧菌感染多见;②产程感染:多见于羊膜早破、产程延长、产程污染等,大肠杆菌逆行感染;③产后感染:常发生于脐部、皮肤黏膜及呼吸道、消化道的化脓感染后,以球菌多见;④侵入性导致医源性感染。

3. **易感因素**   新生儿尤其早产儿的特异性与非特异性免疫功能低下,是造成新生儿败血症发病率和病死率高的内在原因。

【临床表现】

1. **早发型**   生后 1 周内起病,常为产前及产程感染。

2. **晚发型**   出生 1 周后发病,常为产后感染,更常见。新生儿败血症无特异性临床表现,早期常表现为反应低下、吃奶减少、哭声低、体温不稳定等,但发展较快、较重,不久会出现不吃、不哭、不动、面色不好、体重不增、精神萎靡、嗜睡等症状。

3. **出现以下表现时应高度怀疑败血症**   ①黄疸:有时是败血症的唯一表现,符合病理性黄疸条件,且常迅速加重。②中毒性休克征象,硬肿症出现常提示预后不良。③出血倾向:皮肤黏膜瘀点、瘀斑,消化道出血等。④皮肤及软组织炎症:剥脱性皮炎、蜂窝织炎、多发性脓肿与败血症互为因果。绿脓杆菌败血症常合并皮肤出血性坏死、绿色脓液,眼结膜炎伴血性分泌物。⑤严重合并症:脑膜炎、坏死性小肠结肠炎等。⑥病程长者,有贫血、肝脾大。

【实验室检查】

1. **炎症相关指标**   ①白细胞(WBC)计数:WBC < 5 × 10⁹/L 或 > 20 × 10⁹/L;②白细胞分类:杆状核细胞 / 中性粒细胞≥0.20,出现中毒颗粒或空泡;③血小板计数 < 100 × 10⁹/L;④血沉≥15mm/h;⑤ C 反应蛋白(CRP)常在炎症发生 6 ～ 8 小时内即上升,≥8μg/ml,感染控制迅速下降。有条件做血清前降钙素(PCT)或白介素6(IL-6)测定。

2. 病原学检查

（1）分泌物涂片：患儿体液、分泌物如脑脊液、脓液等，均应涂片检查，可提供早期线索。

（2）细菌培养：①血培养：使用抗生素之前做血培养，抽血时严格消毒；同时作 L 型细菌和厌氧菌培养可提高阳性率。培养阳性者做药物敏感试验。②脑脊液、尿培养。③局部感染灶分泌物涂片及培养，有助于诊断。

（3）病原菌抗原及分子生物学检测：①采用对流免疫电泳、酶联免疫吸附试验、乳胶颗粒凝集等方法用于血、脑脊液和尿中致病菌抗原检测。②基因诊断方法：如应用质粒分析、核酸杂交、聚合酶链反应等鉴别病原菌的生物型和血清型。

【诊断】

1. 确诊败血症的标准　具有临床表现并符合下列任一条：①血培养或无菌体腔内培养出致病菌；②如果血培养标本培养出条件致病菌，则必须与另次（份）血或无菌体腔内或导管尖端培养出同样细菌。

2. 临床诊断败血症的标准　具有临床表现且具备下列任一条：①非特异性检查 >2 条；②血标本病原菌抗原或 DNA 检测阳性。

【治疗】

1. 抗生素治疗用药原则　①早用药：新生儿免疫力低下，临床疑有败血症，不必等待血培养结果即应用。②静脉、联合给药：病原菌未明确前可结合患儿发病日龄、当地病原学特点和耐药菌株情况选择两种抗生素联合使用，兼顾革兰氏阳性球菌及阴性杆菌，并选用杀菌剂。③药敏试验：病原菌明确后可根据药敏试验适当选择用药，药敏不敏感但临床有效者可暂不换药。④疗程足：血培养阴性，经抗生素治疗后病情好转时应继续治疗 5～7 天；血培养阳性，疗程至少需 10～14 天；有并发症者应治疗 3～4 周。⑤注意药物毒副作用：1 周以内的新生儿，尤其是早产儿肝肾功能不成熟，给药次数宜减少，每 12～24 小时给药 1 次，1 周后每 8～12 小时给药 1 次。氨基糖苷类抗生素目前已不主张在新生儿期使用。

2. 支持疗法　保暖，供给足够热卡，维持水、电解质平衡。

3. 对症治疗　①休克时输新鲜血浆或全血，应用血管活性药物如多巴胺或多巴酚丁胺；②清除感染灶；③纠正酸中毒和低氧血症；④减轻脑水肿。

4. 免疫疗法　①静注免疫球蛋白，每日 400mg/kg，3～5 日；②重症患儿可行交换输血，换血量 150～180ml/kg；③其他：纤维结合蛋白的应用，高价免疫球蛋白或针对败血症病原的单克隆抗体的治疗研究，有望成为抗生素治疗的补充。细胞免疫功能低下者可使用胸腺素。

四、新生儿破伤风

新生儿破伤风（neonatal tetanus）是指破伤风杆菌侵入脐部引起的一种急性严重感染，临床以牙关紧闭和全身肌肉强直性痉挛为特征，常在生后 7 天左右发病。多发生于旧法接生的新生儿。

【病因和发病机制】

破伤风杆菌为革兰氏阳性厌氧菌，其芽孢抵抗力强，普通消毒剂无效。其广泛存在于土壤、尘埃和粪便中，若用污染的器械断脐或包扎时，破伤风杆菌进入脐部，覆盖物及坏死的残留脐端造成的相对缺氧，有利于破伤风杆菌繁殖。其产生的痉挛毒素沿神经干、淋巴液等传至脊髓和脑干，与中枢神经组织中神经节苷脂结合，致使后者不能释放抑制性神经介质（甘氨酸、氨基丁酸），引起肌肉痉挛。首先受累的是咀嚼肌、面肌。此毒素也可兴奋交感神经，引起心动过速、多汗等。

【临床表现】

潜伏期 3～14 天，多为 4～7 天，此期愈短、预后越差。早期症状：哭吵，吸吮、张口困难，如用压舌板压舌时，用力愈大、张口愈困难；随后发展为牙关紧闭、面肌紧张、出现"苦笑"面容，阵发性双拳紧握，上肢屈曲,下肢伸直,头后仰呈角弓反张状。呼吸肌和喉肌痉挛可引起青紫、窒息。痉挛发作时患儿神志清楚为本病的特点,轻微刺激(光、声、触摸等)诱发痉挛发作。继发肺炎后常发热。经合理治疗2~4周后,痉挛渐减轻,间隙期延长,逐步能吮奶,完全恢复约经2~3个月。

【治疗】

治疗原则:控制惊厥防窒息,预防感染,保证营养。

1. 保持环境安静 避光操作治疗应在止痉后且尽量集中进行。痉挛期应暂禁食,禁食期间可通过静脉供给营养,症状减轻后试用胃管喂养。脐部感染者局部清创。

2. 抗毒素治疗 抗毒素只能中和游离破伤风毒素,愈早用愈好。破伤风抗毒素(TAT)1万~2万IU静脉滴注,连用2天;破伤风免疫球蛋白(TIG)500IU肌注。

3. 止痉药控制痉挛是治疗成功的关键。

(1)地西泮(安定):首选,每次0.3~0.5mg/kg,缓慢静脉注射,5分钟内可达有效浓度,因半衰期短,不适合做维持治疗。早期宜静脉缓推后静滴维持,痉挛减轻后再胃管给药,可每次0.5~1mg/kg,4~6小时一次。

(2)苯巴比妥钠:首次负荷量为15~20mg/kg,缓慢静注;维持量为每日5mg/kg,可与安定交替使用。

(3)10%水合氯醛:剂量每次0.5ml/kg,胃管注入或灌肠,常作为发作时临时用药。

(4)其他:硫喷妥钠在以上药物无效时可选用。重症患儿使用呼吸机的情况下可用神经肌肉阻滞剂。

4. 抗生素 可用青霉素、甲硝唑,疗程7~10天。

【预防】

严格执行新法接生完全可预防本病。接生时消毒不严,24小时内脐残端重新清创,同时肌注TAT 1500IU,或注射TIG 75~250IU。

问题与思考

1. 简述TORCH感染的临床表现及其相关病原治疗。

2. 试述新生儿败血症的诊断标准及抗生素使用原则。

第八节 新生儿黄疸

新生儿黄疸是常见症状之一,血中胆红素超过5~7mg/dl可出现肉眼可见的黄疸。部分高未结合胆红素血症可引起胆红素脑病(核黄疸),严重者造成死亡,存活者会留有后遗症。新生儿出现黄疸,应区别生理性或病理性,积极处理。

【新生儿黄疸的发生机制】

1. 胆红素生成过多 新生儿每日生成的胆红素为8.5mg/kg,成人则为3.8mg/kg。其原因有:①红细胞数量过多;②新生儿红细胞寿命短,为70~90天(成人为120天);③肝脏和其他组织中的血红素及骨髓细胞前体较多。

2. 胆红素转运能力低下 早产儿血白蛋白含量低,且刚出生新生儿常有不同程度的酸中毒,均可减少胆红素与白蛋白的联结。

3. 肝脏功能发育不完善 出生时肝细胞内Y、Z蛋白含量极微(生后5~10天达成人水平),尿苷二磷酸葡萄糖醛酸基转移酶(UDPGT)含量也低(生后1周接近成人水平)且活性差(仅为正常的0~30%),因此,生成结合胆红素的量较少;出生时肝细胞将结合胆红素排泄到肠道的能力暂时低下,早产儿更为明显,可出现暂时性肝内胆汁淤积。

4. 肠肝循环的特性 肠内 β- 葡萄糖醛酸苷酶活性高,可将结合胆红素转变成未结合胆红素,加之肠道内缺乏细菌,肠内结合胆红素,不能被还原成尿胆原、粪胆原随粪便排除,导致未结合胆红素的产生和吸收增加。此外,胎粪约含胆红素 80 ~ 200mg,如排泄延迟,可使胆红素吸收增加。

5. 加重新生儿黄疸甚至诱发核黄疸的原因 饥饿、缺氧、脱水、酸中毒、头颅血肿或颅内出血、感染等,更易出现黄疸或使原有黄疸加重。

【新生儿黄疸的分类】

1. 生理性黄疸 约 50% ~ 80% 的早期新生儿生后 2 ~ 3 天出现黄疸,4 ~ 6 天达高峰,足月儿在生后 2 周消退,早产儿于生后 3 ~ 4 周消退;每日血清胆红素升高 < 85μmol/L(5mg/dl);血清总胆红素峰值足月儿 < 221μmol/L(12.9mg/dl),早产儿 < 257μmol/L(15mg/dl);且一般情况好,无疾病表现。

有资料表明所谓"生理性"黄疸也可发生胆红素脑病,尤其是极低体重儿与高危儿,临床应予重视。生理性黄疸的诊断,必须排除引起病理性黄疸的各种疾病。

2. 病理性黄疸 ①出现过早:生后 24 小时内出现黄疸;②程度过重:血清胆红素足月儿 > 221μmol/L(12.9mg/dl)、早产儿 > 257μmol/L(15mg/dl);③进展速度过快:每日上升超过 85μmol/L(5mg/dl);④黄疸持续时间过长:足月儿 > 2 周,早产儿 > 4 周;⑤黄疸退而复现;⑥血清结合胆红素 > 34μmol/L(2mg/dl)。具备其中任何一项者即可诊断为病理性黄疸。

病理性黄疸可由多种原因所致,临床常分为三类。

(1)胆红素生成过多

1)同族免疫性溶血:见于血型不合如 ABO 或 Rh 血型不合等。

2)红细胞酶或膜异常:葡萄糖 -6- 磷酸脱氢酶(G-6-PD)、丙酮酸激酶缺陷,遗传性球形红细胞、椭圆形红细胞、口形红细胞增多症,维生素 E 缺乏和低锌血症等均可使红细胞膜异常,致使红细胞破坏增加。

3)血红蛋白病:由于血红蛋白肽链数量和质量缺陷而引起溶血,如 α 地中海贫血等。

4)血管外溶血:如较大的头颅血肿、颅内出血、内脏等部位出血。

5)红细胞增多症:常见于母 - 胎或胎 - 胎间输血及糖尿病母亲婴儿等。

6)感染:细菌、病毒等引起的重症感染皆可致溶血,以金黄色葡萄球菌、大肠杆菌引起的败血症多见,是新生儿黄疸的一个重要原因。

7)肠肝循环增加:肠梗阻、饥饿和喂养延迟等均可使胎粪排泄延迟,使胆红素吸收增加;母乳性黄疸,病因尚未肯定。可能与母乳中的 β- 葡萄糖醛酸苷酶活性高,使肠道内未结合胆红素生成增加有关,见于母乳喂养儿,黄疸发生于生后 3 ~ 8 天,1 ~ 3 周左右达高峰,6 ~ 12 周消退,停喂母乳 3 ~ 5 天,黄疸明显减轻。

(2)肝脏摄取和结合胆红素功能低下

1)感染:感染因素除引起溶血外,同时又可抑制肝酶活性,使肝细胞结合胆红素能力下降。

2)窒息、缺氧、酸中毒:UDPGT 活性受抑制,酸中毒并可影响未结合胆红素与白蛋白的结合。

3)Crigler-Najjar 综合征:即先天性 UDPGT 缺乏。I 型属常染色体隐性遗传,酶完全缺乏,酶诱导剂无效,难以存活;Ⅱ 型属常染色体显性遗传,酶活性低下,酶诱导剂治疗有效。

4)Gilbert 综合征:属常染色体显性遗传,是由于肝细胞摄取胆红素功能障碍,黄疸较轻,伴有 UDPGT 活性降低时黄疸较重,酶诱导剂治疗有效。通常于青春期症状才明显。预后良好。

5)Lucey-Driscoll 综合征:即家族性暂时性新生儿黄疸,因妊娠后期孕妇血清中存在一种孕激素,抑制 UDPGT 活性所致。本病有家族史,生后 48h 内发生严重黄疸,常需换血,2 ~ 3 周自然消退。

6)药物:某些药物如维生素 K₃、吲哚美辛、毛花苷丙等,可与胆红素竞争 Y、Z 蛋白的结合位点。

7)其他:先天性甲状腺功能低下、垂体功能低下等常引起血胆红素升高且消退延迟。

(3)胆汁排泄障碍:肝细胞排泄结合胆红素障碍或胆管受阻,可致高结合胆红素血症,如同时有肝细胞损伤,未结合胆红素也增高。

1）新生儿肝炎：多由病毒引起的宫内感染所致。常见有乙型肝炎病毒、巨细胞病毒、风疹病毒及 EB 病毒等。

2）先天性代谢缺陷病：α1- 抗胰蛋白酶缺乏症、半乳糖血症、酪氨酸血症、糖原贮积症Ⅳ型及脂质累积病等可有肝损害。

3）Dubin-Johnson 综合征：即先天性非溶血性结合胆红素增高症，是由肝细胞分泌和排泄结合胆红素障碍所致。

4）胆管阻塞：先天性胆道闭锁和先天性胆总管囊肿，造成肝内或肝外胆管阻塞，是新生儿期阻塞性黄疸的常见原因；严重的新生儿溶血病可发生胆汁淤积综合征；肝脏和胆道肿瘤也可压迫胆管造成阻塞。

【胆红素的毒性】

1. **胆红素的化学特性**　未结合胆红素主要形式是二价阴离子（B^{2-}），在血浆中以白蛋白联结胆红素形式（AB^{2-}）存在，仅有少部分的游离胆红素，包括二价阴离子（B^{2-}）、单价阴离子（BH^-）、胆红素酸（BH_2）。由于 B^{2-} 能与生物膜的磷脂结合，BH_2 有明显的聚集倾向，因此，B^{2-} 和 BH_2 是胆红素毒性的主要形式。AB^{2-}、B^{2-}、BH^-、BH_2 在体内保持动态平衡，这种动态平衡的维持与白蛋白浓度、结合胆红素浓度、H^+ 浓度、白蛋白胆红素联结能力有关，易受疾病影响。

2. **胆红素的神经毒作用**　未结合胆红素具有亲脂性，易通过血 - 脑脊液屏障，主要侵袭神经元并非神经胶质，脑基底核最明显，其他部位如海马、视丘、苍白球等。提示神经元对胆红素有选择性的易感性。胆红素对细胞的氧化磷酸化、cAMP 合成、氨基酸代谢、DNA 合成、脂质代谢、髓鞘形成、神经递质合成、离子通道和突触传递，以及兴奋性氨基酸的体内平衡均有影响，通过多个水平损伤神经细胞和造成永久后遗症。视听生理功能检查、^{31}P 磁共振波谱应用，评估胆红素神经毒性。有文献提出"新生儿亚临床型胆红素中毒症"，胆红素对中枢神经系统的损伤尚处于可逆阶段，只有靠听性脑干诱发电位（BAEP）等检查才能发现。

3. **血 - 脑脊液屏障功能状态**　在胆红素脑病病理情况下，血 - 脑脊液屏障通透性增高，除胆红素单价阴离子穿过血 - 脑脊液屏障外，二价阴离子与蛋白联结的复合物也可通过血 - 脑脊液屏障侵袭神经元。

问题与思考

1. 简述胆红素代谢的途径及其影响因素。
2. 什么是病理性黄疸？
3. 黄疸的主要危害是什么？黄疸处理手段有哪些？

第九节　新生儿溶血病

新生儿溶血病（hemolytic disease of newborn，HDN）系指母婴血型不合而引起的同族免疫性溶血。文献报道 ABO 溶血病占新生儿溶血的 85.3%，Rh 溶血病占 14.6%。

【病因和发病机制】

子代血型与母亲血型可不同，当胎儿红细胞所具有的抗原恰为母体所缺乏时，进入母体的胎儿红细胞抗原促使母体产生相应的抗体，初次免疫反应产生 IgM 抗体需要 2～6 个月，且不能通过胎盘进入胎儿体内。当再次妊娠（其胎儿血型与上一胎相同）时，产生抗体（IgG）进入胎儿血循环，与红细胞相应抗原结合，形成致敏红细胞，被单核 - 吞噬细胞系统破坏引起溶血。

1. **ABO 血型不合溶血病**　ABO 血型不合主要发生于母亲为 O 型，子为 A 型或 B 型。产妇 A 型，胎儿 B

型或 AB 型；产妇 B 型，胎儿 A 型或 AB 型时，很少见。这是因为 O 型妇女比 A 型或 B 型妇女具有较高的抗 A 或抗 BIgG。A 或 B 血型物质广泛存在于自然界，如某些植物、寄生虫、伤寒疫苗等，O 型母亲在第一次妊娠前，很可能已接受过 A 或 B 血型物质的刺激，因此第一胎可发病。虽然母婴 ABO 血型不合很常见，但真正发病较少，因为 IgG 抗 A 或抗 B 抗体进入胎儿体内后，经血型物质中和、组织细胞的吸附使不合抗体被处理掉；胎儿红细胞 A 或 B 抗原位点少，抗原性弱，反应低，故发病少。

2. Rh 血型不合溶血病　Rh 血型系统有 6 种抗原，即 C、D、E、c、d、e（d 抗原未测出），其抗原性强弱依次为 D>E>C>c>e，故以 RhD 溶血病最常见，其次为 RhE。红细胞缺乏 D 抗原称为 Rh 阴性，具有 D 抗原称为 Rh 阳性，中国人绝大多数为 Rh 阳性。母亲 Rh 阳性（有 D 抗原），也可缺乏 Rh 系统其他抗原如 E 等，若胎儿有该抗原也可发生 Rh 溶血病。由于自然界无 Rh 血型物质，Rh 溶血病一般不发生在第一胎。当 Rh 阴性母亲既往输过 Rh 阳性血或有过流产史，因其怀孕前已被致敏，故第一胎可发病。Rh 溶血病病情随胎次增加而加重。

【临床表现】

ABO 溶血病第一胎可发病，临床表现较轻。Rh 溶血病一般发生在第二胎，临床表现较重，严重者甚至死胎。

1. 黄疸　多数 ABO 溶血病的黄疸在生后第 2～3 天出现，程度轻，临床易误诊为"生理性黄疸"，而 Rh 溶血病一般在 24 小时内出现并迅速加重。血清胆红素以未结合型为主，但少数患儿溶血严重，在病程恢复期结合胆红素明显升高，出现"胆汁黏稠综合征"。

2. 贫血　ABO 溶血病大部分无明显贫血或仅有轻度贫血。重症 Rh 溶血生后即可有严重贫血或伴心力衰竭。部分患儿因其抗体持续存在，贫血可持续至生后 2～6 周，称晚期贫血。

3. 肝、脾大　多见于 Rh 溶血病患儿，ABO 溶血病少见。

4. 出血倾向　见于重症者，与血小板减少、毛细血管缺氧性损害有关，少数发生 DIC。表现为皮肤瘀点、瘀斑、肺出血等。

5. 核黄疸　核黄疸为新生儿溶血病最严重的并发症，一般发生于生后 2～7 天，早产儿更易发生，临床上分为四期：

（1）警告期：持续 12～24 小时。表现为嗜睡、反应低下、吮吸无力或拒乳、肌张力降低、拥抱反射减弱，可伴有发热和黄疸突然加重，偶有尖叫和呕吐。

（2）痉挛期：持续时间一般为 12～48 小时。主要临床特点是痉挛、角弓反张和发热，一般以痉挛的出现作为进入第二期。轻者仅有双眼凝视或上翻，为时很短；较重者双手紧握、双臂伸直内旋；严重者头后仰、角弓反张，阵发性抽搐或持续强直性痉挛状态，伴有尖叫、呼吸不规则、呼吸暂停、发热、甚至中枢性呼衰死亡。

（3）恢复期：此期约持续 2 周。抽搐减少，角弓反张逐渐消失，肌张力逐渐恢复，吃奶及反应好转。

（4）后遗症期：此期约于病后 1 个月或更晚出现。主要表现为相对持久性或持续性锥体外系神经异常，是胆红素后遗症的特征，即核黄疸四联症：①手足徐动；②眼球运动障碍；③听觉障碍；④牙釉质发育不良。此外，也可留有脑瘫、智能落后、抽搐等后遗症。

【实验室检查】

1. 确定有无溶血及严重程度　红细胞及血红蛋白下降（脐血<130g/L、早期新生儿毛细血管血红蛋白<145g/L），网织红细胞增高（>6%），外周血有核红细胞增高（>10/100 个白细胞）等均提示患儿可能存在溶血，但不能凭此而确诊。血清总胆红素和未结合胆红素明显增加。

2. 血型检查　检查母子 ABO 和 Rh 血型。

3. 致敏红细胞和特异性血型抗体测定

（1）改良 Coombs 试验：测定患儿红细胞膜上结合的血型抗体。用"最适稀释度"的抗人球蛋白血清与充分洗涤后的受检红细胞盐水悬液混合,出现红细胞凝聚为阳性,表明红细胞已致敏。该项为确诊试验。

（2）抗体释放试验:测定患儿红细胞膜上结合的血型抗体。通过加热使患儿致敏红细胞结合的来自母体的血型抗体释放于释放液中,将该释放液与同型成人红细胞混合发生凝结,也为确诊实验。

（3）游离抗体试验:检查患儿血清中有无来自母体的血型抗体及类型。在患儿血清中加入与其同型标准成人红细胞,再加入抗人球蛋白血清,亦即抗人球蛋白间接试验,如有红细胞凝聚为阳性。表明血清中存在游离A、B或Rh血型抗体。可用于估计是否继续溶血和换血效果,但不是确诊试验。

【诊断和鉴别诊断】

1. **产前诊断**　既往所生新生儿有重度黄疸和贫血或有死胎史的孕妇及其丈夫均应进行ABO和Rh血型检查;Rh血型不合者,孕妇在妊娠16周时应检测血中Rh血型抗体,然后于28~30周再次测定,以后间隔2~4周重复一次,当抗体效价升高者或滴度≥1:64,提示胎儿很可能受累。妊娠28周后还应监测羊水中胆红素浓度,以了解是否发病及其程度。

2. **生后诊断**　根据母子血型不合,新生儿早期出现黄疸且程度重,改良Coombs或抗体释放试验阳性即可确诊。

3. **鉴别诊断**

（1）胎儿水肿:应与非免疫性胎儿水肿相鉴别,特别是α-地中海贫血、HbBart's胎儿水肿综合征,其他还有先天性肾病、胎-母输血、宫内感染等,都能通过临床检验血清学检查等予以鉴别。

（2）黄疸:ABO溶血病可仅表现为黄疸,易与生理性黄疸混淆,生理性黄疸出现晚、进展慢、程度轻、无贫血和肝、脾大,外周血中少见有核红细胞。败血症有中毒症状、体温不稳,血培养阳性。其他如G-6PD缺乏症也应予以鉴别。血型不合及溶血三项试验可资鉴别。

（3）新生儿贫血:主要与各种原因引起的失血性贫血相鉴别,如胎-胎输血,胎-母间输血、颅内出血、内脏出血等都可引起新生儿贫血,但无重度黄疸、血型不合及溶血三项试验阳性。

【治疗】

1. **产前治疗**

（1）血浆置换:对血Rh抗体效价高于1:64,但又不宜提前分娩的孕妇,进行血浆置换,以换出抗体,减少胎儿溶血。一般在妊娠20周后开始。

（2）宫内输血:对胎儿水肿或胎儿Hb<80g/L,而肺尚未成熟者,可直接将与孕妇血清不凝集的浓缩红细胞在B超下注入脐血管或胎儿腹腔内,以纠正贫血,防止宫内死亡。

（3）酶诱导剂:产前1~2周口服苯巴比妥,以诱导胎儿UDPGT产生增加,减轻新生儿黄疸。

（4）提前分娩:孕周大于33周,且羊水L/S>2者,可考虑提前分娩,以防止发展为胎儿水肿或死胎。

2. **新生儿治疗**

（1）光疗:是降低血清未结合胆红素简单而有效的方法。一般足月儿血清总胆红素>205μmol/L(12mg/dl)、早产儿达137~171μmol/L(8~10mg/dl)、极低出生体重儿达86μmol/L(5mg/dl)时可行光疗,但对已明确为Rh溶血病者,应在黄疸出现时即进行,并以持续双面光照为佳。光照时,注意保护眼睛及会阴部,持续照射时间以不超过3天为宜。光疗时可出现发热、腹泻和皮疹,但多不严重,可继续光疗;光疗时应补充维生素B$_2$,适当补充水分及钙剂。

（2）药物治疗:①白蛋白或血浆:血浆每次10~20ml/kg或白蛋白1g/kg;②纠正代谢性酸中毒;③肝酶诱导剂:苯巴比妥每日5mg/kg,加用尼可刹米每日100mg/kg,分2次口服,共4~5日;④静脉用免疫球蛋白:用法为1g/kg,于6~8小时内静脉滴入,早期应用临床效果较好,可封闭单核-吞噬细胞系统的Fc受体,抑制吞噬细胞破坏致敏红细胞,从而达到降低胆红素的作用。

（3）换血疗法:通过换血可换出部分血中游离抗体和致敏红细胞,减轻溶血;换出血中大量胆红素,防止发生胆红素脑病;纠正贫血,改善携氧,防止心力衰竭。指征:①产前已明确诊断,出生时脐血总胆红素

>68μmol/L(4mg/dl)，血红蛋白低于110g/L，伴水肿、肝脾大和心力衰竭者；②胆红素每小时上升>12μmol/L（0.7mg/dl）者；③总胆红素已达到342～427μmol/L（20～25mg/dl）者；④不论血清胆红素水平高低，已有胆红素脑病的早期表现者；⑤早产儿、合并缺氧和酸中毒者或上一胎溶血严重者，应适当放宽指征。血源：Rh溶血病应选用Rh系统与母亲同型，ABO系统与患儿同型的血液；母O型、子A型或B型的ABO溶血病，最好用AB型血浆和O型洗涤红细胞的混合血，也可用患儿同型血。我国Rh阴性者少，因此血源难找，加之病情又不允许，可采用Rh阳性、ABO同型血换血；有明显贫血和心力衰竭者，可用血浆减半的浓缩血。换血量：一般为患儿血量的2倍（150～180ml/kg），大约可换出85%的致敏红细胞和60%的胆红素及抗体。途径：一般选用脐静脉或其他较大静脉进行换血，最好选用动、静脉同步换血。

（4）其他治疗：保暖、维持水电解质平衡、防止低血糖、纠正缺氧、贫血、水肿和心力衰竭等。

【预防】

目前临床常用方法是对RhD阴性妇女在流产或分娩RhD阳性胎儿的72小时内肌注抗D球蛋白300μg，以中和进入母血的Rh抗原。

问题与思考

1. 为什么会出现ABO溶血症？为什么会出现Rh溶血症？
2. 如何判断一个新生儿黄疸患者是否为免疫性溶血？
3. 新生儿溶血症有哪些预防治疗措施？

第十节　新生儿出血症

新生儿出血症（hemorrhagic disease of the newborn，HDN）是由于维生素K缺乏而导致体内维生素K依赖凝血因子的活性降低所发生的自限性出血性疾病。近年来，对初生婴儿出生时常规注射维生素K₁，此病已很少发生。

【病因和发病机制】

病因是维生素K缺乏，与下列因素有关：

1. **储存少**　母体维生素K仅10%通过胎盘到达胎儿，出生时血中维生素K水平低，肝脏储存量亦低。

2. **摄入少**　母乳中维生素K含量（15μg/L）为牛乳的1/4，因此纯母乳喂养的婴儿多见；刚出生时摄入奶量少，获得的维生素K量亦少。

3. **合成少**　新生儿出生初期肠道尚无细菌，或使用广谱抗生素抑制肠道正常菌群，均使维生素K合成不足。

4. **吸收少**　存在肝胆疾病，胆汁分泌少或慢性腹泻可影响维生素K的吸收。

5. **母亲产前用药**　母亲产前应用抗惊厥药、抗凝药、抗结核药等，抑制维生素K的代谢。

Ⅱ、Ⅶ、Ⅸ、Ⅹ等凝血因子在维生素K依赖的羧化酶的催化下，其前体蛋白的谷氨酸残基才能γ-羧基化，羧基型蛋白具有了更多的钙离子结合位点，才能具有凝血的生物活性。因此，当患儿使用维生素K治疗后，其凝血机制很快改善，但早产儿肝脏功能不成熟，上述凝血因子前体蛋白合成不足，有时维生素K的疗效不佳。

【临床表现】

根据出血发生时间分为三型。

1. **早发型**　生后24小时内发病，常见于母亲产前应用某些影响维生素K代谢的药物情况下。程度轻重不一,从轻微皮肤出血或脐残端渗血至内脏(颅内或胸腹腔)大出血。

2. **经典型** 多于生后第 2~7 天发病,早产儿可迟至生后 2 周发病。多见于母乳喂养的健康足月儿,出血部位以胃肠道最常见,其他有脐带残端、注射部位或手术伤口皮肤渗血,甚有帽状腱膜下、颅内出血。

3. **晚发型** 生后 2 周~3 个月发病。多见于纯母乳喂养、慢性腹泻、肝胆疾病、长期禁食或接受全静脉营养未补充维生素 K 者。以颅内出血最常见,其次是皮下、胃肠和黏膜的出血。有颅内出血者,死亡率高,存活者可留有神经系统后遗症。

【实验室检查】

1. **凝血酶原时间和部分凝血活酶时间** 均延长,出血时间、血小板正常。

2. **高压液相层析法** 测定血中维生素 K 含量降低。

3. **测定活性Ⅱ因子/Ⅱ因子总量比值** 两者比值小于 1 时提示维生素 K 缺乏。

4. **测定无活性凝血酶原** 用免疫学方法直接测定无活性凝血酶原,阳性提示维生素 K 缺乏。

【诊断和鉴别诊断】

主要根据病史特点、发病时间、临床表现、实验室检查及维生素 K 治疗有效即可诊断。需与以下疾病鉴别:

1. **新生儿咽下综合征** 在分娩过程中咽下母血,生后不久即呕血或便血。但本病无其他部位出血及贫血,凝血机制正常;经 1% 碳酸氢钠洗胃 1~2 次后不再呕血;可行 Apt 试验鉴别呕吐物中之血是否来自母体。

2. **新生儿消化道出血** 应激性溃疡、坏死性小肠结肠炎等可出现呕血或便血。原发病常有窒息、感染或使用激素等,临床具有腹胀、呕吐、全身情况较差,经 X 线检查等方法易与新生儿出血症鉴别。

3. **先天性血小板减少性紫癜** 可在生后 1 周内出血,但病儿血小板显著减少,凝血机制无障碍。

4. **新生儿其他出血性疾病** DIC 常伴有严重原发疾病,纤维蛋白原和血小板减少;血友病患儿以男性多见,且多有家族史,主要表现为外伤后出血不止。

【治疗】

1. **补充维生素 K₁** 出血者可给予维生素 K_1 1~5mg 静脉滴注,出血可迅速停止,通常 2 小时内凝血因子水平和功能上升,24 小时完全纠正。

2. **出血过多** 可输新鲜血液或新鲜冰冻血浆 10~20ml/kg,以提高血浆中有活性的凝血因子水平。

3. **胃肠道出血** 应禁食、静脉补充营养。

问题与思考

如何预防新生儿出血症的发生?

第十一节 新生儿寒冷损伤综合征

新生儿寒冷损伤综合征(neonatal cold injury syndrome)指新生儿受寒冷影响,导致低体温、皮肤硬肿及多脏器损伤。

【病因和发病机制】

1. **新生儿体温调节中枢和产热功能不完善** ①体温调节中枢不成熟;②体表面积相对较大,皮下脂肪少,皮肤薄,血管丰富,易于丢失热量;③机体热能储备不足;④棕色脂肪含量少,胎龄越小含量越少;⑤皮下脂肪中饱和脂肪酸含量高,其熔点高,低体温时易于凝固出现皮肤硬肿。

2. **寒冷损伤** 出生在寒冷季节和地区是本病的重要诱因。

（1）能量代谢紊乱：在寒冷环境，机体散热增多、分解代谢增强，且由于热能储备不足，若寒冷持续过久，程度过重，必然导致代谢紊乱。

（2）循环障碍：寒冷刺激导致儿茶酚胺分泌增多、外周血管收缩，皮肤皮下脂肪血流减少导致微循环障碍。若病情进一步加重，毛细血管通透性增高，体液渗出，导致水肿。同时组织缺氧，循环不良时间过长，必然导致代谢性酸中毒，使病情加重。

（3）出凝血障碍及DIC：在病理过程中同时存在着毛细血管损伤、组织凝血活酶的释放、血液浓缩和红细胞聚集使血液黏滞度增高、血小板及凝血因子减少及其功能的影响等，这些因素的综合作用可引起DIC及出血倾向。

3. **疾病因素** 严重感染、休克等使机体热卡摄入不足，消耗增加，加之缺氧又使氧化产能发生障碍，故产热能力不足，易出现低体温和皮肤硬肿。严重感染除引起代谢紊乱外，可致血管损伤、微循环障碍，加重组织的缺氧和酸中毒。

【临床表现】

主要发生在寒冷季节或重症感染时，早产儿多见，常在生后1周内发病。

1. **一般表现** 反应低下，吃奶少或拒乳，哭声低弱或不哭，活动减少，苍白或青紫，心率减慢，甚出现呼吸暂停等。

2. **低体温** 新生儿低体温指体温≤35℃。轻度为30～35℃；重度<30℃，可出现四肢甚至全身冰冷。临床上常将腋温与肛温之差作为判断病情的指标。正常状态下棕色脂肪不产热，腋温-肛温差（TA-R）<0；寒冷时氧化产热使局部腋温升高，TA-R≥0；重症新生儿因棕色脂肪耗尽，TA-R<0。

3. **皮肤硬肿** 重症患儿常伴皮肤硬肿，皮肤紧贴皮下组织不能移动，按之似橡皮样感，呈暗红色或苍灰或发绀，伴水肿者有指压凹陷。硬肿常呈对称分布，其发生顺序依次为：下肢、臀部、面颊、上肢、背、腹、胸部等。硬肿面积可按头颈部20%、双上肢18%、前胸及腹部14%、背部及腰骶部14%、臀部8%及双下肢26%计算。严重硬肿可妨碍关节活动，胸部受累可呼吸困难。

4. **多器官功能损害** 重症可出现休克、急性肾衰竭、肺出血、DIC以及内环境紊乱等。

【辅助检查】

根据病情需要，检测血常规、动脉血气和血电解质、血糖、尿素氮、肌酐、心肌酶谱、血培养、DIC筛查试验等。必要时可做ECG及X线胸片等。

【诊断】

根据病史、高危因素和临床表现，寒冷季节保暖不当或其他诱因，临床表现有低体温、反应低下和皮肤硬肿等症状，可诊断。重症者有多器官功能损害。依据体温、皮肤硬肿范围及器官功能损害程度可分为三度：轻度：体温>34℃、皮肤硬肿范围<30%；中度：体温30～34℃，皮肤硬肿范围30%～50%，无或伴轻度器官功能损害；重度：体温<30℃、皮肤硬肿范围>50%，常伴有器官功能障碍。本症需与新生儿水肿和新生儿皮下坏疽相鉴别。

【治疗】

1. **复温** 正确复温是治疗新生儿硬肿症的重要措施。

（1）复温的方法

1）轻中度：肛温>30℃，TA-R≥0，产热良好。可将患儿置于预热至30℃的暖箱内，通过暖箱的自控调温装置或人工调节箱温于30～34℃，使患儿6～12小时内恢复正常体温。

2）重度：肛温<30℃时，多数患儿TA-R<0，产热衰竭。虽少数患儿TA-R≥0，但体温过低，靠棕色脂肪自身产热难以恢复正常体温，易造成多器官功能损害。只要肛温<30℃，一般均应将患儿置于箱温比肛温高1～2℃的暖箱中开始复温，每小时提高箱温0.5～1℃（箱温不超过34℃），在12～24小时内恢复正常体

温。然后根据患儿体温调整暖箱温度。若无上述条件，也可采用温水浴、热水袋、火炕、电热毯或母亲将患儿抱在怀中等加热方法。

（2）复温时的监护：复温期间注意生命体征的监护，包括血压、心率、呼吸、尿量、液量等；注意体温调节状态判断，以肛温为体温平衡指标，腋-肛温差为棕色脂肪代偿产热指标。

2. 热量和液体补充　热量供给从每日 209kJ/kg（50kcal/kg）开始，逐渐增加至每日 419～502kJ/kg（100～120kcal/kg）。喂养困难者给予部分或完全静脉营养。液体量按 1ml/kcal 计算，心、肾功能不全者，应严格控制输液速度及液体入量。静滴葡萄糖每分钟 6～8mg/kg。

3. 纠正器官功能紊乱

（1）纠正循环障碍：有微循环障碍或休克体征时，在维持心功能前提下及时扩容、纠酸，心率低者首选多巴胺。

（2）处理肺出血：一经确诊早期予以气管插管，进行正压呼吸治疗，同时给予巴曲酶或凝血酶原复合物及纤维蛋白原，并治疗肺出血的原因。

（3）DIC 的治疗：经检验确诊为 DIC 高凝状态可使用肝素治疗，可同时给予新鲜血或血浆，每次 20～25ml。使用肝素应检测患儿凝血状态。

（4）急性肾衰竭的处理：尿少或无尿者可给呋塞米，每次 1～2mg/kg，并严格限制液量。无效加用多巴胺或氨茶碱静脉滴注。防治高钾血症。

4. 控制感染　根据感染性质选用敏感、肾毒性小的抗生素。

问题与思考

新生儿寒冷损伤综合征预防措施以及处理原则。

第十二节　新生儿低血糖症和高血糖症

一、低血糖症

不论胎龄、日龄和体重，新生儿出生后血糖＜2.2mmol/L（40mg/dl），称为新生儿低血糖（hypoglycemia）。

【病因和发病机制】

新生儿低血糖有暂时性或持续性之分。

1. 暂时性低血糖主要病因　①糖摄入减少；②糖消耗过多：如新生儿窒息、感染等常出现低血糖；③糖原储存不足：如早产儿、小于胎龄儿；④暂时性高胰岛素血症：糖尿病母亲婴儿，胎儿在宫内高胰岛素血症，而出生后葡萄糖来源中断所致；Rh 溶血病患儿，红细胞破坏致谷胱甘肽释放，刺激胰岛素浓度增加。

2. 持续性低血糖主要病因

（1）激素过多的高胰岛素血症：主要见于胰岛细胞增生症、胰岛细胞腺瘤等。

（2）激素缺乏的内分泌疾病：如先天性垂体功能不全、皮质醇缺乏、胰高糖素缺乏、生长激素缺乏、甲状腺功能低下等。

（3）遗传代谢性疾病：①糖类代谢遗传疾病：如糖原贮积症 I 型、果糖不耐受、半乳糖血症等；②脂肪酸代谢遗传疾病：如中链酰基辅酶 A 脱氢酶缺乏等；③氨基酸代谢遗传疾病：如枫糖尿病、甲基丙二酸血症等。

【临床表现】

新生儿低血糖常为无症状型；有症状者表现为反应迟钝、嗜睡、阵发性青紫、苍白、出汗、哭声异常、震颤、肌张力低下，重症可惊厥及昏迷。补充葡萄糖后上述症状消失，血糖恢复正常，称"症状性低血糖"。频繁发生低血糖不论有无症状，均可引起脑损伤。

【实验室检查】

1. **血糖测定**

（1）纸片法：简便、快速，可作为筛查。

（2）空腹血糖测定：标本应及时送检，放置长久因红细胞糖酵解及非特异性非糖类还原物质增加而影响结果。

2. **持续性和反复发作性低血糖者** 应做血胰岛素、胰高糖素、T_3、T_4、TSH、生长激素、皮质激素测定，必要时做先天性遗传代谢病筛查。

3. **特殊检查** 高胰岛素血症时可做胰腺 B 超或 CT 检查；疑有糖原贮积症时可行肝活检测定肝糖原和酶活力。

【诊断和鉴别诊断】

新生儿低血糖症状表现不明显，诊断主要依靠对血糖的监测，对有高危因素的新生儿应反复进行监测，直至血糖浓度稳定。对反复发生或持续性低血糖症积极查找病因。与以下疾病鉴别：

1. **肾上腺皮质功能不全** 可在新生儿期发病以及低血糖发作，常有消化道症状，生长发育差，皮肤色素深，低血压，反应差，可有肌张力低下，发作时血糖、血钠、血氯降低，血钾、血钙升高，血皮质醇降低，昼夜规律消失。X 线检查双肾上腺可见钙化影。

2. **母亲使用镇静麻醉类药物与低血糖反应低下鉴别** 最常见是妊娠高血压综合征母亲分娩前使用大量硫酸镁静脉滴注；母亲分娩前 2 小时应用哌替啶等麻醉药，不仅使新生儿易发生窒息且生后反应低下。

3. **低血钙、低血镁** 临床最常见症状激惹、不安和惊厥，佛斯特征及踝阵挛阳性有助于诊断。血钙降低、血糖正常。

4. **败血症** 有感染病史、中毒症状，常以反应低下、拒乳最先出现，体温不稳甚低体温，常伴黄疸、皮疹、腹胀、肝脾大。可有低血糖，血常规、CRP、血培养检查等有助于鉴别。

【治疗】

应维持血糖正常。高危因素新生儿应每 1～2 小时进行血糖筛查，直到血糖稳定并每 4 小时检查一次。

1. **无症状性低血糖** 足月无高危因素新生儿应早开奶，密切监测血糖，低血糖不能纠正者可静脉输注葡萄糖，按 6～8mg/（kg·min）输注，并根据血糖测定结果调节输糖速率，稳定 24 小时后逐渐停用。

2. **症状性低血糖** 用 10% 葡萄糖 2～4ml/kg（早产儿 2ml/kg），速度 1ml/min，静滴；然后改为 6～8mg/（kg·min）维持，以防低血糖反跳。注意连续监测血糖、血生化，病情稳定 48～72 小时停止输液。低血糖持续时间较长者可加用氢化可的松 5mg/kg，静脉注射，每 12 小时一次；或泼尼松 1～2mg/（kg·d），口服，共 3～5 天，可诱导糖异生酶活性增高。极低体重早产儿对糖耐受性差，输糖速率 >6～8mg/（kg·min）易致高血糖症。

3. **持续性低血糖** 可提高葡萄糖输注速率常至 12～16mg/（kg·min）以能维持血糖浓度在正常范围。可应用：①静脉注射高血糖素 0.1～0.3mg/kg，间断给药；或 10μg/（kg·h）静脉维持；②高胰岛素血症可用二氮嗪，每日 5～15mg/kg，分 3 次口服。胰岛细胞增生症则须作胰腺次全切除，先天性代谢缺陷患儿应给予特殊饮食疗法。

【预防】

易发生低血糖高危儿，生后定时监测血糖，尽可能早期喂奶，不能进食者给予静脉输液。

二、高血糖症

新生儿血糖＞7.0mmol/L（125mg/dl），为新生儿高血糖症（hyperglycemia）。早产儿易发生。

【病因和发病机制】

1. **血糖调节功能不成熟** 最常见的是早产极低体重儿因为糖不能耐受，在应用全胃肠外营养时很容易发生高血糖症。

2. **疾病影响** 如出生时窒息、败血症等所致应激性高血糖。

3. **医源性高血糖** 葡萄糖输注过多是引起新生儿高血糖最常见原因。

4. **药物** 与高血糖症相关的新生儿用药有：氨茶碱、咖啡因、皮质激素等。

5. **新生儿暂时性糖尿病** 少见，大多数为小于胎龄儿（SGA），生后2天至6周出现。最常见表现是高血糖症、脱水、糖尿、多尿、进行性消瘦、低胰岛素血症和酸中毒，不出现酮尿。血清或尿的C肽水平可正常或短暂降低。

6. **胰岛素依赖型糖尿病** 很少见，需要胰岛素终身治疗。C-肽水平降低，甚至消失。

【临床表现】

轻者可无症状；血糖增高显著者表现为脱水、多尿、烦躁、体重下降，严重者眼闭合不严，甚呼吸暂停、惊厥。早产儿可因高渗血症致脑室内出血。

【实验室检查】

血糖增高，尿糖阳性。除真性糖尿病外，医源性高血糖或暂时性糖尿病尿酮体阴性或弱阳性。疑有感染者做血培养。

【诊断和鉴别诊断】

由于新生儿高血糖症常无特殊临床表现，诊断主要依靠血糖和尿糖检查，但应及时查清原因，以利治疗。

重症高血糖症引起的脱水表现应与呕吐、腹泻及捂热综合征等造成的脱水相鉴别。后者均有引起脱水的明确病史，血糖、血清电解质、血浆渗透压、血气分析及尿糖检测有助于鉴别。

【治疗】

1. **医源性高血糖的处理** 根据病情暂时停用或减少葡萄糖入量，控制输液速度，监测血糖并及时调整。

2. **纠正水、电解质及酸碱平衡紊乱。**

3. **胰岛素的应用** 空腹血糖浓度＞14mmol/L，尿糖阳性或高血糖持续不见好转者使用胰岛素1～3U/（kg·d），监测血糖及尿糖，防止低血糖。

4. **去除病因积极治疗原发病。**

问题与思考

1. 哪些原因可以导致新生儿低血糖？有什么危害？如何处理？

2. 哪些原因可以导致新生儿高血糖？如何处理？

第十三节 新生儿坏死性小肠结肠炎

新生儿坏死性小肠结肠炎（neonatal necrotizing enterocolitis，NEC）是高危新生儿的一种严重肠损伤，临床以腹胀、呕吐和便血为主要表现，腹部X线平片以部分肠壁囊样积气为特征，病理以回肠远端和结肠近端坏死为特点。多发生于早产儿。

【病因和发病机制】

病因尚未明了,可能与下列因素有关。

1. **早产儿肠道发育不成熟** 这是发生 NEC 最危险的因素,肠上皮细胞屏障功能不足、营养素消化和吸收障碍均可导致肠损伤,成熟儿 NEC 占比例约 10% 左右。

2. **肠缺血** 新生儿在窒息缺氧、低体温、休克等情况下,血流重新分配以保证心、脑等重要脏器的供应,而肠系膜血管收缩、肠道血流减少。缺血持续存在或缺血后再灌注引起肠黏膜损伤。红细胞增多引起血液黏滞度增高、换血疗法时动静脉灌注压变化过大均可导致肠缺血发生。

3. **感染及炎症反应** 在败血症或肠道感染时,细菌及其毒素可直接损伤黏膜或间接通过增加炎症介质,如血小板活化因子(PAF)、白细胞介素(IL)、肿瘤坏死因子(TNF)等的释放,引起肠黏膜损伤。常见细菌有大肠杆菌、梭状芽孢杆菌、假单胞菌属、产气荚膜杆菌等,但有研究认为细菌与 NEC 之间孰因孰果难以判定。

4. **肠道内喂养** 早产儿喂养不耐受时部分进行肠道内喂养,但不适当的肠道喂养可能是 NEC 的危险因素,高渗透压、肠内容物滞留、发酵产气、肠内细菌移位繁殖产生毒素,造成肠黏膜损伤引发 NEC,母乳喂养发病率相对较低。

【病理】

好发部位为回肠远端及升结肠近端,重者可累及全胃肠道。十二指肠较少受累。主要改变为肠腔充气,肠壁不同程度积气、出血及坏死。可并发穿孔和腹膜炎。

【临床表现】

多见于早产儿、小于胎龄儿,男婴多于女婴。大多发生于生后 2~12 天。常见以下主要表现:

1. **腹胀** 最常见的早期症状,70% 病例可见。起初上腹胀,随后见全腹胀,且进行性加重。同时伴全身感染中毒症状,肠鸣音减低或消失。严重者并发肠穿孔和腹膜炎等。

2. **呕吐** 呕吐胃内容物,常伴有胆汁或咖啡样物。

3. **腹泻、血便** 便血者表现为大便果酱样、黑便、鲜血或黏液血便。部分病例病程中无明显便血,但大便隐血试验阳性。可有腹泻,但症状不重。

4. **感染中毒症状** 早期体温不稳、拒奶、精神萎靡、呼吸暂停、心动过缓,后期症状加重出现体温不升、面色苍白、血压下降、皮肤花纹、四肢冷等全身表现。

【实验室和影像学检查】

1. **血常规** 白细胞增高,分类左移,血小板减少。

2. **粪便检查** 隐血阳性,镜检有数量不等的白细胞与红细胞。

3. **细菌检测** 血及粪便细菌培养可明确致病菌。腹腔穿刺液可获阳性结果,常与血培养结果一致。

4. **腹部 X 线检查** 对本病诊断有重要意义。支持 NEC:肠胀气明显、肠梗阻、固定肠袢。确诊 NEC:肠壁内积气;肝内门静脉积气。肠穿孔者有气腹,可合并腹膜炎,有腹腔积液。

【诊断和鉴别诊断】

诊断要点:①上述症状、体征,结合腹部 X 线平片具有上述特征改变,或 B 超有门静脉积气,即可确诊;②有上述症状、体征,腹部 X 线平片未见肠壁内囊样积气等特征改变,但 X 线具有 NEC 其他常见改变,可做出初步诊断;③有上述诊断要点之第二条,如粪便隐血阳性也可确诊。

应与下列疾病相鉴别:

1. **中毒性肠麻痹** 原发病常为败血症、严重腹泻。有时易把 NEC 误诊为中毒性肠麻痹。中毒性肠麻痹无便血,X 线无肠壁积气表现。

2. **机械性小肠梗阻** 腹部 X 线平片液面跨度大,肠壁较薄,无肠间隙增宽,无肠壁积气,再结合临床则较易鉴别。

3. 先天性巨结肠 早期 NEC 表现为小肠大肠普遍胀气时，应与先天性巨结肠鉴别。后者以腹胀、排便困难为主，无血便，肛门指检立即可见排便排气，有时可触及狭窄段。X 线动态观察腹部变化，结合临床则易鉴别。

4. 新生儿出血症 有血便的患儿，要与新生儿出血症鉴别。该病维生素 K 治疗有效，无腹胀，腹部 X 线平片检查可助鉴别。

【治疗】

1. 绝对禁食 同时留置胃管胃肠减压，排空胃内容。禁食时间一般 7～10 天，重症需 10～15 天或更长。待呕吐、腹胀消失，临床一般情况好转，大便隐血试验转阴后可逐渐恢复饮食。恢复喂养从水开始，再喂糖水、再改母乳或稀释配方奶，根据病情逐步增加稀释奶浓度。

2. 胃肠外营养 禁食期间予以静脉营养，维持能量及水电解质平衡。

3. 抗感染 根据细菌培养及药敏试验，细菌不明时可用氨苄西林、哌拉西林钠或第 3 代头孢菌素，如为厌氧菌首选甲硝唑。

4. 对症治疗 有凝血机制障碍时可输新鲜冰冻血浆，出现休克时给予抗休克治疗。

5. 外科治疗 手术指征有：①肠穿孔；②腹膜炎；③消化道大出血内科治疗无效时。

问题与思考

1. 新生儿坏死性小肠结肠炎的主要发病原因是什么？哪些是我们日常护理及诊疗过程中要注意的？
2. 新生儿坏死性小肠结肠炎的临床表现有哪些？腹部影像学有什么特点？
3. 新生儿坏死性小肠结肠炎的治疗原则是什么？

（王　斌）

本章主要介绍了新生儿的概念,新生儿不同分类,足月儿、早产儿各自的生理特点,以及新生儿常见病的病因、病理生理、诊断和治疗。通过学习,我们应该理解从胎儿分娩成为新生儿,人体必需应对极大的生理变化和外界条件的挑战,同时由于新生儿尤其早产儿各器官系统功能不成熟的特点,容易罹患疾病,并且可能对一生产生深远影响。

新生儿窒息,可造成新生儿 HIE 和颅内出血,新生儿复苏是每个新生儿科医生必须掌握的知识和技能,Apgar 评分是指导、评价和处理新生儿窒息的重要手段,掌握新生儿复苏程序对挽救窒息新生儿,和避免出现 HIE 和后遗症有重要意义。早产儿由于器官极度不成熟、功能不足,容易出现肺透明膜病、坏死性小肠结肠炎、感染性疾病以及新生儿寒冷损伤等,极早产和极低出生体重儿的存活,需要医护人员细心的努力,也考验医护人员和医疗机构的综合实力。母子血型不合,可能导致新生儿免疫性溶血。重视新生儿喂养和合理营养,可避免出现低血糖和维生素 K 缺乏造成的损害。

1. 说出 3 个可导致早产儿出现严重后遗症的危险因素或者疾病,临床对这些病人应如何处理?

2. 如何避免新生儿脑损伤?

3. 新生儿窒息复苏成功后,还应注意哪些需要进一步观察及处理的病理生理问题?

4. 临床表现为抽搐的新生儿,应如何进行诊治?列出 5 个需要鉴别诊断的疾病。

5. 生理性和病理性黄疸的处理原则有何不同?

第八章

消化系统疾病

学习目标

掌握	胃食管反流的临床表现、诊断和鉴别诊断；胃炎和消化性溃疡的临床特点、诊断和鉴别诊断及治疗原则；腹泻病临床分型、治疗原则、液体疗法和常见类型肠炎的临床特点。
熟悉	胃食管反流的病因、发病机制和治疗；胃炎的病因和发病机制；腹泻病的病因和发病机制。先天性消化道畸形的临床表现、辅助检查、诊断和鉴别诊断。
了解	消化系统解剖生理特点；口炎的临床表现和治疗。

第一节　小儿消化系统解剖生理特点

一、解剖特点

1. **口腔**　新生儿及婴幼儿口腔黏膜娇嫩,血管丰富,但唾液腺发育不完善,唾液分泌少。

2. **食管**　新生儿和婴儿的食管呈漏斗状,黏膜纤弱、腺体缺乏、弹力组织及肌层尚不发达,食管下段括约肌发育不成熟。

3. **胃**　婴儿的胃呈水平位,独立行走后胃呈垂直位。小儿胃平滑肌发育尚未完善。由于贲门及胃底部肌张力低,幽门括约肌发育较好且自主神经调节差。

4. **肠**　小儿肠管相对较长,但肠黏膜肌层发育差,肠系膜较长,肠管固定差,肠壁薄。

5. **胰腺**　小儿胰腺外分泌功能不完善,<3 个月小婴儿胰淀粉酶活性低,小婴儿胰脂肪酶和胰蛋白酶活性也较低。

6. **肝脏**　年龄越小肝脏相对越大,正常婴幼儿在右锁骨中线肋缘下可触及肝脏。婴儿肝脏结缔组织发育差。

二、生理特点

1. **口腔**　足月新生儿出生时已具有较好的吸吮和吞咽功能,早产儿吸吮能力较差。因口腔黏膜干燥,易受损伤和发生局部感染。3~4 个月时唾液腺分泌开始增加,5~6 个月时明显增多,常不能及时吞咽所分泌的全部唾液,因此易发生生理性流涎。小婴儿唾液淀粉酶分泌不足,故 <3 个月不宜喂食淀粉类食物。

2. **食管**　新生儿和婴儿易发生胃食管反流,出现溢乳或吐奶现象。

3. **胃**　由于解剖结构因素,小婴儿在进食后易使胃扩张;也易因幽门痉挛而出现呕吐。胃容量新生儿约为 30~60ml,1~3 个月时为 90~150ml,1 岁时为 250~300ml,5 岁时为 700~850ml,成人约为 2000ml,因此年龄愈小每日喂养的次数应愈多。因哺乳时胃内的乳汁已有部分进入十二指肠,故婴儿每次实际哺乳量往往超过其胃容量。胃排空时间因食物种类不同而异,稠厚含凝乳块的乳汁排空慢;水为 1.5~2 小时;母乳为 2~3 小时;牛乳为 3~4 小时。早产儿胃排空慢,易发生胃潴留。

4. **肠**　小儿易发生肠扭转和肠套叠;因肠壁通透性高,肠黏膜屏障功能差,肠内毒素、消化不全产物和过敏源等可经肠黏膜进入体内,引起全身感染和变态反应性疾病。出生后数小时细菌即侵入肠道,主要分布在结肠和直肠。单纯母乳喂养儿以双歧杆菌占绝对优势,人工喂养和混合喂养儿肠道内大肠杆菌、嗜酸杆菌、双歧杆菌及肠球菌所占比例几乎相等。正常肠道菌群对肠道的致病菌有一定的拮抗作用。婴幼儿肠道正常菌群较脆弱,易受外界因素影响而引起菌群失调,导致消化功能紊乱。

5. **胰腺**　出生时胰腺可分泌少量胰液,3~4 个月时分泌量增多。但 <3 月龄时几乎不能消化淀粉类食物,故不宜过早地喂食淀粉类食物。对脂肪和蛋白质的消化吸收都不够完善。同时,婴幼儿时期胰腺液及其消化酶的分泌易受炎热天气和各种疾病的影响而被抑制,容易发生消化不良。

6. **肝脏**　小儿肝细胞再生能力强,不易发生肝硬化,但在缺氧、感染、药物中毒等因素影响下易发生肝充血肿大、变性、坏死等,影响肝脏正常生理功能。婴儿时期胆汁分泌较少,故对脂肪的消化、吸收功能较差。

三、健康小儿粪便

1. **胎粪**　是指新生儿生后 24 小时内即会排出的大便。胎粪呈墨绿色、黏稠状、无臭味,由肠道脱落上皮细胞、肠道分泌物、胆汁及吞入的羊水组成。进食后 2～3 日逐渐过渡为婴儿粪便。若生后 24 小时内未排胎粪，应注意除外消化道畸形（如先天性肛门闭锁、先天性巨结肠等）。

2. 人乳喂养小儿的粪便 呈金黄色、均匀糊状或带有少许黄色粪便颗粒，有酸味、不臭，每日 2～4 次。一般在添加辅食后次数减少至每日 1～2 次。

3. 人工喂养小儿的粪便 呈淡黄色、较干稠、大多成形，量多、味臭，每日 1～2 次。

4. 混合喂养小儿的粪便 人乳加牛乳喂养儿的粪便与单纯牛乳喂养儿相似，但粪质较软、色黄，每日 1～2 次。添加谷类、蛋、肉、蔬菜和水果等辅食后，大便外观与成人相似，每日 1 次左右。

第二节　口炎

口炎（stomatitis）是指口腔黏膜的炎症，多由病毒、真菌、细菌感染引起。若病变仅限于局部，如舌、齿龈、口角亦可称舌炎、齿龈炎或口角炎。本病多见于婴幼儿，可单独发病，也可继发于全身性疾病，如急性感染、腹泻、营养不良、久病体弱和维生素 B、维生素 C 缺乏、免疫功能低下等。

一、鹅口疮

鹅口疮（thrush, oral candidiasis）又称雪口病，因白色念珠菌感染所致。多见于有营养不良、慢性腹泻、免疫缺陷病或长期使用广谱抗生素或免疫抑制剂（如激素、环磷酰胺等）等情况的患儿以及新生儿。

【临床表现】

本病的特征是口腔黏膜表面覆盖白色乳凝块样物，呈点状或小片状，可逐渐融合成大片，不易拭去，强行剥离后局部黏膜潮红、粗糙，可有溢血，不痛，不流涎，一般不影响吃奶，无全身症状。重症可累及咽喉、食管、气管和肺等，出现低热、呕吐、拒食、吞咽困难或呼吸困难等。取少许白膜放在玻片上加 10% 氢氧化钠 1 滴，在显微镜下可见真菌的菌丝和孢子。

【治疗】

消除诱发因素，予 3% 碳酸氢钠溶液于哺乳前后清洁口腔，或局部涂 5 万 U/ml 制霉菌素混悬液，每日 3～4 次。可加用肠道微生态制剂，纠正肠道菌群失调；适当补充维生素 B_2 和维生素 C。

二、疱疹性口炎

疱疹性口炎（herpetic stomatitis）是由单纯疱疹病毒 I 型感染所致。1～3 岁小儿多见，常在托幼机构引起小流行。

【临床表现】

以发热起病，体温可达 38～40℃。1～2 天后在唇内、齿龈、舌和颊黏膜出现散在或成簇的小疱疹，周围黏膜可见红晕，疱疹迅速破溃成溃疡，有黄白色纤维素性分泌物覆盖。局部有剧痛，伴流涎、拒食、烦躁及伴颌下淋巴结肿大。体温在 3～5 天后恢复正常，病程约 1～2 周。局部淋巴结肿大可持续 2～3 周。

本病应与疱疹性咽峡炎鉴别，后者由柯萨奇病毒引起，多发生于夏秋季。疱疹主要在咽部和软腭，偶见于舌，不累及齿龈和颊黏膜，亦伴有颌下淋巴结肿大。

【治疗】

保持口腔清洁，多饮水，以温凉的流质食物为宜，禁用刺激性食物或腐蚀性药物。局部可涂碘苷，亦可喷口腔炎喷雾剂、西瓜霜、锡类散等。疼痛严重者可在进食前用 2% 利多卡因涂局部。高热者可物理降温或用退热剂,继发细菌感染时加用抗生素。

问题与思考

为什么小婴儿易发生溢乳或吐奶现象?

第三节　先天性消化道畸形

一、先天性肥厚性幽门狭窄

先天性肥厚性幽门狭窄(congenital hypertrophic pyloric stenosis)是由于幽门环肌肥厚增生使幽门管腔狭窄而引起的上消化道不完全梗阻性疾病,是新生儿常见的消化道畸形。发病率有地区差异,寒冷地区发病率较高,平均为 10/100 000 ~ 33/100 000,美国高达 1 ~ 3/1000。男性多见,男女发病率之比约为 5∶1。多为足月儿,早产儿较少见。

【病因与发病机制】

至今尚未完全清楚,一般认为与下列因素有关:

1. **遗传因素**　为多基因遗传病,父亲或母亲有本病史者,其子代发病率可高达 7% 左右,母亲有本病史的子代发病机会较父亲有本病史者为高。

2. **胃肠激素紊乱**　有人认为促胃酸素(又称为“促胃液素”)诱发的高酸反复刺激十二指肠造成幽门括约肌反复收缩而产生幽门肥厚。近年研究发现患儿血清胃泌素升高、前列腺素水平增高;使用外源性前列腺素 E 时易发生幽门狭窄等。

3. **幽门的神经支配异常**　近年免疫组织化学研究发现在幽门环肌层中脑啡肽、神经肽 Y、P 物质及血管活性肠肽等肽能神经纤维明显减少甚或缺如。许多研究发现幽门环肌中的一氧化氮合成酶(nitric oxide synthase,NOS)减少。由此推测这些肽能神经及 NOS 神经纤维的缺乏造成幽门不能松弛,最终导致幽门平滑肌肥厚和胃出口梗阻。

4. **其他因素**　包括肠的起搏系统(肠 CAJAL,细胞 ICC)异常,细胞外基质蛋白的异常,平滑肌细胞异常以及生长因子异常等。

【临床表现】

典型的临床表现为无胆汁的喷射性呕吐,胃蠕动波和右上腹肿块。

1. **呕吐**　是本病的主要症状,大多在生后 2 ~ 4 周开始出现溢乳(极少数患儿 2 ~ 3 月龄发病),逐渐加重呈喷射性呕吐,多于每次奶后即刻或奶后 30 分钟时内即吐。呕吐物为带凝块、不含胆汁的奶汁,严重者(约 17% ~ 18%)吐出物可呈咖啡样或血样。患儿食欲旺盛,呕吐严重时可使大便次数减少,尿量减少。

2. **胃蠕动波**　较常见,但不是本病特有体征。蠕动波从左季肋下向右上腹移动,到幽门即消失。在喂奶时或呕吐前易见到。

3. **右上腹肿物**　是本病特有体征(60% ~ 80%),有诊断价值。用指端在右季肋下腹直肌外缘处向深部按扪,可触及到橄榄形、质地较硬、可移动的肿块。

4. **消瘦、脱水及电解质紊乱**　因反复呕吐,营养物质和水摄入不足,患儿体重不增,继之下降,出现营养不良、脱水、低氯性碱中毒等,严重者引起代谢性酸中毒。

5. **黄疸**　值得注意的是,大约有 1% ~ 2% 患儿可出现黄疸(间接胆红素增高),手术后数日即消失。发生黄疸原因尚不明确,可能与饥饿、肝脏葡萄糖醛酸基转移酶活性不足以及大便排出少,胆红素肠肝循环增加有关。

【辅助检查】

1. 腹部 B 超　检查可发现幽门肥厚肌层为一环形低回声区,黏膜层为高密度回声。如幽门肌厚度≥4mm、幽门前后径≥13mm、幽门管长≥17mm,即可确诊。

2. X 线钡餐检查　用于临床和 B 超诊断不明确的患儿。透视下可见胃扩张,钡剂通过幽门排出时间延长,胃排空时间延长。本病特有的 X 线征象:幽门胃窦呈典型的鸟嘴状,管腔狭窄如线状。

【诊断和鉴别诊断】

凡具有典型的呕吐病史者,应疑为本病。若于右上腹部扪及橄榄状肿块,即可确诊。应与以下疾病鉴别:

1. 喂养不当　由于喂奶过多、过急或吞入空气等,均可引起新生儿呕吐。但无临床特征性表现。喂奶后,抱起小儿,直立上半身,轻轻拍背,使胃内积气排出,呕吐即可停止。

2. 幽门痉挛　生后不久即出现间歇性不规则呕吐,非喷射性,无进行性加重。偶见胃蠕动波,但右上腹部摸不到肿块。一般情况良好,用阿托品、氯丙嗪等效果好。B 超检查幽门肌无异常。

3. 胃食管反流　为非喷射性呕吐,无蠕动波及右上腹肿块。采用体位疗法和稠厚食物喂养可减轻呕吐。食管 24 小时 pH 值检测是诊断金标准,且有助于区别生理性和病理性胃食管反流;X 线钡餐检查和食管动力功能检查亦可协助诊断。

4. 胃扭转　生后数周内出现呕吐,体位改变时呕吐加剧。X 线钡餐显示:①食管与胃黏膜有交叉现象;②胃大弯位于胃小弯之上;③幽门窦的位置高于十二指肠球部;④双胃泡、双液平面;⑤食管腹段延长且开口于胃下方。

【治疗】

确诊后应及早进行幽门环肌切开术,手术方法简便,效果好。近年腹腔镜幽门肌切开术在国内已被普遍开展。

二、先天性巨结肠

先天性巨结肠(congenital megacolon)是由于直肠或结肠远端的肠管持续痉挛,粪便淤滞在近段结肠,致使该肠管肥厚、扩张。本病发病率为 1/2000～1/5000,男性多于女性(3～4:1),有遗传倾向。

【病因】

目前认为先天性巨结肠是由于多基因遗传和环境因素共同作用的结果。

【病理生理】

因肠壁肌间和黏膜下神经丛缺乏神经节细胞,病变肠段失去正常蠕动(即间歇性收缩和放松的推进式运动),而发生一个总的收缩,使肠段经常处于痉挛状态,粪便通过发生障碍。除形成巨结肠外,可有排便反射消失。

【临床表现】

1. 胎粪排出延迟、顽固性便秘和腹胀　生后 48 小时不排便,2～3 天内出现低位肠梗阻症状,之后出现顽固性便秘和腹胀。1～2 周排便 1 次,严重者需灌肠后才排便。便秘和腹胀逐渐加重,腹壁紧张发亮,有静脉曲张,可见肠型和蠕动波,肠鸣音增强,膈肌上升引起呼吸困难。

2. 呕吐、营养不良和发育迟缓　由于肠梗阻可致呕吐,呕吐物可含胆汁,重症者可见粪汁。因长期腹胀、便秘使患儿食欲下降,影响营养物质的吸收,导致发育迟缓、消瘦、贫血或低蛋白血症伴水肿。

3. 直肠指检　肛管和直肠痉挛,直肠壶腹部空虚,可激发排便反射,排出恶臭气体及粪便。

【辅助检查】

1. **X线检查** ①腹部平片,示低位结肠梗阻征象,近端结肠扩张,盆腔无气体;②钡剂灌肠检查,示痉挛段及上方肠管扩张,若黏膜皱襞变粗(锯齿状改变)提示伴有小肠结肠炎。

2. **直肠肛门测压** 确诊率76%~100%,测定直肠、肛门括约肌的反射性压力变化。患儿压力升高,2周内新生儿可出现假阴性。

3. **直肠黏膜活检** HE染色判断有无神经节细胞,组化方法测定乙酰胆碱含量和胆脂酶活性。患儿两者均升高5~6倍。

4. **直肠肌层活检** 可见肌间神经丛无神经节细胞,无髓鞘神经纤维增殖。

5. **肌电图检查** 直肠和乙状结肠远端肌电图波形低矮、频率低、不规则,峰波消失。

【诊断和鉴别诊断】

凡新生儿生后胎粪排出延迟或不排胎粪,伴有腹胀和呕吐,应考虑本病。婴儿有长期便秘史和腹胀等典型体征者应进行相应的辅助检查。需与以下疾病鉴别。

1. **新生儿期**

(1)胎粪栓综合征(胎粪性便秘):由于胎粪浓稠可出现一过性低位肠梗阻症状。直肠指检或灌肠排出胎粪后,即可正常排便。

(2)先天性肠闭锁:新生儿回肠或结肠闭锁时表现为低位肠梗阻。直肠指检可见少量灰白色胶冻样便,钡剂灌肠X线造影可确诊。

(3)新生儿坏死性小肠结肠炎:与先天性巨结肠伴发小肠结肠炎很难鉴别。本病多为早产儿,曾有窒息、缺氧史,有血便,X线平片示肠壁气囊肿和(或)门静脉积气。

2. **婴儿和儿童期**

(1)继发性巨结肠:在肛门、直肠末端有器质性病变,如先天性肛门狭窄、术后瘢痕狭窄或直肠外肿瘤压迫等使排便不畅、粪便滞留,结肠继发性扩张。经肛诊可确诊。

(2)特发性巨结肠:与排便训练不当有关,患儿直肠和结肠有正常的神经节细胞。2~3岁时出现症状,表现为慢性便秘伴肛门污便,常有便前腹痛。直肠肛门测压无异常。

(3)功能性便秘:为原因不明的慢性便秘,表现为排便费力、次数少,粪便较硬或呈球状,有排便不尽感。诊断需钡剂灌肠或肠镜检查排除器质性疾病。

【治疗】

1. **手术治疗** 应进行根治手术切除无神经节细胞的肠段和部分扩张结肠。多主张早期手术,以体重在3kg以上,一般情况良好即可行根治术。对合并小肠结肠炎不能控制者、合并营养不良、高热或保守治疗无效、腹胀明显者均应及时行结肠造瘘术,待情况好转后再行根治手术。

2. **保守治疗** ①口服缓泻剂、润滑剂;②使用开塞露、扩肛等诱发排便;③生理盐水灌肠,每日1次,同时轻柔腹部帮助粪便排出,反复数日,逐渐使积存的粪便排出。

第四节　胃食管反流

胃食管反流(gastroesophageal reflux, GER)是指胃内容物,包括从十二指肠流入胃的胆盐和胰液等反流入食管,分生理性和病理性两种。生理情况下,由于小婴儿食管下端括约肌(lower esophageal sphincter, LES)发育不成熟或神经肌肉调节功能差,可出现反流,亦称"溢乳"。病理性反流是由于LES的功能障碍和(或)与其功能有关的组织结构异常,致使LES压力降低而出现的反流,即胃食管反流病(GERD)。

【病因和发病机制】

1. **抗反流屏障功能低下**　①LES 压力降低：是引起 GER 的主要原因；②LES 周围组织作用减弱：如缺少腹腔段食管，小婴儿食管角较大，膈肌食管裂孔钳夹作用减弱，胃内压、腹内压增高等，均可破坏正常的抗反流屏障功能。

2. **食管廓清能力下降**　当食管蠕动减弱或消失出现病理性蠕动时，食管清除反流物的能力下降，使有害反流物停留在食管内时间延长，增加了对黏膜的损伤。

3. **食管黏膜屏障功能受损**　食管的黏液层、正常的细胞代谢、细胞内缓冲液和正常血液供应共同构成屏障功能。反流物中的某些物质，如胃酸、胃蛋白酶以及十二指肠反流入胃的胆盐和胰液使食管黏膜的屏障功能受损，导致食管黏膜炎症。

4. **胃、十二指肠动能失常**　胃排空能力降低，使胃内容及其压力增大，当超过 LES 压力时，LES 开放。胃容量增加又致胃扩张使贲门食管段缩短，使其抗反流屏障功能下降。当十二指肠病变时，幽门括约肌关闭不全引起十二指肠胃反流。

【临床表现】

1. **呕吐**　新生儿和婴幼儿以呕吐为主要表现。85% 患儿生后 7 天内即出现呕吐，呕吐程度轻重不一，多发生在进食后，也可在夜间或空腹时。严重者呈喷射状。年长儿以反胃、反酸和嗳气等症多见。

2. **反流性食管炎**　常见症状有：①胸骨后烧灼感：见于年长儿；②咽下疼痛：婴幼儿表现为喂奶困难、拒食；年长儿自诉咽下疼痛，并发食管狭窄则出现严重呕吐和持续性咽下困难；③呕血和便血：严重的食管炎可发生食管糜烂、溃疡，出现呕血和便血症状，严重者可发生缺铁性贫血。

3. **Barrette 食管**　由于慢性 GER，食管下端的鳞状上皮被增生的柱状上皮替代，抗酸能力增强，又易发生食管溃疡、狭窄和腺癌。

4. **其他全身症状**　①呼吸系统疾病：反复呼吸道感染、吸入性肺炎和窒息等；②营养不良：较多见（约80%），表现为体重不增和发育迟缓，贫血；③其他：反复口腔溃疡、声音嘶哑、中耳炎、副鼻窦炎、龋齿等。

【辅助检查】

1. **食管 24 小时 pH 值动态监测**　是诊断 GER 金标准，可区分生理性和病理性反流，特别适用于一些症状不典型的患者。

2. **食管钡餐造影**　了解食管形态、运动状况、钡剂反流和食管与胃连接部位的组织结构，并能观察到先天性食管畸形、严重食管炎的黏膜改变。

3. **食管运动功能检查**　应用低顺应性灌流导管和腔内微型传感器导管系统等测压设备，了解食管运动情况和 LES 功能。

4. **食管内镜检查及黏膜活检**　可确定是否有食管炎病变及 Barrette 食管。

【诊断和鉴别诊断】

GER 临床表现复杂且缺乏特异性。凡临床有不明原因反复呕吐、咽下困难、反复的慢性呼吸道感染、难治性哮喘、营养不良、贫血、反复出现窒息或呼吸暂停等症状时应考虑 GER 可能。应选择必要的辅助检查明确诊断，并与以下疾病鉴别：

1. **贲门失弛缓症**　又称贲门痉挛，是由于 LES 松弛障碍引起的食管功能性梗阻。临床表现与 GER 相似，通过 X 线钡餐造影、内镜和食管测压等可确诊。

2. **以呕吐为主要表现的新生儿、小婴儿**　应除外消化道器质性病变，如胃扭转、先天性幽门肥厚性狭窄、肠旋转不良和肠扭转等。

3. **对反流性食管炎伴并发症的患儿**　应排除由于理化因素和生物性等致病因素所引起组织损伤而出现的类似症状。

【治疗】

1. **体位治疗**　新生儿和小婴儿的最佳体位为前倾俯卧位，上身抬高 30°；儿童在清醒时为直立或坐位，睡眠时保持右侧卧位，将床头抬高 20～30cm。

2. **饮食疗法**　要少量多餐，以稠厚食物为主。婴儿增加喂奶次数，人工喂养儿牛奶中加入米粉或进食谷类食品。年长儿应以高蛋白低脂肪饮食为主，睡前 2 小时不进食。避免食用增加胃酸分泌和降低 LES 张力的食物，如高脂饮食、酸性饮料、巧克力和辛辣食品。

3. **药物治疗**　①促胃肠动力药：常用多潘立酮（每次 0.2～0.3mg/kg，3 次 / 天）和西沙必利（每次 0.1～0.2mg/kg，3 次 / 天），饭前半小时及睡前服；②抑酸药：质子泵抑制剂（PPI）：奥美拉唑，每天 0.6～0.8mg/kg；H_2 受体拮抗剂：西咪替丁、雷尼替丁；③抗酸药：磷酸铝凝胶、氢氧化铝凝胶（中和胃酸药，多用于年长儿）；④黏膜保护剂：碱式碳酸铋、硫醣铝、蒙脱石散和麦滋林 -S- 颗粒剂等。

4. **外科治疗指征**　①内科治疗 6～8 周无效，有严重并发症者；②严重食管炎伴狭窄、溃疡或有食管裂孔疝者；③有严重呼吸道并发症，如呼吸道梗阻、反复发作吸入性肺炎或窒息等；④合并严重神经系统疾病。

相关链接

儿童功能性胃肠病

第五节　胃炎和消化性溃疡

一、胃炎

胃炎（gastritis）是指由各种物理化学性或生物性有害因素引起的胃黏膜炎症。分为急性和慢性两种，以后者多见。

【病因和发病机制】

1. **急性胃炎**　多为继发性，常见于：①严重感染、休克、严重烧伤、颅内损伤、呼吸衰竭和其他危重疾病所致的应激反应；②服用对胃黏膜有损害的药物（如水杨酸制剂）；③误服毒性物质和腐蚀剂；④摄入由细菌及其毒素污染的食物；⑤各种因素所致的变态反应等均能引起胃黏膜的急性炎症。

2. **慢性胃炎**　是有害因子长期作用于胃黏膜引起慢性炎症改变。近年已证实幽门螺杆菌（helicobacter pylori，Hp）是胃内感染的主要病因，其次是胆汁反流、不良饮食习惯、持续精神紧张及多种慢性病影响。

【临床表现】

1. **急性胃炎**　起病急，轻者仅有食欲缺乏、恶心、呕吐、腹痛，重者可出现呕血、便血、水、电解质及酸碱平衡紊乱。有细菌感染时常伴有发热等全身中毒症状。

2. **慢性胃炎**　腹痛为主要症状，常反复发作、无规律，多于进食过程中或餐后出现，位于上腹部、脐周，轻者为间歇性隐痛或钝痛，重者为剧烈绞痛。常伴有恶心、呕吐、腹胀和食欲缺乏，随后影响营养状况，严重者可导致生长发育障碍。

【辅助检查】

1. **胃镜检查** 首选检查手段，可观察胃黏膜有无广泛充血、水肿、糜烂和出血，可同时取病变组织进行 Hp 检测和病理学检查。

2. **X 线钡餐造影** 多数胃炎病变在黏膜表层，钡餐造影不易发现，胃窦部有浅表性炎症者可见到胃窦部激惹征：黏膜纹理增粗、迂曲、锯齿状，幽门前区呈半收缩状态，可见不规则痉挛收缩。

3. **Hp 检测** ①胃黏膜组织切片染色与培养。②尿素酶试验，将活检胃黏膜放入尿素酶试剂中，试剂变红色为阳性。此法简便快速、准确率高（特异性和敏感性可达 90% 以上）。③血清学检测抗 Hp 抗体，主要用于流行病学调查。④核素标记尿素呼吸试验，让受试者口服一定量同位素 ^{13}C 标记的尿素，测试呼出气体中 ^{13}C 含量可判断胃内 Hp 感染程度。此法便捷且准确率高（特异性和敏感性亦可达 90% 以上），Hp 根除治疗后疗效观察首选本法。适合于 3 岁以上小儿。⑤粪便 Hp 抗原试验，采用单克隆抗体检测 Hp 感染准确性与尿素呼气试验相似，因儿童在尿素呼气试验中可能配合欠佳，因此，可作为检测 Hp 的备选方法。

【诊断和鉴别诊断】

根据病史、临床表现、胃镜和病理学检查多可明确诊断。尿素酶试验和核素标记尿素呼吸试验可证实胃内 Hp 感染。由于小儿腹痛病因复杂，急性发作的腹痛应与外科急腹症、肝、胆、胰及肠等腹内脏器的器质性疾病及腹型过敏性紫癜鉴别；慢性反复发作的腹痛应与肠道寄生虫、肠痉挛及腹型癫痫等疾病鉴别。

【治疗】

急、慢性胃炎治疗原则如下：

1. **急性胃炎** ①去除病因，积极治疗原发病；②纠正水、电解质紊乱；③使用抗酸及胃黏膜保护剂；④对细菌感染者可使用有效抗生素。

上消化道出血者应卧床休息，监测生命体征及呕吐与黑便情况，静滴 H_2 受体拮抗剂或 PPI，口服胃黏膜保护剂。

2. **慢性胃炎** ①去除病因，积极治疗原发病；②饮食治疗，养成良好的饮食习惯，避免服用刺激性食品和对胃黏膜有损害的药物；③使用胃黏膜保护剂、H_2 受体拮抗剂或 PPI 和促胃肠动力药（参见"第四节胃食管反流"）；④有 Hp 感染者进行规范的抗生素治疗。

二、消化性溃疡

消化性溃疡（peptic ulcer）是指胃和十二指肠的慢性溃疡。各年龄小儿均可发病，学龄儿多见。婴幼儿多为急性、继发性溃疡，胃溃疡和十二指肠溃疡发病率相等；年长儿多为慢性、原发性溃疡，以十二指肠溃疡多见，男孩多于女孩，有明显的家族史。

【病因和发病机制】

原发性消化性溃疡的病因与多种因素有关，确切的发病机制至今尚未完全阐明，目前认为溃疡的形成是因为具有有害作用的侵袭因子与黏膜自身的防御因素之间失衡的结果。主要与下列因素相关：①胃酸和胃蛋白酶分泌过多：正常新生儿出生后 48 小时胃酸达高峰，1 岁以内保持高水平，以后逐渐降低，4 岁后又升高，因此，年长儿消化性溃疡的发病率较婴幼儿高；②胃和十二指肠黏膜防御功能受损：胃和十二指肠黏膜在各种攻击因子作用下，黏膜血循环及上皮细胞的分泌与更新受到影响，屏障功能受损致黏膜缺血、坏死而形成溃疡；③Hp 感染：儿童十二指肠溃疡 Hp 检出率较高，说明 Hp 在溃疡发病机制中起重要作用；④遗传因素：消化性溃疡属常染色体显性遗传病，20%～60% 患儿有家族史，2/3 的十二指肠溃疡患儿家族成员血清胃蛋白酶原升高；⑤其他：精神创伤、中枢神经系统疾病、外伤、手术后、饮食不当和气候因素，服用对胃黏膜有刺激作用的药物等均可降低胃黏膜的防御能力，引起胃黏膜损伤。

继发性溃疡是由于全身疾病引起的胃、十二指肠黏膜局部损害，见于各种危重疾病所致的应激反应（见急性胃炎病因）。

【病理】

胃溃疡多发生在胃小弯或胃窦部，十二指肠溃疡多见于球部，偶在球后部，多为单发，偶可多发。溃疡大小不等、深浅不一，胃镜下呈圆形、不规则圆形或椭圆形，底部有灰白苔，周围黏膜充血、水肿。球部可因黏膜充血水肿或因溃疡多次复发，纤维组织增生和收缩而致球部变形，有时出现假憩室。胃和十二指肠同时有溃疡时称为复合溃疡。

【临床表现】

小儿年龄不同，临床表现各不相同，年龄越小症状越不典型。

1. **新生儿及小婴儿** 多为继发性溃疡，急性起病，早期出现哭闹、拒食，继之发生呕吐、呕血和黑便。轻者迅速痊愈，重者病情变化，常以消化道出血和穿孔就诊。常见的原发病有：早产儿、缺氧窒息、败血症、低血糖、呼吸窘迫综合征和中枢神经系统疾病等。

2. **幼儿** 继发性溃疡多见，以反复进食后呕吐、间歇性脐周及上腹部疼痛为主要表现，可发生呕血、黑便甚至穿孔，可伴有生长发育迟缓。

3. **学龄前及学龄儿** 以原发性十二指肠溃疡多见，以反复发作脐周和上腹部胀痛、烧灼感为主要表现，常在饥饿时或夜间发生。严重者可出现呕血、便血和贫血，部分有穿孔，此时疼痛剧烈并放射至背部或左右上腹部。也有仅表现为贫血、粪便隐血试验阳性。

【并发症】

主要为出血、穿孔和幽门梗阻，常伴有缺铁性贫血。重症可出现失血性休克，溃疡穿孔后可引起腹膜炎、胰腺炎等。

【辅助检查】

1. **胃镜检查** 是诊断溃疡病准确率最高的方法，既能观察溃疡大小、炎症轻重及表面有无血管暴露，又可评估药物治疗效果，同时又可采取黏膜活检，还能在胃镜下进行止血。

2. **粪便隐血试验** 应在素食3天后检查，阳性者提示可能有活动性溃疡。

3. **胃肠X线钡餐造影** 典型溃疡可见龛影，十二指肠球部痉挛。但特异性和敏感性较差。

4. **Hp检测** 第八章第五节"胃炎"。

【诊断和鉴别诊断】

由于儿童消化性溃疡的症状及体征常不典型，因此对出现下列症状者应警惕消化性溃疡：①反复发作、进食后缓解的上腹痛，尤以夜间及清晨疼痛明显者；②与饮食有关的呕吐；③剑突下有烧灼感或饥饿痛；④粪便隐血试验阳性者；⑤反复胃肠不适且有溃疡病家族史者；⑥原因不明的呕吐、黑便等。先行胃肠X线钡餐造影，最可靠的方法是消化道纤维内镜检查。应与以下疾病相鉴别：

1. **腹痛** 应与肠痉挛、肠寄生虫病、腹内脏器感染和结石等疾病鉴别。

2. **呕血** 新生儿自然出血症、食管裂孔疝等可有呕血；年长儿需与肝脏门脉高压（如肝硬化、肝门脉海绵样变性等）导致的食管胃底静脉曲张破裂出血，以及全身出血性疾病等鉴别。

3. **便血** 应与肠套叠、憩室、息肉、腹型过敏性紫癜及血液病等鉴别。

【治疗】

1. **一般治疗**

（1）饮食休息：培养良好的饮食习惯，定时定量，进食营养丰富、质软易消化的食物，避免吃过凉、硬、酸及辛辣等刺激性食物。避免过度疲劳及精神紧张，适当休息，有消化道出血等并发症或病情严重者应卧床休息。

（2）对症治疗：急性出血时应积极监护治疗，防止失血性休克，监测生命体征。禁食同时注意补充血容量,如失血严重应及时输血,积极进行消化道局部止血及全身止血。

2. 药物治疗

（1）抗酸剂和抑酸剂：①H_2受体拮抗剂（H_2RI）：西咪替丁10～15mg/（kg·d），分4次于饭前10分钟至30分钟口服或分2～3次/日静脉滴注；雷尼替丁3～5mg/（kg·d），每12小时1次或每晚1次口服,疗程均为4～8周；法莫替丁0.9mg/（kg·d），睡前1次口服或1次/日静脉滴注,疗程2～4周。②质子泵抑制剂（PPI）：奥美拉唑0.6～0.8mg/（kg·d），清晨顿服,疗程2～4周。③抗酸剂：氢氧化铝,氢氧化镁及碳酸钙等。

（2）胃黏膜保护剂：①硫糖铝,剂量为10～25mg/（kg·d），分4次口服,疗程4～8周；②枸橼酸铋钾,6～8mg/（kg·d），分3次口服,疗程4～6周；③蒙脱石散、麦滋林-S-颗粒剂等。

（3）抗Hp治疗：对有Hp感染的消化性溃疡,需用抗菌药物治疗。临床常用药物有：阿莫西林50mg/（kg·d）；克拉霉素15～30mg/（kg·d）；甲硝唑25～30mg/（kg·d），分3次口服,疗程均为2～4周；呋喃唑酮,剂量为5～10mg/（kg·d），分3次口服,连用2周。由于Hp栖息部位环境的特殊性,Hp不易被根除。

1）目前推荐的儿童治疗方案为：非铋剂四联方案,根据给药方法不同分为：序贯疗法（前5天或7天口服PPI+阿莫西林,后5天或7天口服PPI+克拉霉素+甲硝唑或呋喃唑酮）、伴同疗法（10天或14天同时服用PPI+3种抗生素）和混合疗法（前5天或7天与序贯疗法相同,后5天或7天与伴同疗法相同）。

2）其他方案：①以PPI为中心的三联方案：PPI+上述抗生素中的2种,服1～2周；②以铋剂为中心的三联或四联方案：枸橼酸铋钾4～6周+2种抗生素（阿莫西林4周、克拉霉素2周、甲硝唑2周、呋喃唑酮2周），或枸橼酸铋钾4～6周+H_2RI4～8周+2种抗生素2周。

3. 外科治疗 根据不同病例,出现以下情况考虑手术治疗：①失血量大,经药物治疗无效；②溃疡合并穿孔；③幽门完全梗阻,经胃肠减压等保守治疗72小时无改善；④复发较频的难治性溃疡,药物疗效不佳者。

问题与思考

各年龄段小儿消化性溃疡的临床特点有哪些?

第六节 腹泻病

腹泻病（diarrhea）是由多种病原体、多因素引起的以大便次数增多和大便性状改变为特点的消化道综合征,是婴幼儿常见病之一。腹泻病发病年龄多在6个月～2岁,1岁以内约占半数,是导致儿童营养不良、生长发育障碍的主要原因之一。

婴幼儿易发生腹泻,主要与下列易感因素有关：

1. 婴幼儿消化系统发育尚未成熟 胃酸和消化酶分泌少、活性低,不能适应食物质和量的较大变化。

2. 小儿生长发育快 所需营养物质相对较多,胃肠负担较重,易发生消化功能紊乱。

3. 机体防御功能差 婴儿胃酸分泌偏少,胃排空快,对进入胃内细菌的杀灭能力弱；血清免疫球蛋白（尤其是IgM、IgA）和胃肠道sIgA较低,免疫功能较差。

4. 正常肠道菌群未建立或失调 正常菌群对入侵的致病微生物有拮抗作用,新生儿生后尚未建立正常肠道菌群时或由于滥用广谱抗生素等引起肠道菌群失调,均易导致肠道感染。

5. 人工喂养 人工喂养儿由于牛乳等动物乳类中所含的体液因子（SIgA、乳铁蛋白）、巨噬细胞和粒细胞等在加热时被破坏,且食物和食具又极易受污染,故人工喂养儿肠道感染发病率明显高于母乳喂养儿（母乳中除含有前述体液因子和免疫细胞外,还含有溶菌酶和溶酶体,具有抗肠道感染作用）。

【病因】

（一）感染因素

肠道内感染可由病毒、细菌、真菌和寄生虫引起。以病毒最常见，细菌次之。

1. **病毒感染**　80%以上的秋冬季婴幼儿腹泻由病毒引起，以轮状病毒最常见，其次为星状和杯状病毒、埃可病毒、柯萨奇病毒、肠道腺病毒、冠状病毒等。

2. **细菌感染（不包括法定传染病）**

（1）致腹泻大肠杆菌：是指能引起腹泻的大肠杆菌株，大致分为5大组：①致病性大肠杆菌（是最早被发现的）；②产毒性大肠杆菌；③侵袭性大肠杆菌；④出血性大肠杆菌；⑤黏附-集聚性大肠杆菌（不造成肠黏膜损伤）。

（2）空肠弯曲菌：细菌可直接侵入空肠、回肠和结肠黏膜，引起侵袭性腹泻，有些菌株亦能产生肠毒素。

（3）耶尔森菌：除侵袭小肠、结肠黏膜外，还可产生肠毒素，引起侵袭性和分泌性腹泻。

（4）其他：沙门菌、金黄色葡萄球菌、难辨梭状芽胞杆菌、铜绿假单胞菌和变形杆菌等均可引起腹泻。

3. **真菌**　致腹泻的真菌有念珠菌、曲菌、毛真菌，婴儿以白色念珠菌多见。

4. **寄生虫**　常见为蓝氏贾第鞭毛虫、阿米巴原虫和隐孢子虫等。

5. **肠道外感染**　患中耳炎、上呼吸道感染、肺炎、泌尿系感染、皮肤感染或急性传染病时，由于发热及病原体毒素作用可引起消化道功能紊乱致腹泻，有时肠道外感染的病原体（主要是病毒）可同时感染肠道。

6. **抗生素相关性腹泻（AAD）**　长期大量使用广谱抗生素可使肠道正常菌群减少，引起肠道菌群紊乱，耐药性金黄色葡萄球菌、难辨梭状芽胞杆菌、变形杆菌、铜绿假单胞菌或白色念珠菌等可大量繁殖，引起药物较难控制的肠炎。

（二）非感染因素

1. **饮食因素**　①喂养不当是引起轻型腹泻的常见原因，多为人工喂养儿，进食过量、不定时，过早地喂入大量淀粉类或脂肪类食物，或突然改变食物品种或断奶，可致消化功能紊乱；②过敏性腹泻，对大豆或牛奶等过敏引起腹泻；③双糖酶（主要是乳糖酶）活性降低或缺乏使肠道对糖的消化吸收不良引起腹泻。

2. **气候因素**　气温下降，腹部受凉使肠蠕动增加；天气过热使消化液分泌减少或由于口渴饮奶过多等都可以诱发消化功能紊乱致腹泻。

【发病机制】

导致腹泻的机制有：渗透性腹泻（病毒性肠炎）：肠腔内产生大量不能吸收的具有渗透活性的物质；分泌性腹泻（肠毒素性肠炎）：肠腔内电解质分泌过多；渗出性腹泻（侵袭性细菌性肠炎）：炎症引起液体大量渗出；肠道功能异常性腹泻等。临床上大多数腹泻是在多种机制共同作用下发生的。

（一）感染性腹泻

病原微生物多随污染的食物或饮水进入消化道，也可通过污染的日用品、手、玩具或带菌者传播，轮状病毒亦可通过空气传播。当病原微生物的侵入数量、毒力与机体的防御功能失平衡时，即可引起腹泻。

1. **病毒性肠炎**　各种病毒侵入肠道后，在小肠绒毛顶端的柱状上皮细胞内复制，使细胞发生空泡变性、坏死，其微绒毛肿胀、排列紊乱和变短，受累的肠黏膜上皮细胞脱落，遗留不规则的裸露病变致使肠壁吸收水和电解质的功能受损，肠液在肠腔内大量积聚导致腹泻；同时继发的双糖酶活性下降，使食物中糖类消化不全而积滞在肠腔内，被细菌分解成小分子短链有机酸，使肠腔内的渗透压增高；微绒毛破坏亦造成载体减少，上皮细胞钠转运功能障碍，水和电解质进一步丧失，出现水样腹泻。

2. **细菌性肠炎**　病原菌不同，发病机制亦不同。

（1）肠毒素性肠炎：各种产生肠毒素的细菌均可引起分泌性腹泻，如产毒性大肠杆菌等。

病原菌黏附在肠上皮细胞刷状缘，不侵入肠黏膜，在肠腔繁殖并释放不耐热肠毒素（LT）和耐热肠毒素（ST），分别与小肠上皮细胞上的受体结合后激活腺苷酸环化酶和鸟苷酸环化酶，前者使ATP转变为

cAMP(环磷酸腺苷)，后者使 GTP 转变为 cGMP(环磷酸鸟苷)，cAMP 和 cGMP 抑制小肠上皮细胞对 Na^+ 和水的吸收，并促进 Cl^- 的分泌，使小肠液总量增多，超过结肠的吸收限度而发生分泌性腹泻，导致脱水和电解质紊乱。

（2）侵袭性细菌肠炎：各种侵袭性细菌感染导致渗出性腹泻，如志贺菌属、侵袭性大肠杆菌、沙门菌属、空肠弯曲菌、耶尔森菌和金黄色葡萄球菌均可直接侵袭小肠和结肠壁，使黏膜发生充血水肿、炎细胞浸润引起渗出和溃疡等而导致脓血便。结肠由于炎症病变不能充分吸收来自小肠的液体，并且某些致病菌还可产生肠毒素，故亦可发生水样腹泻。

（二）非感染性腹泻

饮食不当是最常见原因，当进食过量时，添加辅食过多、过早、过快时，或食物成分不当时，食物不能被充分消化吸收而积滞在小肠上部使肠腔内酸度降低，有利于肠道下部细菌上移和繁殖导致内源性感染；食物发酵和腐败分解产生的短链有机酸使肠腔内渗透压增高；腐败性毒性产物刺激肠壁使肠蠕动增加导致腹泻，进而发生脱水和电解质紊乱。

【临床表现】

不同病因引起的腹泻常各具临床特点和不同临床过程。临床上常按病情和病程分型。连续病程＜2周为急性腹泻，病程在 2 周~2 个月为迁延性腹泻，慢性腹泻的病程＞2 个月。

国外把病程在 2 周以上的腹泻病称为迁延性腹泻或慢性腹泻。

（一）急性腹泻

1. 轻型　以胃肠道症状为主，食欲减退，偶有溢乳和呕吐，大便次数增多，每日在 10 次以内，每次大便量不多，稀薄，呈黄或黄绿色，有酸味，大便镜检可见大量脂肪球。无脱水及全身中毒症状，多在数日内痊愈。

2. 重型　多为肠道内感染引起，胃肠道症状较重(腹泻频繁，大便每日十余次至数十次，量多，呈黄色水样或蛋花样便，可有少量黏液，食欲低下，常有呕吐，严重者可吐咖啡样物)，伴明显的全身中毒症状(如发热、烦躁不安、精神萎靡，甚至昏迷、休克、惊厥等)、脱水和电解质紊乱。

水、电解质和酸碱平衡紊乱：①脱水，因腹泻和呕吐导致体液丢失及摄入量不足，引起不同程度(轻度、中度、重度)脱水。由于腹泻时丢失的水和电解质比例不同，可造成等渗、低渗或高渗性脱水，以前两者多见。临床表现为眼窝、前囟凹陷，泪少尿少，皮肤黏膜干燥、弹性下降，甚至血容量不足引起末梢循环改变。②代谢性酸中毒，由于腹泻丢失大量碱性物质；进食少和吸收不良，热卡不足致使脂肪分解增加和酮体生成增多；血容量减少，血液浓缩，组织灌注不良和缺氧导致乳酸堆积；肾血流量不足，尿量减少，酸性代谢产物潴留。患儿出现口唇樱红，呼吸深长，重者精神和意识发生改变。③低钾血症，胃肠液中含钾较高，呕吐和腹泻可丢失大量的钾；进食少，钾摄入不足；肾保钾功能比保钠差，缺钾时仍有一定量的钾从尿中排出。故腹泻时患儿常有体内缺钾，但在脱水、酸中毒纠正之前，由于血液浓缩，钾由细胞内外移，缺钾症状不明显。随着脱水和酸中毒被纠正，则出现程度不同的低钾症状，如精神不振，四肢无力，腹胀，心律失常，心电图出现 U 波等。④低钙和低镁血症，腹泻患儿进食少，吸收差，可从大便丢失钙和镁，使体内钙、镁减少，活动性佝偻病和营养不良患儿更多见。但在脱水、酸中毒时离子钙增加，低钙症状不明显。当脱水、酸中毒被纠正后则出现手足搐搦和惊厥。极少数久泻和营养不良的患儿偶有低镁症状，常在血清钠、钾都恢复正常后出现。当输液后出现震颤、手足搐搦和惊厥，用钙剂无效时应考虑到低镁的可能(参见"第四章第三节")。

3. 几种常见类型肠炎的临床特点

（1）轮状病毒肠炎：轮状病毒(rotavirus)是秋、冬季小儿腹泻常见的病原。6 个月至 2 岁婴幼儿多见，＞4 岁者少见。潜伏期 1~3 天，急性起病，常伴有发热和上呼吸道感染症状，无明显中毒表现。起初常先有呕吐，继之出现腹泻。大便次数多，每日达 10 次左右，量多，呈黄色水样或蛋花样，带少量黏液，无腥臭味。常并发脱水、酸中毒及电解质紊乱。少数重症患儿可并发病毒性脑炎、心肌炎等。本病有自限性，数日后呕吐渐停，腹泻减轻，自然病程为3～8天。大便镜检偶有少量白细胞。

（2）产毒性细菌引起的肠炎：常发生在夏季。潜伏期1～2天，起病较急。主要症状为腹泻、呕吐，大便呈水样或蛋花样混有黏液，镜检无白细胞，常伴脱水、酸中毒和电解质紊乱。病程约5～10天。

（3）侵袭性细菌（侵袭性大肠杆菌、空肠弯曲菌、耶尔森菌、鼠伤寒沙门菌等）引起的肠炎：全年发病，夏季多见。临床症状与细菌性痢疾相似。起病急，高热，腹泻频繁，大便呈黏液状、含脓血、有腥臭味。常伴有恶心、呕吐、腹痛，可有里急后重，全身中毒症状较重，甚至发生休克。镜检可见大量白细胞和少量红细胞。粪便细菌培养可找到相应的致病菌。其中空肠弯曲菌常侵犯空肠和回肠，腹痛剧烈，易误诊为阑尾炎。鼠伤寒沙门菌小肠结肠炎，在小儿沙门菌感染中最常见。有胃肠炎型和败血症型，新生儿多为败血症型，常引起暴发流行。病程迁延，一般在2～4周。带菌率高，少数患儿病后排菌达2个月以上。

（4）出血性大肠杆菌肠炎：大便次数多，起初为水样便，之后转为血性，有腥臭味。伴有腹痛，大便镜检有大量红细胞，常无白细胞，体温多正常。

（5）抗生素相关性腹泻：①金黄色葡萄球菌肠炎，多继发于长期使用广谱抗生素后，病程和症状与菌群失调程度相关。主要表现为腹泻，大便呈海水样暗绿色，多黏液带有假膜，有腥臭味，少数有血便。常伴有发热、呕吐，重症者腹泻频繁，伴脱水、酸中毒和电解质紊乱，甚至可发生休克。大便镜检可见大量脓细胞和成簇的 G⁺ 球菌，培养有葡萄球菌生长，凝固酶试验阳性。②假膜性小肠结肠炎，由难辨梭状芽胞杆菌引起。除万古霉素和胃肠道外使用的氨基糖苷类抗生素，抗结核药物外，几乎各种抗生素均可诱发本病。可在用药1周内或迟至停药后4～6周发病。轻症每日大便数次，停用抗生素后很快痊愈。重症频泻，可有假膜排出或血样便。可出现脱水、酸中毒和电解质紊乱。伴有腹痛、腹胀和全身中毒症状，甚至发生休克。大便厌氧菌培养、组织培养法检测细胞毒素可协助诊断。③真菌性肠炎，多为白色念珠菌所致，<2岁婴幼儿多见。常并发于其他感染或肠道菌群失调时。主要症状为腹泻，大便次数多，黄色稀便带黏液，泡沫较多，有时可见豆腐渣样菌块（菌落），病程迁延，常伴有鹅口疮。镜检有真菌孢子和菌丝，大便真菌培养阳性。

（二）迁延性和慢性腹泻

病因复杂，感染、过敏、酶缺陷、药物因素和先天畸形等均可引起。多与营养不良及腹泻急性期治疗不彻底有关，以人工喂养儿多见。其原因为：①营养不良时胃酸和消化酶分泌减少，消化功能障碍，有利于消化道下部细菌的上移与繁殖，使食物发酵和腐败导致腹泻迁延不愈；②营养不良和腹泻时肠黏膜上皮细胞受损，双糖酶尤其是乳糖酶缺乏使葡萄糖、半乳糖和果糖吸收不良；③全身和消化道局部免疫功能低下，肠内的原有感染不易清除，细菌繁殖，常伴发其他部位感染。久病者消化、营养状态及免疫功能更差，形成恶性循环；④长期滥用抗生素引起肠道菌群失调。

【辅助检查】

1. 大便常规　①无或偶见白细胞者为侵袭性细菌以外的病原体感染引起；②有较多白细胞和红细胞，常见于各种侵袭性细菌感染；③大便涂片有真菌孢子和菌丝由真菌感染所致。

2. 病毒学检测　疑为病毒感染者应进行病毒分离及抗原检测。如ELISA、PCR及核酸探针技术等。

3. 细菌学检查　①细菌培养，大便细菌培养和药敏试验对细菌性肠炎可确诊，同时有利于选择有效的抗生素；②病原菌抗原检测，采用对流免疫电泳、乳胶颗粒凝聚试验、ELISA等进行病原菌抗原检测。PCR及核酸探针技术等用于病原菌的基因诊断。

4. 血液生化检查和血气分析　测定血钠可确定脱水性质；血钾测定可反映体内缺钾的程度；血气分析及测定二氧化碳结合力（CO_2CP）可了解体内酸碱平衡情况，必要时可查血钙和血镁。

【诊断和鉴别诊断】

根据发病季节、病史、临床表现和大便性状易于作出临床诊断。必须判断有无脱水（程度和性质）、电解质紊乱和酸碱失衡。注意寻找病因，肠道内感染的病原学诊断较复杂。从临床诊断和治疗需要考虑，可先根据大便常规有无白细胞将腹泻分为两组：

1. 大便无或偶见少量白细胞者 为侵袭性细菌以外的病因（如病毒、非侵袭性细菌、寄生虫等肠道内、外感染或喂养不当）引起的腹泻，多为水样泻，有时伴脱水症状。应与以下疾病鉴别：

（1）生理性腹泻：多见于<6个月婴儿，其外观虚胖，常有湿疹。生后不久即出现腹泻，除大便次数增多外，无其他症状，食欲良好，生长发育正常。添加辅食后大便逐渐转为正常。

（2）导致小肠消化吸收障碍的各种疾病：如乳糖酶缺乏，葡萄糖 - 半乳糖吸收不良，过敏性腹泻等。可根据各病特点进行鉴别。

2. 大便有较多白细胞者 常由各种侵袭性细菌感染引起，仅凭临床表现难以区别，必要时应进行大便细菌培养以及病原菌抗原检测。应与以下疾病鉴别：

（1）细菌性痢疾：常有流行病学接触史，急性起病，全身中毒症状重，大便次数多，量少，呈脓血便伴里急后重。大便镜检有较多脓细胞、红细胞和吞噬细胞，大便细菌培养可确诊。

（2）坏死性肠炎：中毒症状较重，高热、腹痛、腹胀、呕吐频繁。大便糊状呈暗红色，逐渐出现典型的赤豆汤样血便，常有休克。腹部立、卧位X线摄片示小肠局限性充气扩张、肠间隙增宽、肠壁积气等。

【预防】

1. 加强卫生宣教，对水源和食品卫生严格管理。

2. 提倡母乳喂养，特别是生后最初4个月最重要。避免在夏季断奶，添加辅食要采取逐步过渡的方式。

3. 培养儿童良好的卫生习惯，饭前便后洗手。做好食品、食具、尿布、便器和玩具等日常消毒工作。

4. 注意气候变化时小儿的护理，及时增减衣物，避免过冷过热。

5. 感染性腹泻易引起流行，在新生儿病室、托幼机构及医院中注意消毒隔离。发现腹泻患儿和带菌者应隔离治疗，对粪便要及时消毒处理。

6. 避免长期使用广谱抗生素，以免引起肠道菌群失调。

【治疗】

治疗原则：调整饮食、预防和纠正脱水、合理用药、加强护理和预防并发症。急性腹泻侧重于维持水、电解质平衡及抗感染；迁延性和慢性腹泻则应注意肠道菌群失调问题及饮食疗法。

（一）调整饮食

对于任何类型腹泻目前不主张完全禁食，但有严重呕吐者可暂时禁食4～6小时（不禁水），待病情好转后即恢复喂食。母乳喂养儿继续哺乳，暂停辅食；人工喂养儿可喂米汤、稀释牛奶或其他代乳品。病毒性肠炎多有双糖酶缺乏，可添加乳糖酶或换无乳糖奶粉喂养，或改为豆制代乳品或发酵奶，腹泻停止后继续给予营养丰富的饮食，并每日加餐1次，共2周。

（二）加强护理

对感染性腹泻应注意消毒隔离，按时喂水或口服低渗ORS溶液。掌握静脉补液的速度。勤换尿布，便后清洗臀部，预防上行性泌尿系感染、尿布疹。勤翻身，预防继发性肺炎。

（三）药物治疗

1. 控制感染 ①病毒性和非侵袭性细菌所致的急性肠炎一般不用抗生素，应合理使用液体疗法，选用微生态制剂和黏膜保护剂。但对重症、新生儿、营养不良和免疫功能低下的患儿应酌情选用抗生素。②侵袭性细菌性肠炎需使用抗生素治疗。可先针对可能的病原经验性地选用抗菌药物，再根据大便细菌培养和药敏试验结果进行调整。大肠杆菌、空肠弯曲菌、耶尔森菌和鼠伤寒沙门菌肠炎常选用抗 G^- 杆菌抗生素及大环内酯类抗生素治疗。金黄色葡萄球菌肠炎应立即停止原用抗生素，根据药敏试验选择抗生素。也可使用苯唑西林或头孢霉素等。③真菌性肠炎停用抗生素，服用抗真菌药物治疗。

2. 微生态疗法 有助于恢复肠道正常菌群，抑制病原菌定植和侵袭，有利于控制腹泻。常用鼠李糖乳杆菌、双歧杆菌、嗜酸乳杆菌、布拉酵母菌和粪链球菌等益生菌制剂。

3. 肠黏膜保护剂 能吸附病原体和毒素，维持肠细胞的吸收和分泌功能；与肠道黏液糖蛋白相互作用可增强其屏障功能，阻止病原体的侵入，如蒙脱石散。

4. 止泻剂 感染性腹泻一般不用止泻剂，但经治疗后一般情况好，中毒症状消失，可酌情选用止泻剂，如鞣酸蛋白和碱式碳酸铋等。

5. 补锌治疗 近年来世界卫生组织（WHO）/联合国儿童基金会建议，对急性腹泻患儿补锌治疗，可缩短病程，应每日给予元素锌 20mg（>6 个月），6 个月以下婴儿每日 10mg，疗程 10～14 天。

（四）纠正水、电解质紊乱和酸碱失衡

脱水和电解质紊乱是急性腹泻死亡的主要原因，合理的液体疗法是降低病死率的关键（参见第四章第二节）。

1. 口服补液 适用于腹泻时脱水的预防及纠正轻、中度脱水。常用 ORS（口服补液盐）溶液，口服液量：轻度脱水 50～80ml/kg，中度脱水 80～100ml/kg，少量多次，于 8～12 小时内将累积损失补足。之后将余量加等量水稀释按病情需要服用。呕吐频繁或腹泻脱水加重者应及时改用静脉补液。

2. 静脉补液 适用于中、重度脱水、吐泻严重或口服补液失败者。遵循"三定""三先""三见"的补液原则，实施合理有效的补液措施。

（1）第一天补液：①补液总量，包括补充累积损失量、继续丢失量和生理需要量。一般轻度脱水约为 90～120ml/kg，中度脱水 120～150ml/kg，重度脱水 150～180ml/kg。②补液种类，等渗脱水选用 1/2 张含钠液；低渗脱水选用 2/3 张含钠液；高渗脱水选用 1/3 张或 1/5 张含钠液。若临床判断脱水性质有困难时，可暂按等渗脱水处理。③输液速度，累积损失一般在 8～12 小时补完，每小时 8～10ml/kg，余量于 12～16 小时内补完，每小时约 5ml/kg。对重症脱水伴有明显周围循环障碍者应先快速扩容，用等张含钠液（2:1 液）20ml/kg（每次总量不超过 300ml），在 30～60 分钟内快速输入。④纠正酸中毒，因输入的混合溶液中含有一部分碱性液，对轻度酸中毒的患儿，输液后循环和肾功能改善，酸中毒即可得到纠正；对中度、重度酸中毒可根据临床症状结合血气分析结果，另加碱性液纠正。⑤纠正低钾血症，见尿后补钾或就诊前 6 小时内有尿即应及时补钾，补钾浓度 <0.3%，每日补钾时间 >8 小时，一般持续补钾 4～6 天。可口服补钾。⑥纠正低钙、低镁，出现低钙症状时可用 10% 葡萄糖酸钙注射液 5～10ml 加等量葡萄糖稀释后缓慢静注；低镁者用 25% 硫酸镁注射液按 0.1mg/kg 深部肌内注射，每日 2～3 次，症状缓解后停用。

（2）第二天补液：经第一天补液后，脱水和电解质紊乱基本纠正，第二天及以后主要是补充继续损失量和生理需要量。一般可改为口服补液，若腹泻仍频繁或口服量不足者，仍需静脉输注。补液量根据吐泻和进食情况估算，继续损失量按"丢多少补多少""随时丢随时补"的原则，一般按 10～40ml/（kg·d）估算，常用 1/2～1/3 张含钠液。生理需要量为 60～80ml/（kg·d），用 1/5 张含钠液补充。将这两部分相加，于 12～24 小时均匀静滴，同时要注意继续补钾和纠正酸中毒。

（五）迁延性和慢性腹泻的治疗

迁延性和慢性腹泻常伴有营养不良和其他并发症，病情较复杂，应积极寻找引起病程迁延的原因。针对病因采取综合治疗措施。

1. 积极寻找引起病程迁延的原因 对肠道内细菌感染，根据大便培养和药敏试验选用抗生素，切忌滥用，避免引起顽固的肠道菌群失调。

2. 营养治疗 ①继续母乳喂养。②要素饮食，由氨基酸、葡萄糖、中链甘油三酯、多种维生素和微量元素组成，基本不需经胃肠消化即能在小肠吸收，适用于慢性腹泻的患儿。③有双糖酶缺乏时，可添加乳糖酶，亦可采用豆浆或去乳糖配方奶粉。有些患儿在应用无双糖饮食后腹泻仍不改善时，应考虑对蛋白质过敏的可能，应采用其他饮食或无乳糖水解蛋白配方饮食。④静脉营养，少数患儿不能耐受口服营养物质，可采用静脉营养。推荐方案为：10% 脂肪乳 2～3g/（kg·d），复方氨基酸 2～2.5g/（kg·d），葡萄糖 12～15g/（kg·d），

电解质及多种微量元素适量，液体 120~150ml/（kg·d），热卡 50~90kcal/（kg·d）。病情好转后改为口服，及时补充各种微量元素和维生素，有助于肠黏膜的修复。可使用微生态制剂和肠黏膜保护剂。

3. 积极治疗各种并发症 及时纠正脱水及电解质、酸碱平衡紊乱，治疗贫血、营养不良及各种维生素缺乏症。

4. 中医辨证施治 有良好疗效，可结合中药、推拿、捏脊或针灸等疗法。

案例 8-1

　　患儿，8 个月男婴，冬季急性起病。2 天前无明显诱因先出现呕吐，继之出现腹泻，发病当日曾诊所就诊，给予口服蒙脱石散、双歧杆菌制剂等，治疗半日呕吐、腹泻未见好转，当日下午又出现发热、体温 38.6~39.5℃，尿量明显减少，即刻到当地镇医院诊治，给予输液及对症治疗半天，未见好转急诊转入市医院。共呕吐 6~7 次，为非喷射性胃内容物，大便共 8~10 次。入院查体：体温 38.9℃，呼吸急促（R 55 次/分），神萎，皮肤弹性差，眼窝明显凹陷，瞳孔等大等圆，对光反射减弱。面色苍白，口唇樱红色，颈软，双肺呼吸音粗，心率 162 次/分，心音低钝，律齐无杂音，腹软，肠鸣音活跃。四肢肌张力稍减弱，末梢发凉，神经系统病理征阴性。入院后血常规：WBC 7.5×10^9/L，N 40%，L 60%；大便常规：外观呈黄绿色稀水便，白细胞偶见，未见红细胞；血液生化：Na^+ 122mmol/L，K^+ 5.65mmol/L，Cl^- 104mmol/L，Ca^{2+} 2.35mmol/L，HCO_3^- 10mmol/L。

　　思考：

　　1. 请列出该患儿的初步诊断及诊断依据。

　　2. 患儿可能有哪些合并症？

　　3. 进一步需要做哪些检查？

　　4. 请制订合理的治疗方案。

（詹　学）

消化系统担负着食物的摄入、消化、吸收、转化和排泄等功能。由于儿童消化系统的各脏器发育不完善，导致了儿童，特别是婴幼儿期，较易发生各种消化系统疾病。新生儿和小婴儿常见溢乳现象，可造成呛奶、窒息等危害。婴幼儿肠管和肠系膜较长，易发生肠扭转和肠套叠。婴幼儿肠道正常菌群脆弱，易发生菌群失调，导致消化功能紊乱和感染。虽然多数的儿童消化系统疾病（包括外科急腹症和消化道畸形）具有共同的临床表现（如呕吐、腹痛、腹胀等），但各有不同特点。早期明确的诊断非常必要。

应通过详细询问病史，仔细进行体检，如呕吐物性状，腹痛部位、性质、有无包块，腹胀程度、肠型、肠鸣音强弱，大便次数、性状等，结合相应的辅助检查尽快地确诊，便于为患儿提供及时、安全、有效的治疗。腹泻病是婴幼儿常见的消化系统综合征，常伴有程度不同的水、电解质紊乱及酸碱失衡，重症患儿可伴发严重的并发症，如病毒性脑炎、心肌炎等。应准确地判断脱水的程度和性质，遵循"三定""三先""三见"的补液原则，制订和实施合理有效的补液方案。

1. 简述儿童消化性溃疡的主要临床特点，主要治疗措施有哪些？

2. 婴幼儿为什么易罹患腹泻病？临床特点及防治原则有哪些？

3. 迁延性和慢性腹泻有哪些治疗措施？

第九章 呼吸系统疾病

9

学习目标

掌握	呼吸系统常见疾病(急性上呼吸道感染、急性气管支气管炎、支气管肺炎、支气管哮喘)的临床表现、并发症、诊断和治疗。
熟悉	毛细支气管炎的病因、临床表现、诊断和治疗;肺炎的分类;常见呼吸系统疾病的鉴别诊断。
了解	小儿呼吸系统解剖生理特点;支气管肺炎的病理、病理生理。

小儿呼吸系统疾病中以急性呼吸道感染最为常见，约占儿科门诊的60%以上；在住院患儿中，以肺炎最多见，是我国5岁以下儿童第一位的死亡原因；故应需积极采取措施，从而降低呼吸道感染的发病率和死亡率。

第一节　小儿呼吸系统解剖生理特点

【解剖特点】

呼吸系统以环状软骨下缘为界，分为上、下呼吸道，上呼吸道包括鼻、鼻窦、咽、咽鼓管、会厌及喉，下呼吸道包括气管、支气管、毛细支气管、呼吸性毛细支气管、肺泡管及肺泡。

1. 上呼吸道

（1）鼻：鼻腔相对短小且狭窄，位置较低，无鼻毛，黏膜柔嫩、血管丰富，易受感染；感染时鼻黏膜充血、肿胀，常使鼻腔更加狭窄，甚至堵塞，导致呼吸困难，影响吸吮。

（2）鼻窦：鼻腔黏膜与鼻窦黏膜相延续，且鼻窦口相对较大，故急性鼻炎时可累及鼻窦，易发生鼻窦炎。新生儿上颌窦、筛窦极小，2岁后迅速增大，12岁时才充分发育；额窦2~3岁才开始出现，12~13岁时才发育；蝶窦3岁时才与鼻腔相通；故婴幼儿期很少发生鼻窦炎。

（3）鼻泪管与咽鼓管：婴幼儿鼻泪管较短，开口于眼内眦，瓣膜发育不全，故小儿鼻腔感染可通过鼻泪管侵入眼结合膜，引起结膜炎。婴幼儿咽鼓管较宽，且短而直，呈水平位，故鼻咽炎时易致中耳炎。

（4）咽部：咽部较狭窄且垂直。咽扁桃体（又称腺样体）于生后6个月已发育，位于鼻咽顶部与后壁交界处，严重的腺样体肥大是小儿阻塞性睡眠呼吸暂停综合征的重要原因；腭扁桃体1岁末逐渐增大，4~10岁发育达到高峰，14~15岁时渐退化，故扁桃体炎常见于年长儿。

（5）喉：小儿喉腔狭窄，呈漏斗状，声门狭小，软骨柔软，黏膜柔嫩，血管及淋巴组织丰富，故轻微炎症即可引起喉头水肿、狭窄，出现吸气性呼吸困难和声音嘶哑。

相关链接

儿童鼻窦炎

2. 下呼吸道

（1）气管、支气管：婴幼儿的气管、支气管管腔相对较成人狭窄，软骨柔软，缺乏弹力组织，黏膜柔嫩，血管丰富，纤毛运动差，清除力弱，易致呼吸道感染，感染后易致呼吸道狭窄和阻塞。小儿右支气管短粗，为气管直接延伸，故异物易坠入右支气管内，引起右侧肺段不张或肺气肿。毛细支气管平滑肌于生后5个月以前薄且少，3岁后明显发育，因此小婴儿易发生呼吸道梗阻，主要是黏膜肿胀和分泌物阻塞引起。

（2）肺：小儿肺泡数量较少且面积小，肺弹力组织发育较差，血管丰富，间质发育旺盛，使肺含血丰富而含气少，故易致感染，感染时易引起间质性炎症、肺不张或肺气肿等。

3. **胸廓与纵隔**　婴幼儿胸廓呈桶状，肋骨呈水平位，膈肌位置较高，胸腔容积小而肺相对较大，呼吸肌不发达，呼吸时胸廓活动受限，肺不能充分扩张，不能充分进行气体交换，故当小儿肺部患病时易致呼吸困难。小儿纵隔容积相对大，周围组织松软，吸气时肺扩张受限，故胸腔积液或气胸时易致纵隔移位。

【生理特点】

1. **呼吸频率与节律** 小儿年龄愈小,呼吸频率愈快(表9-1);小婴儿呼吸中枢发育不完善,易出现呼吸节律不齐、深浅呼吸交替、间歇呼吸、呼吸暂停等,以早产儿、新生儿明显。

表9-1 不同年龄阶段小儿呼吸、脉搏频率(次/分)

年龄	呼吸	脉搏	呼吸:脉搏
新生儿	40~45	120~140	1:3
~1岁	30~40	110~130	1:3~4
~3岁	25~30	100~120	1:3~4
~7岁	20~25	80~100	1:4
~14岁	18~20	70~90	1:4
~18岁	16~18	60~90	1:4

2. **呼吸类型** 婴幼儿呼吸肌发育不全,呼吸时胸廓活动范围小,呈腹膈式呼吸。随着年龄增长,呼吸肌发育逐渐成熟,膈肌和腹腔脏器逐渐下降,肋骨由水平位逐渐倾斜,出现胸腹式呼吸。7岁后以混合式呼吸为主。

3. **呼吸功能特点**

(1)肺活量:小儿约为50~70ml/kg。安静时,年长儿仅用12.5%,而婴幼儿需30%,说明年龄越小呼吸储备量越小。发生呼吸功能障碍时,代偿能力最大,仅为正常的2.5倍,而成人可达10倍,故小儿易致呼吸衰竭。

(2)潮气量:小儿约为6~10ml/kg;年龄越小,潮气量越小;无效腔/潮气量比值大于成人。

(3)每分通气量:指潮气量乘以呼吸频率。如按体表面积计算,婴幼儿每分通气量接近于成人。

(4)气体弥散量:CO_2的排出主要靠弥散作用,CO_2弥散速率比O_2大,故CO_2比O_2易于弥散。小儿肺小,肺泡毛细血管总面积与总容量均比成人小,故气体弥散量也小。如按单位肺容积计算,与成人接近。

(5)气道阻力:小儿气道管径细小,阻力大于成人,气管管腔随年龄发育而增大,阻力亦递减。

4. **血液气体分析** 可反映血氧饱和度水平和血液酸碱平衡状态,为诊断治疗提供客观依据,小儿动脉血液气体分析正常值见表9-2。

表9-2 小儿动脉血液气体分析正常值

项目	新生儿	~2岁	>2岁
pH值	7.35~7.45	7.35~7.45	7.35~7.45
PaO_2(kPa)	8~12	10.6~13.3	10.6~13.3
$PaCO_2$(kPa)	4.0~4.67	4.0~4.67	4.67~6.0
HCO_3^-(mmol/L)	20~22	20~22	22~24
BE(mmol/L)	−6~+2	−4~+2	−4~+2
SaO_2(%)	90~97	95~97	96~98

5. **呼吸道免疫特点** 小儿呼吸道非特异性和特异性免疫功能均较差;如咳嗽反射弱,纤毛运动差,难以有效地清除气道分泌物、吸入的尘埃和异物颗粒等;肺泡巨噬细胞功能不足,体内SIgA、IgG亚类(尤其是IgG_2)含量较低,乳铁蛋白、溶菌酶、干扰素、补体等的数量和活性不足,故易患呼吸道感染性疾病。

故小儿时期易患呼吸系统疾病,与小儿呼吸系统的解剖、生理特点密切相关。

第二节 急性上呼吸道感染

急性上呼吸道感染（acute upper respiratory infection，AURI）是由各种病原引起上呼吸道的急性炎症（简称上感），俗称"感冒"，是小儿时期最常见的疾病。上感主要侵犯鼻、鼻咽和咽部，根据主要感染部位的不同可诊断为急性鼻炎、急性咽炎、急性扁桃体炎等。一年四季均可发病，以冬春季节及气候骤变时多见。

【病因】

1. **感染因素** 原发感染以病毒感染最多见，占 90% 以上，主要有鼻病毒、呼吸道合胞病毒、流感病毒、副流感病毒、腺病毒、柯萨奇病毒、冠状病毒等；细菌感染占 10% 左右，部分为病毒感染后继发细菌感染，最常见的有 A 组溶血性链球菌，其次为肺炎链球菌、流感嗜血杆菌等；肺炎支原体可致上感。

2. **诱发因素** 婴幼儿由于上呼吸道的解剖、生理及免疫特点易患本病；营养不良、维生素 D 缺乏性佝偻病、贫血等营养障碍性疾病等，以及护理不当、气候改变和不良环境因素等，可诱发本病。

【临床表现】

本病急缓、症状轻重不一，与发病年龄、病原体及机体抵抗力不同有关。

1. **一般类型的急性上感** 一般病程 3～5 天，如体温不退或病情加重，应考虑炎症波及其他部位或继发感染。

（1）症状：婴幼儿起病急，全身症状为主，局部症状较轻；多有发热，体温可高达 39～40℃，热程 2 天至 1 周左右，起病 1～2 天可因高热引起惊厥。年长儿以局部症状为主，全身症状较轻。

1）局部症状：鼻塞、流涕、喷嚏、干咳、咽部不适和咽痛等。

2）全身症状：发热，高低不一。烦躁不安、头痛、全身不适、乏力、睡眠不安等。部分患儿有食欲缺乏、呕吐、腹泻、腹痛等消化道症状。腹痛多为脐周阵发性疼痛，无压痛，与发热所致反射性肠蠕动增强或为并发急性肠系膜淋巴结炎。

（2）体征：可见咽部充血，扁桃体肿大；有时可见下颌及颈淋巴结肿大；肺部体检一般正常；当肠道病毒感染时可见不同形态的皮疹。

问题与思考

幼儿园小班老师发现班级有几个孩子发烧，眼睛发红，带到医院就诊后医生告诉说是孩子得了感冒，叫咽结合膜热，不是疱疹性咽峡炎，小班老师不明白是什么病。

思考： 你能给小班老师解释一下这两个病是什么病，如何进行鉴别？

---

2. **两种特殊类型的上感**（表 9-3）

表 9-3 两种特殊类型急性上感的临床表现

项目	疱疹性咽峡炎	咽结合膜热
病原	柯萨奇 A 组病毒	腺病毒 3、7 型
好发季节	夏秋季	春夏季，可在托幼机构中流行
症状	起病急、高热、咽痛、流涎、拒食、呕吐等	高热、咽炎、眼结合膜炎为特征
体征	咽部充血，咽腭弓、腭垂、软腭等处有 2～4mm 疱疹，周围有红晕，破溃后形成小溃疡	咽部充血、一侧或两侧滤泡性眼结膜炎、颈部或耳后淋巴结肿大
病程	1 周左右	1～2 周

3. **并发症** 常波及邻近组织和器官，易引起中耳炎、鼻窦炎、咽后壁脓肿、扁桃体周围脓肿、颈部淋巴结炎、喉炎、气管支气管炎、肺炎等，以婴幼儿多见。年长儿若患溶血性链球菌性上感，以后可引起急性肾炎、风湿热等。病毒感染可并发急性病毒性心肌炎，可致心力衰竭、心律失常，甚至猝死。

【实验室检查】

1. **病毒感染者** 血白细胞计数偏低或在正常范围内，病毒分离、血清反应、免疫荧光、酶联免疫等方法，有利于病毒病原体的早期诊断。

2. **细菌感染者** 血白细胞可增高，中性粒细胞增高，使用抗菌药前行咽拭子培养可有病原菌生长。

【诊断和鉴别诊断】

根据病史、临床表现不难诊断，但应与下列疾病鉴别：

1. **某些急性传染病的早期** 上感常为各种传染病的早期症状，如流行性脑脊髓膜炎、麻疹、百日咳、猩红热等；应结合明显的流行病病史、临床表现及实验室资料等综合分析，并观察病情演变过程加以鉴别。

2. **流行性感冒** 是由流感病毒、副流感病毒引起；有明显的流行病病史；局部症状轻，全身症状重，常有高热、头痛、四肢肌肉酸痛等，上呼吸道卡他症状较轻；病程较长。

3. **急性阑尾炎** 上感腹痛剧烈者，需与急性阑尾炎鉴别。后者腹痛先于发热，部位以右下腹为主，呈持续性，有固定压痛点、反跳痛及腹肌紧张、腰大肌试验阳性等体征，白细胞及中性粒细胞增高。

4. **过敏性鼻炎** 某些学龄前儿童和年长儿有上感症状，如鼻塞、流涕、鼻痒、打喷嚏、咳嗽等症状，可持续超过2周或反复发作，而全身症状则较轻，可考虑为本病。

5. **川崎病** 咽结合膜热应与川崎病相鉴别。

6. **手足口病** 疱疹性咽峡炎应与手足口病鉴别。后者常见病原为柯萨奇病毒A组16型和肠道病毒71型。如仅有咽腭弓、腭垂、软腭等处疱疹者，临床诊断为疱疹性咽峡炎；若手足掌侧出现疱疹者，则临床诊断为手足口病。

在排除上述疾病后，还应对上感病因进行鉴别，以指导治疗。

【治疗】

1. **一般治疗** 适当休息，多饮水，补充多种维生素，给予易消化饮食，注意呼吸道隔离，保持室内空气新鲜及适当温、湿度，防治各种并发症。

2. **抗感染治疗**

（1）抗病毒治疗：利巴韦林（病毒唑）具有广谱抗病毒作用，10～15mg/（kg•d），口服或静滴，疗程为3～5天；若为流感病毒感染，可用磷酸奥司他韦口服。病毒性结合膜炎可用0.1%阿昔洛韦滴眼液滴眼，每1～2小时1次。

（2）抗生素治疗：如病情重、有细菌感染者，或有并发症者，常选用青霉素类、头孢菌素类、大环内酯类。如证实为溶血性链球菌感染或既往有风湿热、肾炎病史者，应用青霉素疗程为10～14天。

3. **对症治疗**

（1）高热：可给予对乙酰氨基酚或布洛芬制剂口服，亦可用冷敷、温湿敷或酒精浴降温。发生高热惊厥可予镇静、止惊等处理。

（2）鼻塞：可用0.5%麻黄碱液在喂奶前滴鼻。

（3）咽痛：可含服咽喉片；中成药亦有较好效果。

4. **中医中药治疗** 目前多采用中成药，如银翘散、板蓝根冲剂、感冒退热冲剂、藿香正气散等。也可中医辨证施治，选用辛温解表或辛凉解表方剂。

【预防】

主要是加强锻炼，增加抵抗力；提倡母乳喂养，合理均衡膳食；防治营养障碍性疾病；避免去人多拥挤的公共场所；避免被动吸烟；注意气候骤变。

第三节　急性气管支气管炎

急性气管支气管炎（acute tracheobronchitis）是气管支气管黏膜的急性炎症；常继发于上呼吸道感染或为小儿急性传染病并发症；婴幼儿多见；为小儿常见的呼吸道疾病。

【病因】

凡能引起上感的病原体都可引起气管支气管炎，包括各种病毒、细菌，或为混合感染；免疫功能失调、营养不良、佝偻病、特应性体质等都是本病的危险因素。

【临床表现】

大多数患儿先有上感症状，后以咳嗽为主要症状，初为干咳，继之有痰。年长儿一般症状较轻，婴幼儿全身症状较重，常有发热、精神不振、呕吐、腹泻等。双肺呼吸音粗糙，可闻及不固定的散在的干啰音、痰鸣音或少量粗中湿啰音。

喘息性支气管炎（又名哮喘性支气管炎）是婴幼儿时期伴有喘息的支气管炎，多见于3岁以下，有湿疹或其他过敏史；有类似哮喘症状与体征；有反复发作倾向；少数可发展为支气管哮喘。

【诊断】

根据临床表现进行急性气管支气管炎诊断。

【治疗】

1. **一般治疗**　同上呼吸道感染。

2. **保持呼吸道通畅**　应经常变换体位，多饮水，适当湿化室内空气，以利于呼吸道分泌物的排出。

3. **控制感染**　由于病原体多为病毒，一般不采用抗生素。对疑为细菌感染者可适当选用抗生素，如青霉素类或头孢类药物。明确是肺炎支原体感染者，首选红霉素、阿奇霉素等大环内酯类药物。

4. **对症治疗**

（1）祛痰：为避免抑制咳嗽反射，一般不用镇咳剂。常用祛痰药乙酰半胱氨酸颗粒、盐酸氨溴索糖浆等；痰稠者可用10%氯化铵，每次0.1~0.2ml/kg，亦可行超声雾化吸入。

（2）止喘：对喘憋严重者可雾化吸入沙丁胺醇、特布他林等，亦可口服或静脉给氨茶碱；喘息严重时可加用泼尼松口服，1.0mg/（kg·d），共3~5天。

（3）抗过敏：可选用马来酸氯苯那敏和盐酸异丙嗪等。

第四节　毛细支气管炎

毛细支气管炎（bronchiolitis）是婴幼儿常见的下呼吸道感染，临床特点主要为喘憋、三凹征和喘鸣。好发于春、秋两季，呈散发或流行发病。临床因本病发生时亦累及肺泡与肺泡间壁，故国内学者认为这是一种特殊类型的肺炎，称为喘憋性肺炎。

【病因】

主要由呼吸道合胞病毒引起（RSV）；副流感病毒、人类偏肺病毒、某些腺病毒及肺炎支原体等可引起本病。

【发病机制】

目前认为本病与免疫损害有关。现以RSV引起的毛细支气管炎为例说明，在恢复期的本病婴儿的分泌物中发现有抗RSVIgE抗体；经胃肠道外获得高抗原性、非活化的RSV疫苗的儿童，在接触野毒株RSV时比对照组更容易发生严重的毛细支气管炎；具有特应质或过敏体质者，发生RSV或其他病毒感染时，更易于引起本病。

【病理】

病变主要侵犯直径 75～300μm 的毛细支气管。早期即出现纤毛上皮细胞坏死,黏膜下充血、水肿和腺体增生、黏液分泌增多。病变会阻塞毛细支气管,导致肺气肿及肺不张,炎症可累及肺泡、肺泡壁和肺间质,导致呼吸功能障碍。

【临床表现】

本病好发于 2 岁以内小儿,尤其是 6 个月内,常为首发,喘憋和肺部哮鸣音为其突出表现。

1. 症状　以下呼吸道梗阻表现为主,出现呼气性呼吸困难,呼气相延长伴喘鸣;呼吸困难可呈阵发性,间歇期呼气性喘鸣消失。严重发作者出现面色苍白、烦躁不安,口周和口唇发绀;全身中毒症状较轻。

2. 体征　呼吸浅而快,60～80 次/分,甚至 100 次/分,伴鼻翼扇动和三凹征;心率加快,可达 150～200 次/分。肺部体征主要为哮鸣音,叩诊可呈鼓音,喘憋缓解期可闻及中、细湿啰音,可触及肝、脾脏。重度喘憋者,可有 PaO_2 降低, $PaCO_2$ 升高。

本病高峰期在呼吸困难发生后的 2～3 天,病程一般约为 1～2 周左右。

【辅助检查】

血常规白细胞总数及分类大多在正常范围内;采集鼻咽拭子或分泌物使用免疫荧光技术、免疫酶技术及分子生物学技术可明确病原;血气分析可了解患儿缺氧和 CO_2 潴留程度。X 线胸部检查可见不同程度肺气肿或肺不张,也可见到支气管周围炎及肺纹理增粗。

【诊断和鉴别诊断】

诊断主要根据本病发生在小婴儿,具有典型的喘憋及喘鸣音等表现,一般不难,但须与以下疾病进行鉴别:

1. 儿童哮喘　婴儿第一次感染性喘息发作,即为毛细支气管炎,但若反复发作,达 3 次以上,则应考虑为婴幼儿哮喘的可能。

2. 原发型肺结核　有时呈发作性喘息,可闻及哮鸣音,可有结核接触史、结核中毒症状,结核菌素试验阳性,结合 X 线改变可以鉴别。

3. 其他疾病　如充血性心力衰竭、心内膜弹力纤维增生症和异物吸入等均可发生哮喘,应结合病史、体征和必要的检查作出鉴别。

【治疗】

1. 氧疗　重症者可采用不同方式吸氧,如鼻前庭导管给氧、面罩或氧帐等。

2. 控制喘憋　重症患儿可用沙丁胺醇(喘乐宁)雾化吸入;糖皮质激素用于严重的喘憋发作或其他治疗不能控制者,琥珀酸氢化可的松 5～10mg/(kg•d)或甲基泼尼松龙 1～2mg/(kg•d),数小时内静脉滴入;也可用喷射雾化吸入型糖皮质激素。

3. 抗感染治疗　如系病毒感染所致,可用利巴韦林静脉滴注或雾化吸入;亦可试用 α- 干扰素肌注,但其疗效均不肯定。怀疑支原体感染者可应用大环内酯类抗生素,有细菌感染者应用适当的抗生素。

4. 免疫治疗　静脉注射免疫球蛋白(IVIG)400mg/(kg•d),连续 3～5 天,可缓解临床症状,并减少患儿排毒和缩短排毒期限。静脉注射抗合胞病毒免疫球蛋白(RSV-IVIG)的疗效与免疫球蛋白相当。

5. 其他　保持呼吸道通畅,保证液体摄入量、纠正酸中毒,应及时发现和处理呼吸衰竭及其他生命体征危象。

第五节　肺炎

肺炎(pneumonia)是由不同病原体或其他因素(如异物吸入、过敏等)所致的肺部炎症。临床特征为发热、咳嗽、气促、呼吸困难及肺部固定细湿啰音。肺炎是儿科重要的常见病,尤多见于婴幼儿,是我国住院小儿死亡的第一位原因,是我国儿童重点防治四大疾病之一。

一、分类

目前无统一分类,常用方法有以下几种:

1. **按病理分类** 按解剖部位分为大叶性肺炎、小叶性肺炎(支气管肺炎)、间质性肺炎。小儿以支气管肺炎最常见。

2. **按病因分类**

(1)感染性肺炎

1)病毒性肺炎:病原以呼吸道合胞病毒占首位,其次为腺病毒3、7、11、21型,流感病毒、副流感病毒、巨细胞病毒和肠道病毒等。

2)细菌性肺炎:以肺炎链球菌、金黄色葡萄球菌、革兰氏阴性杆菌(流感嗜血杆菌、肺炎杆菌、大肠杆菌、铜绿假单胞菌)及厌氧菌、军团菌等。

3)支原体肺炎:由肺炎支原体(MP)引起。

4)衣原体肺炎:由沙眼衣原体、肺炎衣原体和鹦鹉热衣原体引起。

5)原虫性肺炎:卡氏肺囊虫肺炎,免疫缺陷病患者为易感人群。

6)真菌性肺炎:由白色念珠菌、肺曲菌、组织胞浆菌、毛霉菌、球孢子菌等引起的肺炎。多见于免疫缺陷病及长期使用抗生素者。

(2)非感染病因引起的肺炎:如吸入性肺炎、坠积性肺炎、嗜酸性粒细胞性肺炎(过敏性肺炎)等。

3. **按病程分类** ①急性肺炎:病程<1个月;②迁延性肺炎:病程1~3个月;③慢性肺炎:病程>3个月。

4. **按病情分类** ①轻症肺炎:除呼吸系统外,其他系统仅轻微受累,无全身中毒症状;②重症肺炎:除呼吸系统外,出现其他系统受累表现,全身中毒症状明显,甚至会危及生命。

5. **按临床表现典型与否分类** ①典型肺炎:由肺炎链球菌、金黄色葡萄球菌、肺炎杆菌、流感嗜血杆菌及大肠杆菌等引起的肺炎;②非典型肺炎:由肺炎支原体、衣原体、军团菌、病毒等引起的肺炎。2002年冬季、2003年春季我国发生了一种传染性非典型性肺炎,世界卫生组织(WHO)将其命名为严重急性呼吸道综合征(SARS),为新型冠状病毒引起,以肺间质病变为主,传染性强,病死率高,儿童患者的病情较成人轻。近年还发生了由禽流感病毒引起的肺炎。

6. **按发生肺炎的地区进行分类** ①社区获得性肺炎:指无明显免疫抑制的患儿在院外或住院48小时内发生的肺炎;②院内获得性肺炎:指住院48小时后发生的肺炎。

临床上如果病原体明确,则按病因分类,否则按病理或其他方法分类。

二、支气管肺炎

支气管肺炎(bronchopneumonia)为小儿最常见的肺炎,好发于3岁以下,尤其是2岁以内婴幼儿,全年均可发病,以冬、春季多见。

【病因】

最常见为病毒和细菌,亦可为病毒和细菌的混合感染。细菌感染主要有肺炎链球菌、流感嗜血杆菌、葡萄球菌等;病毒感染主要有呼吸道合胞病毒、腺病毒、副流感病毒等。近年来支原体肺炎、衣原体肺炎也逐渐增多。病原体常经呼吸道入侵,少数经血行入肺。

通风不良、空气污染、营养不良、维生素 D 缺乏性佝偻病、先天性心脏病、低出生体重儿及免疫功能低下等均易诱发本病。

【病理】

肺炎的病理变化以肺组织充血、水肿、炎性细胞浸润为主，肺泡内充满渗出物，炎症经肺泡壁通道（kohn 孔）向周围组织蔓延，呈点片状炎症病灶，累及多个肺小叶。当炎症蔓延到支气管、细支气管和肺泡时，易致管腔部分或完全阻塞而引起肺气肿或肺不张。

细菌性肺炎以肺实质受累为主，病毒性肺炎以间质受累为主，也可累及肺泡。

【病理生理】

主要变化是由于支气管及肺泡炎症导致通气与换气障碍，引起缺氧和二氧化碳潴留；在炎症产物的吸收和病原体毒素作用下，各器官系统发生一系列病理生理变化。

1. **呼吸系统** 由于通气和换气障碍，氧进入肺泡以及氧自肺泡弥散至血液均发生障碍，血液含氧量下降，PaO_2 和 SaO_2 均降低（低氧血症），当 $SaO_2 < 85\%$，还原血红蛋白 $> 50g/L$ 时，则出现发绀。肺炎早期，以通气功能障碍为主，仅有缺氧，无明显 CO_2 潴留，为代偿缺氧，此时患儿呼吸和心率加快，以增加每分通气量和改善通气血流比；随着病情的进展，当换气功能严重障碍时，在缺氧的基础上出现 CO_2 潴留，此时 PaO_2 和 SaO_2 下降，$PaCO_2$ 升高，当 $PaO_2 < 50mmHg$，$PaCO_2 > 50mmHg$，$SaO_2 < 85\%$ 即为呼吸衰竭。此时为增加呼吸深度，以吸进更多的氧，辅助呼吸肌亦参加呼吸运动，因而出现鼻翼扇动和三凹征。

2. **酸碱平衡失调及电解质紊乱** 严重缺氧时，体内需氧代谢发生障碍，无氧酵解增加，酸性代谢产物增加，加上高热、进食少、脂肪分解等因素，常引起代谢性酸中毒；同时由于二氧化碳排出受阻，可产生呼吸性酸中毒；因此，严重者存在不同程度的混合性酸中毒。6 个月以上的小儿，因呼吸代偿功能稍强，通过加深呼吸，加快排出二氧化碳，可致呼吸性碱中毒，血 pH 值变化不大，影响较小；而 6 个月以下的小儿，代偿能力较差，二氧化碳潴留往往明显。缺氧和二氧化碳潴留导致肾小动脉痉挛而引起水钠潴留，且重症肺炎缺氧时常有抗利尿激素（ADH）分泌增加，加上缺氧使细胞膜通透性改变、钠泵功能失调，使 Na^+ 进入细胞内，造成稀释性低钠血症。

3. **循环系统** 病原体和毒素侵袭心肌，引起心肌炎；缺氧使肺小动脉反射性收缩，肺循环压力增高，使右心负荷增加。肺动脉高压和中毒性心肌炎是诱发心衰的主要原因。重症患儿常出现微循环障碍、休克，甚至引起弥散性血管内凝血（DIC）。

4. **神经系统** 严重肺炎缺氧和二氧化碳潴留使血、脑脊液 pH 值降低，高碳酸血症使脑血管扩张、血流减慢、血管通透性增加，致使颅内压升高。严重缺氧使脑细胞无氧代谢增加，造成乳酸堆积、ATP 生成减少和 Na^+-K^+ 离子泵转运功能障碍，引起脑细胞内钠、水潴留，形成脑水肿。病原体毒素作用亦可引起脑水肿。

5. **消化系统** 低氧血症和病原体毒素可使胃肠黏膜糜烂、出血、上皮细胞坏死脱落，导致黏膜屏障功能破坏，使胃肠功能紊乱，出现腹泻、呕吐，甚至发生中毒性肠麻痹。毛细血管通透性增高，可致消化道出血。

【临床表现】

2 岁以下的婴幼儿多见，起病多较急，发病前数日多先有上感病史，主要临床表现为发热、咳嗽、气促、肺部固定的中、细湿性啰音等。

1. **轻症** 仅表现为呼吸系统的症状和相应的肺部体征。

（1）症状：①发热：体温可达 39～40℃，热型不定，多为不规则发热，亦可为弛张热或稽留热，新生儿、重度营养不良儿可不发热或体温不升；②咳嗽：一般早期为刺激性干咳，较频繁，极期咳嗽略减轻，恢复期咳嗽有痰。新生儿、早产儿则表现为口吐白沫；③气促：多于发热咳嗽之后发生；④全身症状：常有精神不振、食欲减退、烦躁不安、轻度腹泻或呕吐等。

（2）体征：①呼吸增快与呼吸困难：呼吸加快，达 40～80 次/分，可有鼻翼扇动，重者呈呼气时呻吟、点头状呼吸、三凹征；②发绀：轻症患儿无发绀，严重者口周、鼻唇沟和指（趾）端发绀；③肺部体征：早期不明显，可有呼吸音粗糙、减低，以后可闻及固定的中、细湿啰音，以背部两肺下方及脊柱旁较多，于深吸气末更为明显。当病灶融合扩大时，可出现肺实变体征，如语颤增强，叩诊浊音，听诊闻及管状呼吸音。

2. **重症** 除呼吸系统外，还可出现循环、神经和消化系统的临床表现。

（1）循环系统：常见心肌炎和急性心力衰竭。并发心肌炎时表现为面色苍白、心动过速、心音低钝、心律不齐、心电图异常等。并发心力衰竭时表现为：①呼吸突然加快，>60 次/分；②心率突然加快，>180 次/分；③突然极度烦躁不安，明显发绀，面色发灰，指（趾）甲微血管充盈时间延长；④心音低钝，奔马律，颈静脉怒张；⑤肝脏在短期内迅速增大；⑥尿少或无尿，颜面眼睑或双下肢水肿；具备前 5 项者即可诊断为肺炎合并心力衰竭。

（2）神经系统：轻度缺氧表现为烦躁或嗜睡；出现中毒性脑病时表现为：①有烦躁、嗜睡、眼球上窜、凝视；②有球结膜水肿，前囟隆起；③有昏睡、昏迷、惊厥；④有瞳孔改变：对光反射迟钝或消失；⑤有呼吸节律不整，呼吸心跳解离，即有心跳，无呼吸；⑥有脑膜刺激征阳性，脑脊液检查除压力增高外，其他均正常。在肺炎的基础上，除外热性惊厥、低血糖症、低钙血症及中枢神经系统感染（脑炎、脑膜炎），如有 1～2 项则提示脑水肿，如伴其他一项以上者可确诊。

（3）消化系统：轻症表现为食欲缺乏、吐泻、腹胀等；重症可出现中毒性肠麻痹，甚或麻痹性肠梗阻，引起腹胀，严重时膈肌升高会致呼吸困难加重；消化道出血时有呕吐物异常，大便隐血阳性或排柏油样便。

（4）DIC：可见血压下降，四肢凉，脉速而弱，皮肤、黏膜及胃肠道出血。

（5）抗利尿激素异常分泌综合征（脑性低钠血症，SIADH）：表现为全身性水肿，为非可凹陷性；血钠 ≤130mmol/L，血渗透压 <270mmol/L，尿钠≥20mmol/L，尿渗透摩尔浓度高于血渗透摩尔浓度。血清抗利尿激素分泌增加，若血清抗利尿激素分泌不升高，可能为稀释性低钠血症。

【并发症】

早期合理治疗者并发症少见；若延误诊断或病原体致病力强者，可引起并发症；常见的是金黄色葡萄球菌肺炎和某些革兰氏阴性杆菌肺炎。

1. **脓胸** 病变常累及一侧胸膜；胸膜腔因化脓菌感染造成积脓称为脓胸。临床表现为高热不退，呼吸困难加重；患侧呼吸受限，语颤减弱，叩诊浊音，听诊呼吸音减弱，其上方有时可听到支气管呼吸音。积脓量大者，患侧肋间隙饱满，纵隔、气管移向健侧。胸部 X 线（立位）示患侧肋膈角变钝，或呈反抛物线阴影。胸穿可抽出脓液。

2. **脓气胸** 肺脏边缘的脓肿破裂，与肺泡和小支气管相通引起脓气胸。临床表现为患儿突然病情加重，剧烈咳嗽、烦躁、发绀、呼吸困难；叩诊在胸腔积液上方呈鼓音，下方为浊音，呼吸音明显减弱或消失。若支气管裂口处形成活瓣，空气只进不出，则形成张力性气胸，将严重影响呼吸与心脏功能，可危及生命。立位 X 线检查可见液气面。

3. **肺大疱** 细支气管管腔因炎症性肿胀狭窄，渗出物黏稠，形成活瓣性阻塞，空气能吸入而不能呼出，导致肺泡扩大、破裂而形成肺大疱；可单发，也可多发；体积小者无症状，体积大者可引起急性呼吸困难。X 线可见薄壁空洞，无液平。

此外，还可并发肺脓肿、化脓性心包炎、败血症等。

【辅助检查】

1. **病原学检查**

（1）细菌学检查：包括细菌培养、涂片和其他检查方法。①细菌培养和涂片：深部痰液、气管吸出物和脓腔穿刺液等进行细菌培养和药敏，可明确病原菌，是肺炎病原学可靠的诊断方法。亦可做涂片染色镜检，进行初筛试验，另外由于气管吸出物和脓腔穿刺液取材比较困难，临床上多用深部痰液检查；②鲎珠溶解物试验：有助于革兰氏阴性杆菌肺炎的诊断；③对流免疫电泳法：测定肺炎球菌多糖抗原和葡萄球菌磷壁酸抗体（滴度≥1∶4为阳性，特异性高，准确率为94.6%）；④试管凝集试验：此试验对军团菌的诊断是目前首选的简易方法，双份血清抗体滴度4倍以上升高或单份血清抗体滴度＞1∶320为阳性；⑤四唑氮蓝试验：如＞10%即提示细菌感染；病毒感染时则不增加。

（2）病毒学检查：包括病毒分离、血清学试验和病毒快速诊断等方法。

1）病毒分离和血清学试验：起病7日内取气管吸取物、肺泡灌洗液接种于敏感的细胞株，进行病毒分离是诊断病毒性病原体的金标准。于急性期和恢复期（14天后）采取双份血清测定特异性IgG抗体水平，若抗体升高达4倍为阳性。传统的病毒分离和检测双份血清滴度的结果可靠，但由于费时太长，往往只能作为回顾性诊断，限制其临床实际应用。

2）病毒快速诊断：检测抗原，采取咽拭子、鼻咽分泌物、气管吸取物或肺泡灌洗液涂片或快速培养后使用病毒特异性抗体（包括单克隆抗体）免疫荧光技术、免疫酶法或放射免疫可发现特异性病毒抗原。检测抗体，血清中IgM特异性病毒抗体出现较早，消失较快，若病毒特异性IgM抗体阳性说明是新近感染；检测方法有直接ELISA-IgM和IgM抗体捕获试验（MCA-IgM）。其他病毒快速诊断方法，如核酸分子杂交技术或聚合酶链反应（PCR）技术的敏感性很高，但易于污染而出现假阳性，需要求较高的实验室条件方可防止污染的发生。

（3）其他病原学检查

1）肺炎支原体（MP）检测：冷凝集试验≥1∶64有很大参考价值，该试验为非特异性，可作为过筛试验；特异性诊断方法包括肺炎支原体分离培养或特异性IgM和IgG抗体测定，MP特异性IgM检测（酶联免疫吸附试验）可以早期诊断MP感染，在临床症状发作1周左右，血清中IgM抗体可被检出，10～30天达高峰，12～26周消失。补体结合抗体检测是诊断肺炎支原体的常规方法，基因探针及PCR技术检测肺炎支原体的特异性和敏感性强，但应避免发生污染。

2）衣原体检测：细胞培养用于诊断沙眼衣原体、肺炎衣原体；直接免疫荧光或姬姆萨染色法可检查肺炎衣原体。其他方法有酶联免疫吸附试验、放射免疫电泳法检测双份血清特异性抗体或抗原、核酸探针及PCR技术检测抗原。

2. 外周血检查

（1）白细胞检查：细菌性肺炎的白细胞总数和中性粒细胞数多增高并有核左移现象，细胞质可有中毒颗粒；但低出生体重儿、幼儿、体弱儿及重症肺炎者，白细胞总数可正常或降低。病毒性肺炎白细胞总数正常或降低，分类以淋巴细胞为主，有时可见异型淋巴细胞。

（2）C反应蛋白（CRP）：细菌感染时血清CRP浓度上升，而非细菌感染时则上升不明显。

3. X线检查　胸部X线片简便、易行、可靠。典型肺炎早期肺纹理增粗，以后出现大小不等的点絮状或小斑片状阴影，以双肺下野、中内带及心膈角居多，可融合成片，可伴肺不张或肺气肿。若并发脓胸，早期示患侧肋膈角变钝，积液较多时患侧呈一片致密阴影，肋间隙增宽，纵隔、心脏向健侧移位。并发脓气胸时，患侧胸膜腔可见空气、液平面。肺大疱时则见完整的壁薄、多无液平面的大泡。

【诊断和鉴别诊断】

典型的支气管肺炎结合病史、临床表现及辅助检查即可诊断。常有发热、咳嗽、气促、呼吸困难，肺部有固定的中细湿啰音；确诊后应进一步判断病情轻重，有无并发症，并作病原学检查，以便指导治疗。若为反复发作者，还应尽可能明确导致反复感染的原发疾病或诱因，如原发或继发性免疫缺陷病、呼吸道局部畸形或结构异常、支气管异物、先天性心脏病、营养障碍性疾病和环境因素等。本病应与以下疾病鉴别：

1. 急性支气管炎　一般不发热或低热，全身状况好，以咳嗽为主要症状，肺部可闻及干湿啰音，多不固定，随咳嗽而改变。X线示肺纹理增多、排列紊乱。若较重的急性支气管炎鉴别困难，可按肺炎处理。

2. 支气管异物　有异物吸入史，突然出现呛咳，可有肺不张和肺气肿，有助鉴别。但有的患儿病程迁延,继发感染,类似肺炎或合并肺炎,应注意鉴别。

3. **支气管哮喘** 不典型的婴幼儿和儿童哮喘可无明显喘息发作,主要表现为持续性咳嗽,X线示肺纹理增多、排列紊乱和肺气肿,易与本病混淆。患儿具有过敏体质,肺功能检查、激发和舒张试验有助于鉴别。

4. **肺结核** 一般有结核接触史,结核菌素试验阳性,X线示肺部有结核病灶可资鉴别。粟粒性肺结核可有气急和发绀,从而与肺炎极其相似,但肺部湿啰音不明显。

【治疗】

宜采用综合治疗,原则为控制炎症、改善通气功能、对症治疗,防止和治疗并发症。

1. **一般治疗**

(1)护理:环境安静、整洁,空气新鲜、流通,室温以 18~20℃为宜,相对湿度 50%~60%。保持呼吸道通畅,及时清除上呼吸道分泌物,经常翻身叩背,变换体位,以利痰液排出。不同病原体肺炎患儿宜分室居住,以免交叉感染。

(2)营养:应给予易消化、富含营养的食物及适量液体,少量多餐。重症不能进食者,给予静脉补充生理维持液,必要时静脉营养。

(3)调节代谢:注意水和电解质的补充,纠正酸中毒和电解质紊乱,适当的液体补充还有助于气道的湿化。

2. **抗感染治疗** 按不同病原选择相应药物。

(1)抗生素:已明确为细菌感染或病毒感染继发细菌感染者应使用抗生素。

1)用药原则:①根据病原菌选用敏感药物,在使用抗菌药物前应采集咽拭子、鼻咽分泌物或下呼吸道吸取物进行细菌培养和药物敏感试验,以便指导治疗。在未获培养结果前,可根据经验选择敏感的药物;②宜选用在肺组织中应有较高浓度的药物;③早期治疗;④足量、足疗程,重者患儿宜静脉联合用药。

2)选药原则:病原明确时,根据病原选用敏感药物:①肺炎链球菌肺炎:首选青霉素或阿莫西林,青霉素每日一般 5 万~20 万 U/kg,分 2~4 次静脉滴注,阿莫西林每日 50~100mg/kg,分 3~4 次静脉滴注;青霉素低度耐药者仍可首选青霉素,但剂量要加大,青霉素过敏者选用红霉素类;②金黄色葡萄球菌肺炎:首选苯唑西林或氯唑西林,小儿体重 <40kg 者苯唑西林每 6 小时给予 12.5~25mg/kg,小儿体重≥40kg 者苯唑西林每日 4~8g,分 2~4 次静脉滴注,严重感染每日剂量可增加至 12g;氯唑西林小儿每日 50~100mg/kg,分 2~4 次静脉滴注;耐药者选用万古霉素或联用利福平;③流感嗜血杆菌肺炎:首选阿莫西林加克拉维酸(或加舒巴坦),每次 30mg/kg,每日 3~4 次;④大肠杆菌肺炎和肺炎杆菌肺炎:首选头孢曲松钠或头孢噻肟钠,头孢曲松钠静脉给药 <12 岁每日 20~80mg/kg,≥12 岁每天 1~2g 或每 12 小时 0.5~1g(最高剂量 <4g/d);头孢噻肟钠静脉给药新生儿 <7 天者每 12 小时 50mg/kg,出生≥7 天者每 8 小时 50mg/kg;⑤铜绿假单胞菌肺炎:首选替卡西林加克拉维酸静脉滴注,儿童 200~300mg/(kg·d),婴儿 225mg/(kg·d),小于 7 天的新生儿 150mg/(kg·d);⑥肺炎支原体和衣原体肺炎:首选大环内酯类抗生素如红霉素、罗红霉素及阿奇霉素,红霉素每日 20~30mg/kg,分 2~3 次静脉滴注;罗红霉素空腹口服每次 2.5~5mg/kg,每天 2 次;阿奇霉素每日 5~10mg/kg 静脉滴注,连用 5 天。

3)用药时间:一般应持续至体温正常后 5~7 天,症状、体征消失后 3 天停药;支原体肺炎至少使用抗菌药物 2~3 周;葡萄球菌肺炎在体温正常后 2~3 周可停药,一般总疗程≥6 周。

(2)抗病毒:目前尚无理想的抗病毒药物。现用于临床的有:①利巴韦林(病毒唑):10mg/(kg·d),肌注或静脉滴注,亦可超声雾化吸入,可抑制多种 DNA 和 RNA 病毒;②人 α-干扰素:治疗病毒性肺炎有效,雾化吸入局部治疗比肌注疗效好,每疗程为 5~7 天。其他尚有聚肌胞、乳清液、胸腺素等。

3. **对症治疗**

(1)退热与镇静:高热时可用物理降温或用退热药,如对乙酰氨基酚或布洛芬等。对烦躁不安或惊厥的患儿可给镇静剂,常用水合氯醛、地西泮或苯巴比妥钠。

（2）氧疗：凡有低氧血症者，如呼吸困难、喘憋、口唇发绀等，应立即给氧。一般采用鼻前庭导管给氧，氧流量为 0.5 ~ 1.0L/min，氧浓度≤40%；小婴儿或缺氧明显者可用面罩或氧帐给氧，氧流量为 2 ~ 4L/min，氧浓度为 50% ~ 60%。若出现呼吸衰竭，则应使用人工呼吸器，加压给氧。

（3）保持呼吸道通畅：①及时清除鼻痂、鼻腔分泌物和吸痰，以保持呼吸道通畅，改善通气功能。气道的湿化非常重要，有利于痰液的排出。雾化吸入有助于解除支气管痉挛和水肿。分泌物堆积于下呼吸道，经湿化和雾化仍不能排除，使呼吸衰竭加重时，应行气管插管以利于清除痰液，有痰时用祛痰剂，痰多时可吸痰。②支气管解痉剂：对喘憋严重者可选用氨茶碱或 β₂受体激动剂。③雾化吸入，以稀释痰液。

（4）腹胀的治疗：可先用肛管排气，低钾血症者，应补充钾盐；中毒性肠麻痹时，应禁食和胃肠减压，亦可使用酚妥拉明每次 0.3 ~ 0.5mg/kg 加 5% 葡萄糖溶液 20ml 静脉滴注。

4. 糖皮质激素的应用　可减少炎症的渗出，改善血管通透性和微循环，解除支气管痉挛，降低颅内压。适应证：①中毒症状明显；②严重喘憋；③伴有脑水肿、中毒性脑病、感染性休克、呼吸衰竭等；④有胸膜炎或胸腔积脓者，常用地塞米松 0.1 ~ 0.3mg/(kg·d)或甲基泼尼松龙 1 ~ 2mg/(kg·d)，疗程为 3 ~ 5 日。

5. 并发症及并存症的治疗

（1）心力衰竭的治疗：给予吸氧、镇静、利尿、强心、血管活性药物等。常用快速洋地黄制剂、利尿剂和血管扩张剂。①利尿剂：可用呋塞米、依他尼酸，剂量为每次 1mg/kg，稀释成 2mg/ml，静注、静点或口服；②强心剂：可使用地高辛或毛花苷丙静脉注射；③血管活性药物：常用酚妥拉明，每次 0.5 ~ 1.0mg/kg，最大剂量≤10mg，肌注或静注，1 ~ 4 小时可重复使用；亦可用卡托普利和硝普钠等。

（2）中毒性脑病的治疗：主要是纠正低氧血症，减轻脑水肿。可静脉注射 20% 甘露醇每次 3 ~ 5ml/kg，每 6 小时可重复，一般不超过 3 天。必要时可使用地塞米松，每日 2 ~ 5mg，2 ~ 3 天后减量或停药。其他亦可用利尿剂、冬眠药物和能量合剂等。

（3）脑性低钠血症的治疗：与肺炎合并稀释性低钠血症治疗是相同的。原则是限制水入量，补充高渗盐水。当血钠为 120 ~ 130mmol/L，无明显症状时，主要措施是限制水的摄入量，以缓释低渗状态。如血钠＜120mmol/L，有明显低钠血症症状时，按 3% 氯化钠 10ml/kg，约可提高血钠 10mmol/L 计算，先给予 1/2 量，在 2 ~ 4 小时内静脉点滴，必要时 4 小时后可重复一次。

（4）对并存佝偻病、营养不良者，应给予相应治疗。对并发脓胸、脓气胸者应及时抽脓、抽气。遇到下列情况宜考虑胸腔闭式引流：①年龄小，中毒症状重者；②脓液黏稠，经反复穿刺抽脓不畅者；③张力性气胸者。

6. 其他治疗　肺部理疗有促进炎症消散的作用，适于迁延性或慢性肺炎，每日 1 次，5 次为一疗程。亦可使用松节油（稀释为 1 : 8）敷疗或拔火罐等。输注血浆和静脉注射用丙种球蛋白（IVIG），含有特异性抗体，有提高机体抵抗力的作用，适用于重症患儿，400mg/(kg·d)，3 ~ 5 天为一疗程。辅以氧自由基清除剂，如维生素 C、维生素 E 能清除氧自由基，有利疾病康复。

三、几种不同病原体所致肺炎的特点

（一）呼吸道合胞病毒肺炎（respiratory syncytial virus pneumonia）

由呼吸道合胞病毒（RSV）感染所致，为小儿最常见的病毒性肺炎。本病多见于婴幼儿，尤多见于小婴儿。发病机制主要是 RSV 对肺的直接侵害，引起广泛的毛细支气管和肺间质的炎症，而非变态反应所致，与 RSV 毛细支气管炎不同。

1. 症状　轻者为上感症状，中、重症者有较明显的呼吸困难、喘憋、口唇发绀、鼻扇及三凹征，发热程度不定。

2. 体征　肺部听诊多有中、细湿啰音。

3. 辅助检查 胸部 X 线常有小点状、斑片状阴影,部分患儿有不同程度的肺气肿。外周血白细胞总数大多正常。

(二)腺病毒肺炎(adenovirus pneumonia)

由腺病毒(ADV)所致,3、7 两型是引起腺病毒肺炎的主要病原体,其次为 11、21 型。主要病理改变为支气管和肺泡间质炎。本病多见于 6 个月~2 岁小儿,冬春两季高发;临床特点为起病急、稽留高热、中毒症状明显、啰音出现晚,还有 X 线体征较肺部体征出现早,常合并心肌炎、心力衰竭和多器官功能障碍。

1. 症状

(1)发热:可达 39℃以上,呈稽留高热或弛张热,热程长可持续 2~3 周。

(2)中毒症状重:面色苍白或发灰,精神不振,嗜睡与烦躁交替。

(3)呼吸道症状:咳嗽频繁,呈阵发性喘憋,轻重不等的呼吸困难和发绀。

(4)消化系统症状:腹泻、呕吐和消化道出血。

(5)可因脑水肿而致嗜睡、昏迷或惊厥发作。

2. 体征

(1)肺部啰音出现较迟,多于高热 3~7 天后才出现,肺部病变融合时可出现实变体征。

(2)肝脾增大,由于单核-吞噬细胞系统反应较强所致。

(3)可有麻疹样皮疹。

(4)出现心率加速、心音低钝等心肌炎、心力衰竭表现;亦可有脑膜刺激征等中枢神经系统体征。

3. 辅助检查 肺部 X 线改变较肺部啰音出现早,故应强调早期摄片;大小不等的片状阴影或融合成大病灶,甚至一个大叶,肺气肿多见;病灶吸收较慢,需数周或数月。

(三)金黄色葡萄球菌肺炎(staphylococcal aureus pneumonia)

由金黄色葡萄球菌(简称金葡菌)感染所致。新生儿、婴幼儿发病率高,近年来由于滥用抗生素致耐药金葡菌株明显增加,且小儿免疫功能低下,故易发生本病。由呼吸道入侵或经血行播散入肺;病理改变以肺组织广泛出血性坏死和多发性小脓肿形成为特点。常见并发症有脓胸、脓气胸、肺大疱、肺脓肿、皮下气肿、纵隔气肿、化脓性心包炎、脑膜炎、皮肤脓肿、骨髓炎和关节炎等。

1. 症状 特点为起病急、病情严重、进展快,全身中毒症状明显。发热多呈弛张热型,但早产儿和体弱儿有时可无发热或仅有低热。患者面色苍白、烦躁不安、咳嗽、呻吟、呼吸浅快和发绀,重症者可发生休克。消化系统症状有呕吐、腹泻和腹胀。

2. 体征 肺部体征出现早,两肺有散在中、细湿啰音,发生脓胸、脓气胸和皮下气肿等时有相应体征。发生纵隔气肿时呼吸困难加重。可有各种类型皮疹,如荨麻疹或猩红热样皮疹。

3. 辅助检查 X 线征象多变是金葡菌肺炎的特征;胸片可有小片浸润阴影,病变发展迅速,在数小时内可出现小脓肿、肺大疱或胸腔积液,因此应在短期内重复摄片。外周血白细胞多数明显增高,中性粒细胞增高伴核左移并有中毒颗粒;婴幼儿和重症患者可出现外周血细胞减少,但中性粒细胞百分比仍较高。

(四)革兰氏阴性杆菌肺炎(gram-negative bacillary pneumonia,GNBP)

目前本病有增多趋势,与大剂量使用抗生素及免疫抑制剂、院内感染等因素有关,病原菌以流感嗜血杆菌和肺炎杆菌居多,新生儿时期易患大肠杆菌肺炎,伴有免疫缺陷者常发生铜绿假单胞菌肺炎。病理改变以肺内浸润、实变、出血性坏死为主。革兰氏阴性杆菌肺炎病情重,治疗困难,预后较差。

1. 症状 多为先有数日呼吸道感染症状,病情呈亚急性,全身中毒症状明显,发热、精神萎靡、嗜睡、咳嗽、呼吸困难、面色苍白、口唇发绀,病情严重者甚至休克。

2. 体征 肺部听诊可闻及湿性啰音,病变融合时可有肺实变体征。

3. 辅助检查 肺部 X 线改变具有多样性,如流感嗜血杆菌肺炎可呈粟粒状阴影;肺炎杆菌肺炎可呈肺段或大叶性致密实变阴影,边缘往往膨胀凸出;铜绿假单胞菌肺炎可呈结节状浸润阴影及细小脓肿,后可融合成大脓肿;革兰氏阴性杆菌肺炎 X 线基本病变可为支气管肺炎征象,也可为肺段实变或大叶性肺炎,常伴胸腔积液。血白细胞总数明显增高,可有淋巴细胞相对或绝对增多。

(五)肺炎支原体肺炎(mycoplasma pneumoniae pneumonia)

由肺炎支原体(MP)感染所致,这是介于细菌和病毒之间的一种微生物,含有 DNA 和 RNA,无细胞壁。本病全年均可发生,占小儿肺炎 20% 左右,各年龄均可发病;肺炎支原体主要经呼吸道传染,可经血行播散至全身各器官组织。

1. 症状

(1)一般症状:起病缓慢,潜伏期约 2～3 周,病初有全身不适、乏力、头痛。2～3 天后出现发热,体温常达 39℃左右,热型不定,热程可持续 1～3 周,甚至 1 个月左右;可伴有咽痛和肌肉酸痛。

(2)呼吸系统症状:咳嗽为本病突出的症状,一般于病后 2～3 天开始,初为干咳,后转为严重性剧咳,常有黏稠痰液,偶带血丝,有时酷似百日咳样咳嗽;可持续 1～4 周。

2. 体征 肺部体征与临床表现不一致,为本病特点之一。肺部体征不明显,甚至全无;少数可听到干、湿啰音,多很快消失;病灶融合时有肺实变体征。婴幼儿起病急,病程长,病情较重,表现为呼吸困难、喘憋、喘鸣音较为突出,肺部啰音比年长儿多。

3. 肺外表现 由于 MP 与人体某些组织存在着部分共同抗原,故感染后可形成相应组织的自身抗体,导致多系统的免疫损害,如心肌炎、心包炎、溶血性贫血、血小板减少、脑膜炎、吉兰 - 巴雷综合征、胰腺炎、消化道出血、各型皮疹、肾炎、血尿、蛋白尿等。

4. X 线检查 肺部 X 线检查为本病的重要诊断依据,体征轻而 X 线改变明显。特点为:①支气管肺炎;②间质性肺炎;③均匀一致的片状阴影似大叶性肺炎改变;④肺门阴影增浓。上述改变可相互转化,可出现游走性浸润(即一处消散,而另一处又出现新的病变);也可为薄的云雾状浸润影;可有胸腔积液。

(六)衣原体肺炎(chlamydial pneumonia)

由衣原体引起的肺炎,导致衣原体肺炎的主要为沙眼衣原体(CT)和肺炎衣原体(CP)。衣原体是一种介于病毒和细菌之间的微生物,寄生于细胞内,含有 DNA 和 RNA,有细胞膜。病理改变特征为间质性肺炎。

1. 沙眼衣原体肺炎 主要通过母婴垂直传播而感染,多见于 1～3 个月婴儿。

(1)起病缓慢,多不发热或仅有低热,一般状态良好。也可急性发病,迅速加重,造成死亡。

(2)初期可有鼻塞、流涕等上呼吸道感染症状,半数患儿可有结膜炎。

(3)呼吸系统主要表现为呼吸增快和具有特征性的阵发性不连贯的咳嗽,急促的一阵咳嗽后继以短促的吸气,但无百日咳样回声。阵咳可引起发绀和呕吐,亦可有呼吸暂停。

(4)肺部偶闻及干、湿啰音,甚至捻发音和哮鸣音。

(5)X 线可显示双侧间质性或小片状浸润,双肺过度充气。

(6)肺部体征和 X 线表现可持续 1 个月以上。

2. 肺炎衣原体肺炎

(1)多见于学龄儿童,以轻症多见,发病常隐匿。

(2)无特异临床表现,早期多为上呼吸道感染的症状,咽痛、声音嘶哑。

(3)呼吸系统最多见的症状是咳嗽,1～2 周后上感的症状逐渐消退而咳嗽逐渐加重,并出现下呼吸道感染征象,如未经有效治疗或治疗不及时,则咳嗽可持续 1～2 个月或更长。

(4)肺部偶闻及干、湿啰音或哮鸣音。

(5)胸部 X 线可见到肺炎病灶,多为单侧下叶浸润,也可为广泛单侧或双侧性病灶。

男孩，7岁，因"发热、咳嗽5天"于2016年12月9日入院。

患儿4天前受凉后出现发热，最高体温39.5℃，流清涕，咳嗽，为连声咳，有白色黏痰，无呕吐、腹泻，无抽搐。当地医院诊断"急性上呼吸道感染"予以治疗，具体不详，体温每天波动在37.5~39.5℃，咳嗽逐渐加重，精神差，食欲下降，为进一步诊治入院。自患病以来，睡眠可，二便正常。患儿为小学生，既往体健。家族史无异常。

查体：T 38.6℃，P 106次/分，R 40次/分，BP 100/65mmHg。体重25kg，发育正常，营养良好。急性热病容，皮肤未见皮疹，浅表淋巴结不大。口周无发绀，咽部充血，扁桃体I度肿大。颈无抵抗，胸廓对称，未见三四征。左下肺叩诊浊音，左肺听诊呼吸音低，可闻及少量细湿性啰音。心率106次/分，律齐，心音有力，未闻及杂音。腹软，肝脾未触及，肠鸣音存在。双下肢无水肿，病理征阴性。

实验室检查：WBC 6.2×10^9/L，N 0.72，L 0.28。CRP 25mg/L。

思考：

1. 入院初步诊断及诊断依据是什么？
2. 入院后应完善哪些相关检查？
3. 该患儿治疗措施应有哪些？

第六节　支气管哮喘

支气管哮喘（bronchial asthma）简称哮喘，是由多种炎性细胞（如嗜酸性粒细胞、肥大细胞、T淋巴细胞、中性粒细胞）和气道上皮细胞等共同参与的气道慢性炎症性疾病，该炎症致气道对刺激反应性增高，可引起易感者不同程度的、广泛而可逆性的气道阻塞症状。临床以反复发作性的喘息、气促、胸闷、咳嗽和呼气性呼吸困难等症状为特点，常在夜间和（或）清晨发作（加剧），经治疗缓解或自行缓解。

本病是儿童期最常见的慢性呼吸道疾病，是儿童时期常见的过敏性呼吸道疾病，发病率有逐年增高的趋势。

【病因和发病机制】

极为复杂，目前尚不完全清楚，与以下因素密切相关。

1. **免疫因素**　目前认为气道慢性炎症是哮喘的本质。特应性体质是发生哮喘的最确定危险因素，哮喘患者伴有高IgE血症、肥大细胞、嗜酸性粒细胞和T淋巴细胞浸润性慢性气道炎症，提示免疫反应在哮喘发病中具有重要意义。新近的研究表明特应性体质和哮喘的免疫学发病机制为：I型树突状细胞（DCI）成熟障碍，分泌IL-12不足，使TH0不能向TH1细胞分化；在IL-4诱导下DCII促进TH0细胞向TH2发育，导致TH1（分泌r-IKN减少）/TH2（分泌IL-4增高）细胞功能失衡。TH2细胞促进B细胞产生大量IgE（包括抗原特异性IgE）和分泌炎症性细胞因子刺激其他细胞产生一系列炎症介质，最终诱发速发型（IgE增高）变态反应和慢性气道炎症。

2. **遗传学背景**　哮喘患者遗传倾向明显，患儿及其家庭成员患过敏性疾病和特应质者明显高于正常人群。多数患儿有婴儿湿疹、过敏性鼻炎和（或）食物（药物）过敏史。已有研究发现许多与哮喘发病有关的基因如IgE、IL-4、IL-13、T细胞抗原受体等基因多态性，提示本病为多基因遗传性疾病。

3. 神经、精神和内分泌因素

（1）神经因素：患者 β 肾上腺素能受体功能低下，迷走神经张力亢进，或者伴有 α 肾上腺素能神经反应性增强，发生气道高反应性。气道自主神经系统除肾上腺素能和胆碱能神经系统外，还存在第三类神经（非肾上腺素能胆碱能神经系统），该神经系统兴奋和抑制平衡失调，可引起支气管平滑肌收缩。

（2）精神、内分泌因素：部分患儿哮喘发作与情绪变化、内分泌功能紊乱有关，例如约 2/3 的患儿于青春期哮喘症状可完全消失，于月经期、妊娠期和甲状腺功能亢进时症状加重，但具体机制不明。

4. 神经信号通路

研究显示，在哮喘患者体内存在丝裂素活化蛋白激酶等神经信号通路的细胞因子、黏附因子和炎性介质，对机体发生作用，参与气道炎症和气道重塑过程。

诱发哮喘常见危险因素有吸入或食入变应原，如尘螨、动物毛屑及排泄物、蟑螂、真菌、花粉等，牛奶、鱼、虾、鸡蛋和花生等；有呼吸道感染，如病毒及支原体感染；有药物，如阿司匹林等；冷空气；强烈的情绪变化；运动、过度通气；职业粉尘及气体。

综上所述，哮喘的发病机制可能为：生命早期接触过敏原，促进具有特应质遗传背景的个体的 Th2 细胞功能持续性优势发展，形成特异性体质，在包括呼吸道感染、各种过敏原等诱因的刺激下，产生气道高反应性和哮喘发作。

【病理和病理生理】

支气管哮喘病理生理特征是气道慢性炎症，气道高反应性，可逆性的气流受限。

哮喘患儿死亡后检查，肺组织呈肺气肿，大、小气道内填满黏液栓。镜下示支气管和细支气管上皮细胞脱落，管壁有嗜酸性粒细胞和单核细胞浸润，血管扩张，微血管渗漏，基底膜增厚，平滑肌增生肥厚，杯状细胞和黏膜下腺体增生。气流受限是哮喘病理生理改变的核心，支气管痉挛、管壁炎症性肿胀、黏液栓形成和气道重塑均是造成患儿气道受阻的原因。

【临床表现】

各年龄均可发病，其中 70%～80% 始发于 5 岁以前。临床表现特点是反复发作咳嗽、喘息、气促、胸闷等，常在夜间和（或）清晨发作或加剧，可自行或经治疗后缓解。具体情况如下：

1. 症状

咳嗽与喘息呈阵发性发作，夜间和清晨为重；发作前可有流涕、打喷嚏和胸闷，发作时有呼吸困难，呼气相延长伴有喘鸣声；严重者呈端坐呼吸、恐惧不安、大汗淋漓、面色青灰；儿童慢性或者反复咳嗽可能是支气管哮喘的唯一症状（又名咳嗽变异性哮喘）。

2. 体征

查体可见桶状胸、三凹征，肺部听诊满布哮鸣音。严重者气道广泛堵塞，哮鸣音反而消失，为哮喘最危险的体征。此外，在查体时应注意有无过敏性鼻炎、鼻窦炎和湿疹等。

3. 哮喘危重状态

哮喘发作在合理使用常规缓解药物治疗后，仍有严重或进行性呼吸困难者，为哮喘危重状态。临床表现为哮喘急性发作，有咳嗽、喘息、呼吸困难、大汗淋漓和烦躁不安，严重时表现为端坐呼吸、语言不连贯、严重发绀、意识障碍及心肺功能不全征象。

根据症状严重程度，可分为间歇发作、轻度、中度、重度发作。

（1）间歇发作：每周发作少于 1 次，每次持续数小时至数天，每月夜间哮喘发作少于 2 次且间歇期肺功能正常。

（2）轻度发作：行走时出现呼吸困难，可平卧，较安静，无三凹症和心动过速，使用 $β_2$ 受体激动剂后，PEF 改善 60%～80%。血气分析示 PaO_2：正常，$PaCO_2 < 6kPa$，$SaO_2 > 95\%$。

（3）中度发作：症状较重症为轻，稍事活动后出现呼吸困难，喜坐，使用 $β_2$- 受体激动剂后，PEF 改善 60%～80%。血气分析示 PaO_2：8～10.5kPa，$PaCO_2 \leqslant 6kPa$，SaO_2：90%～95%。

（4）重症发作：休息时存在呼吸困难，呈端坐呼吸，大汗淋漓，烦躁不安，出现三凹症，肺部弥漫和响亮的哮鸣音，心率明显增高，使用 $β_2$- 受体激动剂后，PEF 改善 <60%，效果持续 <2 小时。血气分析示 $PaO_2 < 8kPa$，$PaCO_2 \leqslant 6kPa$，SaO_2：90%，pH 值下降。

【辅助检查】

1. **X线检查** 哮喘急性发作时胸片显示单纯过度充气及血管影增加,可伴有肺不张,偶见气胸和纵隔气肿;在缓解期大多胸片正常;胸部X线还可用于排除肺部其他疾病。

2. **肺功能检查** 主要用于≥5岁患儿。对于第一秒用力呼气量(FEV_1)≥正常预计值70%的疑似哮喘患儿,可选择支气管激发试验(常用组胺或醋甲胆碱)测定气道反应性,对于FEV_1<正常预计值70%疑似哮喘患儿,选择支气管舒张试验评估气流受限的可逆性,支气管激发试验阳性均有助于确诊哮喘。呼气峰流速(PEF)的日间变异率是诊断哮喘和反映哮喘严重程度的重要指标。如日间变异率<20%、使用支气管扩张剂后其值增加20%可以诊断为哮喘。

3. **免疫诊断** 用多种吸入性变应原或食物性变应原提取液所做的变应原皮肤试验是诊断变态反应的首要工具。目前常用皮肤点刺试验法和皮内试验法。血清特异性IgE测定也很有价值,血清总IgE测定只能反映是否存在特应质。

【诊断和鉴别诊断】

1. 诊断

(1)儿童哮喘的诊断标准

1)反复发作的喘息、气促、胸闷和咳嗽,常与接触过敏原、冷空气、理化刺激、病毒性呼吸道感染、运动等有关。

2)发作时双肺闻及散在或弥漫性、呼气相为主的哮鸣音,呼气相延长。

3)支气管扩张剂有明显疗效。

4)除外其他的疾病可引起的喘息、气促、胸闷或咳嗽。

5)不典型病例(肺部可闻及哮鸣音),支气管扩张试验协助诊断,有其中一项阳性者即可诊断为哮喘:①用1:1000肾上腺素0.01ml/kg一次皮下注射,每次最大量不超过0.3ml;②速效β_2受体激动剂气雾剂或其水溶液雾化吸入。在做以上任何1项试验后的15~30分钟内,如果喘息明显缓解,肺部哮鸣音明显减少者为阳性。5岁以上患儿若有条件可在治疗前后测定PEF或FEV_1,治疗后上升率≥15%者为阳性。

若不典型病例,肺部未闻及哮鸣音,且FEV_1>75%者,可做支气管激发试验,若阳性可诊断为哮喘。

(2)咳嗽变异性哮喘的诊断标准

1)持续咳嗽>1个月,常在夜间和(或)清晨发作,运动、接触冷空气或特殊气味后加重,痰少,临床上无感染征象,或经较长时间抗生素治疗无效。

2)支气管扩张剂诊断性治疗可使咳嗽发作缓解,是诊断本症的基本条件。

3)有个体或家族过敏史、哮喘病史者,过敏原检测阳性可做辅助诊断。

4)除外其他原因引起的慢性咳嗽。

(3)哮喘的分期:可分为急性发作期、慢性持续期和临床缓解期。急性发作期是指患者出现以喘息为主症,其发作持续的时间和程度不尽相同。慢性持续期是指多数患者即使没有急性发作,但在相当长的时间内总是不同频率和(或)不同程度地出现主要症状。临床缓解期是指经过治疗或未经治疗症状和体征消失,肺功能(FEV_1或PEF)≥80%预计值,并维持4周以上。

2. 鉴别诊断

(1)支气管哮喘:应与急性喘息性支气管炎、毛细支气管炎、肺结核、气管异物、先天性气管支气管畸形等鉴别。

(2)咳嗽变异性哮喘:应与支气管炎、鼻窦炎、胃食管反流、嗜酸性粒细胞性支气管炎、支气管内膜结核等鉴别。

【治疗】

哮喘的治疗原则是去除诱因、控制发作和预防复发。方案宜为长期、持续、规范和个体化治疗。急性发作期治疗重点为抗炎、平喘,以快速缓解症状;慢性持续期应坚持长期抗炎,降低气道反应性,防止气道重塑,避免危险因素及自我保健。

哮喘的治疗目标:①有效控制急性发作症状,并维持最轻的症状,甚至无症状;②防止症状加重或反复;③尽力将肺功能维持在正常或接近正常水平;④防止发生不可逆的气流受限;⑤保持正常活动(包括运动)能力;⑥避免药物不良反应;⑦防止因哮喘而死亡。

阶梯治疗方案:任何年龄患儿治疗方案的确定,均要根据平时病情轻重程度而定,由适合于初始病情严重程度的那一级开始,之后根据病情变化及治疗反应随时进行调整。每1~3个月审核1次治疗方案,若哮喘控制3个月以上时,可逐步降级治疗。若未能控制,要立即升级治疗,但首先应审核患儿用药技术、是否遵循用药方案、如何避免变应原和其他触发因素等。此即支气管哮喘的阶梯治疗方案。

1. 去除诱因　避免接触过敏原,积极治疗和清除感染病灶,去除诱发因素。疑伴有呼吸道细菌感染,尤其是伴肺炎者,需要同时给予适当的抗生素。

2. 控制发作　治疗哮喘的药物包括缓解药物和控制药物。缓解药物:①作用:能快速缓解支气管收缩及其他伴随的急性症状,用于哮喘急性发作期;②包括:吸入型速效 β_2 受体激动剂、全身性糖皮质激素、抗胆碱能药物、口服短效 β_2 受体激动剂、短效茶碱等。控制药物:①作用:可抑制气道炎症需长期使用的药物,用于哮喘慢性持续期;②包括:吸入型糖皮质激素、白三烯调节剂、缓释茶碱、长效 β_2 受体激动剂、肥大细胞膜稳定剂、全身性糖皮质激素等。

(1)哮喘急性发作期治疗

1) β_2 受体激动剂:是目前临床应用最广的支气管舒张剂,有吸入法与口服法。吸入治疗是首选的药物治疗方法,根据起作用的快慢分为速效和缓慢起效两大类,根据维持时间的长短分为短效和长效两大类。吸入型速效 β_2 受体激动剂疗效可维持4~6小时,为缓解哮喘急性症状的首选药物,严重哮喘发作时第1小时可每20分钟吸入1次,以后每2~4小时可重复吸入;其中每次沙丁胺醇2.5~5.0mg或特布他林2.5~5.0mg。急性发作病情相对较轻时亦可选择口服短效 β_2 受体激动剂如沙丁胺醇片、特布他林片等。

2)糖皮质激素:病情较重的急性患者应给予口服泼尼松短程治疗,约1~7天,每日1~2mg/kg,分2~3次。一般不主张长期使用口服糖皮质激素治疗儿童哮喘。严重哮喘发作时应静脉给予甲泼尼龙,每日2~6mg/kg,分2~3次输注,或琥珀酸氢化可的松、氢化可的松,每次5~10mg/kg。必要时可加大剂量。一般静脉糖皮质激素使用1~7天,症状缓解后即停止静脉用药,若需持续使用糖皮质激素者,可改为口服泼尼松。

3)抗胆碱能药物:吸入型抗胆碱能药物如溴化异丙托品,可舒张支气管。

4)短效茶碱:可作为缓解药物用于哮喘急性发作的治疗,主张将其作为哮喘综合治疗方案中的一部分,而不单独应用治疗哮喘。需注意其不良反应,长时间用者,最好监测茶碱的血药浓度。茶碱类药物有氨茶碱、茶碱缓释片等。

(2)哮喘慢性持续期治疗

1)吸入型糖皮质激素(ICS):是哮喘长期控制的首选药物,也是目前最有效的抗炎药物,可通过吸入,药物直接作用于气道黏膜,局部抗炎作用强,全身不良反应少。通常需要长期、规范吸入1~3年才能起预防作用。目前临床上常用的吸入型糖皮质激素有布地奈德、丙酸氟替卡松和丙酸倍氯米松等。

2)缓释茶碱:用于长期控制时,主要协助ICS抗炎,每日分1~2次服用,以维持昼夜的稳定血药浓度。

3)白三烯调节剂:分为白三烯合成酶抑制剂和白三烯受体拮抗剂,其耐受性好,不良反应少,服用方便。本类药物有孟鲁司特、扎鲁司特等。

4)长效 β_2 受体激动剂:有福莫特罗、沙美特罗、班布特罗及丙卡特罗等。

5)肥大细胞膜稳定剂:如色甘酸钠,常用于预防运动及其他刺激诱发的哮喘,治疗儿童哮喘效果较好,不良反应小。它是一种非激素抗炎药,可雾化吸入,5mg/揿;2揿/次或粉剂吸入20mg/粒,20mg/次,每日3~4次,可预防和控制哮喘发作。

6）全身性糖皮质激素：可控制哮喘发作过程中，仅适用于重度持续患儿、长期使用高剂量 ICS 加吸入型长效 β_2 受体激动剂、其他控制药物疗效欠佳的情况下短期使用。

7）联合治疗：对病情严重度分级为重度持续和单用 ICS 病情控制不佳的中度持续的哮喘，提倡长期联合治疗，如 ICS 联合吸入型长效 β_2 受体激动剂、ICS 联合白三烯调节剂和 ICS 联合缓释茶碱。

（3）哮喘持续状态的处理

1）氧疗：危重哮喘患儿均存在低氧血症，需用密闭面罩或双鼻导管提供高浓度湿化氧气，初始吸氧浓度以 40% 为宜，流量 4～5L/min，保持 PaO_2 在 9.3～12.0kPa（70～90mmHg）。

2）镇静剂：可用水合氯醛灌肠，慎用或禁用其他镇静剂；在插管条件下，亦可用地西泮（安定）镇静，剂量为每次 0.3～0.5mg/kg。

3）维持水、电解质平衡，纠正酸中毒：注意维持水、电解质平衡，纠正酸碱紊乱。可防止痰液过黏，阻塞气道，并改善 β_2 受体对儿茶酚胺的反应性。

4）糖皮质激素：支气管扩张剂效果不佳，必须及时、早期、全身应用较大剂量糖皮质激素。全身糖皮质激素作为儿童危重哮喘治疗的一线药物，应尽早使用；病情严重时不能以吸入治疗替代全身糖皮质激素治疗，以免延误病情。

5）支气管扩张剂的使用：可用①吸入型速效 β_2 受体激动剂；②氨茶碱静脉滴注；③抗胆碱能药物；④肾上腺素皮下注射，剂量为每次皮下注射 1∶1000 肾上腺素 0.01ml/kg（儿童总量≤0.3ml）；必要时可每 20 分钟使用 1 次，不能超过 3 次。

6）抗生素治疗：酌情使用，儿童哮喘发作主要由病毒感染引发，抗生素不作为常规应用，如同时发生下呼吸道细菌感染则选用病原体敏感的抗菌药物。

7）辅助机械通气：指征①持续严重的呼吸困难；②呼吸音减低或几乎听不到哮鸣音、呼吸音；③因过度通气和呼吸肌疲劳致使胸廓运动受限；④意识障碍、烦躁或抑制，甚至昏迷；⑤吸氧状态下发绀进行性加重；⑥ $PaCO_2$≥65mmHg（8.6kPa）。

3. 预防复发 哮喘易反复发作，必须注意在疾病治疗控制后，应用药物预防哮喘复发。

4. 吸入治疗 是目前治疗哮喘最好的方法，吸入药物以较高浓度迅速到达病变部位，因此起效迅速且所用药物剂量较小，即使有极少量药物进入血液循环，也可在肝脏迅速灭活，全身不良反应较轻，故应大力提倡。常用的吸入药物有吸入型糖皮质激素（二丙酸倍氯米松、布地奈德等）和 β_2 受体激动剂。

5. 吸入器选择 ＜2 岁用气流量≥6L/min 的氧气或压缩空气（空气压缩泵）作动力，通过雾化器吸入药物，也可采用有活瓣的面罩储雾罐配合压力式定量气雾装置。2～5 岁除应用雾化溶液吸入外亦可采用有活瓣的储雾罐辅助吸入。5～7 岁除上法外更主张用旋碟式吸入器、涡流式吸入器或旋转式吸入器吸入干粉剂。大于 7 岁已能使用压力式定量气雾装置，也可用干粉剂或有活瓣的储雾罐吸入。

【预防】

1. 免疫疗法预防

（1）脱敏疗法（特异性免疫疗法）：对难以避免的过敏原（如尘埃、尘螨、花粉等）过敏，据皮肤试验结果，将引起阳性反应的过敏原浸液做皮内注射，浓度由低到高，剂量逐渐递增，每周 1 次，持续 2 年。若过敏发作有季节性，可于发作前 1 个月开始上述脱敏治疗，每周 1 次，15～20 次为 1 疗程。

（2）免疫调节治疗：采用中医中药或胸腺素、羧甲淀粉钠、免疫球蛋白等免疫调节剂提高机体免疫水平。

2. 药物预防 色甘酸钠有抑制肥大细胞脱颗粒，降低气道高反应性的作用，故在好发季节前的 1 个月开始应用，而达到预防作用。酮替芬作用与色甘酸钠相似。病情缓解后，应继续吸入维持量糖皮质激素，至少 6 个月～2 年或更长时间。

3. 哮喘家庭的教育与管理 必须加强患儿及家属哮喘防治知识的教育，调动患儿及家属抗病的积极性，积极参加日常活动及体育锻炼，增强体质。平时注意避免诱发哮喘发作的各种危险因素。

【预后】

儿童哮喘的预后较好,年长后症状不再反复的占 70%～80%,但仍可能存在不同程度的气道炎症和高反应性,约30%～60%的患儿可完全治愈。

相关链接

2017 年全球哮喘防治创议(GINA)哮喘指南更新内容

（艾春玲）

本章重点内容是急性上呼吸道感染和支气管肺炎。由于小儿呼吸系统发育尚不完善，急性呼吸道感染是小儿最常见的疾病，其中以急性上呼吸道感染最多见。急性上呼吸道感染90%以上由病毒引起，婴幼儿以全身症状为主，年长儿以局部症状为主；治疗以支持、对症和抗病毒治疗为主。急性支气管炎以发热、咳嗽、肺部不固定的散在干、湿啰音为特点，无气促和发绀。毛细支气管炎主要表现为下呼吸道梗阻症状，出现呼气性呼吸困难，呼气相延长伴哮鸣；治疗主要为氧疗、控制喘憋、病原治疗及免疫疗法。肺炎是我国儿童保健重点防治四大疾病之一；肺炎引起全身各系统病理生理改变的关键是缺氧或伴二氧化碳潴留，重症肺炎可合并心力衰竭、中毒性脑病、中毒性肠麻痹，甚至发生休克、DIC；主要表现为发热、咳嗽、气促、呼吸困难和肺部固定湿啰音，结合X线可做出临床诊断，必要时进行病原学诊断；不同病原引起的肺炎临床特点不同，应加以鉴别；肺炎治疗原则为控制炎症、改善通气功能、防止和治疗并发症。支气管哮喘是气道慢性炎症性疾病，该炎症致气道对刺激反应性增高，可引起易感者不同程度、广泛而可逆性的气道阻塞症状。临床以反复发作性的喘息、气促、胸闷、咳嗽和呼气性呼吸困难等症状为特点，常在夜间和（或）清晨发作（加剧），经治疗缓解或自行缓解；是儿童期最常见的慢性呼吸道疾病，是儿童时期常见的过敏性呼吸道疾病；哮喘可分为急性发作期、慢性持续期和临床缓解期；治疗原则是去除诱因、控制发作和预防复发。方案宜为长期、持续、规范和个体化治疗。

1. 试比较两种特殊类型上呼吸道感染的临床特点，急性上呼吸道感染的临床表现和治疗措施有哪些？

2. 轻症、重症肺炎的主要临床表现有哪些？应用抗生素的原则有哪些？

3. 试述呼吸道合胞病毒肺炎、腺病毒肺炎、金黄色葡萄球菌肺炎、革兰氏阴性杆菌肺炎、肺炎支原体肺炎的临床特点？

4. 支气管哮喘有哪些治疗原则和治疗目标？

第十章　心血管系统疾病

10

学习目标

掌握	小儿先天性心脏病的分类、几种常见的先天性心脏病的鉴别；房间隔缺损、室间隔缺损、动脉导管未闭及法洛四联症的病理生理、临床表现、诊断、治疗及常见并发症。
熟悉	病毒性心肌炎的诊断和治疗。
了解	常见小儿心律失常的诊断和治疗。

第一节　小儿心血管系统的发育及解剖生理特点

一、心脏的胚胎发育

胚胎发育 22 天时形成原始心管，至胚胎 29 天左右，心脏外形基本形成，但此时心脏仍为单一的管道，由静脉窦流入的血液从动脉干流出。心房和心室的最早划分为房室交界的背面和腹面各长出一心内膜垫，最后两垫相连将心腔分为心房和心室。心房的左右之分始于第 3 周末，在心房腔的前背部长出一镰状隔，名第一房间隔，其下缘向心内膜垫生长，暂时未长合时所留孔道名第一房间孔。第一房间孔闭合前，第一房间隔上部发生筛孔状吸收，形成另一孔，名第二房间孔，使左右心房仍保持相通。至胚胎第 5～6 周时，第一房间隔右侧又长出一镰状隔，名第二房间隔，此隔在向心内膜垫延伸过程中，其游离缘留下一孔道，名卵圆孔，此孔与第二房间孔上下相对。随着心脏的发育，第一、二房间隔逐渐接近而黏合，第二房间隔将第二房间孔完全掩盖，而第一房间隔则成为卵圆孔的幕帘，血流可由右房推开幕帘流向左房，反向时幕帘遮盖卵圆孔而阻止血液自左房流向右房。心室间隔的形成有 3 个来源：①肌隔，由原始心室底壁向上生长，部分地将左右二室分开；②心内膜垫向下生长与肌隔相合，完成室间隔；③小部分为动脉总干及心球分化成主动脉与肺动脉时的中隔向下延伸的部分。后两部分形成室间隔的膜部（图 10-1）。

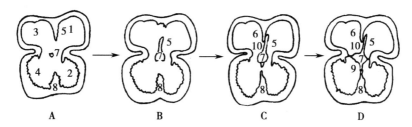

图 10-1　房室间隔发育示意图
1 左心房　2 左心室　3 右心房　4 右心室　5 第一房间隔　6 第二房间隔
7 心内膜垫　8 室间隔肌部　9 室间隔膜部　10 卵圆孔

原始的心脏出口是一根动脉总干，在总干的内层对侧各长出一纵嵴，两者在中央轴相连，将总干分为主动脉与肺动脉。由于该纵隔自总干分支处呈螺旋形向心室生长，使肺动脉向前、向右旋转与右心室相连接；主动脉向左、向后旋转与左心室相连接。如该纵隔发育障碍，分隔发生偏差或旋转不全，则可形成主动脉骑跨或大动脉转位等畸形。原始心脏于胚胎第 2 周开始形成，约于第 4 周起有循环作用，至第 8 周房室间隔已完全形成，即为四腔心脏。所以心脏胚胎发育的关键时期是在第 2～8 周，先天性心脏畸形的形成主要就在这一时期。

二、胎儿循环到新生儿循环的转换

（一）胎儿的血液循环

胎儿时期代谢产物和气体的交换是通过胎盘与母体之间以弥散方式进行的。由胎盘来的动脉血经脐静脉进入胎儿体内，50% 血流经过肝脏后入下腔静脉；另 50% 绕过肝脏，经静脉导管入下腔静脉，在下腔静脉一部分血与来自胎儿身体下部的静脉血混合（以动脉血为主），流入右心房后经卵圆孔入左心房，再经左心室流入升主动脉，主要供应心脏、脑及上肢。从上腔静脉回流的、来自胎儿身体下部的静脉血，入右心房后绝大部分流入右心室，进入肺动脉，由于胎儿肺血管收缩，故只有 10% 的血流入肺脏，经肺静脉回到左心房，大部分血液经动脉导管进入降主动脉（以静脉血为主），供应腹腔器官及下肢，最终经脐动脉至胎盘,换取营养及氧气。故胎儿期供应脑、心脏、肝脏及上肢的血氧含量远高于身体的下部分(图10-2)。

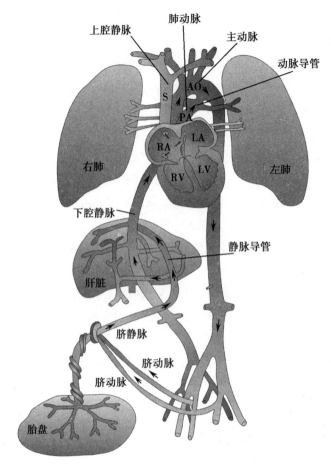

图 10-2　胎儿血液循环示意图

(二)新生儿的血液循环

出生后脐带结扎,脐血管被阻断,呼吸建立,肺泡扩张,肺小动脉管壁肌层逐渐退化,管壁变薄并扩张,肺循环压力下降,从右心经肺动脉流入肺脏的血液增多,使肺静脉回流至左心房的血量也增多,因而左心房压力增高。当左心房压力超过右心房时,卵圆孔形成功能性关闭,生后 5~7 个月时解剖上大多闭合。肺循环压力降低的同时体循环压力升高,流经动脉导管的血流逐渐减少,最后停止。若动脉导管持续未闭,可认为有畸形存在。脐血管则在血流停止后 6~8 周完全闭锁,形成韧带。

三、小儿心血管系统的解剖生理特点

(一)心脏大小和位置

4 个心腔的容积出生时为 20~22ml,1 岁时达出生时的 2 倍,2 岁半时增大到 3 倍,近 7 岁时增至 5 倍,约 100~110ml。此后增长则相当缓慢,至青春期初期,其容积仅为 140ml,以后增长又逐渐加速,18~20 岁时达 240~250ml。

小儿心脏的位置随年龄而改变,新生儿及 2 岁以下幼儿的心脏多呈横位,以后逐渐转为斜位。小儿心脏在婴幼儿期为球形、圆锥形或椭圆形,自 6 岁起小儿心脏的形状接近于成人,最常见的为长椭圆形。

(二)心房、心室发育

小儿心脏与体重的增长平行,但左、右心的增长不平衡。胎儿右心室负荷大,左心室负荷小,故在新生儿期两侧心室壁厚度几乎相等,约 4~5mm。以后随着小儿生长,体循环量日趋增多,左心室负荷明显增加,而肺循环阻力在生后明显下降,故左心室壁较右心室壁增厚更快。6岁时左心室壁厚度达10mm,右心室壁厚度尚不足6mm。15岁时左心室壁厚度增加到初生时的2.5倍,但右心室壁仅增长原来厚度的1/3。

(三)血管特点

小儿动脉相对较成人粗。动脉内径与静脉内径之比在新生儿为1:1,而成人为1:2,随着年龄的增长,动脉口径相对变窄。10岁以前,肺动脉直径较主动脉宽,至青春期主动脉直径超过肺动脉。在婴儿期,毛细血管特别粗大,肺、肾、肠及皮肤的微血管口径不仅相对地、而且绝对地较成人期粗大,因而对这些器官的新陈代谢起到了良好的作用。

(四)心率

小儿心率较快,心率随年龄增长而逐渐减慢,新生儿平均120~140次/分,1岁以内110~130次/分,2~3岁时为100~120次/分,4~7岁时为80~100次/分,8~14岁时为70~90次/分。小儿心率极不稳定,易受各种内外因素的影响,如进食、活动、哭闹、发热等。因此,应在小儿安静时测量。

(五)动脉血压

动脉血压的高低主要取决于心搏出量和外周血管阻力。可采用下列公式粗略推算小儿血压:收缩压(mmHg)=(年龄×2)+80,舒张压为收缩压的2/3。收缩压高于此标准20mmHg为高血压,低于此标准20mmHg为低血压。小儿年龄越小血压越低,一般收缩压低于75~80mmHg(10~10.67kPa)为低血压。正常情况下,下肢血压比上肢血压高20mmHg(2.67kPa)。

第二节 心血管系统的检查

一、病史

(一)病史

应询问母亲孕早期有无病毒感染、放射线接触、有害药物应用史,有无妊娠期糖尿病、系统性红斑狼疮等疾病及有无家族遗传病史,许多先天性心脏病与遗传性疾病有关,肥厚性心肌病常有阳性家族史。还应询问新生儿期有无青紫、呼吸困难、是否早产等。

(二)常见症状

小儿时期,尤其是3岁以内婴幼儿的心血管疾病以先天性心脏病(先心病)最常见。心脏杂音、青紫及心功能不全是先心病患者最常见的就诊原因。青紫可在活动、哭闹、屏气或患肺炎时出现,也可在出生后持续存在。有青紫者应注意排除呼吸系统疾病,还要询问有无蹲踞症状,有无哺乳、哭闹或大便时突然昏厥等。重症先心病患儿在婴儿期即有喂养困难、吸吮数口就停歇、气促、易呕吐和大量出汗。年长儿不愿活动,活动后易疲劳,阵发性呼吸困难,生长发育迟缓,有青紫者尤其明显,严重者智力发育也可能受影响。左向右分流的先心病由于肺血增多,平时易反复患呼吸道感染。如有左心房或肺动脉扩张压迫喉返神经可引起声音嘶哑。一些后天获得性心血管疾病如川崎病主要见于3岁以下小儿,临床上有皮肤、黏膜、淋巴结等受累表现。风湿性心脏病多见于年长儿,有咽痛、游走性关节痛、舞蹈病等病史。对胸闷、心悸、心前区疼痛者应注意心律失常、心肌疾病。

二、体格检查

(一)全身检查

评价生长发育,注意有无特殊面容及全身合并畸形、精神状态、体位和呼吸频率。口唇、鼻尖、指(趾)

端等毛细血管丰富部位有无发绀,有无杵状指(趾)。皮肤黏膜瘀点是感染性心内膜炎血管栓塞的表现。皮下小结、环形红斑是风湿热的表现。注意颈动脉搏动、肝颈静脉回流征,肝脾大小、质地及有无触痛,下肢有无水肿。

(二)心脏检查

1. 视诊 心前区有无隆起,心尖搏动的位置、强弱及范围。心前区隆起者多示有心脏扩大,应注意与佝偻病引起的鸡胸相鉴别。正常小于 2 岁的小儿,心尖搏动见于左第 4 肋间,其左侧最远点可达锁骨中线外 1cm,5、6 岁时在左第 5 肋间锁骨中线上。正常的心尖搏动范围不超过 2~3cm,若心尖搏动强烈、范围扩大则提示心室肥大。左心室肥大时,心尖搏动最强点向左下偏移;右心室肥大时,心尖搏动弥散,有时扩散至剑突下。心尖搏动减弱见于心包积液和心肌收缩力减弱。右位心的心尖搏动则见于胸腔右侧。消瘦者心尖搏动易见,而肥胖者相反。

2. 触诊 进一步确定心尖搏动的位置、强弱及范围,心前区有无抬举冲动感及震颤。左第 5~6 肋间锁骨中线外的抬举感为左室肥大的佐证;胸骨左缘第 3~4 肋间和剑突下的抬举感提示右室肥大。震颤的位置有助于判断杂音的来源。

3. 叩诊 可粗略估计心脏的位置及大小。

4. 听诊 注意心率的快慢,节律是否整齐,第一、二心音的强弱,是亢进、减弱还是消失,有无分裂,特别是肺动脉瓣区第二音(P_2)意义更大。P_2 亢进提示肺动脉高压,而减弱则支持肺动脉狭窄的诊断。正常儿童在吸气时可有生理性 P_2 分裂,P_2 固定性分裂是房间隔缺损的独特体征。杂音对鉴别先心病的类型有重要意义,需注意其位置、性质、响度、时相及传导方向。

(三)周围血管征

比较四肢脉搏及血压,如股动脉搏动减弱或消失、下肢血压低于上肢,提示主动脉缩窄。脉压增宽、伴有毛细血管搏动和股动脉枪击音,提示动脉导管未闭或主动脉瓣关闭不全等。

三、辅助检查

(一)普通 X 线检查

包括透视和摄片。透视可动态观察心脏和大血管的搏动、位置、形态以及肺血管的粗细、分布;摄片可留下永久记录。常规拍摄正位片,必要时辅以心脏三位片。理想的胸片应为吸气相拍摄。分析心脏病 X 线片时,应注意以下几点:

1. 测量心胸比值 年长儿应小于 50%,婴幼儿小于 55%,呼气相及卧位时心胸比值增大。

2. 肺血管阴影 是充血还是缺血,有无侧支血管形成。

3. 心脏的形态、位置 各房室有无增大,血管有无异位,肺动脉段是突出还是凹陷,主动脉结是增大还是缩小。

4. 确定有无内脏异位 注意肝脏、胃泡及横膈的位置,必要时可摄增高电压(100~140kV)的胸片,观察支气管的形态。

(二)心电图

心电图对心脏病的诊断有一定的帮助,特别对各种心律失常,心电图是确诊的手段。对心室肥厚、心房扩大、心脏位置及心肌病变有重要参考价值。24 小时动态心电图及各种负荷心电图可提供更多的信息。有些先心病有特征性的心电图,如房间隔缺损的 V_1 导联常呈不完全性右束支传导阻滞。在分析小儿心电图时应注意年龄的影响:

1. 年龄越小,心率越快,各间期及各波时限较短,有些指标的正常值与成人有差别。

2. QRS 综合波以右室占优势,尤其在新生儿及婴幼儿。随着年龄增长逐渐转为左室占优势。

3. 右胸前导联的 T 波在不同年龄有一定改变,如生后第 1 天,V_1 导联 T 波直立,4~5 天后 T 波转为倒置或双向。

(三)超声心动图

超声心动图是一种无创检查技术,不仅可以提供详细的心脏解剖结构信息,还能提供心脏功能及部分血流动力学信息,有以下几种。

1. **M 型超声心动图** 能显示心脏各层结构,特别是瓣膜的活动,常用于测量心腔、血管内径,结合同步记录的心电图和心音图可计算多种心功能指标。

2. **二维超声心动图** 是目前各种超声心动图的基础,可实时显示心脏和大血管各解剖结构的活动情况以及它们的空间毗邻关系。经食管超声使解剖结构显示更清晰,已用于心脏手术和介入性导管术中,进行监护及评估手术效果。

3. **多普勒超声** 有脉冲波多普勒、连续波多普勒及彩色多普勒血流显像 3 种,可以检测血流的方向及速度,并换算成压力阶差,可用于评估瓣膜、血管的狭窄程度,估算分流量及肺动脉压力,评价心功能等。

4. **三维超声心动图** 成像直观、立体感强、易于识别,还可对图像进行任意切割,充分显示感兴趣区域,为外科医师模拟手术进程与选择切口途径提供了丰富的信息。超声心动图检查已能准确地诊断绝大多数的先心病,并为外科手术提供足够的信息,已部分取代了心导管检查及心血管造影术,而且能在胎儿期作出部分先心病的诊断。

(四)心导管检查

心导管检查是先心病进一步明确诊断和手术前的一项重要检查之一,根据检查部位不同分为右心导管、左心导管检查。右心导管检查系经股静脉插入不透 X 线的导管,经下腔静脉、右心房、右心室至肺动脉;左心导管系导管经股动脉、降主动脉逆行至左心室。检查时可探查异常通道,测定不同部位的心腔、大血管的血氧饱和度、压力,进一步计算心排出量、分流量及血管阻力。通过肺小动脉楔入压测定可以评价肺高压患者的肺血管床状态,对左心房入口及出口病变、左心室功能等有一定意义。连续压力测定可评价瓣膜或血管等狭窄的部位、类型、程度。此外经心导管还可进行心内膜活体组织检查、电生理测定。

(五)心血管造影

心导管检查时,根据诊断需要将导管顶端送到选择的心腔或大血管,并根据观察不同部位病损的要求,采用轴向(成角)造影,同时进行图像采集,以明确心血管的解剖畸形,尤其对复杂性先心病及血管畸形,心血管造影仍是主要检查手段。数字减影造影技术(DSA)的发展及新一代造影剂的出现降低了心血管造影对人体的伤害,使诊断更精确。

(六)放射性核素心血管造影

常用的放射性核素为 ^{99m} 锝,静脉注射后,应用 γ 闪烁照相机将放射性核素释放的 γ 射线最终转换为点脉冲,所有的数据均由计算机记录、存储、并进行图像重组及分析。常用的心脏造影有初次循环心脏造影及平衡心脏血池造影。主要用于左向右分流及心功能检查。

(七)磁共振成像

磁共振成像(MRI)具有无电离辐射损伤、多剖面成像能力等特点,包括自旋回波技术(SE)、电影 MRI、磁共振血管造影(MRA)及磁共振三维成像技术等。常用于诊断主动脉弓等流出道畸形,并已经成为复杂畸形诊断的重要补充手段。

(八)计算机断层扫描

电子束计算机断层扫描(EBCT)、螺旋 CT 以及 CT 血管造影术(CTA)已应用于心血管领域,对下列心脏疾病有较高的诊断价值:大血管及其分支的病变,心脏瓣膜、心包和血管壁钙化,心腔内血栓和肿块,心包缩窄,心肌病等。

第三节　常见的先天性心脏病

先天性心脏病（congenital heart disease，CHD），简称先心病，是指胎儿期心脏及大血管发育异常而致的心血管畸形，是小儿最常见的心脏病，占我国重大出生缺陷发病率和死亡率的首位。先心病的发病率在活产婴儿中约为 6‰ ~ 8‰，是造成 5 岁以下儿童死亡的主要原因。如未经治疗，约 1/3 的患儿在生后 1 年内可因病情严重和复杂畸形而死亡。据国内外资料统计，新生儿期死亡的病例以大动脉转位最多见，其次是左心发育不良综合征。各类先心病的发病情况以室间隔缺损最多，其次为房间隔缺损、动脉导管未闭和肺动脉瓣狭窄。法洛四联症则是存活的青紫型先心病中最常见者。

近年来随着心脏介入治疗技术的不断发展，部分先心病可通过介入治疗达到治愈，为先心病的治疗开辟了新的途径。心脏外科方面，体外循环、深低温麻醉下心脏直视手术的发展以及带瓣管道的使用不仅使大多数常见先心病根治手术效果大为提高，而且对某些复杂心脏畸形亦能在婴儿期、甚至新生儿期进行手术，因此先心病的预后已大为改观。

目前引起先心病的病因尚未完全明确，认为其发生主要由环境因素与遗传因素相互作用的结果。遗传因素可为染色体异常或单基因和多基因突变。环境因素中较重要的为宫内感染，特别是母孕早期患病毒感染，如风疹、流行性感冒、流行性腮腺炎和柯萨奇病毒感染等。其他如孕母缺乏叶酸、接触放射线、服用药物（抗癌药、抗癫痫药等）、患代谢性疾病（糖尿病、系统性红斑狼疮、苯丙酮尿症等）、胎儿宫内缺氧等均可能与发病有关。通过胎儿超声心动图及染色体、基因诊断等手段可在孕早中期对部分先心病进行早期诊断、早期干预。

临床上根据心脏左、右两侧及大血管之间有无血液分流将先心病分为三大类：①左向右分流型（潜伏青紫型），为先心病中最常见的类型。正常情况下由于体循环压力高于肺循环，血液从左向右分流不出现青紫；当剧哭、屏气或任何病理情况导致肺动脉或右心室压力增高并超过左心压力时，则可使血液自右向左分流而出现暂时性青紫，如室间隔缺损、动脉导管未闭和房间隔缺损等。②右向左分流型（青紫型），为先心病中最严重的一组，某些原因（如右室流出道狭窄）致使右心压力增高并超过左心，使血液从右向左分流；或因大动脉起源异常，使大量静脉血流入体循环，均可出现持续性青紫，如法洛四联症和大动脉转位等。③无分流型（无青紫型），即心脏左、右两侧或动、静脉之间无异常通路和分流，如肺动脉瓣狭窄和主动脉缩窄等。

几种常见先天性心脏病的鉴别见表 10-1。

表 10-1　几种常见先天性心脏病的鉴别表

分类		左向右分流型			无分流型	右向左分流型
疾病		房间隔缺损	室间隔缺损	动脉导管未闭	肺动脉瓣狭窄	法洛四联症
症状		消瘦，乏力，气短，多汗，心悸，易反复呼吸道感染	同左	同左	轻者可无症状，重者活动后心悸、气短、青紫	发育落后，乏力，青紫，蹲踞，可有阵发性昏厥
心脏体征	杂音部位	第 2 ~ 3 肋间	第 3 ~ 4 肋间	第 2 肋间	第 2 肋间	第 2 ~ 3 肋间
	杂音性质响度	2 ~ 3 级收缩期喷射性杂音，传导范围较小	2 ~ 5 级粗糙全收缩期杂音，传导范围广	2 ~ 4 级连续性机器样杂音，向颈部传导	3 ~ 5 级收缩期喷射性杂音，向颈部传导	2 ~ 4 级收缩期喷射性杂音，传导范围较广
	震颤	无	有	有	有	可有
	P₂	亢进、分裂固定	亢进	亢进	减低、分裂	减低
X 线检查	房室增大	右房大右室大	左、右室大左房可大	左室大左房可大	右室大右房可大	右室大心脏呈靴形
	肺动脉段肺野肺门舞蹈	凸出充血有	凸出充血有	凸出充血有	明显凸出清晰无	凹陷清晰无
心电图		不完全性右束支传导阻滞，右室肥大	正常，左室或左、右室肥大	左室肥大，左房可肥大	右室、右房肥大	右室肥大

一、室间隔缺损

室间隔缺损(ventricular septal defect, VSD)是由于胚胎期室间隔发育不全所致,是最常见的先心病,约占我国先心病的 25% 左右。可分为膜周部、肌部、流出部、流入部,膜周部最多见,占 60%～70%,肌部占 15%～25%。室间隔缺损可单独存在,也可与其他心脏畸形并存。

【病理生理】

由于左心室收缩压显著高于右心室,当存在 VSD 时,部分血液经缺损从左室分流至右室,造成肺循环血流量增加(图 10-3)。血流动力学改变与缺损大小及肺血管床发育状况有关。小型缺损(缺损直径小于 5mm),左向右分流量少,血流动力学变化不大。中型缺损(缺损直径 5～10mm),肺循环血流量可达体循环的 1.5～3 倍以上,肺动脉收缩压和肺血管阻力正常或轻度升高。大型缺损(缺损直径大于 10mm),肺循环的血流量可为体循环的 3～5 倍,大量左向右分流使肺循环血流量持续增加,肺小动脉痉挛,产生动力性肺动脉高压,渐引起继发性肺小动脉中层和内膜增厚及硬化,随着肺血管病变进行性发展则渐变为不可逆的梗阻性肺动脉高压。当右心室收缩压超过左心室收缩压时,左向右分流逆转为双向分流或右向左分流,出现发绀,即艾森曼格(Eisenmenger)综合征。

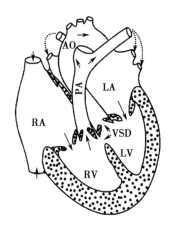

图 10-3　室间隔缺损示意图
RA 右心房　RV 右心室　LA 左心房
LV 左心室　VSD 室间隔缺损
PA 肺动脉　AO 主动脉

【临床表现】

取决于缺损大小、肺动脉血流量和肺动脉压力。

1. **症状**　小型缺损多无症状,一般活动不受限制,生长发育不受影响,常体格检查时在胸骨左缘第 3～4 肋间听到响亮的全收缩期杂音。中大型缺损,患儿多生长迟缓、体重不增、消瘦、喂养困难、活动后乏力、气短、多汗,易反复呼吸道感染,易导致充血性心力衰竭等。有时因扩张的肺动脉压迫喉返神经,引起声音嘶哑。

2. **体征**　发现心界扩大,搏动活跃,胸骨左缘第 3～4 肋间可闻及 3～4/6 级粗糙的全收缩期吹风样杂音,向四周广泛传导,有时可触及收缩期震颤。分流量大时在心尖区可闻及二尖瓣相对狭窄的较柔和的舒张中期杂音。大型缺损伴有明显肺动脉高压时出现青紫,并逐渐加重,此时心脏杂音较轻而 P_2 显著亢进。

3. **并发疾病**　VSD 易并发呼吸道感染、充血性心力衰竭、肺动脉高压、肺水肿及感染性心内膜炎等。

20%～40% 的膜周部和肌部缺损在 3 岁以内有自然闭合的可能,但大多发生在 1 岁内。肺动脉下或双动脉下的干下型缺损很少能闭合,且易发生主动脉瓣脱垂致主动脉瓣关闭不全,应早期处理。

【辅助检查】

1. **X 线检查**　小型缺损无明显改变。中型缺损心影轻到中度增大,以左室增大为主,肺动脉段扩张,肺野充血。大型缺损心影中度以上增大,左、右心室增大,肺动脉段明显突出,肺野明显充血。发展为艾森曼格综合征,主要特点为肺动脉主支增粗,而肺外周血管影很少,宛如枯萎的秃枝,心影可基本正常或轻度增大。

2. **心电图**　小型缺损可正常或表现为轻度左心室肥大。中型缺损主要为左心室舒张期负荷增加表现,以左心室肥厚为主。大型缺损为双心室肥厚或右心室肥厚。

3. **超声心动图**　可解剖定位和测量缺损大小、数目,但 <2mm 的缺损可能不被发现。频谱多普勒超声可测量分流速度,计算跨隔压差和右室收缩压,估测肺动脉压。

4. **心导管检查及左心室造影**　单纯性 VSD 不需施行创伤性心导管检查。如合并重度肺动脉高压、主动脉瓣脱垂、继发性右心室漏斗部狭窄或合并其他心脏畸形时,才需做心导管检查。右心导管检查可测定肺动脉压力及估算肺小动脉阻力情况。

【治疗】

VSD 有自然闭合可能,小型缺损、血流动力学变化较轻、没有明显症状者可先在门诊随访,鼓励正常生活。因有发生感染性心内膜炎的风险,一般建议在学龄前进行介入或外科手术治疗。

1. 药物治疗 主要是控制心力衰竭,可给予地高辛和利尿剂。

2. 介入治疗 自 2002 年以来,偏心型 VSD 封堵器广泛应用于临床,经导管介入治疗成为首选,目前常用的包括对称型 VSD 封堵器、偏心型 VSD 封堵器等。

3. 外科手术指征 包括:①大型缺损临床症状和发育停滞不能用药物控制;②6～12 月婴儿大型缺损伴肺动脉高压;③24 个月以上,肺循环体循环血流量比(Qp/Qs)大于 2∶1;④干下型缺损,不论大小。

二、房间隔缺损

房间隔缺损(atrial septal defect,ASD)是房间隔在胚胎发育过程中发育不良所致。发病率约为活产婴儿的 1/1500,占先心病发病总数的 5%～10%。根据病变解剖部位的不同,分为 4 型:原发孔型、继发孔型、静脉窦型和冠状静脉窦型。

【病理生理】

出生后左心房压力高于右心房,房间隔缺损处出现左向右分流(图 10-4),分流量与缺损大小、两侧心房压力差及心室的顺应性有关。生后初期左、右心室壁厚度相似,顺应性也相近,故分流量不多。随年龄增长,肺血管阻力及右心室压力下降,右心室壁较左心室壁薄,右心室充盈阻力也较左心室低,故分流量增加。由于右心血流量增加,舒张期负荷加重,故右心房、右心室增大。肺循环血量增加、压力增高,晚期可导致肺小动脉肌层及内膜增厚、管腔狭窄,引起肺动脉高压,使左向右分流减少,甚至出现右向左分流,临床出现发绀。

【临床表现】

ASD 的症状随缺损大小而不同。

1. 症状 缺损小可无症状,杂音亦不明显。缺损较大,分流量增大,体循环血流量不足,表现为体型瘦长、面色苍白、乏力、多汗、活动后气促和生长发育迟缓。肺循环血流增多而致肺充血,易反复呼吸道感染。严重者早期发生心力衰竭。

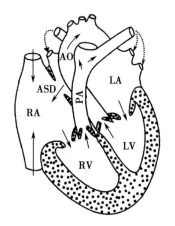

图 10-4 房间隔缺损示意图
RA 右心房　RV 右心室　LA 左心房
LV 左心室　ASD 房间隔缺损
PA 肺动脉　AO 主动脉

2. 体征 多数患儿在婴幼儿期无明显体征,2～3 岁后心脏增大,心前区隆起,触诊有抬举冲动感,一般无震颤,少数缺损大者可出现震颤。听诊有以下 4 个特点:①由于右心室增大,大量的血流通过正常的肺动脉瓣造成肺动脉瓣相对狭窄,在胸骨左缘第 2、3 肋间可闻及 2～3/6 级喷射性收缩期杂音;②肺动脉瓣关闭延迟,产生不受呼吸影响的第二心音固定分裂;③分流量大时,在胸骨左缘第 4～5 肋间可闻及三尖瓣相对狭窄的短促与低频的舒张早中期杂音,吸气时更响,呼气时减弱;④合并明显肺动脉高压者,第二心音增强,固定性分裂消失,可在肺动脉瓣区闻及收缩早期喀喇音。

3. 并发疾病 继发孔型 ASD 在儿童期能较好的被耐受,通常 20 岁左右才有症状。感染性心内膜炎少见。

【辅助检查】

1. X 线检查 对分流较大的 ASD 具有诊断价值。心脏外形轻至中度增大,以右心房及右心室为主,肺动脉段突出,肺野充血,主动脉影缩小。透视下可见"肺门舞蹈"征。

2. 心电图 典型表现为电轴右偏和不完全性右束支传导阻滞,部分有右心房和右心室肥大。原发孔型 ASD 常见电轴左偏及左心室肥大。

3. **超声心动图**　大多数单纯 ASD 经超声心动图检查可作出诊断。

4. **心导管检查**　一般不需要做心导管检查。当合并重度肺动脉高压或肺静脉异位引流时可行右心导管检查。

【治疗】

小于 3mm 的 ASD 多在 3 个月内自然闭合，介于 3~8mm 者约 80% 在 18 个月内闭合，大于 8mm 者一般不会自然闭合。

1. 所有有症状或无症状但 Qp∶Qs≥2∶1 的 ASD 患儿均需进行缺损闭合术，年龄通常为 2~6 岁。

2. 反复呼吸道感染、发生心力衰竭或合并肺动脉高压者应尽早治疗。目前对继发孔型 ASD 首选经导管介入治疗，一般选用双面蘑菇伞封堵。

3. 外科手术治疗。

三、动脉导管未闭

动脉导管未闭(patent ductus arteriosus, PDA)约占先心病总数的 15%。胎儿期动脉导管被动开放是血液循环的重要通道，出生后大约 15 小时即发生功能性关闭，80% 于生后 3 个月解剖性关闭，到出生后 1 年应完全关闭。若持续开放，并产生病理、生理改变，即为动脉导管未闭。PDA 一般分为 3 型：①管型：导管长度多在 1cm 左右，直径粗细不等；②漏斗型：长度与管型相似，但其近主动脉端粗大，向肺动脉端逐渐变窄；③窗型：肺动脉与主动脉紧贴，两者之间为一孔道，直径往往较大。

【病理生理】

分流量的大小与导管的粗细及主、肺动脉的压力差有关。由于主动脉在收缩期和舒张期的压力均超过肺动脉，因而血液连续不断地通过未闭的动脉导管由左向右分流(图 10-5)，使肺循环及左心房、左心室、升主动脉的血流量明显增加，左心负荷加重，其排血量达正常时的 2~4 倍，部分患者左心室搏出量的 70% 可通过大型动脉导管进入肺动脉，导致左心房扩大、左心室肥厚扩大，甚至发生充血性心力衰竭。长期大量血流向肺循环的冲击，使肺小动脉出现反应性痉挛，形成动力性肺动脉高压，继之管壁增厚硬化导致梗阻性肺动脉高压，此时右心室收缩期负荷过重，右心室肥厚甚至衰竭。当肺动脉压超过主动脉压时，左向右分流明显减少或停止，产生肺动脉血流逆向分流入主动脉，患儿呈现差异性发绀，即下半身青紫，左上肢有轻度青紫，右上肢正常。

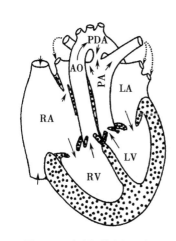

图 10-5　动脉导管未闭示意图
RA 右心房　RV 右心室　LA 左心房
LV 左心室　PDA 动脉导管未闭
PA 肺动脉　AO 主动脉

【临床表现】

1. **症状**　取决于动脉导管的粗细。导管细者临床上可无症状。导管粗大者可有咳嗽、气急、乏力、多汗、心悸、喂养困难、消瘦及生长发育落后等。扩张的肺动脉压迫喉返神经可引起声音嘶哑。

2. **体征**

（1）心脏杂音特点：①于胸骨左缘第 2 肋间可闻及粗糙响亮的连续性 "机器" 样杂音，占据整个收缩期与舒张期，于收缩末期最响，杂音向左锁骨下、颈部和背部传导；②当肺血管阻力增高时，杂音的舒张期部分可减弱或消失；③分流量大者因相对性二尖瓣狭窄而在心尖部可闻及较短的舒张期杂音，P_2 增强；④婴幼儿期因肺动脉压力较高，主、肺动脉间压力差在舒张期不显著，往往仅听到收缩期杂音；⑤当合并肺动脉高压或心力衰竭时，多仅有收缩期杂音。

（2）周围血管征：由于舒张压降低、脉压增大，可出现周围血管征，如水冲脉、毛细血管搏动征、股动脉枪击音等。

（3）早产儿PDA：未成熟儿动脉导管平滑肌发育不良，更由于其平滑肌对氧分压的反应低于成熟儿，故早产儿PDA发病率高，占早产儿的20%，且多伴有呼吸窘迫综合征。早产儿PDA出现周围动脉搏动明显，锁骨下或肩胛间闻及收缩期杂音（偶闻及连续性杂音），心前区搏动明显，肝脏增大，气促，并易发生呼吸衰竭。

3. 并发症　PDA常见的并发症为感染性动脉炎、充血性心力衰竭、心内膜炎等。少见的并发症有肺动脉和动脉导管瘤样扩张、动脉导管钙化及血栓形成。

【辅助检查】

1. X线检查　分流量大者心胸比率增大，左心室增大，左心房亦轻度增大。肺血增多，肺动脉段突出，肺门血管影增粗。

2. 心电图　分流量大者可有不同程度的左心室肥大，偶有左心房肥大。肺动脉压力显著增高者，左、右心室肥厚，严重者甚至仅见右心室肥厚。

3. 超声心动图　可以直接探查到未闭合的动脉导管，对诊断极有帮助。

4. 心导管检查　当肺血管阻力增加或疑有其他合并畸形时有必要施行心导管检查。有时心导管可从肺动脉通过未闭导管进入降主动脉。

5. 心血管造影　逆行主动脉造影对复杂病例的诊断有重要价值，在主动脉根部注入造影剂可见主动脉与肺动脉同时显影，未闭动脉导管也能显影。

【治疗】

为防止感染性心内膜炎，有效治疗和控制心功能不全和肺动脉高压，不同年龄、不同大小的动脉导管均应关闭。目前经导管介入治疗成为首选。

1. 介入治疗　可选择弹簧圈、蘑菇伞、二代PDA封堵伞进行封堵。

2. 外科手术治疗。

3. 早产儿PDA的处理　视分流大小、呼吸窘迫综合征情况而定，症状明显者，需抗心力衰竭治疗。生后一周内使用吲哚美辛、布洛芬治疗，但仍有10%的患者需手术治疗。

4. 其他　在有些病例中，如完全性大动脉转位、肺动脉闭锁、三尖瓣闭锁、严重的肺动脉狭窄等，动脉导管开放对维持患儿生命至关重要，此时应该应用前列腺素E1以阻止动脉导管关闭。

四、法洛四联症

法洛四联症（tetralogy of Fallot，TOF）是1岁以后最常见的青紫型先心病，约占所有先心病的10%。TOF由4种畸形组成：①右心流出道梗阻（肺动脉狭窄）；②右心室肥厚（继发于梗阻）；③室间隔缺损；④主动脉骑跨（图10-6）。

【病理生理】

右心室流出道梗阻程度是决定患儿病理生理、病情严重程度及预后的主要因素。狭窄可随时间推移而逐渐加重。肺动脉狭窄轻至中度者，可有左向右分流，此时患者可无明显的青紫。肺动脉狭窄严重时，出现明显的右向左分流，临床出现明显的青紫。右心室流出道梗阻使右心室后负荷加重，引起右心室的代偿性肥厚。由于主动脉骑跨于两心室之上，除接受左心室的血液外，还直接接受一部分来自右心室的静脉血，输送到全身各部，因而出现青紫；同时因肺动脉狭窄，肺循环进行气体交换的血流减少，更

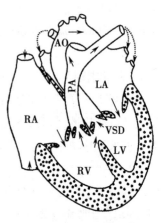

图10-6　法洛四联症示意图
RA右心房　RV右心室　LA左心房
LV左心室　VSD室间隔缺损
PA肺动脉　AO主动脉

加重了青紫的程度。此外，由于进入肺动脉的血流减少，增粗的支气管动脉与肺血管之间形成侧支循环。在动脉导管关闭前，肺循环血流量减少程度较轻，青紫可不明显。随着动脉导管的关闭和漏斗部狭窄的逐渐加重，青紫日益明显，并出现杵状指（趾）。由于缺氧，刺激骨髓代偿性产生过多的红细胞，血液黏稠度增高、血流缓慢，可引起脑血栓。若为细菌性血栓，则易形成脑脓肿。

【临床表现】

1. **青紫** 为其主要表现，多见于毛细血管丰富的浅表部位，如唇、指（趾）甲床、球结合膜等。因血氧含量下降，活动耐力差，稍一活动如啼哭、情绪激动、体力劳动、寒冷等，即可出现气急及青紫。

2. **蹲踞** 患儿多有蹲踞症状，每于行走、游戏时，常主动下蹲片刻。蹲踞时下肢屈曲，使静脉回心血量减少，减轻了心脏负荷；同时下肢动脉受压，体循环阻力增加，使右向左分流量减少，从而缺氧症状暂时得以缓解。不会行走的小婴儿，常喜欢大人抱起，双下肢屈曲。

3. **杵状指（趾）** 患儿长期缺氧，可使指、趾端毛细血管扩张增生，局部软组织和骨组织也增生肥大，表现为指（趾）端膨大如鼓槌状。

4. **阵发性缺氧发作** 多见于婴儿，发生的诱因为吃奶、哭闹、情绪激动、贫血、感染等。表现为阵发性呼吸困难，严重者可引起突然昏厥、抽搐、甚至死亡。其原因是由于在肺动脉漏斗部狭窄的基础上，突然发生该处肌部痉挛，引起一时性肺动脉梗阻，使脑缺氧加重所致。年长儿常诉头痛、头昏。

5. **体格检查** 患儿生长发育一般均较迟缓，智能发育亦可能稍落后于正常儿。心前区略隆起，胸骨左缘第2～4肋间可闻及2～3/6级粗糙的喷射性收缩期杂音，此为肺动脉狭窄所致，P₂减弱，一般无收缩期震颤。狭窄极严重者或在阵发性呼吸困难发作时，可听不到杂音。发绀持续6个月以上，出现杵状指（趾）。

常见的并发症为脑栓塞、脑脓肿及感染性心内膜炎。

【辅助检查】

1. **血液检查** 周围血红细胞计数和血红蛋白浓度明显增高，血小板降低。凝血酶原时间延长。

2. **X线检查** 前后位片示心尖圆钝上翘，肺动脉段凹陷，心影呈"靴状"。两侧肺纹理减少，透亮度增加。年长儿可因侧支循环形成，肺野呈网状纹理。25%的患儿可见到右位主动脉弓阴影。

3. **心电图** 典型病例示电轴右偏，右心室肥大。狭窄严重者往往出现心肌劳损，可见右心房肥大。

4. **超声心动图** 右心室内径增大，右室流出道狭窄，主动脉内径增宽，骑跨于室间隔之上，室间隔中断，可见右心室直接将血液注入骑跨的主动脉。

5. **心导管检查** 右心室压力明显增高，可与体循环压力相等，而肺动脉压力明显降低，心导管从肺动脉向右心室退出时的连续曲线显示明显的压力阶差。心导管较容易从右心室进入主动脉或左心室，说明主动脉骑跨与室间隔缺损的存在。导管不易进入肺动脉，说明肺动脉狭窄较重。股动脉血氧饱和度降低，常小于89%，说明右向左分流的存在。

6. **心血管造影** 造影剂注入右心室后可见到主动脉与肺动脉几乎同时显影。通过造影能见到室间隔缺损的位置，了解肺动脉狭窄的部位、程度以及肺动脉分支的形态。

【治疗】

1. **内科治疗**

（1）一般护理：平时应经常饮水，及时补液，防治脱水和并发症，预防感染。婴幼儿则需特别注意护理，以免引起阵发性缺氧发作。

（2）缺氧发作的处置：发作轻者使其取胸膝位即可缓解。重者应立即吸氧，给予普萘洛尔（心得安）每次0.1mg/kg；必要时也可皮下注射吗啡每次0.1～0.2mg/kg；纠正酸中毒，给予5%碳酸氢钠1.5～5.0ml/kg静注。以往常有缺氧发作者，可口服普萘洛尔1～3mg/（kg·d）。平时应去除引起缺氧发作的诱因，如贫血、感染，尽量保持患儿安静。经上述处理后仍不能有效控制发作者，应考虑急症外科手术。

2. **外科治疗** 近年来外科技术不断发展，本病根治术的死亡率在不断下降。轻症患者可考虑于幼儿期行一期根治术,但临床症状明显者应在生后 6 ~ 12 个月行根治术。对重症患儿也可在婴儿期先行姑息手术,待一般情况改善、肺血管发育好转后,再行根治术。目前常用的姑息手术有:锁骨下动脉 - 肺动脉吻合术(Blalock-Taussig 分流手术),上腔静脉 - 右肺动脉吻合术(Glenn 手术)等。

案例 10-1

女,6 月,体重 5.5kg,系 G_3P_3,足月剖宫产,出生体重 2.7kg。生后 2 月龄、4 月龄时分别因肺炎住院,患者平素多汗,体重增长慢。3 天前患儿出现发热,体温最高 38.7℃,伴咳嗽、喘憋,自服头孢克洛未见好转,并逐渐出现烦躁,吃奶差。体格检查:体温 38℃,精神萎靡,皮肤苍白,口周发绀,呼吸 68 次 / 分,鼻翼扇动,三凹征阳性,双肺可闻及中小水泡音,心音低钝,心率 176 次 / 分,胸骨左缘 2、3 肋间可闻及响亮粗糙的连续性机器样杂音,肺动脉瓣区第二音亢进,肝右肋下 3.0cm,双下肢轻度凹陷性水肿。

思考:

该患儿最可能的诊断是什么?需要进一步做什么检查来明确诊断?下一步的治疗?

相关链接

常见先天性心脏病介入治疗指征

第四节 心肌炎与心肌病

一、病毒性心肌炎

病毒性心肌炎(viral myocarditis)是由病毒侵犯心脏所致的以心肌炎性病变为主的疾病,有时可伴有心包或心内膜炎症改变,其病理特征为心肌细胞的变性、坏死。儿童期的发病率尚不确切。其临床表现轻重不一,大多数预后良好,但少数可发生心力衰竭、心源性休克、甚至猝死。极少数患儿以暴发性心肌炎起病,即在发病 24 小时内病情急剧恶化,出现心源性休克、急性左心衰竭(肺水肿)、急性充血性心力衰竭、严重心律失常及阿 - 斯综合征,甚至猝死,起病急,病情重,临床表现多样,死亡率高。

【病因】

引起儿童心肌炎的常见病毒有柯萨奇病毒(B 组和 A 组)、埃可病毒、脊髓灰质炎病毒、腺病毒、传染性肝炎病毒、流感和副流感病毒、麻疹病毒、单纯疱疹病毒以及流行性腮腺炎病毒等。值得注意的是新生儿期柯萨奇病毒 B 组感染可导致群体流行,其死亡率可高达 50% 以上。

【发病机制】

本病的发病机制尚不完全清楚。但随着分子病毒学、分子免疫学的发展,认为涉及病毒对被感染的心肌细胞的直接损害和病毒触发人体自身免疫反应而引起的心肌损害。病毒性心肌炎急性期,病毒侵入心肌细胞,在细胞内复制,导致心肌细胞变性、坏死和溶解;机体受病毒的刺激,激活细胞免疫和体液免疫系统,释放杀伤细胞(NK)、淋巴细胞(CD4、CD8)和细胞因子,产生抗心肌抗体等,向感染的心肌组织黏附、浸润和攻击,导致心肌进一步损伤。持续病毒感染被认为是慢性心肌炎及其向扩张型心肌病演变的主要机制之一。

【临床表现】

1. **症状** 轻重不一,取决于年龄和感染的急性或慢性过程。部分患者起病隐匿,有乏力、活动受限、心悸、胸痛症状,少数重症患者可发生心力衰竭,严重者心律失常、心源性休克,甚至猝死。部分患者呈慢性进程,演变为扩张型心肌病。新生儿患病时病情进展快,常见高热、反应低下、呼吸困难和发绀,常有神经、肺和肝脏的并发症。

2. **体征** 心脏有轻度扩大,伴心动过速、心音低钝及奔马律,可导致心力衰竭及昏厥等。反复心衰者,心脏明显扩大,肺部出现湿啰音及肝、脾大,呼吸急促和发绀。重症患者可突然发生心源性休克,脉搏细弱、血压下降。

【辅助检查】

1. **心电图** 可见严重心律失常,包括各种期前收缩、室上性和室性心动过速、房颤和室颤、Ⅱ度和Ⅲ度房室传导阻滞。心肌受累明显时可见 T 波降低、ST-T 改变。但是心电图缺乏特异性,强调动态观察的重要性。

2. **提示心肌损伤的血生化指标** 磷酸激酶(CK)在早期多有增高,其中以来自心肌的同工酶(CK-MB)为主。心肌肌钙蛋白(cTnI 或 cTnT)对心肌炎诊断的特异性更强。

3. **超声心动图** 可显示心房、心室的扩大、心室收缩功能受损程度,探查有无心包积液以及瓣膜功能损害。

4. **病毒学诊断** 疾病早期可从咽拭子、咽冲洗液、粪便、血液中分离出病毒,但需结合血清抗体测定才更有意义。恢复期血清抗体滴度比急性期增高 4 倍以上,病程早期血中特异性 IgM 抗体滴度在 1:128 以上。利用聚合酶链反应或病毒核酸探针原位杂交,自血液或心肌组织中查到病毒核酸可作为某一型病毒存在的依据。

5. **心肌活体组织检查** 仍被认为是诊断的金标准,但由于取样部位的局限性,阳性率仍然不高,而且其创伤性限制了临床应用。

【诊断】

病毒性心肌炎诊断标准(中华医学会儿科学分会心血管学组中华儿科杂志编辑委员会,1999 年):

1. **临床诊断依据**

(1)心功能不全、心源性休克或心脑综合征。

(2)心脏扩大(X 线、超声心动图检查具有表现之一)。

(3)心电图改变:以 R 波为主的 2 个或 2 个以上主要导联(Ⅰ、Ⅱ、aVF、V5)的 ST-T 改变持续 4 天以上伴动态变化,窦房、房室传导阻滞,完全性右或左束支传导阻滞,呈联律、多型、多源、成对或并行性期前收缩,非房室结及房室折返引起的异位性心动过速。低电压(新生儿除外)及异常 Q 波。

(4)CK-MB 或心肌肌钙蛋白(cTnI 或 cTnT)升高。

2. **病原学诊断依据**

(1)确诊指标:对患儿心内膜、心肌、心包(活检、病理)或心包穿刺液进行检查,发现以下之一者可确诊心肌炎由病毒引起:①分离到病毒;②用病毒核酸探针查到病毒核酸;③特异性病毒抗体阳性。

(2)参考依据:有以下之一者结合临床表现可考虑心肌炎系病毒引起:①自患儿粪便、咽拭子或血液中分离到病毒,且恢复期血清同型抗体滴度较第一份血清升高或降低 4 倍以上;②病程早期患儿血中特异性 IgM 抗体阳性;③用病毒核酸探针自患儿血中查到病毒核酸。

3. **确诊依据** 具备临床诊断依据两项,可临床诊断为心肌炎。发病同时或发病前 1～3 周有病毒感染的证据支持诊断。①同时具备病原学确诊依据之一，可确诊为病毒性心肌炎；②具备病原学参考依据之一，可临床诊断为病毒性心肌炎；③凡不具备确诊依据，应给予必要的治疗或随诊，根据病情变化，确诊或除外心肌炎；④应除外风湿性心肌炎、中毒性心肌炎、先天性心脏病、结缔组织病以及代谢性疾病引起的心肌损害，甲状腺功能亢进症、心肌病、心内膜弹力纤维增生症、先天性房室传导阻滞、心脏自主神经功能异常、β受体功能亢进及药物引起的心电图改变。

【治疗】

1. **休息**　急性期需卧床休息，减轻心脏负荷。

2. **药物治疗**

（1）抗病毒治疗：对于仍处于病毒血症阶段的早期患者，可选用。

（2）改善心肌营养：1,6-二磷酸果糖常用剂量为100～250mg/kg，静脉滴注；或磷酸肌酸，婴幼儿0.5g/d，年长儿1g/d，静脉滴注，疗程10～14天。同时可选用大剂量维生素C每次100～200mg/kg、辅酶Q10、黄芪等。

（3）大剂量丙种球蛋白：剂量2g/kg，根据心功能2～5天内缓慢静脉滴注。

（4）糖皮质激素：通常不使用。对心肌活体组织检查证实为慢性自身免疫性心肌炎症反应者应足量、早期应用。

（5）心律失常的治疗：参见本章第五节。

（6）其他治疗：可根据病情联合应用利尿剂、洋地黄和血管活性药物，应特别注意用洋地黄时饱和量应较常规剂量减少，并注意补充氯化钾，以避免洋地黄中毒。

二、扩张型心肌病

扩张型心肌病（dilated cardiomyopathy，DCM）是一侧或双侧心腔扩大并伴有心肌收缩期泵血功能障碍，可产生充血性心力衰竭，是最常见的心肌病。本病的特征为左或右心室或双侧心室扩大，心室收缩功能减退，伴或不伴充血性心力衰竭，多有室性或房性心律失常。病情呈进行性加重，死亡可发生于疾病的任何阶段。传统上分为原发性和继发性，近年来随着心脏分子生物学的发展，原来某些认为原发性的病例发现了特异的致病原因，有些与基因缺陷有关，有些与病毒感染相关。

【病因】

病因尚不明确，可能与病毒感染、遗传及自身免疫等因素有关。一部分病毒心肌炎可最终发展为扩张型心肌病，部分病人心肌活检病理检查存在病毒感染征象，有可能是感染的持续存在。部分病人有家族史，可表现为常染色体隐性遗传、X-连锁遗传等。

【临床表现】

病程进展缓慢，起病隐匿。DCM主要症状包括三个方面，第一是心功能不全；第二心律失常；第三由于血流缓慢，在心腔内形成附壁血栓，脱落后形成体或肺循环栓塞。

较大儿童表现为乏力、食欲缺乏、多汗、不爱活动，腹痛，活动后气急及明显心动过速，尿少、水肿。婴儿主要表现为急、慢性心衰，出现喂养困难，体重不增，吮奶时呼吸困难，多汗，烦躁不安，食量减少。患者面色苍黄，呼吸和心率加快，脉搏细弱，血压正常或偏低。心前区膨隆，心尖搏动向左下移位，心界向左扩大，第一心音减弱，常有奔马律。由于心腔扩大，发生功能性二尖瓣关闭不全，心尖部出现轻至中度吹风样收缩期杂音。左心衰竭时肺底可有湿啰音，肝大、压痛，下肢水肿，较大儿童可见颈静脉怒张，晚期患儿可有胸腹水。此外，还可有脑、肾、肺等栓塞现象。

【辅助检查】

1. **心电图**　无特异性，以窦性心动过速、左室肥大及ST-T改变最为常见。并可有心房肥大、右室肥大及异常 Q 波。

2. **X 线检查** 心脏扩大以左室为主或普遍性扩大，心胸比 >0.5，心搏减弱。肺瘀血明显，有时可有胸腔积液。

3. **超声心动图** 左室、左房或全心明显扩大，二尖瓣前后叶开放幅度小，心肌动度弥漫性降低，可有继发性二尖瓣、三尖瓣关闭不全，轻中度反流，射血分数及缩短分数明显下降，部分患儿可有附壁血栓。

4. **心内膜心肌活检** 多用于心脏移植的评价。

5. **分子遗传学** 可确诊家族性 DCM 的基因异常及线粒体遗传性心肌病。

【诊断】

本病的诊断参考标准如下：

1. 临床表现为心脏扩大、心室收缩功能减低伴或不伴有充血性心力衰竭，常有心律失常，可发生栓塞和猝死等并发症。

2. 心脏扩大，X 线检查心胸比 >0.5，超声心动图示全心扩大，尤以左心室扩大为显，心脏可呈球型。

3. 心室收缩功能减低，超声心动图检测室壁运动弥漫性减弱，射血分数小于正常值。

4. 必须排除其他心肌病。

【治疗】

主要治疗为休息，避免劳累，控制心力衰竭，纠正心律失常和预防血栓形成。经积极治疗后症状可有一定的改善，但仍无法阻止其病情的进行性发展。对持续治疗无效心功能日益减退，或数次住院症状无根本改善者，治疗的最后选择为心脏移植，但供体相当缺乏，手术难度大，费用高，困难很大。

【预后】

小儿 DCM 预后不良，病情迅速恶化，多数于发病半年至 1 年因严重心力衰竭死亡，少数因室性心律失常发生阿斯综合征或猝死。1 年内存活率约 63%~70%，5 年存活率约 34%~66%，10 年存活率约 50%。

三、肥厚型心肌病

肥厚型心肌病(hypertrophic cardiomyopathy，HCM)是一种遗传性疾病，其特征为心室肥厚，心腔无扩大。HCM 又称特发性主动脉瓣下狭窄(IHSS)和不对称性室间隔肥厚(ASH)。临床表现多样化，是较大儿童及青少年猝死原因之一。

【病因】

目前已证实 HCM 是一种常染色体显性遗传病。先证者的同胞 50% 受累。特征性改变为严重左室肥厚，心腔大小正常或狭窄变形。心室肥厚分布不对称，室间隔肥厚最严重，可发生左室流出道狭窄。

【临床表现】

本病有家族性，症状和体征差别很大，有的无任何临床症状，有的可猝然死亡。临床表现有二：

1. **心力衰竭** 主要见于 1 岁以下婴儿，出现心率快、呼吸急促、水肿、肝脏肿大、喂养困难及生长发育落后。

2. **左室流出道梗阻、心肌缺血的临床表现** 主要见于年长儿和成人，症状包括胸痛、心悸、呼吸困难、晕厥，严重者猝死。

多数患儿外观与正常儿童无显著差异，心脏可无任何异常出现。有左心室流出道梗阻时可在主动脉瓣听诊区闻及收缩期杂音，二尖瓣反流时可在心尖部闻及收缩期杂音。有第二心音反向分裂。

【辅助检查】

1. **心电图** 可显示左室肥厚、ST 段下降、T 波倒置、左房肥大、异常 Q 波、QT 间期延长。

2. **X 线检查** 心脏大小正常或轻度扩大。婴儿患者多心脏扩大，并有肺纹理增多，肺瘀血现象。

3. **超声心动图**　多普勒超声心动图检查对诊断 HCM 较有意义,可监测到下列改变:①室间隔、心室壁肥厚的部位及程度,以及室间隔 / 左室后壁厚度≥1.3 或 1.5;②收缩期二尖瓣前叶向前运动向室间隔靠拢;③左室流出道梗阻及压力阶差;④左室舒张及收缩功能障碍;⑤二尖瓣关闭不全。

【诊断】

根据病史、家族史、临床表现及超声心动图检查,一般可以确诊。

【治疗】

主要针对缓解症状、防止并发症和猝死,对于无症状的 HCM 是否应给予药物治疗尚不明确。避免情绪激动,严格限制剧烈活动,禁用洋地黄、正性肌力药物和利尿剂,β 受体阻滞剂和钙通道拮抗剂可缓解流出道梗阻,但并未改变预后。部分患者可手术切除左室流出道和室间隔肥厚的心肌,缓解左室流出道梗阻的症状。

【预后】

小儿 HCM 临床表现多样化,预后不一。婴儿患者多于 1 岁内死亡,心力衰竭为主要死亡原因。猝死常发生在年龄 15~35 岁的青少年及年轻成人 HCM 患者。猝死前大多无症状或仅有轻微症状,多于运动后发生。

第五节　心律失常

正常心律起源于窦房结,心脏激动按一定的频率、速度及顺序传导到结间束、房室结、房室束、左右束支及浦肯野纤维网而达心室肌。若心脏激动的频率、起搏点或传导不正常,均可引起心律失常(cardiac arrhythmia)。儿童心律失常可以是先天性的,也可以是获得性的。严重心律失常可引起晕厥或猝死,但大多数心律失常并无生命危险,如单纯房性、室性期前收缩可存在于正常儿童,因此准确判断心律失常是否对生命构成威胁极其重要。

一、期前收缩

期前收缩(premature beat),又称过早搏动,是由心脏异位兴奋灶发放的冲动所引起,为儿童时期最常见的心律失常。异位起搏点可位于心房、房室交界或心室组织,分别引起房性、交界性及室性期前收缩,其中室性期前收缩多见。

【病因】

常见于无器质性心脏病的儿童。可由疲劳、精神紧张、自主神经功能不稳定等引起,也可发生于心肌炎、先心病或风湿性心脏病。另外,药物如拟交感胺类、洋地黄、奎尼丁中毒、缺氧、酸碱平衡失常、电解质紊乱(低血钾)、心导管检查、心脏手术等均可引起。健康学龄儿童中约 1%~2% 有期前收缩。

【临床表现】

儿童症状较成人为轻,常缺乏主诉。个别年长儿可述心悸、胸闷、不适。听诊可发现心律不齐,心搏提前。期前收缩次数因人而异,同一患儿在不同时间亦可有较大出入。某些患儿于运动后心率增快时期前收缩减少,但也有反而增多者,后者提示可能有器质性心脏病存在。

【心电图检查】

各型期前收缩心电图的特征如下:

1. **房性期前收缩**　①P' 波提前,可与前一心动周期的 T 波重叠;②P'-R 间期在正常范围;③期前收缩后代偿间歇不完全;④如伴有增宽变形的 QRS 波则为心室内差异传导所致(图 10-7)。

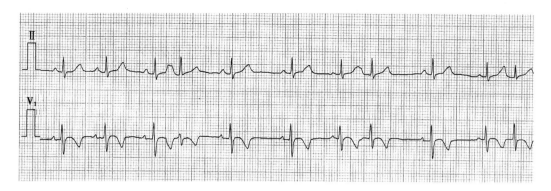

图 10-7　房性期前收缩

2. 交界性期前收缩　①QRS波提前，形态、时限与正常窦性基本相同；②期前收缩所产生的QRS波前或后有逆行P'波，P'-R间期＜0.10秒。有时P'波可与QRS波重叠，而辨认不清；③代偿间歇往往不完全（图10-8）。

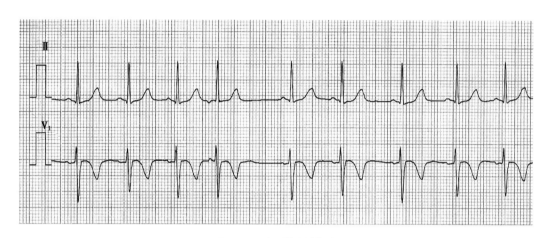

图 10-8　交界性期前收缩

3. 室性期前收缩　①QRS波提前，其前无异位P波；②QRS波宽大、畸形，T波与主波方向相反；③期前收缩后多伴有完全性代偿间歇（图10-9）。

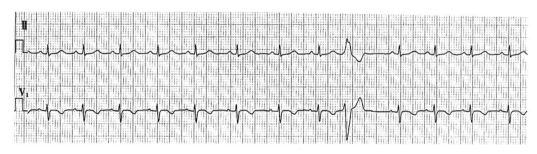

图 10-9　室性期前收缩

【治疗】

1. 必须针对病因治疗原发病。

2. 无需药物治疗的情况　一般认为若期前收缩次数不多、无自觉症状或期前收缩虽频发呈联律性但形态一致、活动后减少或消失则无需用药治疗。

3. 药物治疗　对在器质性心脏病基础上出现期前收缩或有自觉症状、心电图上呈多源性者，则应予以抗心律失常药物治疗，可服用普罗帕酮或索他洛尔等β受体阻滞剂。房性期前收缩若用之无效可改用洋地黄类。室性期前收缩顽固性者可选用胺碘酮。

二、阵发性室上性心动过速

阵发性室上性心动过速（paroxysmal supraventricular tachycardia）是儿童最常见的异位快速心律失常，是指异位激动在希氏束以上的心动过速。主要由折返机制造成，少数为自律性增高或平行心律。本病为对药物反应良好的儿科急症之一，若不及时治疗易致心力衰竭。本病可发生于任何年龄，容易反复发作，但初次发病以婴儿时期多见。

【病因】

可发生于先天性心脏病、预激综合征、心肌炎、心内膜弹力纤维增生症等疾病基础上。但多数患儿无器质性心脏疾患。感染为常见诱因，也可由疲劳、精神紧张、过度换气、心脏手术时或手术后、心导管检查等诱发。

【临床表现】

患儿常突然烦躁不安、面色青灰、皮肤湿冷、呼吸增快、脉搏细弱，常伴有干咳，有时呕吐。年长儿可自诉心悸、心前区不适、头晕等。发作时心率突然增快在160～300次/分，一次发作可持续数秒钟至数日。发作停止时心率突然减慢，恢复正常。此外，听诊时第一心音强度完全一致，发作时心率较固定而规则为本病的特征。若发作持续24小时以上，易引起心力衰竭。

【心电图检查】

P波形态异常，往往较正常时小，常与前一心动周期的T波重叠，以致无法辨认。QRS波形态同窦性（图10-10）。发作持续时间较久者，可有暂时性ST段及T波改变。部分患儿在发作间歇期可有预激综合征表现。发作时心律绝对规则、心音强度一致，心率往往超出一般窦性范围，突发突止，结合心电图，一般不难诊断，有时需与窦性心动过速及室性心动过速相鉴别。

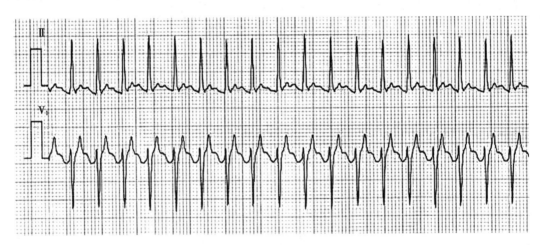

图 10-10　阵发性室上性心动过速

【治疗】

1. **兴奋迷走神经终止发作**　对无器质性心脏病、无明显心衰者可先用此方法。

（1）刺激咽部：可以压舌板或手指刺激患儿咽部使之产生恶心、呕吐或使患儿深吸气后屏气。

（2）潜水反射法：让患儿喝冰水或将冰袋敷于面部；年长儿可令其吸气后屏气，将面部浸入冰水中。

（3）压迫颈动脉窦法：在甲状软骨水平打得颈动脉搏动，以大拇指向颈椎方向压迫，先压迫右侧，时间为10～20秒，如无效可用同样方法再试压左侧，但禁忌同时压迫两侧，一旦心律转为正常，便停止压迫。

2. **药物治疗**　以上方法无效或当即有效但很快复发时，可考虑药物治疗。

（1）普罗帕酮：一般首选，剂量为每次1mg/kg，以葡萄糖注射液20ml稀释后缓慢静注5分钟以上，必要时20分钟后可重复1次。

（2）三磷酸腺苷（ATP）：0.1～0.3mg/kg，不稀释，快速静脉推注，起效快。

（3）维拉帕米：剂量为每次 0.1～0.2mg/kg（不超过 5mg），2～3 分钟缓慢静注。不良反应为血压下降，并具有明显的负性肌力作用，加重房室传导阻滞，1 岁内婴儿禁用。

（4）洋地黄类药物：对病情较重、发作持续达 24 小时以上、有心力衰竭者，可选洋地黄类药物。应注意的是室性心动过速或洋地黄中毒引起的室上性心动过速禁用此药。低钾、心肌炎、阵发性室上性心动过速伴房室传导阻滞或肾功能减退者慎用。

（5）还可选用氟卡尼、奎尼丁、普鲁卡因胺、胺碘酮等。

3. 电学治疗　出现严重心力衰竭症状的危重患者，除洋地黄中毒外可考虑用直流电同步电击复律（0.5～2J/kg）。药物治疗无效者，可使用经食管心房调搏或经静脉右心房内调搏来终止室上性心动过速。

4. 射频消融术　药物治疗无效、发作频繁、逆传型、房室折返型可考虑使用此方法。

三、室性心动过速

室性心动过速（ventricular tachycardia）是指起源于希氏束分叉处以下的 3 个以上宽大畸形 QRS 波组成的心动过速。

【病因】

可由心脏手术、心导管检查、严重心肌炎、先心病、感染、缺氧、电解质紊乱等原因引起。但部分病例病因不明确。

【临床表现】

与阵发性室上性心动过速相似，但症状比较严重。幼儿烦躁不安、苍白、呼吸急促。年长儿可主诉心悸、心前区疼痛，严重病例可有晕厥、休克、充血性心力衰竭等。发作短暂者血流动力学的改变较轻，发作持续 24 小时以上者则可发生显著的血流动力学改变。体格检查发现心率增快，常在 150 次 / 分以上，节律整齐，心音可有强弱不等现象。

【心电图检查】

室速的心电图特征：①心室率常在 150～250 次 / 分，QRS 波宽大畸形，时限增宽；②T 波方向与 QRS 波主波相反，P 波与 QRS 波之间无固定关系；③ Q-T 间期多正常，可伴有 Q-T 间期延长，多见于多形性室速；④心房率较心室率缓慢，有时可见到室性融合波或心室夺获（图 10-11）。心电图是诊断室性心动过速的重要手段，但有时与室上性心动过速伴心室差异传导的鉴别比较困难，必须综合临床病史、体格检查、心电图特点、对治疗措施的反应等仔细加以区别。

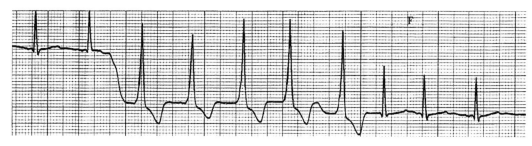

图 10-11　室性心动过速

【治疗】

室性心动过速是一种严重的快速心律失常，可发展成心室颤动而致猝死。同时有心脏病存在者病死率可达 50% 以上，所以必须及时诊断和处置。

1. 药物治疗　可选用利多卡因 0.5～1.0mg/kg 静脉滴注或缓慢推注，必要时可每隔 10～30 分钟重复，总量不超过 5mg/kg，此药能控制心动过速，但作用时间很短，剂量过大能引起惊厥、传导阻滞等毒性反应。

还可应用胺碘酮、普鲁卡因胺和普萘洛尔等。预防复发可口服普罗帕酮等。

2. **同步直流电击复律** 伴有血压下降或心力衰竭者首选同步直流电击复律（1～2J/kg）。

3. **病因治疗** 如果治疗成功，应寻找并去除病因，如电解质紊乱、缺氧、药物中毒等。对多形性室速伴 Q-T 间期延长者，应避免使用引起 Q-T 间期延长的药物，并注意纠正低血钾。

四、房室传导阻滞

房室传导阻滞（AV block）是指由于房室传导系统某部位的不应期异常延长，窦房结激动从心房向心室传播过程中发生传导延缓、部分甚至全部不能下传的现象。临床上将房室传导阻滞分为三度。

【病因】

1. **Ⅰ度房室传导阻滞** 在小儿比较常见，大部分由风湿性心脏病引起，也可由心肌炎、发热、肾炎、先心病引起，应用洋地黄也能延长 P-R 间期。

2. **Ⅱ度房室传导阻滞** 产生原因有风湿性心脏病、各种原因引起的心肌炎、严重缺氧、心脏手术后及先心病（尤其是大动脉转位）等。

3. **Ⅲ度房室传导阻滞** 在小儿较少见，可为先天性或获得性，前者中约有 50% 患儿的心脏并无形态学改变，部分患儿合并先心病或心内膜弹力纤维增生症等；后者以心脏手术引起的最为常见，其次为心肌炎。新生儿低钙血症与酸中毒也可引起一过性Ⅲ度房室传导阻滞。

【临床表现】

1. **Ⅰ度房室传导阻滞** 本身对血流动力学并无不良影响。临床听诊除第一心音较低钝外，并无其他特殊体征。诊断主要通过心电图检查。

2. **Ⅱ度房室传导阻滞** 临床表现取决于心脏病变以及由传导阻滞而引起的血流动力学改变。当心室率过缓时可引起胸闷、心悸，甚至产生眩晕和晕厥。听诊时除原有心脏疾患所产生的改变外，尚可发现心律不齐、搏动脱漏。

3. **Ⅲ度房室传导阻滞** 部分患儿可无主诉，重者因心搏出量减少而自觉乏力、眩晕、活动时气短。最严重的表现为阿-斯综合征发作，知觉丧失、甚至死亡。有些患儿则表现为心力衰竭以及对应激状态的耐受能力降低。体格检查时脉率缓慢而规则，第一心音强弱不一，有时可闻及第三心音或第四心音。绝大多数患儿心底部可听到 1～2/6 级喷射性杂音，为心脏每次搏出量增加引起的半月瓣相对狭窄所致。由于经过房室瓣的血量也增加，所以可闻及舒张中期杂音。X 线检查发现不伴有其他心脏疾患的Ⅲ度房室传导阻滞患者中，60% 亦有心脏增大。

【心电图检查】

1. **Ⅰ度房室传导阻滞** 房室传导时间延长，心电图表现为 P-R 间期延长，但每个心房激动都能下传到心室（图 10-12）。

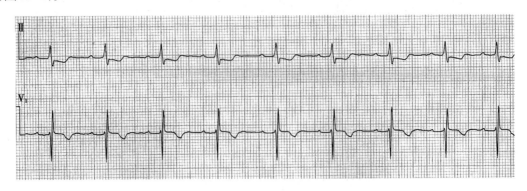

图 10-12 Ⅰ度房室传导阻滞

2. **Ⅱ度房室传导阻滞**　心房激动不能全部下传到心室,因而造成不同程度的漏搏。又可分为两型:

(1)莫氏Ⅰ型:又称文氏现象。特点是 P-R 间期逐步延长,最终 P 波后不出现 QRS 波,在 P-R 间期延长的同时,R-R 间期往往逐步缩短,且脱漏的前后两个 R 波的距离小于最短的 R-R 间期的两倍(图 10-13)。

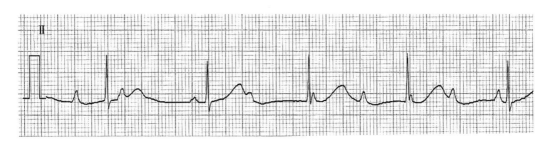

图 10-13　Ⅱ度房室传导阻滞莫氏Ⅰ型

(2)莫氏Ⅱ型:此型特点为 P-R 间期固定不变,突然心房激动不能下传到心室,P 波后无 QRS 波,QRS 波发生间歇性脱漏且常伴有 QRS 波的增宽(图 10-14)。

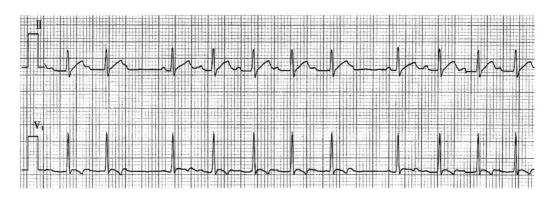

图 10-14　Ⅱ度房室传导阻滞莫氏Ⅱ型

3. **Ⅲ度房室传导阻滞**　又称完全性房室传导阻滞,心房激动完全不能下传到心室,心房与心室各自独立活动,彼此无关。心室率较心房率慢(图 10-15)。

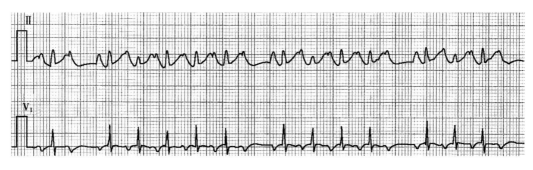

图 10-15　Ⅲ度房室传导阻滞

【治疗】

1. **Ⅰ度房室传导阻滞**　应着重病因治疗,基本上不需特殊治疗,预后较好。

2. **Ⅱ度房室传导阻滞**　应积极治疗原发病。当心室率过缓、心脏搏出量减少时可用阿托品、异丙肾上腺素治疗。预后与心脏的基本病变有关。部分可发展为Ⅲ度房室传导阻滞。

3. **Ⅲ度房室传导阻滞**　有心功能不全症状或阿-斯综合征发作者需积极治疗。纠正缺氧与酸中毒可改善心脏传导功能。由心肌炎或手术等暂时性损伤引起者,肾上腺皮质激素可消除局部水肿。可口服阿托品、麻黄碱或舌下含服异丙肾上腺素。重症者应用阿托品 0.01~0.03mg/kg 皮下或静脉注射,或异丙肾上腺素 1mg 溶于 5%~10% 葡萄糖溶液 250ml 中,持续静脉滴注,速度为 0.05~2μg/(kg•min),然后根据心率调整速度。安装起搏器的指征为:反复发生阿 - 斯综合征、药物治疗无效或伴心力衰竭者。一般先安置临时起搏器,经临床治疗可望恢复正常。若观察 4 周左右仍未恢复者,考虑安置永久起搏器。

（韩　波）

学习小结

先心病是儿童最常见的心血管系统疾病,分为左向右分流型、右向左分流型和无分流型。VSD、ASD、PDA 的共同特点为:左向右分流,肺血多,易反复患呼吸道感染,晚期出现肺动脉高压时才会出现青紫。不同之处:杂音各有特点。ASD 右房、右室大、P_2 固定分裂、不完全性右束支传导阻滞;VSD 左右室大;PDA 左室大、左房可大,有周围血管征。法洛四联症由四个畸形组成,右向左分流,主要表现青紫、靴形心、肺血少、右室大。病毒性心肌炎的诊断应有临床和病原学诊断依据。心律失常的诊断主要依据心电图。

复习参考题

1. 几种常见的左向右分流型先天性心脏病如何鉴别?如何诊断和治疗?

2. 何谓艾森曼格综合征?何谓差异性发绀?什么是周围血管征?

3. 法洛四联症患儿为什么出现蹲踞现象?缺氧发作时如何处置?

4. 阵发性室上性心动过速如何处理?

第十一章　泌尿系统疾病

11

第一节 小儿泌尿系统解剖生理特点

一、解剖特点

（一）肾脏

儿童年龄越小，肾脏相对越重，新生儿两肾重量约为体重的 1/125，而成人两肾重量约为体重的 1/220。婴儿肾脏位置较低，其下极可低至髂嵴以下第 4 腰椎水平，2 岁以后始达髂嵴以上。右肾位置稍低于左肾。2 岁以内健康小儿腹部触诊时容易扪及肾脏。婴儿肾脏表面呈分叶状，至 2～4 岁时，分叶完全消失。

（二）输尿管

婴幼儿输尿管长而弯曲，管壁肌肉和弹力纤维发育不良，易受压及扭曲而导致梗阻，发生尿潴留而诱发感染。

（三）膀胱

婴儿膀胱位置比年长儿高，尿液充盈时，膀胱顶部常在耻骨联合之上，顶入腹腔而容易触到，随年龄增长逐渐下降至盆腔内。

（四）尿道

新生女婴尿道长仅 1cm（性成熟期 3～5cm），且外口暴露而又接近肛门，易受细菌污染。男婴尿道虽较长，但常有包茎，尿垢积聚时也易引起上行性细菌感染

二、生理特点

肾脏有许多重要功能：①排泄体内代谢终末产物，如尿素、有机酸等；②调节机体水、电解质、酸碱平衡，维持内环境相对稳定；③内分泌功能：产生激素和生物活性物质，如促红细胞生成素、肾素、前列腺素等。肾脏完成其生理活动主要通过肾小球滤过和肾小管重吸收、分泌和排泄。小儿肾脏虽具备大部分成人肾的功能，但其发育是由未成熟逐渐趋向成熟。在胎龄 36 周时肾单位量已达成人水平（每肾 85 万～100 万个），出生后上述功能已基本具备，但调节能力较弱，贮备能力差，一般至 1～2 岁时接近成人水平。

（一）胎儿肾功能

胎儿于 12 周末，由于近曲小管刷状缘的分化及小管上皮细胞开始运转，已能形成尿液。但此时主要通过胎盘来完成机体的排泄和调节内环境稳定，故无肾的胎儿仍可存活和发育。

（二）肾小球滤过率（glomerular filtration rate，GFR）

新生儿出生时 GFR 比较低，为成人的 1/4，早产儿更低，3～6 个月为成人的 1/2，6～12 个月为成人的 3/4，故不能有效地排出过多的水分和溶质，2 岁达成人水平。

（三）肾小管重吸收及排泄功能

新生儿葡萄糖阈值低，易发生糖尿。氨基酸和磷的肾阈也较成人低。新生儿及婴幼儿肾小管的重吸收功能较低，对水及钠的负荷调节较差，易致水肿。生后头 10 天的新生儿，钾排泄能力较差，故血钾偏高。

（四）浓缩和稀释功能

新生儿及幼婴由于髓袢短，尿素形成量少（婴儿蛋白合成代谢旺盛）以及抗利尿激素分泌不足，使浓缩尿液功能不足，在应激状态下保留水分的能力低于年长儿和成人。婴儿每由尿中排出 1mmol 溶质时需水分 1.4～2.4ml，成人仅需 0.7ml。脱水时幼婴尿渗透压最高不超过 700mmol/L，而成人可达 1400mmol/L，故入量不足时易发生脱水，甚至诱发急性肾功能不全。新生儿及幼婴尿稀释功能接近成人，可将尿稀释至 40mmol/L，但因 GFR 较低，大量水负荷或输液过快时易出现水肿。

（五）酸碱平衡

新生儿及婴幼儿易发生酸中毒，主要原因有：①肾保留 HCO_3^- 的能力差，碳酸氢盐的肾阈低，仅为 19～22mmol/L；②泌 H^+ 和 NH_3 的能力低；③尿中排磷酸盐量少，故排出可滴定酸的能力受限。

（六）肾脏的内分泌功能

新生儿的肾脏已具有内分泌功能，其血浆肾素、血管紧张素和醛固酮均等于或高于成人，生后数周内逐渐降低。新生儿肾血流量低，因而前列腺素合成速率较低。由于胎儿血氧分压较低，故胚肾合成促红细胞生成素较多，生后随着血氧分压的增高，促红细胞生成素合成减少。婴儿血清 1, 25-(OH)$_2$D$_3$ 水平高于儿童期。

（七）小儿排尿及尿液特点

1. **排尿次数**　93% 新生儿在生后 24 小时内，99% 在 48 小时内排尿。生后头几天内，因摄入量少，每日排尿仅 4～5 次；1 周后，因小儿新陈代谢旺盛，进水量较多而膀胱容量小，排尿突增至每日 20～25 次；1 岁时每日排尿 15～16 次，至学龄前和学龄期每日 6～7 次。

2. **排尿控制**　正常排尿机制在婴儿期由脊髓反射完成，以后由脑干 - 大脑皮层控制，至 3 岁已能控制排尿。在 1.5～3 岁之间，小儿主要通过控制尿道外括约肌和会阴肌控制排尿，若 3 岁后仍保持这种排尿机制，不能控制膀胱逼尿肌收缩，则出现不稳定膀胱，表现为白天尿频尿急，偶然尿失禁和夜间遗尿。

3. **每日尿量**　小儿尿量个体差异较大，新生儿生后 48 小时正常尿量一般每小时为 1～3ml/kg，2 天内平均尿量为 30～60ml/d，3～10 天为 100～300ml/d，～2 个月为 250～400ml/d，～1 岁为 400～500ml/d，～3 岁为 500～600ml/d，～5 岁为 600～700ml/d，～8 岁为 600～1000ml/d，～14 岁为 800～1400ml/d，>14 岁为 1000～1600ml/d。若新生儿尿量每小时 <1.0ml/kg 为少尿，每小时 <0.5ml/kg 为无尿。学龄儿童每日排尿量少于 400ml，学龄前儿童少于 300ml，婴幼儿少于 200ml 时为少尿；每日尿量少于 50ml 为无尿。当尿量超过正常排出量的 2.5～3 倍时疑为多尿。

4. **尿的性质**

（1）尿色：生后头 2～3 天尿色深，稍混浊，放置后有红褐色尿酸盐结晶沉淀。数日后尿色变淡。正常婴幼儿尿液淡黄透明，但在寒冷季节放置后可有盐类结晶析出而变混，加热后可溶解，与脓尿或乳糜尿鉴别。

（2）酸碱度：生后头几天因尿内含尿酸盐多而呈强酸性，以后接近中性或弱酸性，pH 值多为 5～7。

（3）尿渗透压和尿比重：新生儿尿液多为低渗尿，尿比重低，尿渗透压平均为 240mmol/L，尿比重为 1.006～1.008，随年龄增长逐渐增高；婴儿尿渗透压为 50～600mmol/L，1 岁后接近成人水平；儿童通常为 500～800mmol/L，尿比重范围为 1.003～1.030，通常为 1.011～1.025。

（4）尿蛋白：正常小儿尿中仅含微量蛋白，通常≤100mg/（m²·24h），定性为阴性，随意尿蛋白（mg/dl）/ 尿肌酐（mg/dl）≤0.2。若尿蛋白含量 >150mg/d 或 >4mg/（m²·h）或 >100mg/L，定性检查阳性均为异常。尿蛋白主要来自血浆蛋白，2/3 为白蛋白，1/3 为 Tamm-Horsfall 蛋白（THP）和球蛋白。

（5）尿细胞和管型：正常新鲜尿液离心后沉渣镜检，红细胞 <3 个 /HP，白细胞 <5 个 /HP，偶见透明管型。12 小时尿细胞计数（Addis count）：红细胞 <50 万，白细胞 <100 万，管型 <5000 个为正常。

问题与思考

儿童肾脏的生理功能包括哪些？

第二节 肾小球疾病

一、肾小球疾病分类

（一）原发性肾小球疾病

1. 肾小球肾炎

（1）急性肾小球肾炎（acute glomerulonephritis，AGN）：急性起病，多有前驱感染，以血尿为主，伴不同程度蛋白尿，可有水肿、高血压或肾功能不全，病程多在 1 年内。可分为：①急性链球菌感染后肾小球肾炎（acute poststreptococcal，APSGN）：有链球菌感染的血清学证据，起病 6～8 周内有血补体低下；②非链球菌感染后肾小球肾炎。

（2）急进性肾小球肾炎（rapidly progressive glomerulonephritis，RPGN）：起病急，有尿改变（血尿、蛋白尿、管型尿）、高血压、水肿，并常有持续性少尿或无尿，进行性肾功能减退。若缺乏积极有效的治疗措施，预后严重。

（3）迁延性肾小球肾炎：有明确的急性肾炎病史，血尿和（或）蛋白迁延达 1 年以上；或没有明确的急性肾炎病史，但血尿和蛋白尿超过半年，不伴肾功能不全或高血压。

（4）慢性肾小球肾炎：病程超过 1 年或隐匿起病，有不同程度的肾功能不全或肾性高血压的肾小球疾病。

2. 肾病综合征（nephrotic syndrome，NS）

诊断标准：大量蛋白尿（尿蛋白 3+～4+，1 周内 3 次，24 小时尿蛋白定量≥50mg/kg）；血浆清蛋白低于 25g/L；血浆胆固醇高于 5.7mmol/L；一定程度的水肿。以上 4 项中以大量蛋白尿和低白蛋白血症为必要条件。

（1）依临床表现分为 2 型：单纯型肾病和肾炎型肾病

凡具有以下 4 项之一或多项者属于肾炎型肾病：① 2 周内分别 3 次以上离心尿检查 RBC≥10 个 /HP，并证实为肾小球源性血尿者；②反复或持续高血压，并除外糖皮质激素等原因所致。学龄儿童≥130mmHg/90mmHg，学龄前儿童≥120mmHg/80mmHg；③肾功能不全，并排除有血容量不足等所致；④持续低补体血症。

（2）按糖皮质激素反应分为：

1）激素敏感型肾病：以泼尼松足量治疗≤8 周尿蛋白转阴者。

2）激素耐药型肾病：以泼尼松足量治疗 2 周尿蛋白仍阳性者。

3）激素依赖性肾病：对激素敏感，但减量或停药 2 周内复发，重复 2 次以上者。

4）肾病复发与频复发：复发（包括反复）：是指连续 3 天，尿蛋白由阴性转为 3+ 或 4+，或 24 小时尿蛋白定量≥50mg/kg；频复发：是指肾病病程中半年内复发≥2 次或 1 年内复发≥3 次。

3. 孤立性血尿或蛋白尿

指仅有血尿或蛋白尿，而无其他临床症状、化验改变及肾功能改变者。

（1）孤立性血尿：指肾小球源性血尿，分为持续性和再发性。

（2）孤立性蛋白尿：分为体位性和非体位性。

4. 其他类型

如 IgA 肾病，需要免疫病理诊断。

（二）继发性肾小球疾病

1. 紫癜性肾炎。

2. 狼疮性肾炎。

3. 乙肝病毒相关性肾炎。

4. 其他 毒物、药物中毒或其他全身性疾病所致的肾炎及相关性肾炎。

（三）遗传性肾小球疾病

1. **先天性肾病综合征**　指生后 3 个月内发病,临床表现符合肾病综合征,可除外继发所致者（如 TORCH 或先天性梅毒等）。分为：

（1）遗传性：芬兰型、法国型（弥散性系膜硬化）。

（2）原发性：指生后早期发生的原发性肾病综合征。

2. **遗传进行性肾炎（Alport 综合征）。**

3. **家族性良性血尿（薄基底膜肾病）。**

4. **其他**　如甲 - 膑综合征。

二、急性肾小球肾炎

急性肾小球肾炎（简称急性肾炎），是指一组病因不一,临床表现为急性起病,多有前驱感染,以血尿为主,伴不同程度蛋白尿,可有水肿、高血压或肾功能不全等特点的肾小球疾病。其病理呈毛细血管内增生性肾小球肾炎改变。本病多见于儿童和青少年,以 5～14 岁多见,小于 2 岁少见,男女之比为 2∶1。

急性肾炎可分为急性链球菌感染后肾小球肾炎和非链球菌感染后肾小球肾炎,本节描述的急性肾炎主要是指前者。

【病因】

尽管本病有多种病因,但大多数的病例属 A 组 β 溶血性链球菌急性感染后引起的免疫复合性肾小球肾炎。我国各地区呼吸道感染或扁桃体炎最常见,占 51%,脓皮病或皮肤感染次之,占 25.8%。除 A 组 β 溶血性链球菌之外,其他细菌,如绿色链球菌、肺炎球菌、金黄色葡萄球菌、伤寒杆菌、流感杆菌等；病毒,如柯萨奇病毒 B4 型、ECHO 病毒 9 型、麻疹病毒、腮腺炎病毒、乙型肝炎病毒、巨细胞病毒、EB 病毒、流感病毒等；还有疟原虫、肺炎支原体、白色念珠菌、丝虫、钩虫、血吸虫、弓形虫、梅毒螺旋体、钩端螺旋体等也可导致急性肾炎。

【发病机制】

目前认为急性肾炎主要与 A 组溶血性链球菌中的致肾炎菌株感染有关。主要发病机制为抗原抗体免疫复合物引起肾小球毛细血管炎症病变,包括循环免疫复合物和原位免疫复合物形成学说。另有人认为链球菌抗原与肾小球基膜糖蛋白间具有交叉抗原性,可使少数病例呈现抗肾抗体型肾炎。

【临床表现】

急性肾炎临床表现轻重悬殊。轻者全无临床症状仅发现镜下血尿,重者可呈急进性过程,短期内出现肾功能不全。

（一）前驱感染

90% 病例有链球菌的前驱感染,以呼吸道及皮肤感染为主。在前驱感染后经 1～3 周无症状的间歇期而急性起病。咽炎为诱因者病前 6～12 天（平均 10 天）,多有发热、颈部淋巴结大及咽部渗出。皮肤感染见于病前 14～28 天（平均 20 天）。

（二）典型表现

急性期常有全身不适、乏力、食欲缺乏、发热、头痛、头晕、咳嗽、气急、恶心、呕吐、腹痛及鼻出血等。

1. **水肿**　70% 的病例有水肿,一般仅累及眼睑及颜面部,重者 2～3 天遍及全身,呈非凹陷性。

2. **血尿**　50%～70% 患者有肉眼血尿,一般 1～2 周后转为镜下血尿。

3. **蛋白尿**　程度不等。有 20% 可达肾病水平。蛋白尿患者病理上常呈严重系膜增生。

4. **高血压**　30%～80% 病例有血压增高。

5. **尿量减少**　肉眼血尿严重者可伴有尿量减少。

（三）严重表现

少数患儿在疾病早期（2周之内）可出现下列严重症状：

1. **严重循环充血**　常发生在起病1周内，由于水、钠潴留，血浆容量增加而出现循环充血。当肾炎患儿出现呼吸急促和肺部有湿啰音时，应警惕循环充血的可能性，严重者可出现呼吸困难、端坐呼吸、颈静脉怒张、频咳、吐粉红色泡沫痰、两肺满布湿啰音、心脏扩大，甚至出现奔马律、肝大而硬、水肿加剧。少数可突然发生，病情急剧恶化。

2. **高血压脑病**　由于脑血管痉挛，导致缺血、缺氧、血管渗透性增高而发生脑水肿。也有人认为是由脑血管扩张所致。常发生在疾病早期，血压突然上升之后，血压可达150~160/100~110mmHg以上。年长儿会主诉剧烈头痛、呕吐、复视或一过性失明，严重者突然出现惊厥、昏迷。

3. **急性肾功能不全**　常发生于疾病初期，出现尿少、尿闭等症状，引起暂时性氮质血症、电解质紊乱和代谢性酸中毒，一般持续3~5日，不超过10天。

（四）非典型表现

1. **无症状性急性肾炎**　为亚临床病例，患儿仅有显微镜下血尿或仅有血C3降低而无其他临床表现。

2. **肾外症状性急性肾炎**　有的患儿水肿、高血压明显，甚至有严重循环充血及高血压脑病，此时尿改变轻微或尿常规检查正常，但有链球菌前驱感染和血C3水平明显降低。

3. **以肾病综合征表现的急性肾炎**　少数患儿以急性肾炎起病，但水肿和蛋白尿突出，伴高胆固醇血症和低白蛋白血症，临床表现似肾病综合征。

【实验室检查】

（一）尿常规

尿蛋白可在+~+++之间且与血尿的程度相平行，尿显微镜下检查除多少不等的红细胞外，可有透明、颗粒或红细胞管型，疾病早期可见较多的白细胞和上皮细胞，并非感染。

（二）血常规及生化改变

1. 外周血白细胞一般轻度升高或正常。

2. 血沉加快，3~5周时达高峰，3~6个月后恢复正常。

3. 前驱期为咽炎病例，抗链球菌溶血素O（ASO）往往增加，皮肤感染后APSGN者ASO可不高。

4. 80%~90%的患者血清C3下降，至第8周94%的患者恢复正常。

5. 肾功能检查　明显少尿时血尿素氮和肌酐可升高。

【诊断】

往往有前期链球菌感染史，急性起病，具备血尿、蛋白尿、水肿及高血压等特点，急性期血清ASO滴度升高，C3浓度降低，均可临床诊断急性肾炎。作出APSGN等诊断多不困难，肾穿刺活体组织检查只在考虑有急进性肾炎或临床、实验室检查不典型或病情迁延者才进行以确定诊断。

【鉴别诊断】

1. **其他病原体感染后的肾小球肾炎**　多种病原体可引起急性肾炎，可从原发感染灶及各自临床特点相区别。

2. **IgA肾病**　以血尿为主要症状，表现为反复发作性肉眼血尿，多在上呼吸道感染后24~48小时出现血尿，多无水肿、高血压，血清C3正常。确诊靠肾活体组织检查免疫病理诊断。

3. **慢性肾炎急性发作**　既往肾炎史不详，无明显前期感染，除有肾炎症状外，常有贫血、肾功能异常、低比重尿或固定低比重尿，尿改变以蛋白增多为主。

4. **原发性肾病综合征**　具有肾病综合征表现的急性肾炎需与原发性肾病综合征鉴别。若患儿呈急性起病，有明确的链球菌感染的证据，血清C3降低，肾活体组织检查病理为毛细血管内增生性肾炎者有助于急性肾炎的诊断。

5. **其他**　还应与急进性肾炎或其他系统性疾病引起的肾炎,如紫癜性肾炎、狼疮性肾炎等相鉴别。

【治疗】

（一）休息

急性期需卧床 2～3 周,直到肉眼血尿消失,水肿减退,血压正常,即可下床做轻微活动。

血沉正常可上学,但应避免重体力活动。尿沉渣细胞绝对计数正常后方可恢复体力活动。

（二）饮食

对有水肿、高血压者应限食盐[$<60mg/(kg \cdot d)$]。水分一般不限。有氮质血症者应限蛋白,可给优质动物蛋白 $0.5g/(kg \cdot d)$。

（三）抗感染

有感染灶时用青霉素 10～14 天。

（四）对症治疗

1. **利尿**　经控制水、盐入量仍水肿、少尿者可用氢氯噻嗪 $1～2mg/(kg \cdot d)$,分 2～3 次口服。无效时需用呋塞米,口服剂量 $2～5mg/(kg \cdot d)$,注射剂量 $1～2mg/kg$,每日 1～2 次,静脉注射剂量过大时可有一过性耳聋。

2. **降血压**　凡经休息,控制水、盐摄入,利尿而血压仍高者均应给予降压药。①硝苯地平:系钙通道阻滞剂,开始剂量为 $0.25mg/(kg \cdot d)$,最大剂量 $1mg/(kg \cdot d)$,分 3 次口服;②卡托普利:系血管紧张素转换酶抑制剂,初始剂量为 $0.3～0.5mg/(kg \cdot d)$,最大剂量 $5～6mg/(kg \cdot d)$,分 3 次口服,与硝苯地平交替使用降压效果更佳。

（五）严重循环充血的治疗

1. 纠正水、钠潴留,恢复正常血容量,可使用呋塞米注射。

2. 表现有肺水肿者除一般对症治疗外,可加用硝普钠,$5～20mg$ 加入 5% 葡萄糖液 $100ml$ 中,以 $1\mu g/(kg \cdot min)$ 速度静滴,用药时严密监测血压,随时调节药液滴速,每分钟不宜超过 $8\mu g/kg$,以防发生低血压。滴注时针筒、输液管等须用黑纸覆盖,以免药物遇光分解。

3. 对难治病例可采用腹膜透析或连续血液净化治疗。

（六）高血压脑病的治疗

原则为选用降血压效力强而迅速的药物。首选硝普钠,用法同上。有惊厥者应及时对症止痉。

【预后和预防】

急性肾炎预后好。95% APSGN 病例能完全恢复,小于 5% 的病例可有持续尿异常,死亡病例在 1% 以下。防治感染是预防急性肾炎的根本。减少呼吸道及皮肤感染,对急性扁桃体炎、猩红热及脓疱疮患儿应尽早、彻底地用青霉素或其他敏感抗生素治疗。A 组溶血性链球菌感染后 1～3 周内应定期检查尿常规,及时发现和治疗本病。

三、肾病综合征

肾病综合征(nephrotic syndrome , NS)是一组由多种原因引起的肾小球基底膜通透性增加,导致血浆内大量蛋白质从尿中丢失的临床综合征。临床上有 4 大特点:①大量蛋白尿;②低白蛋白血症;③高脂血症;④明显水肿。以上①、②两项为必备条件。发病年龄多为学龄前儿童,3～5 岁为发病高峰。按病因可分为原发性、继发性和先天性 3 种类型。儿童肾病综合征最主要的病理变化是微小病变型。

【病理生理】

基本病变是肾小球通透性增加,导致蛋白尿,而低蛋白血症、水肿和高胆固醇血症是继发病理生理改变。

1. **低蛋白血症**　血浆蛋白由尿中大量丢失和从肾小球滤出后被肾小管吸收分解是造成 NS 低蛋白血症的主要原因；肝脏合成蛋白的速度和蛋白分解代谢率的改变也使血浆蛋白降低。患儿胃肠道也可有少量蛋白丢失，但并非低蛋白血症的主要原因。

2. **高脂血症**　患儿血清总胆固醇、甘油三酯和低密度、极低密度脂蛋白增高，其主要机制是低蛋白血症促进肝脏合成脂蛋白增加，其中的大分子脂蛋白难以从肾脏排出而蓄积于体内，导致了高脂血症。血中胆固醇和低密度脂蛋白，尤其 α 脂蛋白持续升高，而高密度脂蛋白却正常或降低，促进了动脉硬化的形成；持续高脂血症，脂质从肾小球滤出，可导致肾小球硬化和肾间质纤维化。

3. **水肿**　水肿的发生与下列因素有关：①低蛋白血症降低血浆胶体渗透压，当血浆白蛋白低于 25g/L 时，液体将在间质区潴留；低于 15g/L 则可有腹水或胸水形成。②血浆胶体渗透压降低，使血容量减少，刺激了渗透压和容量感受器，促使 ADH 和肾素 - 血管紧张素 - 醛固酮分泌、心钠素减少，最终使远端肾小管钠、水吸收增加，导致钠水潴留。③低血容量使交感神经兴奋性增高，近端肾小管 Na^+ 吸收增加。④某些肾内因子改变了肾小管管周体液平衡机制，使近曲小管 Na^+ 吸收增加。

4. **其他**　患儿体液免疫功能降低与血清 IgG 和补体系统 B、D 因子从尿中大量丢失有关，也与 T 淋巴细胞抑制 B 淋巴细胞 IgG 合成转换有关。抗凝血酶Ⅲ丢失，而Ⅳ、Ⅴ、Ⅶ因子和纤维蛋白原增多，使患儿处于高凝状态。由于钙结合蛋白降低，血清结合钙可以降低；当 25-(OH)D_3 结合蛋白同时丢失时，使游离钙也降低。另一些结合蛋白降低，可使结合型甲状腺素(T_3、T_4)、血清铁、锌和铜等微量元素降低，转铁蛋白减少则可发生低色素小细胞性贫血。

【临床表现】

1. **水肿**　最常见，开始见于眼睑，后逐渐遍及全身，严重者可有胸腔积液、腹腔积液等。

2. **轻度血压增高**　约见于 15% 的患者，大多数患者血压正常。

3. **血尿**　15% 的患者可见短暂的镜下血尿。

4. **其他**　部分病例晚期可有肾小管功能障碍，出现低血磷性佝偻病、肾性糖尿、氨基酸尿和酸中毒等。

【并发症】

1. **感染**　上呼吸道感染最多见，占 50% 以上，医院内感染以呼吸道感染及泌尿道感染最多见，致病菌以条件致病菌为主。

2. **电解质紊乱和低血容量**　常见的电解质紊乱有低钾、低钠及低钙血症。长期禁用食盐、长期使用利尿剂、呕吐、腹泻均可导致低钠血症，其临床表现为厌食、乏力、嗜睡、懒言、血压下降甚至出现休克、抽搐等。另外由于低蛋白血症、血浆胶体渗透压下降、显著水肿而常有血容量不足，进而容易出现低血容量性休克。

3. **血栓形成**　肾病综合征时常因高凝状态而致动、静脉血栓形成。以肾静脉血栓形成常见，表现为突发腰痛、出现血尿或血尿加重、少尿甚至发生肾衰竭。

4. **急性肾衰竭**。

5. **肾小管功能障碍**。

【诊断和鉴别诊断】

临床上根据有无血尿、高血压、氮质血症和低补体血症，将原发性肾病综合征分为单纯性肾病综合征和肾炎性肾病综合征。

原发性肾病综合征还需与全身性疾病的肾病综合征相鉴别。部分非典型链球菌感染后肾炎、系统性红斑狼疮性肾炎、过敏性紫癜性肾炎、乙型肝炎相关性肾炎及药源性肾损伤等均可有肾病综合征样表现。临床上需排除继发性肾病综合征后方可诊断为原发性肾病综合征。有条件的医疗单位应开展肾活体组织检查以确定病理诊断。

【治疗】

1. 一般治疗

（1）休息　除水肿显著或并发感染或严重高血压外，一般不需卧床休息。

（2）饮食　显著水肿和严重的高血压时应短期限制水、钠摄入，病情缓解后不必继续限盐。

（3）防治感染。

（4）利尿　水肿较重伴尿少者可配合使用利尿剂，但需密切观察出入水量及电解质紊乱。

2. 糖皮质激素

（1）初治病例确诊后应尽早选用泼尼松治疗

1）短程疗法：泼尼松 2mg/(kg·d)，最大量 60mg/d，分次服用，连服 4 周，4 周后改为 1.5mg/(kg·d)隔日晨起顿服，共 4 周，全疗程共 8 周，该疗法易复发，国内很少用。

2）中、长程疗法：可适用于各类肾病综合征，泼尼松 2mg/(kg·d)，总量不超过 60mg/d，分 3 次口服，若 4 周内尿蛋白转阴，自转阴日起巩固 2 周方减量，改隔日 2mg/(kg·d)早餐后顿服 4 周，然后以每 2~4 周减总量 2.5~5mg，直至停药，疗程必须达 6 个月(中程疗法)。若开始治疗后 4 周内尿蛋白未转阴，继续服用至尿蛋白转阴后 2 周，一般不超过 8 周，再改隔日 2mg/kg，顿服 4 周，继续减量同前，总疗程 9~12 个月(长程疗法)。

（2）对复发和糖皮质激素依赖性肾病的其他激素治疗

1）调整剂量和疗程：在激素治疗后或激素减量过程中复发者，原则上再恢复到初始剂量或上 1 个疗程剂量，或改隔日疗法为每日疗法，或减慢激素减量的速度，同时查找影响激素疗效的因素。

2）更换糖皮质激素制剂，如曲安西龙等。

3）甲泼尼龙冲击治疗：慎用，宜在肾脏病理基础上选择适应证。用量 15~30mg/kg(<1g/d)，连用 3 天为 1 疗程。

3. 免疫抑制剂　主要用于肾病综合征频繁复发，糖皮质激素依赖、耐药或出现严重副作用者。难治性肾病应在小剂量糖皮质激素隔日使用的同时加用免疫抑制剂。

（1）环磷酰胺：口服疗法：2.0~2.5mg/(kg·d)分 3 次口服，疗程 8~12 周，累积量不超过 200mg/kg；大剂量静脉冲击疗法：CTX 10~12mg/(kg·d)+5% 葡萄糖溶液 100~200ml 静脉滴注，连续 2 天为 1 个疗程，用药当日嘱多饮水。每 2 周重复 1 次，一般 6~8 个疗程，1 年内累积量为 150~200mg/kg。

（2）雷公藤多苷片：1~1.5mg/(kg·d)分 3 次口服，疗程 2~4 个月，每周查白细胞 1 次，与泼尼松联用效果好。

（3）其他免疫抑制剂：环孢素A、吗替麦考酚酯、硫唑嘌呤等。

4. 抗凝及纤溶药物疗法

（1）肝素：0.5~1.0mg/(kg·d)加入 10% 葡萄糖液 50~100ml 中静脉滴注，每日 1 次，2~4 周为 1 疗程。亦可选用低分子肝素。

（2）双嘧达莫：5~10mg/(kg·d)，分 3 次口服，6 月为 1 个疗程。

5. 血管紧张素转换酶抑制剂(ACEI)　对改善肾小球局部血流动力学，减少尿蛋白，延缓肾小球硬化有良好作用。常用制剂有卡托普利、依那普利、福辛普利等。

6. 免疫调节剂　一般作为糖皮质激素辅助治疗，适用于常伴感染、频复发或糖皮质激素依赖者，左旋咪唑 2.5mg/kg，隔日用药，疗程 6 个月。

【预后】

肾病综合征的预后转归与其病理变化和对糖皮质激素治疗反应关系密切。

1. 肾小球疾病的临床分类?
2. 急性肾小球肾炎的一般病例、严重病例的临床表现包括哪些?
3. 肾病综合征的诊断依据及并发症包括哪些?

案例 11-1

6 岁男性患儿,因"眼睑及下肢水肿一周"入院。患儿无明显诱因突然出现眼睑及下肢水肿一周,伴少尿,同时家长发现患儿尿中泡沫增多,遂收入院进一步诊治。病来精神欠佳,食欲差,睡眠尚可,大便正常,尿量每天约 200ml 左右。

查体:BP 110/70mmHg,眼睑水肿,心肺听诊无异常,腹部膨隆,移动性浊音阳性,下肢水肿,指压痕阳性。

实验室检查:尿系列:蛋白(++++),RBC 6～8/HP;24 小时尿蛋白定量 1.0g;ALB 13.8g/L;CHOL 12.8mmol/L;BUN 9.6mmol/L。

思考:
1. 入院诊断及诊断依据是什么?
2. 治疗主要药物是什么?
3. 该病的并发症有哪些?

第三节　泌尿道感染

泌尿系感染(urinary tract infection,UTI)是指病原体直接侵入尿路,在尿液中生长繁殖,并侵犯尿路黏膜或组织而引起损伤。按病原体侵袭的部位不同,分为肾盂肾炎(pyelonephritis)、膀胱炎(cystitis)、尿道炎(urethritis)。肾盂肾炎又称上尿路感染;膀胱炎和尿道炎合称下尿路感染。由于儿童时期感染局限在尿路某一部位者较少且临床上又难以准确定位,故常不加区别统称为泌尿道感染。可根据有无临床症状,分为症状性泌尿道感染(symptomatic urinary tract infection)和无症状性菌尿(asymptomatic bacteriuria)。无论成人或儿童,女性泌尿道感染的发病率普遍高于男性,但新生儿或婴幼儿早期,男性发病率却高于女性。

无症状性菌尿是儿童泌尿道感染的一个重要组成部分,见于各年龄、性别的儿童,甚至 3 个月以下的小婴儿,但以学龄女孩更常见。

【病因】

任何致病菌均可引起泌尿道感染,但绝大多数为革兰氏阴性杆菌,如大肠杆菌、副大肠杆菌、变形杆菌、克雷伯杆菌、铜绿假单胞菌,少数为肠球菌和葡萄球菌。大肠杆菌是泌尿道感染中最常见的致病菌,约占 60%～80%。初次患泌尿道感染的新生儿、所有年龄的女孩和 1 岁以下的男孩,主要的致病菌仍是大肠杆菌;而在 1 岁以上男孩主要致病菌多数是变形杆菌。

【发病机制】

细菌引起泌尿道感染的发病机制错综复杂,是宿主内在因素与细菌致病性相互作用的结果。

1. 感染途径

(1)上行性感染:这是泌尿道感染最主要的感染途径。引起上行性感染的致病菌主要是大肠杆菌,其次是变形杆菌或其他肠道杆菌。膀胱输尿管反流(vesicoureteral reflux,VUR)常是细菌上行性感染的直接通路。

（2）血源性感染：常见于新生儿及婴幼儿，致病菌主要是金黄色葡萄球菌。

（3）淋巴感染和直接蔓延：结肠内的细菌和盆腔感染可通过淋巴管感染肾脏，肾脏周围邻近器官和组织的感染也可直接蔓延。

2. 宿主内在因素

（1）尿道周围菌种的改变及尿液性状的变化，为致病菌入侵和繁殖创造了条件。

（2）细菌黏附于尿路上皮细胞(定植)是其在泌尿道增殖引起泌尿道感染的先决条件。

（3）泌尿道感染患者分泌型 IgA 的产生存在缺陷，使尿中分泌型 IgA 浓度减低，增加发生泌尿道感染的机会。

（4）先天性或获得性尿路畸形，增加尿路感染的危险性。

（5）新生儿和小婴儿抗感染能力差，易患泌尿道感染。尿布、尿道口常受细菌污染且局部防卫能力差，易致上行感染。

（6）糖尿病、高钙血症、高血压、慢性肾脏疾病、镰刀状细胞贫血及长期使用糖皮质激素或免疫抑制剂的患儿，其泌尿道感染的发病率可增高。

3. 细菌毒力 宿主无特殊易感染的内在因素，微生物的毒力是决定细菌能否引起上行性感染的主要因素。

【临床表现】

1. 急性泌尿道感染 临床症状随患儿年龄组的不同存在着较大差异。

（1）新生儿：临床症状极不典型，多以全身症状为主，多由血行感染引起。新生儿泌尿道感染常伴有败血症，其局部排尿刺激症状多不明显，30% 的患儿血和尿培养出的致病菌一致。

（2）婴幼儿：临床症状也不典型，常以发热最突出。拒食、呕吐、腹泻等全身症状也较明显。局部排尿刺激症状可不明显，可发现有排尿时哭闹不安，尿布有臭味和顽固性尿布疹等。

（3）年长儿：以发热、寒战、腹痛等全身症状突出，常伴有腰痛和肾区叩击痛、肋脊角压痛等。同时尿路刺激症状明显，患儿可出现尿频、尿急、尿痛、尿液混浊，偶见肉眼血尿。

2. 慢性泌尿道感染 指病程迁延或反复发作伴有贫血、消瘦、生长迟缓、高血压或肾功能不全者。

3. 无症状性菌尿 在常规尿筛查检查中，可以发现健康儿童中存在着有意义的菌尿，但无任何尿路感染症状。这种现象可见于各年龄组，在儿童中以学龄女孩常见。无症状性菌尿患儿常同时伴有尿路畸形和既往有症状的尿路感染史。病原体多数是大肠杆菌。

【实验室检查】

1. 尿常规检查 如清洁中段尿离心沉渣中白细胞 >5 个 /HPF，即可怀疑为尿路感染。血尿也很常见。肾盂肾炎患者有中等蛋白尿、白细胞管型尿及晨尿的比重和渗透压减低。

2. 尿培养细菌学检查 尿细菌培养及菌落计数是诊断尿路感染的主要依据。通常认为中段尿培养菌落数 >10^5/ml 可确诊。10^4 ~ 10^5/ml 为可疑，<10^4/ml 系污染。但结果分析应结合患儿性别、有无症状、细菌种类及繁殖能力综合评价临床意义。由于粪链球菌一个链含有 32 个细菌，一般认为菌落数在 10^3 ~ 10^4/ml 之间即可诊断。膀胱穿刺获取的尿培养，只要发现有细菌生长，即有诊断意义。至于伴有严重尿路刺激症状的女孩，如果尿中有较多白细胞，中段尿细菌定量培养≥10^2/ml 时，且致病菌为大肠杆菌类或腐物寄生球菌等，也可诊断为泌尿道感染。临床高度怀疑泌尿道感染而尿普通细菌培养阴性的，应作 L 型细菌和厌氧菌培养。

3. 尿液直接涂片法找细菌 油镜下如每个视野都能找到一个细菌，表明尿内细菌数 >10^5/ml 以上。

4. 其他 如尿沉渣找闪光细胞(甲紫沙黄染色)2 万 ~ 4 万个 / 小时可确诊。新生儿上尿路感染血培养可阳性。

【影像学检查】

目的在于：①检查泌尿系有无发育畸形；②了解慢性肾损害或瘢痕发生和进展情况；③辅助上尿路感染的诊断。常用的影像学检查有 B 型超声检查、静脉肾盂造影加断层摄片、排泄性膀胱尿路造影（检查膀胱输尿管反流）、动态、静态肾核素造影、CT 扫描等。

【诊断和鉴别诊断】

年长儿泌尿道感染症状与成人相似，尿路刺激症状明显，常是就诊的主诉。如能结合实验室检查，可立即得以确诊。但对于婴幼儿、特别是新生儿，由于排尿刺激症状不明显或缺如，而常以全身表现较为突出，易致漏诊。故对病因不明的发热患儿都应反复做尿液检查，争取在用抗生素治疗前进行尿培养、菌落计数和药敏试验。凡具有真性菌尿者，即清洁中段尿定量培养菌落数 $\geq 10^5/\text{ml}$ 或球菌 $\geq 10^3/\text{ml}$，或耻骨上膀胱穿刺尿定性培养有细菌生长，即可确立诊断。

完整的泌尿道感染的诊断除了评定泌尿系细菌感染外，还应包括以下内容：

1. 本次感染系初染、复发或再感染。

2. 确定致病菌的类型并做药敏试验。

3. 有无尿路畸形如膀胱输尿管反流、尿路梗阻等，如有膀胱输尿管反流，还要进一步了解"反流"的严重程度和有无肾瘢痕形成。

4. 感染的定位诊断，即上尿路感染或下尿路感染。

泌尿道感染需与肾小球肾炎、肾结核及急性尿道综合征鉴别。急性尿道综合征的临床表现为尿频、尿急、尿痛、排尿困难等尿路刺激症状，但清洁中段尿培养物细菌生长或为无意义性菌尿。

【治疗】

目的是控制症状，根除病原体，去除诱发因素，预防再发。

1. **一般处理** 急性期需卧床休息，鼓励患儿多饮水以增加排尿量，女孩还应注意外阴部的清洁卫生。

2. **抗菌药物治疗** 选用抗生素的原则：①感染部位：对肾盂肾炎应选择血浓度高的药物，对膀胱炎应选择尿浓度高的药物。②感染途径：对上行性感染，首选磺胺类药物治疗；血源性感染，多选用青霉素类、氨基糖苷类或头孢菌素类单独或联合治疗。③根据尿培养及药敏试验结果，同时结合临床疗效选用抗生素。④药物在肾组织、尿液、血液中都应有较高的浓度。⑤选用的药物抗菌能力强，抗菌谱广，最好能用强效杀菌剂且不易使细菌产生耐药菌株。⑥对肾功能损害小的药物。

（1）症状性泌尿道感染的治疗：对下尿路感染，在进行尿细菌培养后，经验用药初治首选复方磺胺异唑（SMZ Co），按 SMZ 50mg/（kg·d），TMP 10mg/（kg·d）计算，分 2 次口服，连用 7~10 天。待尿细菌培养结果出来后，根据药敏试验结果选用抗菌药物。

对上尿路感染或有尿路畸形的患儿，在进行尿细菌培养后，经验用药一般选用广谱或两种抗菌药物，如头孢曲松钠，75mg/（kg·d），每日 1 次；头孢噻肟钠，150mg/（kg·d）分次静脉滴注。疗程共 10~14 天。治疗开始后应连续 3 天尿细菌培养，若 24 小时后尿细菌阴转，表示所用药物有效，否则按尿培养药敏试验结果调整用药。停药 1 周后再作尿培养 1 次。

（2）无症状菌尿的治疗：单纯无症状菌尿一般无需治疗。但若合并尿路梗阻、膀胱输尿管反流或存在其他尿路畸形，或既往感染使肾脏留有陈旧性瘢痕者，则应积极选用上述抗菌药物治疗。疗程 7~14 天，继之给予小剂量抗菌药物预防，直至尿路畸形被矫治为止。

（3）再发泌尿道感染的治疗：再发泌尿道感染有 2 种类型，即复发和再感染。复发是指原来感染的细菌未完全杀灭，在适宜的环境下细菌再度滋生繁殖。绝大多数患儿复发在治疗后 1 个月内发生。再感染是指上次感染已治愈，本次是由不同细菌或菌株再次引发泌尿道感染。再感染多见于女孩，多数在停药后 6 个月内发生。

再发泌尿道感染的治疗在进行性尿细菌培养后选用 2 种抗菌药物，疗程 10~14 天为宜，然后予以小剂量药物维持,以防再发。

3. 积极矫治尿路畸形。

4. 泌尿道感染的局部治疗 常采用膀胱内药液灌注治疗,主要治疗经全身给药治疗无效的顽固性慢性膀胱炎患者。

【预后】

急性泌尿道感染经合理抗菌药物治疗,多数于数日内症状消失、治愈,但有近50%的患者可复发或再感染。再发病例多半有尿路畸形,其中以膀胱输尿管反流最常见。膀胱输尿管反流与肾瘢痕关系密切,肾瘢痕的形成是影响儿童泌尿道感染预后的最主要因素。

问题与思考

婴幼儿急性泌尿道感染的临床表现有哪些?

（安 东）

学习小结

本章主要介绍儿童肾脏疾病,包括儿童肾小球疾病的分类、急性感染后肾小球肾炎、肾病综合征及泌尿系感染。儿童肾小球疾病的临床分类包括原发性、继发性和先天性肾小球疾病,急性感染后肾小球肾炎主要为急性链球菌感染后肾炎,典型症状为水肿、尿少,血尿、蛋白尿及高血压;重症表现为循环充血、高血压脑病、肾功能不全;非典型表现为亚临床型,肾外表现的急性肾炎、肾病综合征型。儿童原发性肾病综合征有四大特点:大量蛋白尿、低白蛋白血症、高脂血症以及不同程度的水肿,前两项为诊断的必备条件。肾病综合征并发症包括感染、水电解质紊乱和低血容量、高凝状态和血栓形成、急性肾功能不全和肾小管功能障碍,治疗以糖皮质激素为主。儿童泌尿系感染在新生儿期,婴幼儿期和年长儿分别有不同的临床表现,诊断的金标准为清洁中段尿细菌培养,治疗主要是敏感抗生素的选择。

复习参考题

1. 急性肾小球肾炎重症患儿的临床表现有哪些?

2. 急性肾小球肾炎的鉴别诊断包括哪些疾病?

3. 肾病综合征的诊断依据是什么?

4. 肾病综合征单纯型和肾炎型的区别有哪些?

5. 泌尿系感染的感染途径有哪些?

第十二章　造血系统疾病

12

第一节　小儿造血和血液特点

一、小儿造血特点

小儿的造血系统随着胚胎发育成熟,有一定的演化过程。

(一)胚胎期造血

根据造血组织发育和造血部位发生的先后,可将此期分为3个不同的阶段。

1. 中胚叶造血期　胚胎第3周开始出现卵黄囊造血,之后在中胚叶组织中出现广泛的原始造血成分,主要是原始的有核红细胞。第6周后造血开始减退。

2. 肝脾造血期　胚胎第6~8周时,肝脏出现活动的造血组织,并成为胎儿中期的主要造血部位。胎儿期6个月时逐渐减退。约于胚胎第8周脾脏开始造血,胎儿5个月之后,脾脏造红细胞和粒细胞的功能逐渐减退,至出生时成为终生造血淋巴器官。胸腺是中枢淋巴器官,胚胎第6~7周已出现胸腺,并开始生成淋巴细胞。自胚胎第11周淋巴结开始生成淋巴细胞。从此,淋巴结成为终生造淋巴细胞和浆细胞的器官。胎儿期淋巴结亦有短暂的红系造血功能。

3. 骨髓造血期　胚胎第6周开始出现骨髓,但至胎儿4个月时才开始造血活动,并迅速成为主要的造血器官,直至出生2~5周后成为唯一的造血场所。

(二)生后造血

1. 骨髓造血　出生后主要是骨髓造血。婴幼儿期所有骨髓均为红骨髓,全部参与造血。5~7岁开始,脂肪组织(黄髓)逐渐代替长骨中的造血组织,黄髓仍有潜在的造血功能,当造血需要增加时,它可转变为红髓而恢复造血功能。小儿在出生后头几年缺少黄髓,故造血代偿潜力小,如果造血需要增加,就会出现髓外造血。

2. 骨髓外造血　在正常情况下,骨髓外造血极少。出生后,尤其在婴儿期,当发生感染性贫血或溶血性贫血等造血需要增加时,肝、脾和淋巴结可随时适应需要,恢复到胎儿时的造血状态,出现肝、脾、淋巴结肿大。同时外周血中可出现有核红细胞或(和)幼稚中性粒细胞。这是小儿造血器官的一种特殊反应,称为"骨髓外造血",感染及贫血纠正后即恢复正常。

二、小儿血液特点

血常规随年龄不同而异,应注意不同年龄的血象特点。

(一)红细胞数和血红蛋白量

出生时红细胞数约$(5.0~7.0)\times10^{12}$/L,血红蛋白量约150~220g/L。未成熟儿与足月儿基本相等,少数可稍低。生后6~12小时因进食较少和不显性失水,其红细胞数和血红蛋白量往往比出生时高些。生后随着自主呼吸的建立,血氧含量增加,红细胞生成素减少,骨髓造血功能暂时性降低,网织红细胞减少;胎儿红细胞寿命较短,且破坏较多(生理性溶血);婴儿生长发育迅速,循环血量迅速增加等因素,红细胞数和血红蛋白量逐渐降低,至2~3个月时(早产儿较早)红细胞数降至3.0×10^{12}/L左右,血红蛋白量降至100g/L左右,出现轻度贫血,称为"生理性贫血"。"生理性贫血"呈自限性,3个月以后,红细胞数和血红蛋白量又缓慢增加,于12岁时达成人水平。此外,初生时外周血中可见到少量有核红细胞,生后1周内消失。

(二)白细胞数与分类

初生时白细胞数为$(15~20)\times10^9$/L,生后6~12小时达$(21~28)\times10^9$/L,然后逐渐下降,1周时平均为12×10^9/L,婴儿期白细胞数维持在10×10^9/L左右,8岁以后接近成人水平。

出生时中性粒细胞约占 0.65,淋巴细胞约占 0.30。随着白细胞总数的下降,中性粒细胞比例逐渐下降,生后 4～6 天时两者比例约相等;至 1～2 岁时淋巴细胞约占 0.60,中性粒细胞约占 0.35,之后中性粒细胞比例逐渐上升,至 4～6 岁时两者比例又相等。6 岁以后白细胞分类与成人相似。

(三)血小板数

血小板数与成人相似,约为(150～300)×10^9/L。

(四)血红蛋白种类

血红蛋白分子由两对多肽链组成,构成血红蛋白分子的多肽链共有 6 种,分别为 α、β、γ、δ、ε 和 ζ 链。正常情况下可有 6 种不同的血红蛋白分子:胚胎期的血红蛋白为 Gower1($\zeta_2\varepsilon_2$)、Gower2($\alpha_2\varepsilon_2$)和 Portland ($\zeta_2\gamma_2$);胎儿期的胎儿血红蛋白(HbF, $\alpha_2\gamma_2$);成人血红蛋白分为 HbA($\alpha_2\beta_2$)和 HbA$_2$($\alpha_2\delta_2$)两种。

胎儿 6 个月时 HbF 占 0.90,而 HbA 仅占 0.05～0.10;以后 HbA 合成逐渐增加,至出生时 HbF 约占 0.70,HbA 约占 0.30,HbA$_2$＜0.01。出生后 HbF 迅速为 HbA 所代替,1 岁时 HbF 不超过 0.05,2 岁时 HbF 不超过 0.02。成人的 HbA 约占 0.95,HbA$_2$ 占 0.02～0.03,HbF 不超过 0.02。

(五)血容量

小儿血容量相对较成人多,新生儿血容量约占体重的 10%,平均 300ml;儿童约占体重的 8%～10%;成人血容量约占体重的 6%～8%。

问题与思考

何谓"生理性贫血"?

第二节　小儿贫血概述

贫血是指外周血中单位容积内的红细胞数或血红蛋白量低于正常。我国小儿血液会议(1989 年)建议:血红蛋白在新生儿期 Hb＜145g/L,1～4 月时 Hb＜90g/L,4～6 个月时 Hb＜100g/L,6 个月～6 岁 Hb＜110g/L,6～14 岁 Hb＜120g/L 者为贫血。海拔每升高 1000 米,血红蛋白上升 4%。

【贫血的分类】

1. **贫血程度分类**　贫血是指外周血中单位容积内红细胞计数或血红蛋白定量低于正常。程度分类见表 12-1。

表 12-1　贫血程度分类

贫血程度	血红蛋白值
轻度	～90g/L
中度	～60g/L
重度	～30g/L
极重度	＜30g/L

2. **病因分类**　根据造成贫血的原因将其分为红细胞和血红蛋白生成不足、溶血性和失血性三类。

(1)红细胞和血红蛋白生成不足

1)造血物质缺乏:如缺铁性贫血(铁缺乏)、巨幼红细胞性贫血(维生素 B$_{12}$、叶酸缺乏)、维生素 A 缺乏、维生素 B$_6$ 缺乏、铜缺乏、维生素 C 缺乏、蛋白质缺乏等。

2)骨髓造血功能障碍:如再生障碍性贫血,单纯红细胞再生障碍性贫血。

3）感染性及炎症性贫血：如嗜血性流感杆菌、金黄色葡萄球菌、链球菌等感染。

4）其他：慢性肾病所致贫血，铅中毒，癌症性贫血等。

（2）溶血性贫血：可由红细胞内在异常或红细胞外在因素引起。

1）红细胞内在异常：①红细胞膜结构缺陷：如遗传性球形红细胞增多症、遗传性椭圆形红细胞增多症、棘状红细胞增多、阵发性睡眠性血红蛋白尿等；②红细胞酶缺乏：如葡萄糖 -6- 磷酸脱氢酶缺乏症（G6PD）、丙酮酸激酶（PK）缺乏症等；③血红蛋白合成或结构异常：如地中海贫血、血红蛋白病等。

2）红细胞外在因素：①免疫因素：体内存在破坏红细胞的抗体，如新生儿溶血症、自身免疫性溶血性贫血、药物所致的免疫性溶血性贫血等；②非免疫因素：如感染、物理化学因素、毒素、脾功能亢进、弥散性血管内凝血等。

（3）失血性贫血：包括急性失血和慢性失血引起的贫血。

3. **形态分类**　根据红细胞数、血红蛋白量和红细胞压积计算红细胞平均容积（MCV）、红细胞平均血红蛋白（MCH）和红细胞平均血红蛋白浓度（MCHC）将贫血分为四类（表 12-2）。

表 12-2　贫血的细胞形态分类

	MCV(fl)	MCH(pg)	MCHC(g/L)
正细胞性	80～94	28～32	320～380
大细胞性	＞94	＞32	320～380
单纯小细胞性	＜80	＜28	320～380
小细胞低色素性	＜80	＜28	＜320

【临床表现】

贫血的临床表现与其病因、程度轻重、发生急慢等因素有关。急性贫血如急性失血或溶血，虽贫血程度轻，亦可引起严重症状甚至休克；慢性贫血，若机体各器官的代偿功能较好，可无症状或症状较轻，当代偿不全时才逐渐出现症状。

1. **一般表现**　皮肤、黏膜苍白为突出表现。贫血时皮肤黏膜及甲床呈苍白色；重度贫血时皮肤往往呈蜡黄色。病程较长的患儿还常有易疲倦、毛发干枯、营养低下、体格发育迟缓等症状。

2. **造血器官反应**　婴幼儿期的骨髓几乎全是红髓，贫血时，骨髓不能进一步代偿而出现骨髓外造血，表现为肝脾和淋巴结肿大，外周血中可出现有核红细胞、幼稚粒细胞。

3. **各系统症状**

（1）循环和呼吸系统：贫血时可出现呼吸加速、心率加快、脉搏加强、动脉压增高。重度贫血失代偿时，则出现心脏扩大，心前区收缩期杂音，甚至发生充血性心力衰竭。

（2）消化系统：胃肠蠕动及消化酶分泌功能均受影响，出现食欲减退、恶心、腹胀或便秘等。偶有舌炎、舌乳头萎缩等。

（3）神经系统：常表现精神不振，注意力不集中，情绪易激动等。年长儿可有头痛、昏眩、眼前有黑点或耳鸣等。

【诊断要点】

贫血是由各类病因引起，发生于多种疾病的一种状态或综合征。为此尚需查明贫血原因。可根据以下步骤确定。

1. **详细病史**　注意以下方面：①性别、籍贯、出生时情况、喂养及生长发育史等；②过去史：以往贫血、黄疸、急慢性失血史及围生期病史；③家族史：家族中类似病者（贫血、黄疸及胆红素脑病）；④服药或化学药物接触史：多种药物（包括中草药）、化学物品及蚕豆等可诱发贫血或再障。

2. **体格检查** 注意营养及发育状况,是否伴畸形,检查皮肤黏膜(肤色、黄疸及出血倾向)、淋巴结、肝脾和骨骼等。

3. **实验室检查**

(1)外周血象:红细胞计数和血红蛋白可确定有无贫血及评价贫血严重程度。还可明确贫血仅为红细胞异常还是伴有白细胞、血小板异常。网织红细胞数可反映骨髓红系造血增生情况。

(2)血细胞形态:分析红细胞形态(结合 MCV、MCH、MCHC)可明确贫血的形态学特点。通过血涂片还可观察有无幼稚细胞以排除白血病等。

(3)骨髓检查:直接了解骨髓造血细胞的质和量的改变,可评价骨髓红系造血程度;骨髓涂片应做铁染色以评价铁储备及铁粒幼细胞。

(4)特殊检查:包括血红蛋白电泳、红细胞渗透脆性试验、红细胞酶活力测定、抗人球蛋白试验以及血红蛋白基因分析等。

【治疗原则】

1. **去除病因** 对病因明确的贫血,如能去除引起贫血的病因,则贫血可从根本上得以纠正。针对贫血的病因,选择有效药物,治疗原发病是纠正贫血的关键措施。

2. **一般治疗** 加强护理,预防感染,改善饮食质量和搭配等。

3. **药物治疗** 针对贫血的病因,选择有效药物给予治疗,如铁剂治疗缺铁性贫血,维生素 B_{12} 和叶酸治疗巨幼红细胞性贫血等。

4. **输红细胞** 一般选用浓缩红细胞,每次 5~10ml/kg,速度不宜过快,以免引起心力衰竭和肺水肿。对于贫血合并肺炎的患儿,每次输红细胞量更应减少,速度减慢。

5. **造血干细胞移植** 是目前根治严重遗传性溶血性贫血、再生障碍性贫血和"高危"白血病的有效方法。

6. **并发症治疗** 婴幼儿贫血易合并急、慢性感染,营养不良,消化功能紊乱等,应予积极治疗。

问题与思考

小儿贫血的病因分类有哪些?

第三节 小儿贫血的常见疾病

一、营养性缺铁性贫血

缺铁性贫血(iron deficiency anemia,IDA)是体内铁缺乏导致血红蛋白合成减少,临床上以小细胞低色素性贫血、血清铁蛋白减少和铁剂治疗有效为特点的贫血症。本病以婴幼儿发病率最高,严重危害小儿健康,是我国重点防治的小儿常见病之一。

【小儿铁代谢特点】

1. **婴幼儿期铁代谢的特点** 足月新生儿体内总铁约 75mg/kg,其中 25% 为贮存铁。生后由于"生理性溶血"释放的铁较多,随后是"生理性贫血"期造血相对较低下,加之从母体获取的铁一般能满足 4 个月之需,故婴儿早期不易发生缺铁。但早产儿从母体获取铁少,且生长发育更迅速,可较早发生缺铁。约 4 月龄以后,从母体获取的铁逐渐耗尽,加上此期生长发育迅速,造血活跃,因此对膳食铁的需要增加,而婴儿主食人乳和牛乳的铁含量均低,不能满足机体之需,贮存铁耗竭后即发生缺铁,故 6 月~2 岁的小儿缺铁性贫血发生率高。

2. **儿童期和青春期铁代谢特点**　儿童期一般较少缺铁,此期缺铁的主要原因是偏食使摄取的铁不足,或是食物搭配不合理使铁的吸收受抑制;肠道慢性失血也是此期缺铁的原因。青春期由于生长发育迅速而对铁的需要量增加,初潮以后少女,如月经过多造成铁的丢失也是此期缺铁的原因。

【病因】

1. **先天储铁不足**　胎儿从母体获得的铁以妊娠最后三个月最多,故早产、双胎或多胎、胎儿失血和孕母严重缺铁等均可使胎儿储铁减少。

2. **铁摄入量不足**　这是缺铁性贫血的主要原因。人乳、牛乳、谷物中含铁量均低,如不及时添加含铁较多的辅食,容易发生缺铁性贫血。

3. **生长发育因素**　婴儿期生长发育较快,3个月时和1岁时体重分别为出生时的2倍和3倍;随着体重增加,血容量也增加较快,1岁时血循环中的血红蛋白增加二倍;未成熟儿的体重及血红蛋白增加倍数更高;如不及时添加含铁丰富的食物,则易致缺铁。

4. **铁的吸收障碍**　食物搭配不合理可影响铁的吸收。慢性腹泻不仅铁的吸收不良,而且铁的排泄也增加。

5. **铁的丢失过多**　正常婴儿每天排泄铁量相对比成人多。每1ml血约含铁0.5mg,长期慢性失血可致缺铁,如肠息肉、梅克尔憩室、膈疝、钩虫病等可致慢性失血,用不经加热处理的鲜牛奶喂养的婴儿可因对牛奶过敏而致肠出血。

【发病机制】

1. **缺铁对血液系统的影响**　缺铁通常经过以下三个阶段才发生贫血:①铁减少期(iron depletion, ID):此阶段体内储存铁已减少,但供红细胞合成血红蛋白的铁尚未减少;②红细胞生成缺铁期(iron deficient erythropoiesis, IDE):此期储存铁进一步耗竭,红细胞生成所需的铁亦不足,但循环中血红蛋白的量尚未减少;③缺铁性贫血期(iron deficiency anemia, IDA):此期出现小细胞低色素性贫血,还有一些非造血系统的症状。

2. **缺铁对其他系统的影响**　缺铁可影响肌红蛋白的合成,并可使多种含铁酶(如细胞色素C、单胺氧化酶、核糖核苷酸还原酶、琥珀酸脱氢酶等)的活性减低。由于这些含铁酶与生物氧化、组织呼吸、神经介质分解与合成有关,故铁缺乏时造成细胞功能紊乱,尤其是单胺氧化酶的活性降低,造成重要的神经介质如5-羟色胺、去甲肾上腺素、肾上腺素及多巴胺发生明显变化,不能正常发挥功能,因而产生一些非造血系统的表现,如体力减弱、易疲劳、表情淡漠、注意力难于集中和智力减低等。缺铁还可引起组织器官的异常,如口腔黏膜异常角化、舌炎、胃酸分泌减少、脂肪吸收不良和反甲等。此外,缺铁还可引起细胞免疫功能降低,易患感染性疾病。

【临床表现】

任何年龄均可发病,以6个月至2岁最多见。发病缓慢,其临床表现随病情轻重而有不同。

1. **一般表现**　皮肤黏膜逐渐苍白,以唇、口腔黏膜及甲床较明显。易疲乏,不爱活动。年长儿可诉头晕、眼前发黑、耳鸣等。

2. **髓外造血表现**　由于髓外造血,肝、脾可轻度肿大;年龄愈小、病程愈久、贫血愈重,肝脾大愈明显。

3. **非造血系统症状**

(1)消化系统症状:食欲减退,少数有异食癖(如嗜食泥土、墙皮、煤渣等);可有呕吐、腹泻;可出现口腔炎、舌炎或舌乳头萎缩;重者可出现萎缩性胃炎或吸收不良综合征。

(2)神经系统症状:表现为烦躁不安或萎靡不振,精神不集中、记忆力减退,智力多数低于同龄儿。

(3)心血管系统症状:明显贫血时心率增快,严重者心脏扩大甚至发生心力衰竭。

(4)其他:因细胞免疫功能降低,常合并感染。可因上皮组织异常而出现反甲。

【实验室检查】

1. **外周血象** 血红蛋白降低比红细胞数减少明显,呈小细胞低色素性贫血。外周血涂片可见红细胞大小不等,以小细胞为多,中央淡染区扩大。平均红细胞容积(MCV)<80fl,平均红细胞血红蛋白量(MCH)<26pg,平均红细胞血红蛋白浓度(MCHC)<0.31。网红细胞数正常或轻度减少。白细胞、血小板一般无改变。

2. **骨髓象** 呈增生活跃,以中、晚幼红细胞增生为主。各期红细胞均较小,胞浆少,染色偏蓝,显示胞浆成熟程度落后于胞核。粒细胞和巨核细胞系一般无明显异常。

3. **有关铁代谢的检查**

(1)血清铁蛋白(serum ferritin, SF):可较敏感地反映体内贮存铁情况,是诊断缺铁 ID 期的敏感指标。其放射免疫法测定的正常值:<3 月婴儿为 194~238µg/L,3 个月后为 18~91µg/L,低于 12µg/L,提示缺铁。

(2)红细胞游离原卟啉(free erythrocyte protoporphyrin, FEP):FEP>0.9µmol/L(500µg/dl)即提示细胞内缺铁。如 SF 值降低、FEP 升高而未出现贫血,这是缺铁 IDE 期的典型表现。FEP 增高还见于铅中毒、慢性炎症和先天性原卟啉增多症。

(3)血清铁(SI)、总铁结合力(TIBC)和转铁蛋白饱和度(TS):这三项检查是反映血浆中铁含量,通常在 IDA 期才出现异常:即 SI 和 TS 降低,TIBC 升高。

4. **骨髓** 可染铁骨髓涂片用普鲁士蓝染色镜检,细胞外铁减少。观察红细胞内铁粒细胞数,如<15%,提示储存铁减少(细胞内铁减少),这是一项反映体内贮存铁的敏感而可靠的指标。

【诊断和鉴别诊断】

根据病史特别是喂养史、临床表现和血象特点,一般可作出初步诊断。进一步作有关铁代谢的生化检查有确诊意义。必要时可作骨髓检查。用铁剂治疗有效可证实诊断。

地中海贫血、异常血红蛋白病、维生素 B₆ 缺乏性贫血、铁粒幼红细胞性贫血和铅中毒等亦表现为小细胞低色素性贫血,应根据各病临床特点和实验室检查特征加以鉴别。

【治疗】

1. **一般治疗** 加强护理,保证充足睡眠;避免感染,如伴有感染者应积极控制感染;重度贫血者注意保护心脏功能。根据患儿消化能力,适当增加含铁质丰富的食物,注意饮食的合理搭配,以增加铁的吸收。

2. **去除病因** 对饮食不当者应纠正不合理的饮食习惯和食物组成,有偏食习惯者应予纠正。如有慢性失血性疾病,如钩虫病、肠道畸形等,应予及时治疗。

3. **铁剂治疗**

(1)口服铁剂:常用的口服铁剂有硫酸亚铁(含元素铁 20%)、富马酸亚铁(含元素铁 33%)、葡萄糖酸亚铁(含元素铁 12%)、琥珀酸亚铁(含元素铁 35%)等,口服铁剂的剂量为元素铁每日 4~6mg/kg,分 3 次口服,以两餐之间口服为宜;为减少胃肠副反应,可从小剂量开始,如无不良反应,可在 1~2 日内加至足量。

(2)注射铁剂:其适应证是:①诊断肯定但口服铁剂后无治疗反应者;②口服后胃肠反应严重,虽改变制剂种类、剂量及给药时间仍无改善者;③由于胃肠疾病胃肠手术后不能应用口服铁剂或口服铁剂吸收不良者。

补给铁剂 12~24 小时后,细胞内含铁酶开始恢复,烦躁等精神症状减轻,食欲增加。网织红细胞于服药 2~3 天后开始上升,5~7 日达高峰,2~3 周后下降至正常。治疗 1~2 周后血红蛋白逐渐上升,通常于治疗 3~4 周达到正常。如 3 周内血红蛋白上升不足 20g/L,注意寻找原因。如治疗反应满意,血红蛋白恢复正常后再继续服用铁剂 6~8 周,以增加铁储存。

4. **输红细胞** 输注红细胞的适应证是:①贫血严重,尤其是发生心力衰竭者;②合并感染者;③急需外科手术者。贫血愈严重,每次输注量应愈少。Hb 在 30g/L 以下者,应采用等量换血方法;Hb 在 30~60g/L 者,每次可输注浓缩红细胞 4~6ml/kg;Hb 在 60g/L 以上者,不必输红细胞。

【预防】

主要预防措施包括:①提倡母乳喂养,因母乳中铁的吸收利用率较高;②做好喂养指导,无论是母乳或人工喂养的婴儿,均应及时添加含铁丰富且铁吸收率高的辅助食品;③婴幼儿食品(谷类制品、牛奶制品等)应加入适量铁剂加以强化;④对早产儿,尤其是非常低体重的早产儿宜自 2 个月左右给予铁剂预防。

二、营养性巨幼红细胞性贫血

营养性巨幼细胞性贫血(nutritional megaloblastic anemia)是由于维生素 B_{12} 或(和)叶酸缺乏所致的一种大细胞性贫血。主要临床特点是贫血、神经精神症状、红细胞的胞体变大、骨髓中出现巨幼红细胞、用维生素 B_{12} 或(和)叶酸治疗有效。

【病因】

1. 摄入量不足 单纯母乳喂养而未及时添加辅食、人工喂养不当及严重偏食的婴幼儿,其饮食中缺乏肉类、动物肝、肾及蔬菜,可致维生素 B_{12} 和叶酸缺乏。羊乳含叶酸量很低,单纯以羊奶喂养者,可致叶酸缺乏。

2. 需要量增加 婴儿生长发育较快,对叶酸、维生素 B_{12} 的需要量也增加,严重感染者维生素 B_{12} 的消耗量增加,需要量相应增加。

3. 吸收或代谢障碍 慢性腹泻影响叶酸吸收,先天性叶酸代谢障碍(如小肠吸收叶酸缺陷及叶酸转运功能障碍)也可致叶酸缺乏。

【发病机制】

叶酸受叶酸还原酶的还原作用和维生素 B_{12} 的催化作用后变成四氢叶酸,后者是 DNA 合成过程中必需的辅酶。当维生素 B_{12} 或叶酸缺乏后,使四氢叶酸减少,导致 DNA 合成减少。幼稚红细胞内的 DNA 合成减少使其分裂和增殖时间延长,出现细胞核的发育落后于胞浆而血红蛋白的合成不受影响的发育,红细胞的胞体变大,形成巨幼红细胞。由于红细胞生成速度变慢,巨幼红细胞在骨髓内易被破坏,进入血循环的红细胞寿命也较短,从而出现贫血。

维生素 B_{12} 能促使脂肪代谢产生的甲基丙二酸转变成琥珀酸而参与三羧酸循环,此作用与神经髓鞘中脂蛋白形成有关,因而能保持中枢和外周髓鞘神经纤维的功能完整性。当其缺乏时,可导致中枢和外周神经髓鞘受损,因而出现神经精神症状。叶酸缺乏主要引起情感改变,偶见深感觉障碍。

【临床表现】

以 6 月~2 岁多见,起病缓慢。

1. 一般表现 多呈虚胖或颜面轻度水肿,毛发纤细稀疏、黄色,严重者皮肤有出血点或瘀斑。

2. 贫血表现 皮肤常呈现蜡黄色,睑结膜、口唇、指甲等处苍白,偶有轻度黄疸,疲乏无力,常伴有肝、脾大。

3. 精神、神经症状 可出现烦躁不安、易怒等症状。维生素 B_{12} 缺乏者表现为表情呆滞、对周围反应迟钝,嗜睡、不认亲人,少哭不笑,智力、动作发育落后甚至退步。重症病例可出现不规则性震颤,手足无意识运动,甚至抽搐、感觉异常、共济失调、踝阵挛和 Babinski 征阳性等。叶酸缺乏不发生神经系统症状,但可导致神经精神异常。

4. 消化系统症状 常出现较早,如厌食、恶心、呕吐、腹泻和舌炎等。

【实验室检查】

1. 外周血象 呈大细胞性贫血, $MCV > 94fl$, $MCH > 32pg$。血涂片可见红细胞大小不等,以大细胞为多,易见嗜多色性和嗜碱点彩红细胞,可见巨幼变的有核红细胞,中性粒细胞呈分叶过多现象。网织红细胞、白细胞、血小板计数常减少。

2. **骨髓象**　增生明显活跃,以红细胞系增生为主,粒、红系统均出现巨幼变,表现为胞体变大、核染色质粗而松、副染色质明显。中性粒细胞的胞浆空泡形成,核分叶过多。巨核细胞的核有过度分叶现象,巨大血小板。

3. **血清维生素 B_{12} 和叶酸测定**　血清维生素 B_{12} 正常值为 $200 \sim 800ng/L$, $<100ng/L$ 为缺乏。血清叶酸水平正常值为 $5 \sim 6\mu g/L$, $<3\mu g/L$ 为缺乏。

【诊断】

根据临床表现、血象和骨髓象可诊断为巨幼细胞性贫血。在此基础上,如精神神经症状明显,则考虑为维生素 B_{12} 缺乏所致。有条件时测定血清维生素 B_{12} 或叶酸水平可进一步协助确诊。

【治疗】

1. **一般治疗**　注意营养,及时添加辅食;加强护理,防止感染。

2. **去除病因**　对引起维生素 B_{12} 和叶酸缺乏的原因应予去除。

3. **维生素 B_{12} 和叶酸治疗**　维生素 B_{12} $500 \sim 1000\mu g$ 一次肌注;或每次肌注 $100\mu g$,每周 $2 \sim 3$ 次,连用数周,直至临床症状好转,血象恢复正常为止。当有神经系统受累表现时,可每日 $1mg$,连续肌注 2 周以上;由于维生素 B_{12} 吸收缺陷所致的患者,每月肌注 $1mg$,长期应用。

叶酸口服剂量为 $5mg$,每日 3 次,连续数周至临床症状好转、血象恢复正常为止。同时口服维生素 C 有助叶酸的吸收。服叶酸 $1 \sim 2$ 天后食欲好转,骨髓中巨幼红细胞转为正常;$2 \sim 4$ 天网织红细胞增加,$4 \sim 7$ 天达高峰;$2 \sim 6$ 周红细胞和血红蛋白恢复正常。

【预防】

改善哺乳母亲的营养,婴儿应及时添加辅食,注意饮食均衡,及时治疗肠道疾病,注意合理应用抗叶酸代谢药物。

三、遗传性球形红细胞增多症

遗传性球形红细胞增多症(hereditary spherocytosis, HS)是红细胞膜先天性缺陷的溶血性贫血,以不同程度贫血、反复出现黄疸、脾大、球形红细胞增多及红细胞渗透脆性增加为特征。

【病因和发病机制】

本病大多数为常染色体显性遗传,少数为常染色体隐性遗传。正常红细胞膜由双层脂质和膜蛋白组成。本病由于调控红细胞膜蛋白的基因突变造成膜骨架蛋白(膜收缩蛋白,锚蛋白)单独或联合缺陷。缺陷造成红细胞的病理生理改变:①红细胞膜双层脂质不稳定以出芽形式形成囊状而丢失,使红细胞表面积减少,表面积与体积比值下降,红细胞变成球形;②红细胞膜阳离子通透增加,钠和水进入胞内而钾透出胞外,为了维持红细胞内外钠离子平衡,钠泵作用加强致 ATP 缺乏,钙-ATP 酶受抑,致细胞内钙离子浓度升高并沉积在红细胞膜上;③红细胞膜蛋白磷酸化功能下降,过氧化酶增加,与膜结合的血红蛋白增加,导致红细胞变形性下降。球形红细胞的细胞膜变形性能和柔韧性能减弱,少量水分进入胞内即易胀破而溶血,红细胞通过脾时易被破坏而溶解,发生血管外溶血。

【临床表现】

贫血、黄疸、脾大是本病三大特征,而且在慢性溶血性贫血的过程中易出现急性溶血发作。发病年龄越小,症状越重。新生儿期起病者出现急性溶血性贫血和高胆红素血症;婴儿和儿童患者贫血的程度差异较大,大多为轻至中度贫血。黄疸可见于大部分患者,多为轻度,呈间歇性。几乎所有患者有脾大,且随年龄增长而逐渐显著,溶血危象时脾大明显。肝脏多为轻度肿大。长期贫血可因骨髓代偿造血而致骨骼改变,但程度一般较地中海贫血轻。偶见踝部溃疡。

在慢性病程中,常因感染、劳累或情绪紧张等因素诱发"溶血危象":贫血和黄疸突然加重,伴有发热、寒战、呕吐,脾大显著并有疼痛。也可出现"再生障碍危象":表现为以红系造血受抑为主的骨髓造血功能暂时性抑制,出现严重贫血,可有不同程度的白细胞和血小板减少。后者与微小病毒(parvovirus)B_{19}感染有关,呈自限性过程,持续数天或1～2周缓解。

【实验室检查】

1. **外周血象** 贫血多为轻至中度,发生危象时可呈重度;网织红细胞升高;MCV和MCH多正常,MCHC可增加;白细胞及血小板多正常。外周血涂片可见胞体小、染色深、中心浅染区消失的球形红细胞增多,是本病的特征,约占红细胞数的0.2～0.4。

2. **红细胞渗透脆性试验** 大多数病例红细胞渗透脆性增加,0.5%～0.75%盐水开始溶血,0.40%完全溶血。24小时孵育脆性试验则100%病例阳性。

3. **其他** 溶血的证据如血清间接胆红素和游离血红蛋白增高,结合珠蛋白降低,尿中尿胆原增加。红细胞自身溶血试验阳性,加入葡萄糖或ATP可以纠正。骨髓象示红细胞系统明显增生,但有核红细胞形态无异常。分子生物学方法可确定基因突变位点。

【诊断和鉴别诊断】

根据贫血、黄疸、脾大等临床表现,球形红细胞增多,红细胞渗透脆性增加或孵育后红细胞渗透脆性试验增加即可作出初步诊断;并应行家族调查,阳性家族史即可确诊。

须注意当本病合并缺铁时,红细胞渗透脆性可能正常。自身免疫性溶血患者既有溶血的表现,球形红细胞亦明显增多,易与本病混淆,Coombs试验阳性,肾上腺皮质激素治疗有效等可资鉴别。轻型HS溶血发作时可误为黄疸型肝炎,应注意鉴别。

【治疗】

1. **一般治疗** 注意防治感染,避免劳累和情绪紧张。适当补充叶酸。

2. **防治高胆红素血症** 见于新生儿发病者(参阅本书第七章第九节)。

3. **输红细胞** 贫血轻者无需输红细胞,重度贫血或发生溶血危象时应输红细胞。发生再生障碍危象时除输红细胞外,必要时输血小板。

4. **脾切除手术** 应于5岁以后进行,因过早切脾可降低机体免疫功能,易发生严重感染。切脾时注意有无副脾,如有应同时切除。为防止术后感染,应在术前1～2周注射多价肺炎球菌疫苗,术后应用长效青霉素预防治疗1年。脾切除术后血小板数于短期内升高,如PLT>800×10^9/L,应予抗血小板凝集药物如双嘧达莫等。

四、红细胞葡萄糖-6-磷酸脱氢酶缺乏症

红细胞葡萄糖-6-磷酸脱氢酶(G6PD)缺乏症是一种X连锁不完全显性遗传性红细胞酶缺陷病。在我国,此病主要见于长江流域及其以南各省,以云南、海南、广东、广西、福建、四川、江西、贵州等省(自治区)的发病率较高,北方地区较为少见。

【病因】

本病是由于G6PD的基因突变所致。*G6PD*基因定位于X染色体长臂2区8带(Xq28),全长约18.5Kb,含13个外显子,编码515个氨基酸。男性半合子和女性纯合子均表现为G6PD显著缺乏;女性杂合子发病与否,取决于其G6PD缺乏的细胞数量在细胞群中所占的比例,在临床上有不同的表现度,故称为不完全显性。

迄今,*G6PD*基因的突变已达122种以上;中国人的*G6PD*基因突变型即有17种,其中最常见的是nt1376G>T(占57.6%)、nt1388G>A(占14.9%),其他突变有nt95A>G、nt493A>G、nt1024G>T等。同一地区的不同民族其基因突变型相似,而分布在不同地区的同一民族其基因突变型则差异很大。

【发病机制】

本病发生溶血的机制尚未完全明了,目前认为服用氧化性药物(如伯氨喹)诱发溶血的机制为:G6PD在磷酸戊糖旁路中是 6-磷酸葡萄糖(G6P)转变为 6-磷酸葡萄糖酸(G6PG)反应中必需的酶。G6PD缺乏时,使还原型三磷酸吡啶核苷(NADPH)减少,不能维持生理浓度的还原型谷胱甘肽(GSH),从而使红细胞膜蛋白和酶蛋白中的巯基遭受氧化,破坏了红细胞膜的完整性。NADPH减少后,使高铁血红蛋白(MHb)不能转变为氧合血红蛋白,MHb增加致红细胞内不可溶性变性珠蛋白小体(Heinz body)形成明显增加,红细胞膜变硬,通过脾脏时被破坏,导致溶血。新生的红细胞G6PD活性较高,对氧化剂药物有较强的"抵抗性",当衰老红细胞酶活性过低而被破坏后,新生红细胞即代偿性增加,故不再发生溶血,呈"自限性"。蚕豆诱发溶血的机理未明,蚕豆浸液中含有多巴、多巴胺、蚕豆嘧啶类、异脲咪等类似氧化剂物质,可能与蚕豆病的发病有关。

【临床表现】

根据诱发溶血的不同原因,可分为以下 5 种临床类型。

1. 伯氨喹型药物性溶血性贫血 是由于服用某些具有氧化特性的药物而引起的急性溶血。常于服药后 1~3 天出现急性血管内溶血。有头晕、厌食、恶心、呕吐、疲乏等症状,继而出现黄疸、血红蛋白尿,溶血严重者可出现少尿、无尿、酸中毒和急性肾衰竭。溶血过程呈自限性是本病的重要特点,轻症的溶血持续 1~2 天或 1 周左右临床症状逐渐改善而自愈。

2. 蚕豆病 常见于 <10 岁小儿,男孩多见,常在蚕豆成熟季节流行,进食蚕豆或蚕豆制品均可致病,母亲食蚕豆后哺乳可使婴儿发病。通常于进食蚕豆或其制品后 24~48 小时内发病,表现为急性血管内溶血,其临床表现与伯氨喹型药物性溶血相似。

3. 新生儿黄疸 在 G6PD 缺乏症高发地区由 G6PD 缺乏引起的新生儿黄疸并不少见。感染、病理产、缺氧、给新生儿哺乳的母亲服用氧化剂药物或新生儿穿戴有樟脑丸气味的衣服等均可诱发溶血。黄疸大多于出生 2~4 天后达高峰,半数患儿可有肝脾大,贫血大多数为轻度或中度,重者可致胆红素脑病。

4. 感染诱发的溶血 细菌、病毒感染可诱发 G6PD 缺乏者发生溶血,一般于感染后几天之内突然发生溶血,程度大多较轻,黄疸多不显著。

5. 先天性非球形细胞性溶血性贫血(CNSHA) 在无诱因情况下出现慢性溶血,常于婴儿期发病,表现为贫血、黄疸、脾大,可因感染或服药而诱发急性溶血。约有半数病例在新生儿期以高胆红素血症起病。

【实验室检查】

1. 红细胞 G6PD 缺乏的筛选试验 常用 3 种方法:

(1)高铁血红蛋白还原试验:正常还原率 >0.75,中间型为 0.74~0.31,显著缺乏者 <0.30。此试验可出现假阳性或假阴性,故应配合其他有关实验室检查。

(2)荧光斑点试验:正常 10 分钟内出现荧光,中间型者 10~30 分钟出现荧光,严重缺乏者 30 分钟仍不出现荧光。本试验敏感性和特异性均较高。

(3)硝基四氮唑蓝(NBT)纸片法:正常滤纸片呈紫蓝色,中间型呈淡蓝色,显著缺乏者呈红色。

2. 红细胞 G6PD 活性测定 这是特异性的直接诊断方法,正常值随测定方法而不同:

(1)世界卫生组织(WHO)推荐的 Zinkham 法为 12.1±2.09IU/gHb。

(2)国际血液学标准化委员会(SICSH)推荐的 Clock 与 Mclean 法为(8.34±1.59)IU/gHb。

(3)NBT 定量法为 13.1~30.0BNT 单位。

(4)近年开展 G6PD/6PGD 比值测定,可进一步提高杂合子检出率,正常值为成人 1.0~1.67,脐带血 1.1~2.3,低于此值为 G6PD 缺乏。

3. 变性珠蛋白小体生成试验 在溶血时阳性细胞 >0.05,溶血停止时呈阴性。不稳定血红蛋白病患者此试验亦可为阳性。

【诊断和鉴别诊断】

阳性家族史或过去病史均有助于临床诊断。病史中有急性溶血特征,并有食蚕豆或服药物史,或新生儿黄疸,或自幼即出现原因未明的慢性溶血者,均应考虑本病。结合实验室检查即可确诊。

本病需与地中海贫血相鉴别,后者亦属于基因遗传性疾病,且亦在我国南方多见,进一步予血红蛋白电泳、地中海贫血基因检查可鉴别。

【治疗】

对急性溶血者,应去除诱因。在溶血期应供给足够水分,注意纠正电解质失衡,口服碳酸氢钠,使尿液保持碱性,以防止血红蛋白在肾小管内沉积。贫血较轻者不需要输血,去除诱因后溶血大多于1周内自行停止。严重贫血时,可输 G6PD 正常的红细胞。应密切注意肾功能,如出现肾衰竭,应及时采取有效措施。

新生儿黄疸可用蓝光治疗,个别严重者应考虑换血疗法,以防止胆红素脑病的发生。

【预防】

在 G6PD 缺陷高发地区,应进行群体 G6PD 缺乏症的普查。已知为 G6PD 缺乏者应避免进食蚕豆及其制品,忌服有氧化作用的药物,并加强对各种感染的预防。

五、地中海贫血

地中海贫血(简称地贫),又称海洋性贫血(thalassemia)、珠蛋白生成障碍性贫血,是遗传性溶血性贫血的一组疾病。其共同特点是珠蛋白基因的缺陷使一种或几种珠蛋白肽链合成减少或不能合成,导致血红蛋白的组成成分改变。其中以 α 和 β 地贫较常见。本病以地中海沿岸国家和东南亚各国多见,我国长江以南各省均有报道,以广东、广西、海南、四川、重庆等省区发病率较高,在北方较为少见。

【病因和发病机制】

1. **β 地贫** 人类 β 珠蛋白基因簇位于第 11 号染色体短臂 1 区 2 节(11p1.2)。β 地贫的病因主要是由于该基因的点突变,少数为基因缺失。

因 β 链生成完全或明显受到抑制,以致含有 β 链的 HbA 合成减少或消失,而多余的 α 链与 γ 链结合而成为 HbF($\alpha_2\gamma_2$)。由于 HbF 的氧亲合力高,致患者组织缺氧。过剩的 α 链沉积于幼红细胞和红细胞中,形成 α 链包涵体附着于红细胞膜上而使其变僵硬,在骨髓内大多被破坏而导致"无效造血"。部分含有包涵体的红细胞虽能成熟并被释放至外周血,但当它们通过微循环时就容易被破坏。这种包涵体还影响红细胞膜的通透性,从而导致红细胞的寿命缩短。

2. **α 地贫** 人类 α 珠蛋白基因簇位于第 16 号染色体短臂末端(16p13.3)。每条染色体各有 2 个 α 珠蛋白基因,一对染色体共有 4 个 α 珠蛋白基因。大多数 α 地贫是由于 α 珠蛋白基因的缺失所致,少数由基因点突变造成。

α 地贫由于缺乏 α 链生成,可发生大量 γ 链合成 γ4(Hb Bart's)或多余 β 链合成 HbH(β4),对氧的亲合力高,造成组织缺氧,容易在红细胞内变性沉淀而形成包涵体,造成红细胞膜僵硬而使红细胞寿命缩短。

【临床表现】

1. **β 地贫的临床表现** 根据 β 地贫病情轻重的不同,分为以下 3 型。

(1)轻型:患者无症状或轻度贫血,脾不大或轻度肿大。病程经过良好,绝大多数能像正常人存活至老年。

(2)中间型:多于幼童期出现症状,其临床表现介于轻型和重型之间,中度贫血,脾脏轻度或中度肿大,黄疸可有可无,骨骼改变较轻。

(3)重型:又称 Cooley 贫血。患儿出生时无症状,至 3~12 个月开始发病,呈慢性进行性贫血,面色苍白、肝脾大，发育不良，常有轻度黄疸，症状随年龄增长而日益明显。常需每4周左右输红细胞以纠正严重贫血。若长期中度或以上贫血者，由于骨髓代偿性增生，将导致骨骼变大、髓腔增宽，先发生于掌骨，以后为长骨和肋骨；1岁后颅骨改变明显，表现为头颅变大、额部隆起、颧高、鼻梁塌陷，两眼距增宽，形成地贫特殊面容。患儿常并发支气管炎或肺炎。

2. α地贫的临床表现 根据α地贫病情轻重的不同，分为以下4型：

（1）静止型：患者无症状。

（2）轻型：患者无症状。体检可示轻度贫血貌，肝脾不大。

（3）中间型：又称血红蛋白H病。患儿出生时无明显症状；婴儿期以后逐渐出现贫血、疲乏无力、肝脾大、轻度黄疸；年龄较大患者可出现类似重型β地贫的特殊面容。合并呼吸道感染或服用氧化性药物、抗疟药物等可诱发急性溶血而加重贫血，甚至发生溶血危象。

（4）重型：又称 Hb Bart's 胎儿水肿综合征。胎儿常于 30~40 周时流产、死胎或娩出后半小时内死亡，胎儿呈重度贫血、黄疸、水肿、肝脾大、腹腔积液、胸腔积液。胎盘巨大且质脆。

【实验室检查】

1. β地贫的实验室检查

（1）轻型：成熟红细胞有轻度形态改变，红细胞渗透脆性正常或减低，血红蛋白电泳显示 HbA_2 含量增高（0.035~0.060），这是本型的特点。HbF 含量正常。基因分析呈杂合子状态。

（2）中间型：外周血象和骨髓象的改变如重型，红细胞渗透脆性减低，HbF 含量约为 0.40~0.80，HbA_2 含量正常或增高。基因分析呈某些地贫变异型的纯合子或复合杂合子状态。

（3）重型：外周血象呈小细胞低色素性贫血，红细胞大小不等，中央浅染区扩大，出现异形、靶形、碎片红细胞和有核红细胞、点彩红细胞、嗜多染性红细胞、豪-周小体等；网织红细胞正常或增高。骨髓象红系增生明显活跃，以中、晚幼红细胞占多数，成熟红细胞改变与外周血相同。红细胞渗透脆性明显减低。HbF 含量明显增高，大多 >0.40，这是诊断重型β地贫的重要依据。颅骨 X 线片可见颅骨内外板变薄，板障增宽，在骨皮质间出现垂直短发样骨刺。基因分析为纯合子或复合杂合子。

2. α地贫的实验室检查

（1）静止型：红细胞形态正常，出生时脐带血中 Hb Bart 含量为 0.01~0.02，但 3 个月后即消失。α珠蛋白基因分析呈 -α/αα。

（2）轻型：红细胞形态有轻度改变，如大小不等、中央浅染、异形等；红细胞渗透脆性降低；变性珠蛋白小体阳性；HbA_2 和 HbF 含量正常或稍低。患儿脐血 Hb Bart 含量为 0.034~0.140，于生后 6 个月时完全消失。α珠蛋白基因分析呈 -α/-α 或 --/αα。

（3）中间型：外周血象和骨髓象的改变类似重型β地贫；红细胞渗透脆性减低；变性珠蛋白小体阳性；HbA_2 及 HbF 含量正常。出生时血液中含有约 0.25Hb Bart 及少量 HbH；随年龄增长，HbH 逐渐取代 Hb Bart，其含量约为 0.024~0.44。包涵体生成试验阳性。α珠蛋白基因分析呈 -α/--（缺失型）或 --/αα^Thal（非缺失型）。

（4）重型：外周血成熟红细胞形态改变如重型β地贫，有核红细胞和网织红细胞明显增高。血红蛋白中几乎全是 Hb Bart 或同时有少量 HbH，无 HbA、HbA_2 和 HbF。α珠蛋白基因分析呈 --/--（纯合子）。

【诊断和鉴别诊断】

根据临床特点和实验室检查，结合阳性家族史，一般可作出诊断。有条件时，可作基因诊断。本病须与下列疾病鉴别。

1. 缺铁性贫血 轻型地贫的临床表现和红细胞的形态改变与缺铁性贫血有相似之处，故易被误诊。但缺铁性贫血常有缺铁诱因，血清铁蛋白含量减低，骨髓外铁粒幼红细胞减少，红细胞游离原卟啉升高，铁剂治疗有效等可资鉴别。对可疑病例可借助血红蛋白碱变性试验和血红蛋白电泳。

2. 传染性肝炎或肝硬化 因 HbH 病贫血较轻，还伴有肝脾大、黄疸，少数病例还可有肝功能损害，故易被误诊为黄疸型肝炎或肝硬化。但通过病史询问、家族调查以及红细胞形态观察、血红蛋白电泳检查即可鉴别。

【治疗】

轻型地贫无需特殊治疗。中间型和重型地贫应采取下列一种或数种方法给予治疗。

1. 一般治疗 注意休息和营养，积极预防感染。适当补充叶酸和维生素 E。

2. 输血和去铁治疗 此法在目前仍是重要治疗方法之一。

（1）红细胞输注：对于重型 β 地贫应从早期开始给予适量的红细胞输注，以使患儿生长发育接近正常和防止骨骼病变。其方法是：先 2～4 周内分次输注浓缩红细胞，使患儿血红蛋白含量达 120g/L 左右；然后每隔 4～5 周输注浓缩红细胞 10～15ml/kg，使血红蛋白含量维持在 90～140g/L。但本法容易导致含铁血黄素沉着症，故应同时给予铁螯合剂治疗。

（2）铁螯合剂：除铁治疗是改善重型地贫患者生存质量和延长寿命的主要措施。目前临床上使用的药物有去铁胺、去铁酮和地拉罗司。通常在规则输注红细胞 1 年或 10～20 单位后进行铁负荷评估，如有铁过载（SF＞1000μg/L），则开始应用铁螯合剂。

3. 脾切除 脾切除对血红蛋白 H 病和中间型 β 地贫的疗效较好，对重型 β 地贫效果差。脾切除应在 5 岁以后施行并严格掌握适应证。

4. 造血干细胞移植 异基因造血干细胞移植是目前能根治重型 β 地贫的方法。如有 HLA 相配的造血干细胞供者，应作为治疗重型 β 地贫的首选方法。

【预防】

开展人群普查和遗传咨询，做好婚前指导以避免地贫基因携带者之间联姻，对预防本病有重要意义。采用基因分析法进行产前诊断，可在妊娠早期对重型 β 和 α 地贫胎儿作出诊断并及时终止妊娠，以避免胎儿水肿综合征的发生和重型 β 地贫患者出生，是目前预防本病行之有效的方法。

问题与思考

小儿贫血常见的实验室检查项目有哪些？

案例 12-1 •

2 岁男性患儿，因"发热、流涕 4 天，面色苍白、排酱油样尿 1 天"入院。患儿于 4 天前起发热，流涕、初低热（38℃左右），偶咳。在外院予阿莫西林等口服后，疗效欠佳，体温最高达 39.5℃。2 天前在外院曾予复方氨基比林肌注，热稍降。昨天起患儿出现面色苍白，伴排酱油样小便 2 次，精神较疲倦，食欲缺乏，遂收入院进一步诊治，患儿起病以来，无气促、无发绀、无抽搐、无腹痛、无鼻出血及牙龈出血。大便 1 次 / 日，无黑便。

患儿是广东客家人，家族中一舅父有"贫血史"（具体不详）。

查体：T 37.5℃，R 25 次 / 分，P 130 次 /，wt 12.5kg，发育正常，营养中等，面色较苍白，精神稍疲乏，反应尚可。全身皮肤轻度黄疸，无出血点，表浅淋巴结无肿大。头颅无畸形，巩膜轻度黄疸，双瞳孔等圆等大，对光反射正常，口唇苍白。咽红充血（+），双侧扁桃体Ⅱ°肿大。颈无抵抗，胸廓无畸形，呼吸平顺，双肺呼吸音粗，无啰音。心律整，心音有力，各瓣膜听诊区无杂音。腹平软，肝肋缘下 2cm 质软，脾肋缘下 1cm 质中。肠鸣音正常，四肢肌力、肌张力正常，肢端暖，膝反射正常，未引出病理神经反射。

实验室检查：血常规 WBC 14.2×10^9/L, N 0.70, L 0.30, Hb 68g/L, HCT 0.27, RBC 2.54×10^{12}/L, PLT 182×10^9/L, Ret 3.5%。

思考：

1. 入院诊断及诊断依据是什么？

2. 入院后应完善哪些相关检查？

3. 治疗措施有哪些？

第四节　出血性疾病

一、免疫性血小板减少症

免疫性血小板减少症（immune thrombocytopenic, ITP）既往又称特发性血小板减少性紫癜（Idiopathic thrombocytopenic purpura），是儿童最常见的出血性疾病。其主要临床特点是：皮肤、黏膜自发性出血和束臂试验阳性，血小板减少、出血时间延长和血块收缩不良。

【病因和发病机制】

患儿在发病前常有病毒感染史。目前认为病毒感染不是导致血小板减少的直接原因，而是由于病毒感染后使机体产生相应的抗体，这类抗体可与血小板膜发生交叉反应，使血小板受到损伤而被单核 - 巨噬细胞系统所清除。此外，病毒感染后，体内形成的抗原 - 抗体复合物可附着于血小板表面，使血小板易被单核 - 巨噬细胞系统吞噬和破坏，使血小板的寿命缩短，导致血小板减少。患者血清中血小板相关抗体（PAIgG）含量多增高。研究证实，辅助性 T 细胞（Th）和细胞毒 T 细胞（CTL）的活化及相关细胞因子紊乱是导致本病慢性化过程的重要原因。

免疫性血小板减少症的发生可以是原发性或其他疾病引起的。继发性常见于下列病症：疫苗接种、感染（CMV、Hp、HCV、HIV 等）、抗磷脂综合征、SLE、免疫缺陷病、药物、淋巴增殖性病变、骨髓移植的副作用等。

【临床表现】

本病见于各年龄时期小儿，以 1~5 岁小儿多见，男女发病数无差异，冬春季发病数较高。新诊断的 ITP 患儿于发病前 1~3 周常有急性病毒感染史，如上呼吸道感染、流行性腮腺炎、水痘、风疹、麻疹、传染性单核细胞增多症等，亦偶见于免疫接种后。大多数患儿发疹前无任何症状，部分可有发热。以自发性皮肤和黏膜出血为突出变现，多为针尖大小的皮内或皮下出血点，或为瘀斑和紫癜，少见皮肤出血斑和血肿。分布不均匀，通常以四肢为多，在易于碰撞的部位更多见。常伴有鼻出血或齿龈出血，胃肠道大出血少见，偶见肉眼血尿。青春期女性患者可有月经过多。少数患者可有结膜下和视网膜出血。颅内出血少见，一旦发生，则预后不良。出血严重者可致贫血，肝脾偶见轻度肿大，淋巴结不肿大。

大约 80%~90% 的患儿于发病后 1~6 个月内痊愈，10%~20% 的患儿呈慢性病程。病死率约为 0.5%~1%，主要致死原因为颅内出血。

【实验室检查】

1. **外周血象**　血小板计数 < 100×10^9/L，出血轻重与血小板数多少有关，血小板 < 50×10^9/L 时可见自发性出血，< 20×10^9/L 时出血明显，< 10×10^9/L 时出血严重。慢性型者可见血小板大小不等，染色较浅。失血较多时可致贫血，白细胞数正常。出血时间延长，凝血时间正常，血块收缩不良。血清凝血酶原消耗不良。

2. **骨髓象** 新诊断的 ITP 和持续性 ITP 骨髓巨核细胞数增多或正常。慢性 ITP 巨核细胞显著增多,幼稚巨核浆细胞增多,核分叶减少,核 - 浆发育不平衡,产生血小板的巨核细胞明显减少,其细胞质中有空泡形成、颗粒减少和量少等现象。

3. **血小板抗体测定** 主要是 PAIgG 增高,但 PAIgG 增高并非 ITP 的特异性改变,其他免疫性疾病亦可增高。如同时检测 PAIgM 和 PAIgA,以及结合在血小板表面的糖蛋白、血小板内的抗 GPⅡb/Ⅲa 自身抗体和 GPⅠb/Ⅸ 自身抗体等可提高临床诊断的敏感性和特异性。

4. **其他** 束臂试验阳性,慢性 ITP 患者的血小板黏附和聚集功能可以异常。

【诊断】

根据病史、临床表现和实验室检查,即可作出诊断。美国血液学会(ASH, 2011)根据临床病程的长短将本症分为 3 型:①新诊断的 ITP:确诊后 <3 个月;②持续性 ITP:确诊后 3 ~ 12 个月;③慢性 ITP:确诊后 >12 个月以上。以上分型不适用于继发性 ITP。ASH 还界定:重型 ITP 病人发病时需要紧急处理的出血症状或病程中新的出血症状必须应用提升血小板的药物治疗,包括增加原有药物的剂量。难治性 ITP 是指脾脏切除术后仍为重型 ITP 的患儿。

【鉴别诊断】

1. **急性白血病** 外周血白细胞不增高的急性白血病易与 ITP 相混淆,通过血涂片和骨髓涂片检查见到白血病细胞即可确诊。

2. **再生障碍性贫血** 患者表现为发热、贫血和出血,肝、脾和淋巴结不大,与 ITP 合并贫血者相似。但再生障碍性贫血时贫血较重,外周血白细胞数和中性粒细胞数减少,骨髓造血功能减低,巨核细胞减少有助于诊断。

3. **过敏性紫癜** 为出血性斑丘疹,对称分布,成批出现,多见于下肢和臀部,血小板数正常,一般易于鉴别。

4. **继发性血小板减少性紫癜** 严重细菌感染和病毒血症均可引起血小板减少。化学药物、脾功能亢进、部分自身免疫性疾病(如系统性红斑狼疮等)、恶性肿瘤侵犯骨髓和某些溶血性贫血等均可导致血小板减少,应注意鉴别。

【治疗】

1. **一般治疗** 对于新诊断 ITP 病例:①患儿无出血或轻微出血(皮肤出血点或瘀斑)可不考虑血小板计数,处理措施为严密观察;②鼻出血持续 15min 或以上,应根据出血状况选择治疗方法。对于血小板计数稳定在 30×10^9/L 以上的持续性和慢性病例,要充分考虑激素和免疫抑制剂等治疗给患儿带来的风险。

2. **糖皮质激素** 常用泼尼松,剂量为每日 1.5 ~ 2mg/kg,分 3 次口服,或者每日 4mg/kg,连用 4 天。出血严重者可用冲击疗法:地塞米松每日 0.5 ~ 2mg/kg,或甲基泼尼松龙每日 20 ~ 30mg/kg,静脉滴注,连用 3 天,症状缓解后改口服泼尼松。用药至血小板数回升至接近正常水平即可逐渐减量,疗程一般不超过 4 周。停药后如有复发,可再用泼尼松治疗。

3. **大剂量静脉丙种球蛋白** 常用剂量为每日 0.4 ~ 0.5g/kg,连续 5 天静脉滴注;或每次 1g/kg 静脉滴注,必要时次日可再用 1 次,以后每 3 ~ 4 周 1 次。

4. **血小板输注** 因患儿血循环中含有大量抗血小板抗体,输入的血小板很快被破坏,故通常不主张输血小板。只有在发生颅内出血或急性内脏大出血危及生命时才输注血小板,并需同时予以大剂量肾上腺皮质激素,以减少输入血小板被破坏。

5. **脾切除** 适用于病程超过 1 年,血小板持续 $<50 \times 10^9$/L(尤其是 $<20 \times 10^9$/L),有较严重的出血症状,内科治疗效果不好者,手术宜在 6 岁以后进行。

6. **其他治疗** 还可应用利妥昔单抗、免疫抑制剂(如环孢素 A、环磷酰胺、硫唑嘌呤)、达那唑、干扰素等治疗。

二、血友病

血友病(hemophilia)是一组遗传性凝血功能障碍的出血性疾病,包括:①血友病A,又称遗传性抗血友病球蛋白缺乏症;②血友病B,又称遗传性FⅨ缺乏症。其发病率为5~10/10万,以血友病A较为常见(占80%~85%),血友病B次之。其共同特点为终生在轻微损伤后发生长时间出血。

【病因和发病机制】

血友病A和B为X-连锁隐性遗传,由女性传递、男性发病。因子Ⅷ、Ⅸ缺乏均可使凝血过程第一阶段中的凝血活酶生成减少,引起血液凝固障碍,导致出血倾向。因子Ⅷ是血浆中的一种球蛋白(其抗原为Ⅷ:Ag,功能部分称为Ⅷ:C),它与von Willebrand Factor(vWF)以非共价形式结合成复合物存在于血浆中。因子Ⅷ和vWF是由不同基因编码,性质和功能完全不同的两种蛋白质。Ⅷ:C仅占复合物的1%,水溶性,80%由肝脏合成,余20%由脾、肾和单核-巨噬细胞等合成,其活性易被破坏,在37℃储存24小时后可丧失50%。vWF由血管内皮细胞合成,其功能主要有:①作为因子Ⅷ的载体对因子Ⅷ起稳定作用;②参与血小板黏附和聚集功能。vWF缺乏时,可引起出血和因子Ⅷ缺乏。

因子Ⅸ是一种由肝脏合成的糖蛋白,在其合成过程中需要维生素K的参与。

【临床表现】

出血症状的轻重及发病的早晚与凝血因子活性水平相关。血友病A和B大多在2岁时发病,亦可在新生儿期即发病。

1. **皮肤、黏膜出血**　由于皮下组织、口腔、齿龈黏膜易于受伤,为出血好发部位。幼儿亦常见于头部碰撞后出血和血肿。

2. **关节积血**　是血友病最常见的临床表现之一,多见于膝关节,其次为踝、髋、肘、肩关节等。

3. **肌肉出血和血肿**　重型血友病A常发生肌肉出血和血肿,多发生在创伤或活动过久后,多见于用力的肌群。深部肌肉出血时可形成血肿,导致局部肿痛和活动受限,可引起局部缺血性损伤和纤维变性。在前臂可引起手挛缩,小腿可引起跟腱缩短,腰肌痉挛可引起下腹部疼痛。

4. **创伤或手术后出血**　不同程度的创伤、小手术,如拔牙、扁桃体摘除、脓肿切开、肌肉注射或针灸等,均可以引起严重的出血。

5. **其他部位的出血**　如鼻出血、咯血、呕血、黑便、血便和血尿等,也可发生颅内出血,是最常见的致死原因之一。

血友病B的出血症状与血友病A相似,患者多为轻型,出血症状较轻。

【实验室检查】

1. 血友病A和B实验室检查的共同特点是:①凝血时间延长(轻型者正常);②凝血酶原消耗不良;③活化部分凝血活酶时间延长;④凝血活酶生成试验异常。出血时间、凝血酶原时间和血小板正常。

2. **测定凝血因子**　FⅧ或FⅨ促凝活性(FⅧ:C或FⅨ:C)减少或极少,有助于判断血友病的类型、病情的轻重以及指导治疗。正常新鲜血浆所含因子Ⅷ:C或因子Ⅸ:C平均活性均为IU/ml(以100%表示)。正常参考值:Ⅷ:C78%~128%,Ⅸ:C68%~128%。

3. **基因诊断**　可用基因探针、DNA印迹技术、限制性片段长度多态性开展血友病携带者及产前诊断。

【诊断和鉴别诊断】

根据病史、出血症状和家族史,即可考虑为血友病,进一步确诊须做有关实验室检查。根据因子Ⅷ:C或因子Ⅸ:C活性水平的高低,将血友病A或血友病B分为:重型(<1%)、中型(1%~5%)、轻型(>5%~25%)及亚临床型(>25%~45%)4种临床类型。

血友病需与血管性血友病(vWD)鉴别,后者出血时间延长、阿司匹林耐量试验阳性、血小板黏附率降低、血小板对瑞斯托霉素无凝集反应、血浆Ⅷ:C减少或正常、血浆vWF减少或缺乏。此外,血管性血友病为常染色体显性遗传,家族调查亦有助于鉴别。

【治疗】

1. **预防出血**　自幼养成安静生活习惯,以减少和避免外伤出血,应避免使用阿司匹林和非甾体类抗炎药(NSAIDs),尽量避免肌肉注射,如因患外科疾病需做手术治疗,应注意在术前、术中和术后补充所缺乏的凝血因子。

2. **局部止血**　对表面创伤、鼻或口腔出血可局部压迫止血,或用纤维蛋白泡沫、明胶海绵沾组织凝血活酶或凝血酶敷于伤口处。早期关节出血者,宜卧床休息,并用夹板固定肢体,放于功能位,亦可局部冷敷,并用弹力绷带缠扎。关节出血停止、肿痛消失时,可作适当体疗,以防止关节畸形。严重关节畸形可用手术矫形治疗。

3. **替代疗法**

(1)因子Ⅷ浓缩剂:系人的血浆制备而成,被广泛用于血友病A的替代治疗。因子Ⅷ的半衰期为8~12小时,需每12小时输注1次,每输入1U/kg可提高血浆因子Ⅷ活性约2%。因子Ⅸ的半衰期为18~24小时,常24小时输注1次,每输入1U/kg可提高血浆因子Ⅸ活性约1%。

(2)冷沉淀:通常以200ml血浆制成,每袋容量为20ml,含因子Ⅷ和因子ⅩⅢ各80~100U、纤维蛋白原250mg、一定量的vWF及其他沉淀物。用于血友病A和血管性血友病(vWD)等的治疗,要求与受血者ABO血型相同或相容。

(3)凝血酶原复合物:含有因子Ⅱ、Ⅶ、Ⅸ、Ⅹ,可用于血友病B的治疗。

(4)输血浆或新鲜全血:血友病A患者需输给新鲜血浆或冰冻新鲜血浆,按1ml血浆含因子Ⅷ1U计算;血友病B患者可输储存5天以内血浆,一次输入量不宜过多,以每次10ml/kg为宜。无条件时,可输给6小时内采集的全血,每次10ml/kg,可提高患者血中因子Ⅷ活性10%。输血的疗效只能维持2天左右,仅适用于轻症患儿。

(5)预防性替代治疗:定期输注FⅧ,维持血浆浓度>1%,从而阻止反复出血导致相关并发症,是重型患儿长期预防出血相关并发症及正常活动的主要手段。

4. **药物治疗**　常用1-脱氧-8-精氨酸加压素(DDAVP)和性激素(包括雄性化激素达那唑(danazol)和女性避孕药复方炔诺酮)等。

【预防】

运用现代诊断技术对家族中的孕妇进行基因分析和产前诊断,如确定胎儿为血友病,可及时终止妊娠。患者及其家属应接受本病相关知识的培训,要熟知当关节出血时的处理方法:休息(rest)、冰敷(ice)、压迫(compression)、抬高(elevation)(RICE方案);应及时采取有效的治疗:立即输注凝血因子替代治疗;对于重症患儿,亦可采取预防性治疗以预防血肿形成和关节畸形。

问题与思考

免疫性血小板减少症的鉴别诊断?

相关链接

凝血因子Ⅺ缺乏症

凝血因子Ⅺ缺乏症(factor Ⅺ deficiency),既往称血友病C,为常染色体隐性遗传,男女发病率没有明显差异。因其遗传方式不同于因子Ⅷ或因子Ⅸ,临床表现也有其特点,故现统称本症。本病发病率低,约为1/10万,文献报告德系犹太人中较多见。本症与血友病A、B不同的是出血症状较轻,关节、肌肉出血罕见,常见瘀斑、鼻出血、月经量过多,自发性出血少见,一般表现为术后或创伤后出血。值得注意的是,FⅪ活性减低与出血严重程度并不完全相关。临床症状极轻而 APTT 延长较明显是本病的特点之一。延长的 APTT 可以用吸附的血浆部分纠正。确诊因子Ⅺ缺乏症需要检测 FⅪ 的活性(FⅪ:C)和抗原(FⅪ:Ag)水平。一般轻微出血不需要治疗。外伤后严重出血,手术后出血均需替代治疗。目前尚无认证的因子Ⅺ浓缩剂,必须用新鲜冰冻血浆(fresh frozen plasma,FFP)。输 10～15ml/kg 血浆可使因子Ⅺ血浆水平达 20%～30%。

第五节　急性白血病

白血病(leukemia)是造血组织中某一血细胞系统过度增生,浸润到各组织和器官,从而引起一系列临床表现的恶性血液病。是我国最常见的小儿恶性肿瘤。据调查,我国 <10 岁小儿白血病的发生率为 3/10 万～4/10 万,男性发病率高于女性。急性白血病占 90%～95%,慢性白血病仅占 3%～5%。

【病因和发病机制】

1. **病毒感染**　多年研究已证明属于 RNA 病毒的逆转录病毒可引起人类 T 淋巴细胞白血病。

2. **物理和化学因素**　电离辐射、化学物质(如苯、甲醛等)可引起白血病。

3. **遗传易感**　不属遗传性疾病,但在家族中却可有多发性恶性肿瘤的情况。

4. **发病机制**　与原癌基因的转化、抑癌基因畸变、细胞凋亡受抑及"二次打击学说"等有关。

【分类和分型】

急性白血病的分类和分型对于诊断、治疗和提示预后都有意义。根据增生的白细胞种类的不同,可分为急性淋巴细胞白血病(急淋,ALL)和急性非淋巴细胞白血病(急非淋,ANLL)两大类,前者约占小儿白血病的 70%～85%。目前,常采用形态学(morphology)、免疫学(immunology)、细胞遗传学(cytogenetics)和分子生物学(molecular),即 MICM 综合分型,以指导治疗和提示预后。

1. **急性淋巴细胞白血病**

(1)形态学分型(FAB 分型):根据原淋巴细胞形态学的不同,分为 3 种类型:①L1 型:以小细胞为主,其平均直径为 6.6μm,核染色质均匀,核形规则;核仁很小,一个或无;胞浆少,胞浆空泡不明显。②L2 型:以大细胞为主,大小不一,其平均直径为 8.7μm,核染色质不均匀,核形不规则;核仁一个或数个,较大;胞浆量中等,胞浆空泡不定。③L3 型:以大细胞为主,细胞大小一致,核染色质细点状,均匀;核形规则,核仁一个或多个;胞浆量中等,胞浆空泡明显。

(2)免疫学分型:应用单克隆抗体检测淋巴细胞表面抗原标记,一般可将急性淋巴细胞白血病分为 T、B 二大系列。

1)T 系急性淋巴细胞白血病(T-ALL):具有阳性的 T 淋巴细胞标志,如 CD1、CD3、CD5、CD8、和 TdT 阳性。

2)B 系急性淋巴细胞白血病(B-ALL):①早期前 B 细胞型(early Pre B-ALL):HLA-DR、CD79a、CD19 和(或)CyCD22(胞浆 CD22)阳性,SmIg、CyIg 阴性;②前 B 细胞型(Pre B-ALL):Cy Ig 阳性,Sm Ig 阴性,其他 B 系标志及 HLA-DR 阳性;③成熟 B 细胞型(B-ALL):Sm Ig 阳性,Cy Ig 阴性,其他 B 系标记及 HLA-DR 阳性。

3)伴有髓系标志的 ALL(My+-ALL):本型具有淋巴系的形态学特征,以淋巴系特异抗原为主但伴有个别、次要的髓系特异抗原标志,如 CD13、CD33、CD14 等阳性。

(3)细胞遗传学分型:①染色体数目异常,如≤45 条的低二倍体,或≥47 条的高二倍体;②染色体核型异常,如 12 号和 21 号染色体易位,即 t(12;21)/AMLI-TEL(ETV6-CBFA2)融合基因;9 号和 22 号染色体易位,即 t(9;22)/BCR-ABL 融合基因;或 t(4;11)/MLL-AF4 融合基因等。

（4）分子生物学分型：①免疫球蛋白（Ig）重链（IgH）基因重排；②T淋巴细胞受体基因（TCR）片段重排；③ALL表达相关的融合基因。

2. 急性非淋巴细胞白血病

（1）形态学分型（FAB分型）

1）原粒细胞微分化型（M_0）：骨髓中原始细胞≥90%，无Auer小体。

2）原粒细胞白血病未分化型（M_1）：骨髓中原粒细胞≥90%，早幼粒细胞很少，中幼粒以下各阶段细胞极少见，可见Auer小体。

3）原粒细胞白血病部分分化型（M_2）：骨髓中原粒和早幼粒细胞共占50%以上，可见多少不一的中幼粒、晚幼粒和成熟粒细胞，可见Auer小体；M_2b型骨髓中有较多的核、浆发育不平衡的中幼粒细胞。

4）颗粒增多的早幼粒细胞白血病（M_3）：骨髓中颗粒增多的异常早幼粒细胞占30%以上，胞浆多少不一，胞浆中的颗粒形态分为粗大密集和细小密集两类，据此又可分为两型，即粗颗粒型（M_3a）和细颗粒型（M_3b）。

5）粒-单核细胞白血病（M_4）：骨髓中幼稚的粒细胞和单核细胞同时增生，原始及幼稚粒细胞＞20%；原始、幼稚单核和单核细胞≥20%；或原始、幼稚和成熟单核细胞＞30%，原粒和早幼粒细胞＞10%。

6）单核细胞白血病（M_5）：骨髓中以原始、幼稚单核细胞为主。可分为两型：①未分化型，原始单核细胞为主，＞80%；②部分分化型，骨髓中原始及幼稚单核细胞＞30%，原始单核细胞＜80%。

7）红白血病（M_6）：骨髓中有核红细胞＞50%，以原始及早幼红细胞为主，且常有巨幼样变；原粒及早幼粒细胞＞30%。外周血可见幼红及幼粒细胞；粒细胞中可见Auer小体。

8）急性巨核细胞白血病（M_7）：骨髓中原始巨核细胞＞30%；外周血有原始巨核细胞。

（2）免疫学分型：急性非淋巴细胞M_1～M_5型可有CD33、CD13、CD14、CD15、MPO（抗髓过氧化物酶）等髓系标志中的1项或多项阳性，也可有CD34阳性。其中CD14多见于单核细胞系，M_6可见血型糖蛋白A阳性，M_7可见血小板膜抗原Ⅱb/Ⅲa（GPⅡb/Ⅲa）阳性，或CD41、CD68阳性。

（3）细胞遗传学分型：①染色体数目异常以亚二倍体为主，超二倍体较少；②常见的核型改变有t（9：11）/MLL-AF9融合基因（常见于M_5）；t（11：19）/ENL-MLL融合基因；t（8：21）/AML-ETO融合基因（M_2b的特异标记）；t（15：17）/PML-RARA融合基因（M_3的特异标记）；inv16（多见于M_4E_0）等。

【临床表现】

各型急性白血病的临床表现基本相同，主要表现如下。

1. **起病大多较急，少数缓慢** 早期症状有：面色苍白、精神不振、乏力、食欲低下、鼻出血或齿龈出血等，少数患儿以发热和类似风湿热的骨关节痛为首发症状。

2. **发热** 多数患儿起病时有发热，热型不定，可低热、不规则发热、持续高热或弛张热，一般不伴寒战。发热原因之一是白血病性发热，多为低热且抗生素治疗无效；另一原因是感染，多为高热。

3. **贫血** 出现较早，并随病情发展而加重，表现为苍白、虚弱无力、活动后气促等。贫血主要是由于骨髓造血干细胞受到抑制所致。

4. **出血** 以皮肤和黏膜出血多见，表现为紫癜、瘀斑、鼻出血、齿龈出血、消化道出血和血尿。偶有颅内出血，为引起死亡的重要原因之一。出血的主要原因是：①骨髓被白血病细胞浸润，巨核细胞受抑制使血小板的生成减少和功能不足；②白血病细胞浸润肝脏，使肝功能受损，纤维蛋白原、凝血酶原和第Ⅴ因子等生成不足；③感染和白血病细胞浸润使毛细血管受损，血管通透性增加；④并发弥散性血管内凝血。在各类型白血病中，以M_3型白血病的出血最为显著。

5. **白血病细胞浸润引起的症状和体征** ①肝、脾、淋巴结肿大；②骨和关节浸润；③中枢神经系统浸润；④睾丸浸润，白血病细胞侵犯睾丸；⑤绿色瘤；⑥其他器官浸润：皮肤浸润、心脏浸润、消化系统浸润、肾脏浸润、齿龈和口腔黏膜浸润。

【实验室检查】

1. **外周血象**　红细胞及血红蛋白均减少,大多为正细胞正血色素性贫血。网织红细胞数大多较低,少数正常,偶在外周血中见到有核红细胞。白细胞数增高者约占 50% 以上,其余正常或减少,但在整个病程中白细胞数可有增、减变化。白细胞分类示原始细胞和幼稚细胞占多数。血小板减少。

2. **骨髓检查**　是确立诊断和评定疗效的重要依据。典型的骨髓象为该类型白血病的原始及幼稚细胞极度增生,幼红细胞和巨核细胞减少。骨髓还可进一步行免疫学、细胞遗传学和分子生物学等检查。

3. **常用以下组织化学染色以协助鉴别细胞类型**　过氧化物酶、酸性磷酸酶、碱性磷酸酶、苏丹黑、糖原、非特异性酯酶。

4. **溶菌酶检查**　血清中的溶菌酶主要来源于破碎的单核细胞和中性粒细胞,测定血清与尿液中溶菌酶的含量可以协助鉴别白血病细胞类型。

【诊断和鉴别诊断】

典型病例根据临床表现、血象和骨髓象的改变即可作出初步诊断,进一步予 MICM 检查可确诊。急性白血病发病早期症状不典型,须与以下疾病鉴别:

1. **再生障碍性贫血**　本病血象呈全血细胞减少;肝、脾、淋巴结不肿大;骨髓有核细胞增生低下,无幼稚白细胞增生。

2. **传染性单核细胞增多症**　本病肝、脾、淋巴结常肿大;白细胞数增高并出现异型淋巴细胞,易与急性淋巴细胞白血病混淆。但本病病程经过一般良好,血象多于 1 个月左右恢复正常;血清嗜异性凝集反应阳性;骨髓无白血病改变。

3. **类白血病反应**　为造血系统对感染、中毒和溶血等刺激因素的一种异常反应,以外周血出现幼稚白细胞或白细胞数增高为特征。当原发疾病被控制后,血象即恢复正常。此外,根据:血小板数多正常;白细胞中有中毒性改变,如中毒颗粒和空泡形成;中性粒细胞碱性磷酸酶积分显著增高等,可与白血病区别。

4. **幼年特发性关节炎**　有发热、关节疼痛症状者,需注意幼年特发性关节炎与白血病相鉴别。

【治疗】

1. **急性白血病的治疗**　主要是以化疗为主的综合疗法,其原则是:早期诊断、早期治疗;应严格区分白血病类型,按照类型选用不同的化疗方案和相应的药物剂量;采用早期连续适度化疗和分阶段长期规范治疗的方针。同时要早期防治中枢神经系统白血病和睾丸白血病,注意支持疗法。持续完全缓解 2～3 年者方可停止治疗。

2. **分子靶向精准治疗**　如应用伊马替尼治疗 BCR/ABL 阳性的急性白血病,维 A 酸和砷剂治疗 PML/RARA 基因阳性 M3 白血病等。目前还有临床试验的其他新型药物包括 FLT3 抑制剂、法尼基转移酶抑制剂、γ- 分泌酶抑制剂和针对表观遗传学改变的靶向药物。

3. **造血干细胞移植联合化疗**　是目前根治大多数 ALL 和部分 ANLL 的首选方法。要严格掌握移植时机:①高危型(HR)ALL- 第 1 次完全缓解(CR_1),中危型(IR)ALL 或标危型(SR)ALL 化疗期间 CR_2;② HR-ANLL CR_1、复发 ANLL CR_2;③ M_3 治疗 1 年后融合基因仍持续阳性者。

4. **对症支持治疗**

(1)防治感染:在化疗阶段,保护性环境隔离降低院内交叉感染。并发细菌性感染时,应首选强力的抗生素以控制病情,并根据药敏试验结果调整抗生素;并发真菌感染者,可选用抗真菌药物等。

(2)成分输血:明显贫血者可输红细胞;因血小板减少而致出血者,可输浓缩血小板。有条件时可酌情静脉输注丙种球蛋白。

(3)集落刺激因子:化疗期间如骨髓抑制明显者,可予以 G-CSF 等集落刺激因子。

(4)高尿酸血症的防治:在化疗早期,由于大量白血病细胞破坏分解而引起高尿酸血症,导致尿酸结石梗阻、少尿或急性肾衰竭,故应注意水分补充。为预防高尿酸血症,可口服别嘌呤醇。

（5）其他：在治疗过程中，要增加营养。有发热、出血时应卧床休息。要注意口腔卫生，防止感染和黏膜糜烂。并发弥散性血管内凝血时，可用肝素治疗。

【预后】

近十年来由于化疗的不断改进，急性淋巴细胞白血病已不再被认为是致死性疾病，5年无病生存率达70%～80%；急性非淋巴细胞白血病的初治完全缓解率亦已达80%，5年无病生存率约40%～60%。

问题与思考

儿童急性白血病的诊断程序有哪些？

相关链接

急性白血病临床分型

一、急性淋巴细胞白血病临床分型

德国柏林-法兰克福-蒙斯特（Berlin-Frankfurt-Munster，BFM）的临床分型如下：

1. 低危型急性淋巴细胞白血病（LR-ALL）①泼尼松7天反应佳，第8天外周血幼稚细胞<$1.0×10^9$/L；②年龄≥1岁，<6岁；③WBC<$20×10^9$/L；④诱导化疗第15天骨髓M1（原淋＋幼淋<5%）或M2（原淋＋幼淋为5%～25%）；⑤诱导化疗第33天骨髓M1。

2. 中危型急性淋巴白血病（IR-ALL）①泼尼松反应佳，第8天外周血幼稚细胞<$1.0×10^9$/L；②年龄<1岁，≥6岁；③WBC≥$20×10^9$/L；④诱导化疗后＋15天骨髓M1或M2；⑤诱导化疗后＋33天骨髓M1；⑥T-ALL；⑦或符合SR标准，但诱导化疗后＋15天骨髓M3（原淋＋幼淋>25%），而诱导化疗后＋33天骨髓M1者。

3. 高危型急性淋巴白血病（HR-ALL）至少符合以下一点：①IR且诱导化疗后＋15天骨髓M3（非SR及诱导化疗后＋15天骨髓M3）；②泼尼松反应差，＋8天外周血幼稚细胞≥$1.0×10^9$/L；③＋33天骨髓M2或M3；④t（9：22）（BCR/ABL）或t（4：11）（MLL/AF4）异常；⑤诊断时有睾丸白血病，化疗d33评价未完全恢复者，应于诱导阶段结束时再评估（可疑者应作睾丸活检行病理细胞学检查），证实诊断者按高危方案治疗；⑥诊断时有纵隔大肿块，化疗d33评价未完全恢复者，应于诱导阶段结束后1周内再行MRI/CT评估（可疑者应作肿块活检行病理细胞学检查），证实诊断者按高危方案治疗；⑦诊断时已合并中枢神经系统白血病。

二、急性非淋巴细胞白血病临床分型

BFM协作组只分标危和高危。标危：FAB分型的M3、M4eo、带Auer小体的M1或M2，同时以标准化疗方案诱导第15天骨髓原始细胞≤5%（M3除外），其余归入高危。国际多个协作组建议，有下列预后良好核型者为标危：t（8；21）（q22；q22）ANLL1/ETO，t（15；17）（q22；q11-21）PML/RARa，t（9；11）（p22；q23）MLL/AF9，inv16（p13；q22）/t（16；16）（p13；q22）CBFβ/MYHII。

第六节 噬血细胞性淋巴组织细胞增生症

噬血细胞性淋巴组织细胞增生症（hemophagocytic lymphohistiocytosis，HLH）又称噬血细胞综合征（hemophagocytic syndrome，HPS），是一组淋巴细胞、巨噬细胞增生和活化，伴随吞噬血细胞现象的一类综合征。HLH的临床特征是发热、肝脾大、黄疸、出血、全血细胞减少、肝功能异常、凝血障碍、骨髓和其他组织中可发现噬血细胞。HLH分为原发性和继发性两种类型。

【病因和发病机制】

1. **原发性HLH** 包括家族性HLH（FHL）和具有HLH相关基因缺陷的免疫缺陷综合征。

2. **继发性HLH** 各种病毒（EBV常见）、细菌、真菌、结核、寄生虫所引起的感染；风湿免疫性疾病（幼年特发性关节炎、系统性红斑狼疮等）；肿瘤性疾病及造血干细胞移植等。

3. **发病机制** NK细胞和细胞毒性T淋巴细胞（CTL）功能低下，不能及时有效地清除病毒或其他抗原而持续刺激和活化免疫细胞，导致淋巴细胞和组织细胞增殖并大量释放多种细胞因子（所谓"细胞因子风暴"），引起多器官高炎症反应和组织损伤。

【临床表现】

1. **发热** 不明原因发热，体温常大于38.5℃，热型波动而持续，可自行下降，无特异性。

2. **出血** 可表现为皮肤和黏膜出血点、瘀斑、鼻出血、消化道出血、血尿、脑出血等。

3. **贫血** 常为中重度贫血，表现为皮肤黏膜苍白，可伴有黄疸。

4. **肝脾、淋巴结肿大** 肝脾明显肿大，且呈进行性，约有一半患者有淋巴结肿大。

5. **皮疹** 皮疹表现多样化。

6. **神经系统受累** 常出现在病程的晚期，临床主要表现为抽搐、活动障碍、脑神经损伤及智力障碍等。

【实验室检查】

1. **血常规** 血小板减少最常见，可同时合并正细胞正色素性贫血、中性粒细胞减少或白细胞减少。

2. **骨髓** 在疾病早期骨髓噬血现象不明显，多表现为增生性骨髓象，可有反应性组织细胞增生。随着疾病进展，红系、粒系和巨核系均减少，多有明显的噬血现象，可有组织细胞显著增生，晚期骨髓增生极度低下。

3. **血生化检查** 高甘油三酯血症、血清铁蛋白升高、转氨酶升高、白蛋白降低。

4. **凝血功能** 在疾病活动期，出现低纤维蛋白原血症，部分凝血活酶时间延长，凝血酶原时间可延长。

5. **NK细胞活性和细胞因子测定** NK细胞活性降低或缺失，血清sCD25（可溶性IL-2受体α链）升高。

6. 必要时还可做脑脊液检查、影像学检查、病原学检查和基因学检查等。

【诊断】

根据2004年国际组织细胞学协会诊断指南（表12-3），达到以下两大点之一即可诊断为HLH。

表12-3 国际组织细胞学协会HLH的诊断标准（2004年）

一、	家族性疾病/已知的基因缺陷
二、	以下临床和实验室标准中，8条中具备5条
	1. 发热
	2. 脾大
	3. 血细胞减少（≥2系）：血红蛋白<90g/L，中性粒细胞<1×10⁹/L，血小板<100×10⁹/L
	4. 高甘油三酯血症和（或）低纤维蛋白原血症： 禁食情况下甘油三酯≥3mmol/L，纤维蛋白原<1.5g/L
	5. 铁蛋白≥500μg/L
	6. 可溶性白介素2受体水平（sCD25）≥2400U/ml
	7. NK活性减低或缺乏
	8. 骨髓、脑脊液或淋巴结发现吞噬血细胞
	支持证据：脑部症状伴有脑脊液细胞数增加和（或）蛋白增高，转氨酶及血胆红素增高，LDH>1000U/L

【鉴别诊断】

1. **感染性或发热性疾病** HLH的早期表现与常见感染性疾病、不明原因发热很相似。高热伴皮疹、肝脾或/和淋巴结肿大，均须进行HLH相关检查明确诊断。

2. **肿瘤性疾病**　各种肿瘤性疾病也可继发 HLH，但由于 HLH 化疗与肿瘤性疾病的化疗不同，应注意排除肿瘤性疾病。

3. **中枢神经系统感染**　有神经系统受累的 HLH 者需与中枢神经系统感染相鉴别。

【治疗】

HLH 病情凶险，进展迅速，应尽早明确诊断；根据病情和化疗效果进行个体化治疗。

1. **HLH 2004 方案**　该方案主要包括地塞米松（Dex）、依托泊苷（VP16）和环孢素 A（CsA）。

2. **造血干细胞移植**　对于难治复发 HLH，尤其是原发性 HLH 应尽早予造血干细胞移植。

3. **基础疾病治疗和对症支持治疗**　对于继发性 HLH，需积极治疗基础疾病。

问题与思考

噬血细胞性淋巴组织细胞增生症的诊断标准？

（许吕宏）

学习小结

　　本章主要介绍小儿常见的血液系统疾病。小儿贫血定义的阈值与年龄段有关，小儿贫血的病因分类包括红细胞或血红蛋白生成不足、溶血性贫血和失血性贫血三类。缺铁性贫血以婴幼儿发病率最高，严重危害小儿健康，是我国重点防治的小儿常见病之一。缺铁性贫血是体内铁缺乏导致血红蛋白合成减少，临床上以小细胞低色素性贫血、血清铁蛋白减少和铁剂治疗有效为特点的贫血症。红细胞内在因素所致溶血性贫血，常见的疾病有遗传性球形红细胞增多症、红细胞葡萄糖 -6- 磷酸脱氢酶缺乏症和地贫。免疫性血小板减少症是儿童最常见的出血性疾病，其主要临床特点是皮肤、黏膜自发性出血和束臂试验阳性，血小板减少、出血时间延长和血块收缩不良。急性淋巴细胞白血病是儿童最常见的恶性肿瘤，临床表现有发热、贫血、出血、肝脾淋巴结肿大和白血病细胞浸润等表现，诊断分型主要根据形态学、免疫学、细胞遗传学和分子生物学等综合评估。儿童白血病的治疗措施主要包括化疗和造血干细胞移植。

复习参考题

1. 小儿贫血的定义及分类？治疗原则是什么？

2. 免疫性血小板减少症的分型？治疗措施有哪些？

3. 急性白血病的临床表现是什么？

第十三章　神经、肌肉系统疾病

13

学习目标

掌握　化脓性、结核性脑膜炎和病毒性脑炎的诊断和鉴别诊断；癫痫持续状态的急救处理；单纯型和复杂型热性惊厥的鉴别；脑性瘫痪的临床表现。

熟悉　化脓性脑膜炎的抗生素治疗、并发症和后遗症；伴中央颞区棘波儿童良性癫痫、热性惊厥附加症、婴儿痉挛症的诊断；惊厥的病因；吉兰 - 巴雷综合征、重症肌无力的临床表现。

了解　各型脑膜炎的发病机理和病理；癫痫的发作类型；吉兰 - 巴雷综合征和脑性瘫痪的分型。

第一节　小儿神经系统解剖生理特点

一、脑的解剖生理特点

小儿神经系统发育最早，年龄越小生长发育越快。新生儿的脑在大体形态上与成人无显著差别，已有主要的沟和回，但脑沟较浅，脑回较宽，皮质较成人薄，灰质与白质区分不明显，神经细胞很少分化。小儿出生后，大脑皮质细胞数已不再增多。随着年龄的增长，主要是脑细胞增大和分化，功能逐渐成熟和复杂化。生后最初 3 个月皮质的发育快，到 6 个月时开始接近成人，3 岁时脑细胞的分化基本完成，8 岁时已与成人无区别。

二、神经纤维髓鞘的发育

脊髓神经髓鞘是在胎儿 4 个月时开始形成，3 岁时完成髓鞘化。脊神经的髓鞘是由上而下逐渐形成的，锥体束在生后 2 岁完成，皮质的髓鞘化最晚。

三、脊髓

脊髓的发育与脊柱的发育是不平衡的。3 个月胎儿两者是等长的，出生时脊髓的末端位于第 3～4 腰椎水平，到 4 岁时才退到第 1～2 腰椎之间。故婴幼儿时期做腰椎穿刺的位置要低，以 4～5 腰椎间隙为安全，4 岁以后与成人相同。

四、脑脊液

新生儿脑脊液量少，约有 50ml 左右，压力低，故抽取脑脊液较困难。随着年龄的增长和脑室的发育，脑脊液的量逐渐增加，婴儿为 40～60ml，幼儿为 60～100ml，儿童为 90～150ml。脑脊液的压力：新生儿的颅内压为 $0.098～0.196kPa$（$10～20mmH_2O$），婴儿 $0.294～0.784kPa$（$30～80mmH_2O$），幼儿 $0.392～1.47kPa$（$40～150mmH_2O$），年长儿 $0.588～1.76kPa$（$60～180mmH_2O$）。外观为无色透明，在生理性黄疸期间可呈现微黄色。脑脊液细胞数一般不超过 $10×10^6/L$。

五、神经反射

神经反射与神经系统的成熟程度和髓鞘的形成有关。

1. **出生时就存在且保持终生的反射**　如角膜反射、结膜反射、瞳孔反射、咽反射及吞咽反射等，这些反射若减弱或消失，表示神经系统有病理改变。

2. **出生时存在而以后逐渐消失的反射**　如觅食反射、吸吮反射、握持反射，拥抱反射及颈肢反射。这些反射出生时存在，于生后 3～6 个月消失。以上反射如生后缺乏或短期存在后就消失，或到该消退时仍然存在，则提示有病理意义。

3. **出生时不存在而以后逐渐出现并保持终生的反射**　如腹壁反射、提睾反射以及腱反射等，新生儿期不易引出，至 1 岁时才稳定。这些反射该出现时不出现或持续性不对称提示神经系统异常。

4. **病理反射**　如巴宾斯基征，2 岁以内阳性可为生理现象，如若单侧阳性或不对称应考虑有病理意义。

5. 脑膜刺激征 克氏征、布氏征在新生儿期可为弱阳性。此外,生后前几个月可有眼球震颤、膝腱反射亢进,有时可有踝阵挛。

因此,在评估小儿神经反射有无临床意义时,必须注意年龄特点。

六、神经系统常用辅助检查

(一)脑电图和主要神经电生理检查

1. 脑电图(EEG) 是对大脑皮层神经元电生理功能的检查。包括:

(1)常规 EEG:借助电子和计算机技术从头皮记录皮质神经元的生物电活动。主要观察有无癫痫波形(棘波、尖波、慢波、棘 - 慢或尖 - 慢复合波)及清醒和睡眠记录的背景脑电活动是否正常。作为确诊癫痫、分型及合理用药的依据。

(2)动态 EEG:连续 24 小时或数日的 EEG 记录。提高记录的阳性率,获得发作期 EEG,有助于癫痫确诊和分型。

(3)录像 EEG:不仅长时程地记录 EEG,更可实时记录发作中的表现及同步 EEG,对诊断癫痫及分型有更大帮助。

2. 诱发电位 分别经听觉、视觉和躯体感觉通路,刺激中枢神经诱发相应传导通路的反应电位。包括:脑干听觉诱发电位(BAEP)、视觉诱发电位(VEP)、体感诱发电位(SEP)。

3. 周围神经传导功能(神经传导速度 NCV)及肌电图(EMG)。

(二)神经影像学

1. 电子计算机断层扫描(CT) 可显示不同层面脑组织、脑室系统、脑池和颅骨等结构形态。

2. 磁共振成像(MRI) 无放射线。对脑组织和脑室系统分辨率较 CT 高,能清楚显示灰、白质和基底核等脑实质结构。

3. 其他 如磁共振血管成像(MRA)、数字减影(DSA)等。

第二节　癫痫

癫痫(epilepsy)是一种以持久的反复痫性发作倾向为特征的脑部疾病,由此可引起神经生物学、认知、心理学及社会方面的后果。癫痫发作(seizures)是指大脑神经元过度异常放电引起的突然的、短暂的症状,临床可有多种发作表现,包括意识、运动、感觉异常,精神及自主神经功能障碍。癫痫发作和癫痫是两个不同的概念,前者是指发作性皮质功能异常所引起的一组临床症状,而后者是指临床呈长期反复性发作的一种疾病。癫痫发作可表现为惊厥性发作和非惊厥性发作,前者是指伴有骨骼肌强烈收缩的痫性发作;而后者于发作过程中不伴有骨骼肌收缩如失神发作、感觉性发作等。癫痫综合征是指一组临床和脑电特征所组成的特定的癫痫现象,有特定的发病年龄、发作类型、脑电图特点,对选择合适的抗癫痫药物和预后有重要意义。我国癫痫的年发病率为 35/10 万,患病率为 7‰。

【病因】

1. 遗传性 由已知或推测的遗传缺陷导致的癫痫,包括单基因遗传、多基因遗传、染色体异常、线粒体脑病等。

2. 结构性 由明确的结构性损害或疾病导致的,即先天或后天性脑损伤,如:脑发育畸形或障碍、结节性硬化等。

3. 代谢性 由临床表现多样的代谢性疾病导致的癫痫,如:氨基酸代谢病、维生素 B_6 依赖症等。

4. **免疫性**　由自身免疫介导的中枢神经系统炎症导致，如：脱髓鞘性疾病、自身免疫性脑炎等。

5. **感染性**　感染性病因导致的癫痫，如：病毒或细菌感染、脑囊虫病、结核性脑膜炎、艾滋病等。

6. **未知病因**。

【临床分类】

目前有多种分类方法，一般分别对癫痫病和其发作形式进行分类。国内目前多采用1981年的癫痫发作分类建议（表13-1）和2010年的电-临床综合征分类建议（表13-2），2017年国际抗癫痫联盟（ILAE）提出了癫痫发作分类的新建议。

表13-1　癫痫发作的国际分类（1981年）

Ⅰ. 局灶性发作	Ⅱ. 全面性发作
单纯局灶性发作（不伴意识障碍）	强直-阵挛发作
运动性发作	强直性发作
感觉性发作	阵挛性发作
自主神经性发作	失神发作
精神症状性发作	典型失神
复杂局灶性发作（伴意识障碍）	不典型失神
单纯局灶性发作继发意识障碍	肌阵挛发作
发作起始即有意识障碍	失张力发作
自动症	Ⅲ. 不能分类的发作（2010年称不能明确的发作）
局灶性发作继发全面性发作	

表13-2　电-临床综合征

发病年龄	电-临床综合征
新生儿期	良性家族性新生儿癫痫、早期肌阵挛脑病、大田原综合征、伴游走性局灶性发作的婴儿癫痫、West综合征、婴儿肌阵挛癫痫、良性婴儿癫痫
婴儿期（出生后至＜1岁）	良性家族性婴儿癫痫、Dravet综合征、非进行性肌阵挛脑病
儿童期（1～12岁）	热性惊厥附加症（FS＋），可起病于婴儿期、Panayiotopoulos综合征、肌阵挛失张力（以前称站立不能性）癫痫、伴中央颞区棘波的良性癫痫（BECT）、常染色体显性遗传夜间额叶癫痫（ADNFLE）、晚发性儿童枕叶癫痫（Gastaut型）、肌阵挛失神癫痫、Lennox-Gastaut综合征、伴睡眠期持续棘慢波的癫痫性脑病（CSWS）、Landau-Kleffner综合征（LKS）、儿童失神癫痫（CAE）
青少年-成年期	青少年失神癫痫（JAE）、青少年肌阵挛癫痫（JME）、仅有全面强直-阵挛发作的癫痫、进行性肌阵挛癫痫（PME）、伴有听觉表现的常染色体显性遗传性癫痫（ADPEAF）、其他家族性颞叶癫痫
与年龄无特殊关系的癫痫	部位可变的家族性局灶性癫痫（儿童至成人）、反射性癫痫

【不同发作类型癫痫的临床表现】

（一）局灶性发作

神经元异常过度放电始于一侧大脑半球的网络内，临床表现仅限于放电对侧的身体或某一部位发作。

1. **单纯局灶性发作**　发作中无意识和知觉损害。

（1）单纯局灶性运动性发作：最常见，表现为身体一侧某部位如面、颈或四肢某部分的抽搐；或为头、眼持续性同向偏斜的旋转性发作；或为某种特殊的姿势发作；或杰克逊发作，即异常放电沿大脑皮质运动区扩展，其所支配的肌肉按顺序抽动，如发作先从一侧口角开始，依次波及手、臂、躯干、下肢。发作后出现抽动肢体暂时瘫痪，持续数分钟至数小时后消失，称为Todd麻痹。

（2）单纯局灶性感觉发作（包括躯体和特殊感觉异常）：躯体感觉性发作起源于中央后回，表现为针刺感、麻木感或本体和空间知觉异常。特殊感觉性发作包括视觉性发作：起源于枕叶巨状回，表现为视幻觉，如颜色、闪光、暗点或黑矇；听觉性发作：起源于颞上回后部，表现为声幻觉，如蜂鸣声、敲鼓声或噪音感；

嗅觉发作：多为令人难闻的气味，味觉发作为感到某些简单或复杂的味道，起源于杏仁核 - 海马 - 额叶顶盖区。还有表现为发作性眩晕感。

（3）自主神经性发作：表现为各种自主神经性症状，如头痛、上腹不适、呕吐、苍白、潮红、竖毛、瞳孔散大、肠鸣或尿失禁等。通常为其他发作形式的伴随症状或先兆。

（4）精神症状性发作：起源于边缘系统颞顶枕叶交界。多见于复杂局灶性发作过程中，表现为记忆障碍、恐惧、暴怒、欣快、梦样状态、陌生感、似曾相识感、视物变大或变小、人格解体感等幻觉或错觉。

2. 复杂局灶性发作 发作时有意识、知觉损害。多起源于颞区或额颞区。发作包括 2 种或 2 种以上的简单部分性发作的内容，一般都有精神症状发作，伴有或仅表现为自动症。自动症是指在意识减低的情况下出现的无目的的重复或不自主动作，或无意义的不合时宜的语言和行为，事后不能回忆。典型（颞叶内侧）自动症：如吞咽、咀嚼、咂嘴、解衣扣、摸索行为或自言自语等。过度运动自动症：起源于额叶内侧辅助运动区，表现为躯干及四肢大幅度不规则的运动，常在睡眠中发作，持续时间短暂，数秒至数十秒，常频繁成簇发作。

3. 局灶性发作继发全面性发作 由单纯局灶性或复杂局灶性发作扩展为全面性发作

（二）全面性发作（generalized seizures）

神经元异常过度放电起源于双侧半球网络中的某个点并快速扩散发作，双侧分布的网络可包括皮层和皮层下结构，但不一定包括整个皮层，常伴有意识障碍，运动症状常呈双侧性，也可以不对称。

1. 强直 - 阵挛性发作 发作时意识突然丧失，全身肌肉强直收缩，喉肌痉挛。由于肋间肌、膈肌强直收缩导致呼吸暂停、发绀、双眼上翻、瞳孔散大、四肢躯干强直，持续数秒至数十秒钟后出现全身节律性短暂抽动，可有尿失禁，发作后入睡，醒后可有自动症、头痛、乏力等。发作期 EEG：先是全导 10Hz 以上的快波，继而出现全导联广泛高幅棘波，之后进入阵挛期的棘慢波，继之可出现电压低平及慢波。发作间期可有棘慢波、多棘慢波或尖慢波。

2. 强直性发作 表现僵硬的、强烈的肌肉收缩伴意识丧失，肢体固定于某种姿势，如头眼偏斜、双眼上翻或紧闭、双上肢屈曲或伸直、呼吸暂停、角弓反张，呼吸肌强直导致呼吸暂停、青紫等，持续 5～20 秒或更长，发作期 EEG 为低波幅 10Hz 以上的快活动或棘波节律，频率渐慢而波幅渐高，发作间期有尖慢波发放且背景波多异常。

3. 阵挛性发作 仅有肢体、躯干或面部肌肉节律性抽动而无强直成分。发作期 EEG 为 10Hz 或 10Hz 以上的快活动及慢波，有时为棘慢波。

4. 失神发作 ①典型失神发作：发作时突然停止正在进行的活动，意识丧失但不摔倒，两眼凝视，持续数秒钟后意识恢复，发作后不能回忆，过度换气往往可以诱发其发作。发作期 EEG 全导同步 3Hz 棘 - 慢复合波，发作间期背景活动正常。②不典型失神发作：与典型失神发作表现类似，但开始及恢复速度均较典型失神发作慢。发作期 EEG 为 1.5～2.5Hz 的全导慢 - 棘慢复合波，发作间期背景活动异常。

5. 肌阵挛发作 为突发的全身或部分骨骼肌触电样短暂收缩（0.1～0.3 秒），常表现为突然点头、前倾或后仰，或两臂快速抬起，重者致跌倒，轻者感到患儿"抖"了一下。发作期 EEG 全导棘慢或多棘慢波爆发。

6. 失张力发作 突然发生的肌张力丧失，不能维持正常的姿势，表现头下垂、肩或肢体突然下垂、屈髋屈膝或跌倒，像"断了线的木偶"。EEG 发作期多棘慢波或低波幅快活动，MEG 发作期可见短暂的电静息，与 EEG 有锁时关系。

（三）不能分类的发作

癫痫性痉挛：最常见于婴儿痉挛，表现为点头、伸臂（或屈肘）、弯腰、踢腿（或屈腿）或过伸等动作，发作常可成串出现，其肌肉收缩的整个过程大约 1～3 秒，肌收缩速度比肌阵挛发作慢，EEG 有多种表现。

国际抗癫痫联盟2017癫痫分类新建议

【常见小儿癫痫和癫痫综合征的临床表现】

1. 良性婴儿癫痫 起病年龄3~12个月之间，精神运动发育正常，局灶性发作为主，发作丛集，可继发全面性发作，多在1年内停止，无癫痫持续状态，发作间期一般情况好。头颅MRI正常，发作间期EEG背景正常，偶可见到前头部小棘波。

2. 伴中央-颞区棘波的良性癫痫 为小儿癫痫中最常见的类型，约占小儿癫痫的1/5~1/4。发病年龄2~14岁，男多于女。常有癫痫家族史。发作与睡眠关系密切，多在入睡后不久或清晨要醒时发作。发作特点是口咽部感觉异常及运动性发作，具体表现为咽、舌及颊部感觉异常，疼痛或麻木，喉头异常发声，唾液增多，口唇和舌抽动，舌强直收缩，下颌关节不能张开，意识清楚，但不能言语，可泛化为全面性发作。发作间期脑电图背景波正常，可见中央、中颞区高波幅棘波、尖波或棘-慢复合波，在慢波睡眠期明显增多。神经系统影像学检查正常，不影响智力运动发育，药物易于控制，预后良好，大多在12~16岁前停止发作。但该病有少数变异型，表现复杂，有认知障碍，对患儿预后有一定的不良影响。对发作频繁者，可给予抗癫痫药物治疗，易于控制。

3. 儿童失神癫痫 3~13岁起病，女孩多于男孩，有遗传倾向。表现为突发意识障碍，眼神茫然，表情呆滞，语言停止，自主活动终止，不跌倒，持续数秒钟，一般不超过30秒，可伴有轻微肌阵挛、自动症、自主神经症状等，过度换气、情绪因素等可诱发。脑电图在发作时表现为两侧对称性、弥漫性同步的3Hz的棘慢波或多棘慢波。通常不影响智力。

4. 热性惊厥附加症（febrile seizures plus，FS⁺） 有热性惊厥史的儿童，如果6岁之后仍有热性惊厥，或者出现2次以上无热惊厥发作称之为热性惊厥附加症。如果在一个家系中，既有典型的热性惊厥，还有热性惊厥附加症患儿，而且还出现了热性惊厥附加症伴失神，或伴失张力，或伴肌阵挛等，称之为全面性癫痫伴热性惊厥附加症（generalized epilepsies with febrile seizures plus，GEFS⁺），属常染色体显性遗传。

5. Dravet综合征 是一种难治性癫痫综合征，2001年国际抗癫痫联盟（ILAE）将其归为癫痫性脑病。其特征为：①1岁以内起病，常因发热诱发首次发作，持续时间较长；②主要表现为发热诱发的全面性、半侧阵挛发作或局灶性发作，1次热程中易反复发作；③具有热敏感的特点，低热即可诱发（疫苗接种、热水浴），易发生惊厥持续状态，部分患儿有光敏感现象；④1岁以后出现多种形式的无热发作；⑤1岁前发育正常，1岁后出现智力、运动发育倒退，可有共济失调和锥体束征阳性；⑥初期脑电图多数正常，1岁以后出现全导棘慢波或多棘慢波，或局灶性，或多灶性放电。多数患儿对抗癫痫药物疗效差，发作难以控制。

6. 婴儿痉挛（West综合征） 1岁之内起病，为癫痫性痉挛发作，表现为两臂前举、头和躯干前屈，似点头状；少数患儿可呈头背后屈。分为屈曲型、伸展型和混合型3种。常成串发作，入睡不久或刚醒时容易连续发生数次到数十次，发作时有时伴尖叫或微笑状；脑电图显示特征性的高度失律。该病属于难治性癫痫，大多预后不良，发作难以控制，可转变为Lennox-Gastaut综合征或其他类型发作，80%~90%的患儿遗留智力和运动发育落后。

7. Lennox-Gastaut综合征 1~7岁起病，男多于女。常见发作形式为强直、不典型失神、肌阵挛和失张力性发作，也可有全身性强直-阵挛性发作。发作间期脑电图背景波异常且全导有1~2.5Hz的慢棘慢综合波，在慢波睡眠期可见双侧同时出现的10Hz快节律或多棘波，大多伴智力运动发育落后，预后不良。

8. **大田原综合征（Ohtahara syndrome）** 又称小婴儿癫痫性脑病伴爆发抑制。生后 3 个月以内起病，表现为频繁的、难以控制的强直痉挛发作，单个或成簇出现，也可见面肌抽动或半侧抽动，脑电图为爆发 - 抑制。治疗困难，大多有严重智力运动发育落后，很多患儿早期死亡。

9. **觉醒时全身性强直 - 阵挛性癫痫** 是小儿癫痫常见的类型，与遗传有关，多发生于 10~20 岁。发作可仅表现为强直 - 阵挛性发作，也可合并失神或肌阵挛性发作。发作多在睡醒后 1~2 小时内发生，半夜醒来或午睡后也可发生。剥夺睡眠、劳累、过量饮酒等均可诱发发作。发作间期脑电图背景活动正常，有弥漫性棘慢波或多棘慢波。

10. **颞叶癫痫** 有新生儿惊厥或热性惊厥病史，多表现为复杂部分性发作。发作时常有明显的精神症状、自主神经症状及感觉异常，如幻觉、错觉、情绪异常等，该类症状伴意识障碍时称为先兆。运动症状主要表现为伴意识障碍的运动中断、呆滞不动或者在意识蒙眬状态下的自动症，如咀嚼、吞咽、拍手、摇晃身体、摸索衣服被褥等，发作持续 1 至数分钟，发作后常有较长时间的朦胧状态。发作时脑电图在双侧颞、额区可有痫样放电。

11. **获得性失语性癫痫（Landau-Kleffner syndrome）** 1.5~13 岁发病；病前语言功能正常，起病短时间内发生听觉失认，继之语言表达障碍，甚至完全不能言语；脑电图背景活动正常，有多灶棘波或棘慢波发放，慢波睡眠期异常放电明显增多。

【癫痫持续状态】

癫痫持续状态（status epilepticus）指一次癫痫发作持续 30 分钟以上者或反复发作持续 30 分钟以上、发作间期意识不恢复者。突然停药、更换药物不当、感染、高热等常为诱因。分惊厥性癫痫持续状态和非惊厥性癫痫持续状态，前者主要表现为强直 - 阵挛持续状态，易发生脑损伤。各种类型的癫痫只要频繁持续发作，均可形成癫痫持续状态。

【辅助检查】

1. **脑电图** 发作间期脑电图阳性率不高，必要时可做 24 小时长程脑电图或录像脑电图。过度换气等诱发试验可提高阳性率。

2. **影像学检查** 为了寻找病因，有局灶性症状和体征、抗癫痫治疗效果不好或进行性恶化，或有颅内压增高症状者，均应及时做头颅 CT 或 MRI 等检查。

3. **其他实验室检查** 必要时做遗传代谢病筛查、基因分析、染色体检查、血生化、脑脊液检查等。

【诊断和鉴别诊断】

（一）诊断

符合如下任何一种情况可诊断：

1. 至少有 2 次间隔＞24 小时的非诱发性（或反射性）发作。

2. 一次非诱发性（或反射性）发作，并且在未来 10 年内，再次发作风险与两次非诱发性发作后的再发风险相当时（至少 60%）。

3. 诊断某种癫痫综合征。

诊断癫痫要明确 5 个问题：①发作性症状能否诊断为癫痫？通常需符合慢性病程、反复发作、突发突止、形式刻板、表现雷同等特点。②癫痫发作类型？③癫痫综合征的类型？④癫痫的病因？⑤有无共患病？应详细了解病史及全面体格检查，并重点询问癫痫发作的表现、治疗情况、个人史、既往史及家族史，体格检查除全面查体外应包括神经系统、小儿智力发育及社会适应能力等检查；其次进行必要的辅助检查，阳性结果对诊断至关重要。

（二）与其他非癫痫性发作性疾病鉴别

1. **晕厥** 是由于暂时性脑血流灌注不足和缺氧引起的一过性意识障碍，多见于较大儿童。晕厥前可有不安、苍白、出汗、视物模糊，继而意识丧失，持续数分钟，少数有肢体抽动，脑电图正常。

2. **屏气发作** 又称呼吸暂停症,好发于 6~18 个月小儿。一般均有恐惧、发怒或要求未得到满足的诱因,大声哭喊后即屏气于呼气相,青紫,重者意识丧失,全身强直或抽动,约数分钟后缓解,脑电图正常。

3. **其他** 如抽动障碍、癔症、睡眠障碍、小儿偏头痛、精神病等

【治疗】

(一)一般治疗

指导患儿家长和患儿配合正规治疗,避免各种诱因。

(二)病因治疗

对明确病因的癫痫应尽早治疗原发病。

(三)抗癫痫药物治疗

原则是合理使用、严格按照发作类型选药、以单药治疗为主、个体化、长期规律服药、定期复诊、注意药物毒副作用。

1. **治疗时机的选择** 治疗时机的选择不能一概而论,主要根据发病年龄、病因、发作类型及持续时间、神经系统残疾、家族史、脑电图与神经影像学特征进行综合分析后再做决定。

一般首次发作开始用药的指征:

(1)发病年龄小,伴神经系统残疾如脑性瘫痪、精神运动发育迟滞。

(2)患遗传代谢病或神经系统退行性病变,如苯丙酮尿症、结节性硬化症等。

(3)首次发作呈癫痫持续状态或成簇发作者。

(4)某些癫痫综合征,如大田原综合征、West 综合征、Lennox-Gastaut 综合征等。

(5)有癫痫家族史者。

(6)伴头颅影像学 CT(MRI)异常,尤其是局灶性异常者。

(7)脑电图明显异常者,如背景活动异常、频繁出现癫痫性放电。

存在以上一项或多项危险因素的患儿,出现再次发作或反复发作的可能性极大,故应当尽早给予抗癫痫药物治疗。若不存在上述危险因素的患儿,首次发作且症状不重,平素健康、查体无异常者,可暂不用药,但要密切观察,一旦再次发作,将应用抗癫痫药物。对于发作频率低,发作间隔在 1 年以上的患儿,也不足必须用药的指征。

2. **选择合适的药物**

(1)根据发作类型选药:抗癫痫药物分为:广谱抗癫痫药如丙戊酸、托吡酯、拉莫三嗪、左乙拉西坦、唑尼沙胺、氯硝西泮等,各种类型发作均可选用,多在全面性发作或分类不明时选用;窄谱抗癫痫药如卡马西平、奥卡西平、苯妥英等,多用于局灶性发作或全面强直阵挛发作;特殊药物如促肾上腺皮质释放激素、氨己烯酸等,用于婴儿痉挛或癫痫性脑病。

(2)选药时应考虑到药物的不良反应:如苯妥英可使患儿多毛、皮肤粗糙、齿龈增生、震颤、共济失调等,苯巴比妥钠可引起严重的镇静作用、认知损害及行为异常等,故很少选用。丙戊酸影响内分泌、代谢及肝脏功能,在 2 岁以下小儿及青春期女性患者选用时,应斟酌利弊。卡马西平、奥卡西平、苯妥英、拉莫三嗪、苯巴比妥可致过敏性皮肤黏膜损害,要慎用,尤其是对于过敏体质的患儿。

(3)对于肌阵挛发作、失神发作、失张力发作选药应慎重:如卡马西平、奥卡西平、苯妥英、苯巴比妥(大剂量)可诱发或加重上述三个发作类型。

3. **单药或联合用药** 为了避免多药联合时产生的药物之间相互作用或增加药物毒性,尽量采用单药治疗。如果 2~3 种单药合理治疗无效,应考虑 2~3 种作用机制互补的药物联合治疗。

4. **用药剂量** 个体化应从小剂量开始,逐渐加量,直至达有效血药浓度或最佳疗效时为止。一般经 5 个半衰期的服药时间可达该药的稳态血浓度。

5. **坚持长期规则服药** 待发作完全控制,再维持治疗 2~5 年或长程脑电图正常方可考虑减量,又经

6～12 月的逐渐减量才能停药。对难治性癫痫患儿,甚至终身服药。密切观察疗效与药物不良反应。

（四）手术治疗

主要适用于难治性癫痫、局灶性癫痫。

（五）生酮饮食治疗

对一些难治性癫痫可选用。

（六）癫痫持续状态的治疗

1. **控制发作** ①地西泮类药物为首选。如地西泮每次剂量 0.3～0.5mg/kg,一次总量不超过 10mg(婴幼儿≤2mg),静脉推注,速度不超过 1～2mg/min(新生儿 0.2mg/min)。必要时 0.5～1 小时后可重复 1 次,24 小时内可用 2～4 次。静脉注射困难时用同样剂量经直肠灌入。②氯硝西泮 0.02～0.06mg/kg,一次总量不得超过 1mg;静脉或肌肉注射均可。③咪达唑仑 0.1～0.3mg/kg,肌肉注射或静脉推注之后按 2～10ug(/kg•min)静注。④苯巴比妥负荷量,15～20mg/kg,分 2 次静注,2 次间隔 15 分钟,速度＜1mg(/kg•min),24 小时后改为维持量,3-5mg(/kg•d),静注,维持数日。⑤丙戊酸钠,2 岁以上小儿方可使用,首次剂量 15mg/kg,静推,以后按 1mg(/kg•h)静注。⑥ 10% 水合氯醛 0.5ml/kg 灌肠,必要时使用硫喷妥钠、丙泊酚等静脉麻醉,但需有呼吸机支持的情况下进行。

2. **其他** ①给予吸氧,保持呼吸道通畅,监测与纠正血气、血糖及电解质异常,减轻惊厥后脑水肿;②积极寻找病因,对因治疗;③及时开始抗癫痫治疗。

第三节　惊厥

惊厥(convulsion)是由大脑神经元异常放电所导致,主要表现为强直或阵挛等骨骼肌运动性发作,常伴意识障碍。新生儿及婴儿常有不典型惊厥发作,如表现为面部、肢体局灶和(或)多灶性抽动、局部或全身性肌阵挛,或仅表现为眨眼、凝视、咀嚼、流涎、呼吸暂停、青紫等。惊厥只是症状的描述,各种原因均可导致惊厥。惊厥可因急性原发病而出现,又随原发病结束而消失。因此惊厥与癫痫不等同。癫痫为慢性疾病,可表现为惊厥性发作,也可表现为非惊厥性发作。

一、病因分类

（一）感染性（伴发热的惊厥）

1. **颅内感染** 如各种类型的脑膜炎或脑炎。

2. **颅外感染** 如热性惊厥、感染中毒性脑病等。

（二）非感染性（不伴发热的惊厥）

1. **颅内疾病** 癫痫、颅内占位、缺氧缺血性脑病、颅脑损伤与卒中、先天发育畸形(如脑发育异常、脑积水、神经皮肤综合征)等。

2. **颅外(全身性)疾病** 窒息、溺水、严重心肺等疾病所致,高血压脑病、水电解质紊乱、低血糖、肝性脑病、遗传代谢性疾病、中毒(如杀鼠药、农药和中枢神经兴奋药中毒)等。

二、热性惊厥

【定义及流行病学】

热性惊厥(febrile seizures, FS)是小儿时期最常见的惊厥性疾病,我国儿童患病率为 2%～5%,发病年龄为 6 个月~5 岁,体温在 38℃以上时突然出现惊厥,多为全面性发作,占 80% 以上,少数为局灶性发作。需排除颅内感染和其他导致惊厥的器质性和代谢性疾病,既往没有无热惊厥史,即可诊断为热性惊厥。热性惊厥持续状态(FSE)是指热性惊厥发作时间≥30 分钟,或反复发作,发作间期意识未恢复达 30 分钟及以上。FS 的三要素为年龄、体温、惊厥。

【病因】

病因不清,可能与小儿脑发育未成熟、发热和遗传易感性有关。

【临床表现】

分为两型,单纯型热性惊厥和复杂型热性惊厥,鉴别要点见表 13-3。

表 13-3　单纯型热性惊厥和复杂型热性惊厥的临床特点

	单纯型 FS(符合所有)	复杂型 FS(符合 1 项或多项)
占 FS 的比例	70%~80%	20%~30%
起病年龄	6 月~5 岁	<6 月,6 月~5 岁,>5 岁
惊厥发作形式	全面性发作	局灶性或全面性发作
惊厥的时间	多短暂,<15 分钟	时间长,>15 分钟
一次热程发作次数	单次	多次
神经系统异常	阴性	可阳性
惊厥持续状态	少有	较常见

【热性惊厥患儿发生癫痫的危险因素】

发病前神经系统异常或发育迟缓、复杂型热性惊厥、父母或同胞癫痫病史,无上述危险因素者约占所有热性惊厥患儿的 60.0%,其患癫痫的可能性为 0.9%;存在 1 个危险因素,癫痫发生率为 2.0%;存在上述 2 个或以上危险因素,癫痫发生率增至 10.0%。长时程惊厥发作,癫痫发生率为 9.4%。单纯型热性惊厥、复杂型热性惊厥发展为癫痫的概率分别为 1.0%~1.5% 与 4.0%~15.0%。另外,惊厥发作前发热时间短以及热性惊厥发作次数多也是继发癫痫的危险因素。脑电图对癫痫危险性的预测价值尚无定论,对单纯型热性惊厥,一般无需做脑电图检查,但对复杂型热性惊厥患儿,若脑电图中新出现痫性波放电,则可能提示有癫痫发生的危险性。

以下情况不应诊断为热性惊厥:既往有癫痫病史者因感染诱发惊厥发作、中枢神经系统感染、中毒性脑病、新生儿发热伴惊厥、全身代谢紊乱、急性中毒或遗传代谢病所致的惊厥,其中既往已明确诊断癫痫者以及新生儿发热伴惊厥者尤应注意。

【治疗和预防】

(一)急性发作期的治疗

若短暂自限则不需处理,发作超过 5 分钟应考虑开始进入癫痫持续状态的监护处理流程。

1. 一般治疗　保持呼吸道通畅、吸氧、监护生命体征,建立静脉输液通路。

2. 对症治疗　退热药退热,物理降温,维持内环境稳定。退热药的应用不能防止热性惊厥发作,也不会降低热性惊厥复发的风险。

3. 终止发作　惊厥持续 >5 分钟进行止惊药物治疗,选地西泮或 10% 水合氯醛 0.5ml/kg 保留灌肠或咪达唑仑肌注,若惊厥未能控制或反复发作,按癫痫持续状态处理(见本章第二节)。

(二)热性惊厥的预防

预防的主要目标是针对复杂型热性惊厥。

1. 间歇预防法

(1)指征:①短时间内频繁惊厥发作(6 个月内≥3 次或 1 年内≥4 次);②发生惊厥持续状态,需止惊药物治疗才能终止发作。

（2）方法：发热开始即口服氯硝西泮 0.1～0.3mg/（kg•d），每日 1 次；或地西泮 1mg/（kg•d），分 3 次口服，连服 2～3 天；或水合氯醛灌肠 < 3 岁者 250mg/ 次，> 3 岁者 500mg/ 次；或左乙拉西坦 15～30mg/（kg•d），分 2 次口服。

2. 长期预防法　对复杂型热性惊厥和热性惊厥持续状态或 1 年内发作≥5 次的患儿，间歇预防无效者可采用丙戊酸 10～20mg/（kg•d），分 2 次口服，应用 1～2 年。也可选用苯巴比妥，但临床应权衡其利益与药物不良反应的风险。对于长期口服左乙拉西坦预防热性惊厥复发尚需大样本研究进一步评估。卡马西平、苯妥英、拉莫三嗪无效。

附：**热性惊厥的处理流程图**（图 13-1）

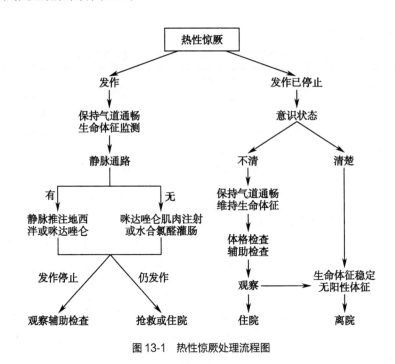

图 13-1　热性惊厥处理流程图

第四节　颅内感染性疾病

一、化脓性脑膜炎

化脓性脑膜炎（purulent meningitis）简称化脑，是由各种化脓性细菌感染引起的以脑膜炎症为主的中枢神经系统急性感染性疾病，部分患儿病变累及脑实质。发病高峰年龄是 6～12 个月，以春、秋、冬季多见。

【病因】

多数化脓性细菌均可引起化脓性脑膜炎，其中脑膜炎双球菌、肺炎链球菌和流感嗜血杆菌占 2/3 以上。病原菌类型与年龄、季节、地区、机体免疫功能、头颅外伤以及是否有先天性的神经或皮肤缺陷有关。其中年龄为最重要的因素：①新生儿及出生 2 个月以内的婴儿以革兰氏阴性菌（大肠杆菌和铜绿假单胞菌）、金黄色葡萄球菌等为主；②2 个月以上小儿以流感嗜血杆菌、肺炎链球菌和脑膜炎双球菌为主；③年长儿以脑膜炎双球菌和肺炎链球菌为主。其中由脑膜炎双球菌引起的流行性脑脊髓膜炎呈流行性，为国家法定乙类传染病。

小儿机体免疫力较弱，血 - 脑脊液屏障功能差，在新生儿和婴幼儿期更为明显，故患病率高。当患有各种原发免疫缺陷病、营养不良、各种严重慢性疾病及长期应用肾上腺皮质激素或免疫抑制剂等时，则更易感染；甚至使一些平时少见的致病菌或条件致病菌也可引起化脑，如表皮葡萄球菌、铜绿假单胞菌等。

【入侵途径】

细菌可通过各种途径到达脑膜：

1. **血行传播** 最常见，致病菌从上呼吸道侵入者最多，其次是消化道、皮肤、黏膜或新生儿脐部伤口侵入血液，通过血-脑脊液屏障进入脑膜。

2. **邻近组织感染扩散** 如鼻窦炎、中耳炎、乳突炎等感染扩散直接波及脑膜。

3. **先天性或获得性神经与皮肤的解剖异常** 如颅脑外伤、手术、脑室液引流、皮肤窦道及脑脊膜膨出等均可使脑脊液与外界相通，使得细菌直接进入蛛网膜下腔导致脑膜炎症。

【病理】

1. **脑膜病变** 主要以软脑膜、蛛网膜和表层脑组织为主的炎症，表现为广泛性血管充血、大量中性粒细胞浸润和纤维蛋白渗出，伴有弥散性血管源性和细胞毒性脑水肿。在病初或轻症病例，炎性渗出物多在大脑顶部表面，逐渐蔓延至大脑底部和脊髓表面。

2. **脑血管病变** 可有血管壁坏死和灶性出血，或发生闭塞性小血管炎而致灶性脑梗死。

3. **硬膜下积液或积脓** 脑膜发生炎症时，血管通透性增加，血浆成分渗出，进入硬膜下腔。另外，脑膜及脑表层的小静脉，尤其是穿过硬膜下腔的桥静脉发生栓塞性脉管炎，局部渗透压增高，水分进入硬膜下腔，导致硬膜下积液或积脓。

4. **室管膜炎** 感染延及脑室内膜所致。在软脑膜下及脑室周围炎症细胞浸润、出血、坏死和变性则形成脑室膜炎。

5. **脑积水** 脓液黏稠、治疗不彻底时可发生脑膜粘连，阻塞脑室孔（如导水管、第四脑室侧孔或正中孔等），脑脊液循环受阻导致非交通性脑积水（梗阻性）；炎症破坏大脑表面蛛网膜颗粒或颅内静脉栓塞，使脑脊液吸收障碍而导致交通性脑积水（非梗阻性）。

6. **颅神经损害** 炎症波及周围神经，则可引起相应的颅神经损害，导致失明、面瘫、耳聋等。

【临床表现】

1. **急性起病** 一般起病较急，病前数日可有上呼吸道感染或消化道症状。流行性脑脊髓膜炎的暴发型起病急骤，迅速出现进行性休克、皮肤出血点或瘀斑、弥散性血管内凝血及中枢神经系统功能障碍，如不及时治疗可在24小时内危及生命。新生儿及3个月以下小婴儿化脓性脑膜炎常缺乏典型的症状和体征。

2. **神经系统表现**

（1）颅内压增高：年长儿主要表现为头痛和喷射性呕吐，可伴有血压增高、心动过缓。婴儿可出现尖叫、前囟紧张、饱满或膨隆、颅缝增宽、头围增大等。重症患儿可有呼吸循环功能受累、昏迷、去大脑强直；发生脑疝时，则有呼吸不规则，突然意识障碍加重及瞳孔不等大等体征。

（2）惊厥：部分患儿可出现局灶性或全面性惊厥发作，以流感嗜血杆菌及肺炎链球菌脑膜炎多见。小于3个月的小婴儿惊厥发作不典型。

（3）脑膜刺激征：以颈项强直最常见，还可见克氏征、布氏征阳性，脑实质受累者可见锥体束征阳性。2岁以下上述体征可不明显。

（4）意识障碍：表现为嗜睡、意识模糊，甚至昏迷等，小婴儿更容易出现烦躁不安、易激惹或反应低下等症状。

（5）局灶症状：部分患儿出现Ⅱ、Ⅲ、Ⅵ、Ⅶ、Ⅷ等颅神经受累或肢体瘫痪症状。

3. **全身感染中毒症状** 主要表现为发热，年长儿可有发热、肌肉痛、关节酸痛、乏力、充血性皮疹、精神萎靡等；婴幼儿发热或有或无，甚至体温不升，还可出现面色发灰、少动、拒食、黄疸、哭声低弱等；皮肤出血点、瘀斑、感染性休克等重症表现往往是流行性脑脊髓膜炎的特点。

【辅助检查】

1. **血常规检查**　白细胞总数大多明显增高，以中性粒细胞为主。但在严重感染时或不规则治疗者有可能出现白细胞总数减少。

2. **脑脊液（CSF）检查**　是确诊本病的重要依据。其脑脊液特点：

（1）常规、生化特点见表13-4。

（2）脑脊液涂片找细菌：是明确化脓病原的重要方法，最好在抗生素应用前尽早采集脑脊液。

表13-4　常见几种脑膜炎脑脊液改变

	压力 （kpa）	外观	白细胞数 （×10⁹/L）	蛋白 （g/L）	潘氏 试验	糖 （mmol/L）	氯化物 （mmol/L）	其他
正常	儿童 0.4～1.76 婴儿 0.29～0.78	清亮	儿童 0～10 婴儿 0～20	儿童 0.2～0.4 新生儿 0.2～1.2	−	儿童 2.8～4.5 婴儿 3.9～5.0	儿童 117～127 婴儿 110～122	
化脓性脑膜炎	升高	混浊	数百～数千，多核为主	明显升高	++～+++	明显减少	多数降低	涂片、培养可发现细菌
结核性脑膜炎	常升高，阻塞时低	不太清，毛玻璃样	数十～数百，淋巴为主	升高，阻塞时显著升高	+～+++	减少	降低	涂片可发现抗酸杆菌，培养结核菌阳性
病毒性脑膜炎	正常或升高	多数清	正常～数百，细胞为主	正常或稍高	±～++	正常	正常	
隐球菌性脑膜炎	升高	不太清	数十～数百，细胞为主	升高	+～+++	减少	多数降低	墨汁涂片染色可见隐球菌

（3）脑脊液细菌培养：是明确病原菌最可靠的方法，细菌培养阳性者加做药物敏感试验。

对颅内压增高明显、病情危重的患儿做腰穿应特别慎重。腰穿禁忌证：①颅内压增高明显；②严重心肺功能受累和休克；③腰穿部位皮肤感染。对颅内压增高患儿必须进行腰穿时，应先静脉注射甘露醇，待颅内压降低后再行腰穿，以防发生脑疝。

3. **脑脊液特殊检查**　特异性细菌抗原测定（对流免疫电泳法、乳胶凝集试验、免疫荧光试验等），DNA聚合酶链反应（PCR）等可快速检测出脑脊液中的细菌特异性抗原物质和致病菌标志性DNA，快速、灵敏、具有诊断意义。

4. **血培养和局部病灶分泌物培养**　对确定病原菌有参考价值。

5. **皮肤瘀斑或瘀点涂片**　为发现脑膜炎双球菌重要而简单的方法。

6. **影像学检查**　对于怀疑有并发症和局灶性神经系统异常体征的患儿应及早行头颅CT或MRI检查，其中MRI及增强较CT更能清晰地反映脑实质的病变及脑膜强化等炎症改变，前囟未闭者可行超声检查。

【并发症】

1. **硬膜下积液**　约80%的化脓性脑膜炎患儿可伴发，部分患儿可无症状。其临床特征是：①化脑经有效治疗48～72小时后发热不退或热退又复升；或一般症状好转后又出现意识障碍、惊厥、前囟膨隆及其他颅内压增高的表现，而脑脊液有明显好转。②颅骨透照试验阳性和颅脑B超或CT、MRI等可协助诊断。③经前囟硬膜下穿刺是最直接的手段，此时硬膜下腔液体量增大，蛋白含量增加，偶可呈脓性，穿刺液是否查到细菌是鉴别积液与积脓的要点。（正常小儿硬膜下腔液体量<2ml，蛋白定量<0.4g/L）。

2. **脑室管膜炎**　多见于诊治不及时的革兰氏阴性杆菌所致患儿，表现为在治疗中发热不退、频繁惊厥、意识障碍不改善、颈项强直进行性加重，CT可见脑室扩大，多见于有中枢神经系统先天畸形或化脑复发者。此时可行侧脑室穿刺检查脑室液，如①细胞数≥50×10⁶/L；②糖<1.6mmol/L或蛋白质>0.4g/L；③脑室液炎性改变（细胞数增多、蛋白升高、糖降低）较腰穿脑脊液改变明显；④脑室液细菌学检查阳性。单独具备④、或者①+②或③即可诊断。

3. **脑积水**　表现为进行性前囟扩大或饱满、头围增大、颅骨分离、呕吐、惊厥和烦躁、嗜睡等意识障碍，可见头皮静脉扩张、"落日眼"，叩诊呈破壶音等。至疾病晚期，持续的颅高压使大脑皮质退行性萎缩，出现进行性智力减退和其他神经功能减退。头颅B超及CT（MRI）可见进行性脑室扩张。

4. **脑性低钠血症**　炎症刺激神经垂体，可引起抗利尿激素过量分泌，即抗利尿激素异常分泌综合征（SIADH），表现为顽固的低钠血症所致的惊厥和由于血浆渗透压降低加重脑水肿后促发的惊厥发作和意识障碍加重。

5. **其他**　脑脓肿、颅内动脉炎、耳聋、失明、癫痫、肢体瘫痪、精神运动发育迟滞等。

【诊断】

典型病例根据病史、临床表现及脑脊液改变即可诊断。对于发热患儿，一旦出现神经系统的异常症状和体征应及时进行脑脊液检查以明确诊断。在疾病早期脑脊液常规检查可无明显异常，必要时可24小时后再复查脑脊液。婴幼儿和经不规则抗生素治疗者临床表现及脑脊液改变常不典型。

【鉴别诊断】

不同致病微生物（如细菌、病毒、真菌等）引起的脑膜炎的临床表现相似，鉴别诊断有赖于脑脊液检查，尤其是病原学检查（表13-4）。

1. **病毒性脑炎**　神经系统表现与化脑类似，临床表现轻重不一。

2. **结核性脑膜炎**　有时与经不规则治疗的化脑鉴别困难，但本病多数呈亚急性起病，婴幼儿可急性起病，通常在不规则发热1～2周后才出现脑膜刺激征、惊厥或意识障碍等，或以颅神经或肢体麻痹为首发症状。

3. **隐球菌性脑膜炎**　临床和脑脊液改变与结核性脑膜炎相似，但本病进展更缓慢，头痛等颅内压增高表现更持续和严重。

此外，还需与脑脓肿、热性惊厥、颅内出血、自身免疫性脑炎、肿瘤性脑膜炎鉴别。

【治疗】

1. **抗生素治疗**

（1）用药原则：化脑预后严重，应力求24小时内杀灭脑脊液中的致病菌，故应选择对病原菌敏感且能较高浓度通过血-脑脊液屏障的杀菌药物。需早期、足量、足疗程、静脉用药，联合用药时应注意药物之间的相互作用，并注意药物的毒副作用。

（2）药物选择

1）病原菌明确前的抗生素选择：应选用对肺炎链球菌、脑膜炎球菌和流感嗜血杆菌三种常见致病菌皆有效的抗生素。目前主要选择能快速在患者脑脊液中达到有效灭菌浓度的第三代头孢菌素类，如头孢噻肟钠200mg/（kg·d）或头孢曲松钠100mg/（kg·d）；疗效不理想时可联合使用万古霉素60mg/（kg·d）。

2）病原菌明确后的抗生素选择：最好在药敏试验提示下用药，因肺炎链球菌多数对青霉素耐药，需按病原菌明确前选药，除非药敏试验提示对青霉素敏感，剂量20万～40万U/（kg·d）；脑膜炎球菌大多数对青霉素依然敏感，故首选；少数耐青霉素者需选用上述第三代头孢菌素。流感嗜血杆菌对敏感菌株可换用氨苄西林200mg/（kg·d）；耐药者使用上述第三代头孢菌素联合美罗培南120mg/（kg·d）或选氯霉素。金黄色葡萄球菌选萘夫西林200mg/（kg·d）、万古霉素或利福平10～20mg/（kg·d）等。革兰氏阴性杆菌除上述三代头孢外可加用氨苄西林或美罗培南。

（3）抗生素疗程：肺炎链球菌、流感嗜血杆菌者用有效抗生素10～14天，脑膜炎球菌者7天，金黄色葡萄球菌和革兰氏阴性杆菌者21天以上。若有并发症或经过不规则治疗的还应适当延长疗程。停药指征：症状消失、退热1周以上，脑脊液细胞数小于$20×10^6$/L，且均为单核细胞，蛋白及糖恢复正常，病原学检查阴性。

2. **肾上腺皮质激素的应用**　可以抑制多种炎症因子的产生、降低血管通透性、减轻脑水肿、稳定血脑屏障，必须在首剂抗生素应用的同时使用地塞米松，剂量为0.6mg/（kg·d），分4次静脉注射，连用2～3天。

3. **并发症的治疗**

（1）硬膜下积液：少量积液无需处理。如积液量大时，应做硬脑膜下穿刺放出液体，通常每次、每侧不超过30ml。个别需外科手术。

（2）脑室管膜炎：进行侧脑室穿刺引流以缓解症状，同时注入适宜的抗生素。

（3）脑积水：主要依赖外科手术治疗，包括正中孔粘连松解、导水管扩张和脑脊液分流术。

4. **对症和支持治疗**　监测生命体征，观察患者意识、瞳孔和呼吸节律，控制惊厥发作和处理颅内高压，甘露醇0.25～1g/（kg·次），最好每6小时1次，预防脑疝发生。监测并维持体内水、电解质、血浆渗透压和酸碱平衡，对有抗利尿激素异常分泌综合征表现者，适当限制液体入量，酌情补钠。

【预后】

肺炎链球菌感染、年龄小于6个月、脑脊液中细菌量大、治疗前惊厥持续时间大于4天者死亡率高，婴幼儿死亡率约10%，常见后遗症有癫痫、语言功能受损、视听障碍、行为异常、智力下降等。

相关链接

颅骨透照试验

二、病毒性脑膜炎、脑炎

病毒性脑炎（viral encephalitis）和病毒性脑膜炎（viral meningitis）均是指多种病毒引起的颅内急性炎症。由于病原体致病性能和宿主反应过程的差异，形成不同类型表现。若炎症过程主要在脑膜，临床重点表现为病毒性脑膜炎。主要累及大脑实质时，则以病毒性脑炎为临床特征。由于解剖上两者相邻近，如果脑膜和脑实质同时受累，此时称为病毒性脑膜脑炎。大多患者具有病程自限性。

【病因】

目前仅能在1/3～1/4的病例中确定致病病毒，其中80%为肠道病毒，其次为虫媒病毒、腺病毒、单纯疱疹病毒、流行性腮腺炎病毒和其他病毒等。

【病理】

脑膜和（或）脑实质广泛性充血、水肿，伴淋巴细胞和浆细胞浸润。可见炎症细胞在小血管周围呈袖套样分布，血管周围组织神经细胞变性、坏死和髓鞘崩解。单纯疱疹病毒常引起颞叶为主的脑实质病变。部分病例有明显脱髓鞘病理表现，但相关神经元和轴突却相对完好，代表病毒感染激发的机体免疫应答，提示"感染后"或"免疫性"脑炎的病理学特点。

【发病机制】

病毒各自经肠道（如肠道病毒）或呼吸道（如腺病毒和出疹性病毒）进入淋巴系统繁殖，然后经血流（虫媒病毒直接进入血流）感染颅外某些脏器，此时患者可有发热等全身症状。若病毒在定居脏器内进一步繁殖，即可能入侵脑或脑膜组织，出现中枢神经症状。

【临床表现】

病情轻重差异很大，取决于病变主要是在脑膜或脑实质。

1. **病毒性脑膜炎**　急性起病或先有上感或前驱传染性疾病。主要表现为发热、恶心、呕吐、虚弱、嗜睡。年长儿会诉头痛,婴儿则烦躁不安,易激惹。一般很少有严重意识障碍和惊厥。可有颈项强直等脑膜刺激征。但无局限性神经系统体征。病程大多在 1~2 周内。

2. 病毒性脑炎 起病急,但其临床表现因主要病理改变在脑实质的部位、范围和严重程度而有不同。

(1)大多数患儿在弥散性大脑病变基础上主要表现为发热、反复惊厥发作、不同程度意识障碍和颅压增高症状。若出现呼吸节律不规则或瞳孔不等大,要考虑颅内高压并发脑疝可能性,部分患儿伴偏瘫或肢体瘫痪表现。

(2)若病变主要累及额叶皮层运动区,则以反复惊厥发作为主要表现,伴或不伴发热。多数为全部性或局灶性强直-阵挛或阵挛性发作,少数表现为肌阵挛或强直性发作,可出现癫痫持续状态。

(3)若脑部病变主要累及额叶底部、颞叶边缘系统,患者则主要表现为精神情绪异常,如躁狂、幻觉、失语以及定向力、计算力与记忆力障碍等。由单纯疱疹病毒引起者最严重,病合并惊厥与昏迷,病死率高。

(4)其他还有以偏瘫、单瘫、四肢瘫或各种不自主运动为主要表现者。当病变累及锥体束时出现阳性病理征。病毒性脑炎病程大多 2~3 周。多数完全恢复,但少数遗留癫痫、肢体瘫痪、智能发育迟缓等后遗症。

【辅助检查】

1. 脑电图 可以正常,或弥漫性或局限性异常慢波背景,后者只能提示异常脑功能,不能证实病毒感染性质。

2. 脑脊液检查 详细见表13-4。

3. 病毒学检查 部分患儿脑脊液病毒培养及特异性抗体测试阳性。恢复期血清特异性抗体滴度高于急性期4倍以上有诊断价值。还可行 PCR 检测脑脊液病毒 DNA 或 RNA。

4. 神经影像学 头颅 MRI 显示病灶更具有优势。

【诊断和鉴别诊断】

许多病毒性脑膜炎或脑炎的诊断有赖于排除颅内其他非病毒性感染、代谢性脑病等后确立。若是发于某种病毒性传染病或脑脊液检查证实特异性病毒抗体阳性者,可直接支持颅内病毒性感染。

1. 颅内其他病原感染 主要根据脑脊液外观、常规、生化和病原学检查,与化脓性、结核性、隐球菌脑膜炎鉴别。

2. 自身免疫性脑炎 儿童以抗 NMDA 受体脑炎最常见,急性起病,一般在 2 周至数周内达高峰。可有发热和头痛等前驱症状,主要表现为:①精神行为异常或认知障碍;②言语障碍/缄默;③癫痫发作;④运动障碍/不自主运动;⑤意识水平下降;⑥自主神经功能障碍或者中枢性低通气。自主神经功能障碍包括窦性心动过速、心动过缓、泌涎增多、低血压和中枢性发热等。此外,还常伴有睡眠障碍、小脑共济失调等。脑脊液检查:腰穿压力正常或升高,细胞数轻度升高或者正常,少数超过 $100 \times 10^6/L$,以淋巴细胞为主,蛋白轻度升高,寡克隆区带可呈阳性,抗 NMDA 受体抗体阳性,头颅 MRI 正常或非特异性异常。脑电图:呈弥漫或者多灶的慢波,异常 δ 波是该病较特异性的脑电图改变,但儿童少见,多见于重症患儿。卵巢畸胎瘤在女性患儿中可伴发。

3. 其他 代谢性脑病(如线粒体脑病)、急性播散性脑脊髓膜炎、颅内占位、脑血管病变及全身性疾病的颅内表现(如狼疮脑病)等。

【治疗】

本病缺乏特异性治疗。由于病程自限性,急性期正确的支持与对症治疗是保证病情顺利恢复、降低病死率和致残率的关键。治疗原则包括:维持水、电解质平衡与合理营养,控制脑水肿、颅内高压和惊厥发作。单纯疱疹病毒或水痘-带状疱疹病毒感染者用阿昔洛韦(Aciclovir)每次 10mg/kg,每 8 小时 1 次。巨细胞病毒感染者用更昔洛韦(Ganciclovir),每次 5mg/kg,每 12 小时 1 次。两种药物均需连用 10~14 天,静脉滴注给药。

第五节　急性感染性多发性神经根神经炎

急性感染性多发性神经根神经炎又称吉兰-巴雷综合征（Guillain-Barre syndrome，GBS），是小儿最常见的一组具有高度异质性的急性自身免疫性周围神经病，多表现为急性四肢对称性迟缓性肌无力，目前众多亚型的共同临床特点是：前驱感染、单相病程、腱反射降低或消失、远端感觉障碍、脑脊液蛋白细胞分离和神经电生理改变等，故也称为GBS谱系疾病。

【病因】

不明确，多种因素如呼吸道或肠道前驱感染、肿瘤、疫苗接种、手术、器官移植等均能诱发本病，但以空肠弯曲菌等前驱感染为主要诱因，还有巨细胞病毒、EB病毒、带状疱疹病毒、AIDS和其他病毒以及肺炎支原体感染等。此外，少数GBS与接种狂犬病毒疫苗、麻疹疫苗、破伤风类毒素和脊髓灰质炎口服疫苗等有关。研究表明，免疫遗传因素如特异的HLA表型携带者，受到外来刺激（如感染）后引起的异常免疫反应，破坏神经原纤维，导致本病的发生，也有研究发现与FCRL3基因、TNFA308G/A等基因多态性相关。

【病理】

周围神经束通常由数十或数百根神经原纤维组成，其中大多数为有髓鞘原纤维。原纤维中心是脊髓前角细胞运动神经元伸向远端的轴突，轴突外周紧裹由Schwan细胞膜同心圆似地围绕轴突旋转而形成的髓鞘。沿原纤维长轴，髓鞘被许多Ranvier结分成长短相同的节段。相邻两个Ranvier结间的原纤维称结间段，每一结间段实际由一个Schwan细胞的胞膜紧裹，由于前驱感染中病原体种类差异和宿主免疫遗传因素影响，GBS患者周围神经可主要表现为髓鞘脱失或轴索变性、或两者皆有。可主要损及周围神经的运动纤维、或同时损伤运动和感觉纤维，从而形成不同特征的临床和病理类型。

【临床表现】

以学龄前和学龄期儿童居多，病前可有腹泻或呼吸道感染史。

1. 运动障碍　是本病的主要临床表现。呈急性或亚急性起病，四肢、尤其下肢对称性弛缓性瘫痪是本病的基本特征。两侧基本对称，以肢体近段或远段为主，或近、远段同时受累。瘫痪可能在数天或2周内从下肢向上发展，多在4周内达到高峰。最重者也可在起病24小时或稍长时间内出现严重肢体瘫痪和（或）呼吸肌麻痹，后者可引起呼吸困难和周围性呼吸衰竭。

部分患者伴有双侧对称或不对称颅神经麻痹，以核下性面神经麻痹最常见，其次为外展等支配眼球运动的颅神经。当波及两侧后组颅神经（Ⅸ、Ⅹ、Ⅻ）时，则出现呛咳、声音低哑、吞咽困难和口腔唾液积聚，很易引起吸入性肺炎并加重呼吸困难，危及生命。个别病例出现从上向下发展的瘫痪。

2. 感觉障碍　感觉症状相对轻微，主要见于AIDP和AMSAN型，表现为神经根痛和皮肤感觉过敏。由于惧怕牵拉神经根加重神经根痛，可有颈项强直、Kernig征阳性。神经根痛和感觉过敏大多在数日内消失。

3. 自主神经功能障碍　症状较轻微，主要见于AIDP和AMSAN型，主要表现为多汗、便秘、不超过12～24小时的一过性尿潴留、血压轻度增高或心律失常等。

【实验室检查】

（一）脑脊液检查

80%～90%的GBS患者脑脊液中蛋白增高，但白细胞计数和其他均正常，称蛋白-细胞分离现象，乃本病特征，通常在起病后第2周才出现，第3周最明显。有10%患儿同时有脑脊液白细胞轻度增多，10%～20%患儿脑脊液蛋白含量始终正常。

（二）神经传导功能测试

85%以上患儿可有周围神经传导功能异常，起病1周后开始明显，有助于病理分型和病情恢复的监测。

1. 以髓鞘脱失为病理改变者，如AIDP患者，主要呈现运动和感觉神经传导速度减慢、远端潜伏期延长和反应电位时程增宽，肌肉复合动作电位 CMAP 波幅减低不明显。

2. 以轴索变性为主要病变者，如 AMAN 患儿，主要呈现运动神经反应电位波幅显著减低，而 AMSAN 则同时有运动和感觉神经电位波幅减低，传导速度基本正常。

（三）血清免疫学检查

AMAN 型可在体内检测到 GM1a、GM1b、GD1a、GalNAc-GD1a；AMSAN 型可检测到 GM1、GD1a；MFS 可检测到 GQ1b、GT1a；BBE 可检测到 GQ1b；而 AIDP 型患者的抗体不具有特异性；急性感觉神经病和急性泛自主神经病无对应抗体。

（四）脊髓 MRI

可显示嵌压性脊髓病，典型者可显示神经根强化。

【病理和临床分型】

2010 年《中国吉兰-巴雷综合征诊治指南》提出分以下 6 个亚型：

1. 急性炎症性脱髓鞘性多发性神经病（AIDP） 病理表现为周围神经根、神经干急性水肿，周围神经运动和感觉原纤维的髓鞘同时受累，呈现多灶节段性髓鞘脱失，伴显著巨噬细胞和淋巴细胞浸润，轴索相对完整。

2. 急性运动轴索性神经病（AMAN） 我国和日本的常见类型，免疫损伤的主要靶位是脊髓前根和周围运动神经原纤维的轴索，或因免疫复合物沉积引起轴索传导功能阻滞，后者的恢复较前者快。病程初期髓鞘相对完整，感觉神经无受累。

3. 急性运动感觉轴索性神经病（AMSAN） 免疫损伤的靶位也在轴索，但同时波及脊髓背根与前根及运动和感觉神经原纤维，病情大多严重，恢复缓慢。

4. Miller-Fisher 综合征（MFS） 为 GBS 特殊亚型，临床主要表现为眼外肌麻痹、共济失调、反射消失或者降低，肢体肌力正常或轻度减退，不伴嗜睡。血清抗 GQ1b 抗体增高，支配眼肌的运动神经末梢、本体感觉通路、小脑神经元富含 GQ1b。电生理显示受累神经同时存在髓鞘脱失、炎性细胞浸润和轴索传导阻滞。

5. 急性感觉神经病（acute sensory neuropathy，ASN） 主要表现为感觉神经受累，四肢和躯干深浅感觉障碍、感觉性共济失调、广泛对称性肢体麻木疼痛；自主神经轻度受累，眼外肌、面肌不受累，绝大多数腱反射减低或消失，电生理见感觉神经传导速度轻度减慢，感觉神经动作电位波幅明显下降或消失，运动神经传导测定有脱髓鞘表现，针电极肌电图正常。

6. 急性泛自主神经病 是一种罕见的累及自主神经系统的亚型，通常不伴或伴有轻微肢体无力和感觉异常。主要表现为广泛的交感神经和副交感神经节前及节后自主神经功能障碍。可有实性心动过速、偶有心动过缓、心律不齐、体位性低血压，甚至神经性肺水肿、出汗等，电生理见神经传导速度和针电极肌电图正常，皮肤交感反应、R-R 变异率等自主神经检查可见异常，电生理检查不是诊断的必需条件。

此外，2014 年多国专家组制定新的 GBS 分类诊断中还包括：①面瘫伴远端感觉障碍，属脱髓鞘型，面瘫和肢体腱反射减弱或消失；不伴眼外肌麻痹、共济失调和肢体无力，部分患者不伴肢体感觉障碍且腱反射可以正常。② Bickerstaff 脑干脑炎（Bickerstaff brainstem encephalitis，BBE），主要表现为眼外肌麻痹、共济失调、嗜睡、锥体束征、巴氏征阳性、长期感觉障碍，不伴肢体无力，存在抗 GQ1b IgG 抗体。③颈-咽-臂型无力，属于轴索型，主要表现为急性口咽肌、颈部、肩部肌肉无力，3% 可表现为眼睑下垂、面咽颈肌无力，并可发展至上肢，伴上肢腱反射减弱或消失，肢体感觉正常，不伴下肢无力，类似肉毒素样表现。存在抗 GT1a IgG 抗体或抗 GQ1b IgG 抗体。④截瘫型 GBS：属于轴索型，下肢无力且腱反射减弱或消失，不伴上肢无力。典型表现为膀胱功能正常且无明确的感觉平面。最近还报道了 2 种罕见 GBS 谱系疾病，分别是多颅神经炎（polycranial neuritis，PCN）和双侧面部瘫痪型（bifacial paresthesias，BFP）。

2014 年新分类标准分经典型和变异型，其中 1 和 2 属于经典型，其他为变异型或局限型，二者构成一个病因和病理生理相关联的疾病谱系，即 GBS 谱系疾病。

【诊断】

凡具有急性或亚急性起病的肢体软瘫、两侧基本对称、瘫痪进展不超过 4 周、起病时无发热、无传导束型感觉缺失和持续性尿潴留者，均应想到本病可能性。若证实脑脊液蛋白 - 细胞分离和（或）神经传导功能异常，即可确诊。

2010 年《中国吉兰 - 巴雷综合征诊治指南》中诊断标准明确提出：AIDP 与 AMAN、AMSAN 均可表现为对称性肢体和延髓支配肌肉、面部肌肉无力，重症者可有呼吸肌无力、四肢腱反射减低或消失可伴轻度感觉异常和自主神经功能障碍。三者主要通过电生理检查区分，AIDP 表现为远端运动神经传导潜伏期延长、传导速度减慢、F 波异常、传导阻滞、异常波形离散等；AMAN 则几乎是纯运动神经受累，并以运动神经轴索损害明显；AMSAN 则累及感觉和运动神经轴索损害明显。

【鉴别诊断】

与恶性疾病、神经肌肉接头疾病、肌肉病、Wernicke 脑病、脑干脑炎、急性横贯性脊髓炎、脊髓损伤、脊髓前动脉闭塞、多发性硬化、卟啉病、蜱性麻痹、肉毒素中毒、铅中毒或者有机磷中毒、其他感染性急性弛缓性瘫痪疾病鉴别，主要是：

1. **肠道病毒引起的急性弛缓性麻痹** 多见于柯萨奇、埃可等其他肠道病毒感染累及脊髓前角细胞和运动神经元引起的急性弛缓性瘫痪。根据其肢体瘫痪不对称，脑脊液中可有白细胞增多，周围神经传导功能正常以及急性期粪便病毒分离，可与 GBS 鉴别。

2. **急性横贯性脊髓炎** 在锥体束休克期表现四肢软瘫需与 GBS 鉴别，但急性横贯性脊髓炎有持续尿潴留等括约肌功能障碍和感觉障碍平面，且急性期周围神经传导功能正常。

【治疗和预后】

本病病程自限。大多预后良好，90% 患儿 1 年内能够恢复行走，但仍有 5% 死于各种并发症，例如感染、肺栓塞、自主神经障碍导致的突发心脏骤停，20% 患儿严重残疾。

1. **护理** 保持呼吸道通畅，勤翻身，吞咽困难者需鼻饲，水、热量和电解质供应充足，尽早对瘫痪肌群康复训练。

2. **呼吸肌麻痹的抢救** 呼吸肌麻痹和后组颅神经麻痹导致的周围性呼吸衰竭是本病死亡的主要原因。对出现呼吸衰竭或后组颅神经麻痹致咽喉分泌物积聚者，应及时作气管切开或插管，使用呼吸机保证有效通气和换气。机械通气的主要标准：$PCO_2 > 6.4kPa$（48mmHg），$PO_2 < 7.5kPa$（56mmHg），肺活量 $< 12 \sim 15ml/kg$。次要标准：咳嗽费劲、吞咽不能、肺不张。

3. **药物治疗** 对病情进行性加重，尤其有呼吸肌或后组颅神经麻痹者，一线治疗方案为静脉注射大剂量免疫球蛋白（IVIG）或血浆置换（PE），IVIG 为 400mg（/kg·d），连用 5 天。有效者 24 ~ 48 小时内麻痹不再进展，其总疗效与 PE 相当，但 PE 不能在 IVIG 使用后使用，PE 会导致新输入体内的免疫球蛋白清除。PE 通过清除病理性抗体和补体发挥作用，用量为 50ml/kg，共 5 次，总量达到 250ml/kg，每日或隔天 1 次。同时可用维生素 B_1、B_{12}、B_6 营养神经。二线治疗方案包括免疫抑制剂如霉酚酸酯、环磷酰胺等，皮质激素对本病治疗无效。

第六节　脑性瘫痪

脑性瘫痪（cerebral palsy），简称脑瘫，是一组持续存在的中枢性运动和姿势发育障碍、活动受限症候群，这种症候群是由于发育中的胎儿或婴幼儿脑部非进行性损伤所致。脑性瘫痪的运动障碍常伴有感觉、知觉、认知、交流和行为障碍，以及癫痫及继发性肌肉骨骼问题。临床主要表现为中枢性运动障碍和姿势异常。本病并不少见，发达国家患病率在 1‰ ~ 4‰间，我国 2‰左右。

【病因】

多年来,许多围生期危险因素被认为与脑瘫的发生有关,主要包括:早产与低出生体重、脑缺氧缺血、产伤、先天性脑发育异常、胆红素脑病和先天性感染等。研究表明,胚胎早期阶段的发育异常,很可能就是导致婴儿早产、低出生体重和易有围生期缺氧缺血等事件的重要原因。胚胎早期的这种发育异常主要来自受孕前后孕妇体内外环境影响、遗传因素以及孕期疾病引起妊娠早期胎盘羊膜炎症等。

【临床表现】

(一)基本表现

脑瘫以出生后非进行性运动发育异常为特征,一般都有以下4种表现:

1. 运动发育落后和瘫痪肢体主动运动减少 患儿不能完成相同年龄正常小儿应有的运动发育进程,包括竖颈、坐、站立、独走等粗大运动以及手指的精细动作。

2. 肌张力异常 因不同临床类型而异,痉挛型表现为肌张力增高;肌张力低下型则表现为瘫痪肢体松软,但仍可引出腱反射;而手足徐动型表现为变异性肌张力不全。

3. 姿势异常 受异常肌张力和原始反射消失不同情况影响,患儿可出现多种肢体异常姿势,并因此影响其正常运动功能的发挥。体检中将患儿分别置于俯卧位、仰卧位、直立位以及由仰卧牵拉成坐位时,即可发现瘫痪肢体的异常姿势和非正常体位。

4. 反射异常 多种原始反射消失延迟。痉挛型脑瘫患儿腱反射活跃,可引出踝阵挛和Babinski征阳性。

(二)临床类型

1. 按运动障碍类型及瘫痪部位分六型 痉挛型四肢瘫(spastic quadriplegia)、痉挛型双瘫(spastic diplegia)、痉挛型偏瘫(spastic hemiplegia)、不随意运动型(dyskinetic)、共济失调型(ataxic)及混合型(mixed)。

痉挛型以锥体系受损为主;表现为上肢肘、腕关节屈曲,拇指内收,手紧握拳状,下肢内收交叉呈剪刀腿和尖足。不随意运动型包括手足徐动型(athetoid)和肌张力障碍型(dystonic),后者包括舞蹈样动作(choreic)、肌张力失调(dystonic)和震颤(tremor)等,以锥体外系受损为主。共济失调型以小脑受损为主,表现为小脑共济失调。混合型为2种或2种以上类型临床表现同时存在,多以一种类型的表现为主。

2. 按粗大运动功能分级系统(GMFCS)进行分级 按照GMFCS 0~2岁、>2~4岁、>4~6岁、>6~12岁、>12~18岁的5个年龄段粗大运动功能标准,功能从高至低分为Ⅰ级、Ⅱ级、Ⅲ级、Ⅳ级、Ⅴ级。各级运动功能水平之间的区别是根据3个方面来判断的:①功能受到的限制;②是否需要辅助技术,包括移动辅助器具(如助行器、拐杖和手杖)和轮椅等;③活动质量降低程度。

(三)伴随症状和疾病

作为脑损伤引起的共同表现,一半以上脑瘫患儿可能合并智力低下,有的伴随听力和语言发育障碍、视力障碍、癫痫,其他如流涎、关节脱位则与脑瘫自身的运动功能障碍相关。

【诊断标准】

应满足4项必备条件,2项参考条件有利于寻找病因及佐证,为非必备条件。

1. 必备条件

(1)中枢性运动障碍持续存在。

(2)运动和姿势发育异常。

(3)反射发育异常。

(4)肌张力及肌力异常。

2. 参考条件

(1)引起脑性瘫痪的病因学依据。

(2)头颅影像学佐证(磁共振、CT、B超)。

脑性瘫痪的诊断：脑性瘫痪的异常运动模式是持续存在的，运动和姿势发育异常、反射发育异常说明脑损伤发生于发育中的脑，是脑性瘫痪的特征。出生前至新生儿期的病因引起脑性瘫痪其临床症状大多发生于生后 18 个月前，新生儿期以后及婴幼儿期脑损伤（缺氧、外伤、中毒、中枢神经系统感染等）引起的脑性瘫痪症状与脑损伤发生的时间相关。诊断脑瘫同时，需对患儿同时存在的伴随症状和疾病，如智力低下、癫痫、语言听力障碍、关节脱位等做出判断，为本病的综合治疗创造条件。

【治疗】

（一）治疗原则

1. 早期发现和早期治疗 婴儿运动系统正处发育阶段，早期治疗容易取得较好疗效。

2. 促进正常运动发育 抑制异常运动和姿势。

3. 采取综合治疗手段 除针对运动障碍外，应同时控制其癫痫发作，以阻止脑损伤的加重。对同时存在的语言障碍、关节脱位、听力障碍等也需同时治疗。

4. 医师指导和家庭训练相结合 以保证患儿得到持之以恒的正确治疗。

（二）主要治疗措施

1. 功能训练

（1）体能运动训练（physical therapy, PT）：针对各种运动障碍和异常姿势进行物理学手段治疗，目前常用 Vojta 和 Bobath 方法，国内尚采用上田法。

（2）技能训练（occupational therapy, OT）：重点训练上肢和手的精细运动，提高患儿独立生活技能。

（3）语言训练：包括听力、发声、语言和咀嚼吞咽功能的协同矫正。

2. 矫形器的应用 功能训练中配合使用一些支具或辅助器械，有帮助矫正异常姿势，抑制异常反射的功效。

3. 手术治疗 主要用于痉挛型，目的是矫正畸形，恢复或改善肌力与肌张力的平衡。

4. 其他 如高压氧舱、水疗、电疗等，对功能训练起辅助作用。

第七节　重症肌无力

重症肌无力（myasthenia gravis, MG）是一种导致神经肌肉接头处传导阻滞的获得性自身免疫性疾病，伴有突触后膜免疫复合物沉积和乙酰胆碱受体（Ach-R）减少，血清出现抗乙酰胆碱受体抗体（Ach-R 抗体）。主要症状为肌无力和活动后的肌疲劳现象，"晨轻暮重"。

【病因和发病机制】

正常神经肌接头由突触前膜、突触间隙和突触后膜组成。神经冲动电位促使突触前膜向突触间隙释放含有 Ach 的囊泡，囊泡释出大量 Ach，与突触后膜上的 Ach-R 结合，引起突触后膜的终板膜上 Na 通道开放，产生肌肉终板动作电位，完成神经肌接头处冲动的传递，引起肌肉收缩。

MG 患儿体液中存在抗 Ach-R 抗体，与 Ach 共同争夺 Ach-R 结合部位，并破坏 Ach-R 和突触后膜，使 Ach-R 数目减少，致 Ach 在重复冲动中与受体结合的越来越少，并被突触间隙和终板膜上胆碱酯酶水解并灭活，则出现肌肉病态性易疲劳现象。抗胆碱酯酶可抑制 Ach 的降解，增加其与受体结合机会从而增强终板电位，使肌力改善。

【临床表现】

（一）儿童期重症肌无力

大多在婴幼儿期发病，最年幼者 6 个月，2~3 岁间是发病高峰，女孩多见。临床主要表现 3 种类型：

1. 眼肌型 最多见。单纯眼外肌受累，多数见一侧或双侧眼睑下垂，早晨轻，起床后逐渐加重。反复用力做睁闭眼动作也使症状更明显。部分患儿同时有其他眼外肌如眼球外展、内收或上、下运动障碍,引起复视或斜视等。瞳孔对光反射正常。

2. 脑干型 主要表现为第Ⅸ、Ⅹ、Ⅻ等后组颅神经所支配的咽喉肌群受累。突出症状是吞咽或构音困难、声音嘶哑等。

3. 全身型 主要表现运动后四肢肌肉疲劳无力,严重者卧床难起,呼吸肌无力时危及生命。

少数患儿兼有上述 2~3 种类型或由 1 种类型逐渐发展为混合型。病程经过缓慢,其间可交替地完全缓解或复发。小儿 MG 很少与胸腺瘤并存,但偶可继发于桥本氏甲状腺炎等引起的甲状腺功能低下、风湿性关节炎、癫痫、肿瘤等。约 2% 的患儿有家族史,提示这些患儿的发病与遗传因素有关。

(二)新生儿期重症肌无力

病因特殊,包括 2 种类型:

1. 新生儿暂时性重症肌无力 多见于母亲患 MG 的新生儿,多有全身肌肉无力,眼肌症状少见,严重者需要呼吸机人工呼吸或胃管喂养,数天或数周后肌力即可恢复正常。

2. 先天性肌无力综合征 是一组常染色体隐性遗传性神经肌肉传递障碍,因遗传性 Ach-R 离子通道异常而患病,非免疫性疾病,与母亲是否 MG 无关,部分病例可在新生儿期起病,出生后全身肌无力和眼外肌受累,持续无力,胆碱酯酶抑制剂和血浆交换治疗均无效果。

【辅助检查】

(一)药物诊断性试验

多采用新斯的明试验,剂量每次 0.04mg/kg,皮下或肌内注射,最大不超过 1mg,最大作用在用药后 15~40 分钟。婴儿反应阴性者 4 小时后可加量为 0.08mg/kg。为避免新斯的明引起的面色苍白、腹痛、腹泻、心率减慢、瞳孔缩小、气管分泌物增多等毒蕈碱样不良反应,注射该药前可先肌注阿托品 0.01mg/kg。

(二)疲劳试验

是受累肌肉重复活动后症状明显加重的试验。Jolly 方法是用力眨眼 30 次后眼裂明显变小为阳性,Simpson 试验为双目上视 1 分钟后出现眼睑下垂为阳性。

(三)神经电生理检查

1. 神经重复刺激 最常用。表现为低频(2~5Hz)重复刺激面神经、腋神经、尺神经和副神经时,肌肉动作电位波幅的递减程度在 10%~15% 以上,周围神经传导速度多正常。通常应在病情允许的情况下停用胆碱酯酶抑制剂 12~18 小时后进行。

2. 单纤维肌电图 重频刺激试验阴性时采用,主要表现为颤抖增宽或阻滞,是最敏感的检测方法,但多发性肌炎和运动神经元病偶尔也可阳性。

(四)血清抗 Ach-R 抗体

阳性有诊断价值,婴幼儿阳性率低,以后随年龄增加而增高。眼肌型(约 40%)较全身型(70%)低。

(五)其他

胸部 CT 可检出胸腺瘤,也可查甲状腺功能,但儿童阳性率不高。

【诊断和鉴别诊断】

根据患儿眼外肌和全身的肌无力以及"晨轻暮重"现象,结合新斯的明试验和肌电图特点可确诊。需与先天性肌无力综合征、慢性进行性眼外肌麻痹、肉毒杆菌毒素中毒、眼咽型肌营养不良、脑干脑炎、脑肿瘤、Lambert-Eaton 综合征、慢性肌无力等鉴别。

【治疗】

(一)胆碱酯酶抑制剂

是多数患儿的主要治疗药物。首选药物为溴吡斯的明,口服量新生儿每次 5mg,婴幼儿每次 10~15mg,年长儿 20~30mg,最大量每次不超过 60mg,每日 3~4 次。

（二）糖皮质激素

基于自身免疫发病机制，各种类型 MG 均可使用糖皮质激素。长期规则应用可明显降低复发率，减少全身型肌无力的发生。首选药物泼尼松，1～2mg(/kg·d)，症状完全缓解后再维持 4～8 周，然后逐渐减量达到能够控制症状的最小剂量，每日或隔日清晨顿服，总疗程 2 年。要注意部分患者在糖皮质激素治疗初始 1～2 周可能有一过性肌无力加重。

（三）胸腺切除术

对于药物难控制病例可考虑胸腺切除术。血清抗 Ach-R 抗体滴度增高和病程不足 2 年者常有更好疗效。

（四）大剂量静脉注射丙种球蛋白（IVIG）和血浆交换疗法

部分患儿有效，需重复药以巩固疗效，故主要用于难治性 MG 或 MG 危象的抢救。IVIG 剂量按 400mg (/kg·d)，连用 5 天。抗 Ach-R 抗体滴度增高者可能有更佳疗效。

（五）肌无力危象的识别与抢救

1. 重症肌无力危象 表现为呼吸肌和咽喉肌无力而呼吸衰竭。注射新斯的明 0.25mg 或溴吡斯的明 1mg，后酌情加量。

2. 胆碱能危象 因胆碱酯酶抑制剂过量引起，除明显肌无力外，尚有严重毒蕈碱样症状。先给阿托品 1mg 静脉注射，若效不佳，5 分钟后再静脉注射 0.5mg；再用双复磷（胆碱酯酶复活剂）。

（六）禁用药物

氨基糖苷类和大环内酯类抗生素、普鲁卡因胺、普萘洛尔、奎宁等药物有加重患儿神经肌接头传递障碍的作用，甚至呼吸肌严重麻痹，应禁用。

【预后】

部分患儿可在数月或数年后自发缓解，部分可持续至成年期。免疫抑制剂、胸腺切除、甲状腺功能减低的治疗有助于疾病的治愈。

案例 13-1

　　患儿 10 个月，女，发热 3 天，体温 38℃左右，家长给服用阿莫西林颗粒、牛磺酸颗粒 2 天，不见好转，精神渐差，伴呕吐、抽搐 2 小时，急诊入院。查体：嗜睡、面色苍黄，前囟饱满；颈部抵抗，心肺无明显异常，左侧巴氏征阳性，柯氏征、布氏征阳性。

　　思考：

　　初步诊断是什么？需做哪些检查？需与哪些疾病鉴别？如何治疗？

（李晓华）

本章主要介绍小儿常见的神经系统疾病。小儿各年龄段神经系统感染性疾病临床大多都表现为发热、头痛、呕吐，但又各具特点，因此在学习中要注意这些疾病的共性，又要掌握各自的特点，以指导临床上做出正确的诊断。急性感染性多发性神经根神经炎是一种急性免疫性疾病，其临床特征为进行性弛缓性瘫痪，可伴有多系统受累，多数死于呼吸肌麻痹。小儿癫痫是由多种病因引起的大脑神经细胞群反复超同步放电，从而导致发作性、突然性、短暂性脑功能紊乱，临床上表现为意识、运动、感觉、情感及认知等方面短暂异常的一组慢性脑功能障碍综合征，注意鉴别及分型，合理用药。脑性瘫痪是指发育早期阶段各种原因所致的非进行性脑损伤，临床主要表现为中枢性运动障碍和姿势异常，学习时注意分型。重症肌无力是导致神经肌肉接头处传导阻滞的自身免疫性疾病。临床以骨骼肌运动中极易疲劳和肌无力，休息或用胆碱酯酶抑制剂后症状减轻为特征，学习时注意分型。

复习参考题

1. 中枢神经系统感染性疾病的脑脊液特点及鉴别诊断？

2. 化脓性脑膜炎的临床表现和并发症有哪些？常见病原菌？如何治疗？

3. 惊厥的病因有哪些？

4. 癫痫的诊断标准及诊断中需要明确的5个问题是什么？

5. 脑瘫的基本表现和临床类型有哪些？

6. 重症肌无力的诊断标准是什么？

第十四章 免疫、变态反应及结缔组织病

14

第一节　小儿免疫系统疾病

免疫是机体的一种生理性保护反应,其本质是识别自身,排斥异己。免疫功能包括防御感染,清除衰老、损伤或死亡的细胞,识别和清除突变细胞。免疫功能失调可致异常免疫反应,即变态反应、自身免疫反应、免疫缺陷和发生恶性肿瘤。

一、小儿免疫系统发育特点

出生时免疫器官和免疫细胞均已相当成熟,免疫功能低下可能为未接触抗原、尚未建立免疫记忆之故。免疫系统包括非特异性免疫和特异性免疫。

(一)非特异性免疫

非特异性免疫主要有屏障结构、单核-巨噬细胞系统、中性粒细胞、补体和其他免疫分子。

1. 单核-巨噬细胞系统　新生儿单核细胞发育已经完善,但是其趋化、黏附、吞噬、氧化杀菌,产生 G-CSF、IL-6、IL-8、IL-12、INF-γ 和抗原提呈能力均较成人差。新生儿接触抗原和过敏原的类型和剂量不同直接影响单核-巨噬细胞,特别是树突状细胞的免疫调节功能,将影响日后的免疫状态。

2. 中性粒细胞　出生后 12 小时外周血中性粒细胞计数较高,72 小时后逐渐下降,之后逐渐上升达成人水平。由于储藏库空虚,严重新生儿败血症易发生中性粒细胞减少。新生儿趋化和黏附分子表达不足。中性粒细胞功能低下易发生化脓性感染。

3. 补体和其他免疫分子　母体的补体不能传给胎儿,足月婴儿经典途径活性是母亲的 50%~60%,3~6 个月达成人水平,旁路途径更为落后,1 岁时达成人水平。新生儿血浆纤连蛋白浓度仅为成人的 1/3~1/2,未成熟儿则更低。

(二)特异性免疫

特异性免疫是后天获得的,有针对某种抗原物质的特异性。特异性免疫包括体液免疫和细胞免疫。免疫活性细胞主要是 T、B 淋巴细胞,二者分别主要担负细胞免疫功能和体液免疫功能。

1. 特异性细胞免疫(T 细胞免疫)　足月新生儿外周血中 T 细胞绝对计数已达成人水平。其中 CD4 细胞数较多,使 CD4/CD8 的比值高达 3~4,以后逐渐下降,2 岁时达成人水平。出生时 TH_2 细胞功能较 TH_1 占优势,有利于避免母子排斥反应。T 细胞分泌的细胞因子较成人少,随着与多种抗原接触,T 细胞功能更趋完善。值得注意的是新生儿期 CD4 细胞不但辅助功能较低,而且还具有较高的抑制活性,导致 B 细胞生产免疫球蛋白受抑制。

2. 特异性体液免疫(B 细胞免疫)　胎儿和新生儿有合成 IgM 的 B 细胞,无合成 IgG、IgA 的 B 细胞,合成 IgG 的 B 细胞于 2 岁时,合成 IgA 的 B 细胞于 5 岁时达成人水平,由于 TH_2 功能不足,B 细胞不能产生多糖疫苗和荚膜多糖细菌抗体。

(1)IgG:是唯一能通过胎盘的免疫球蛋白,其运转过程是主动性的。母体传递给胎儿的 IgG 于生后 6 个月时几乎全部消失,而婴儿自身产生 IgG 从 3 个月时才逐渐增多,10~12 个月时体内 IgG 均为自身产生,8~12 岁时达成人水平。来自母体的 IgG 在生后数月内对防御白喉、麻疹、脊髓灰质炎等感染起着重要作用。

(2)IgM:在胚胎晚期胎儿已能合成。正常情况下因无抗原刺激,胎儿自身产生 IgM 甚微。又因 IgM 不能通过胎盘,若脐血含量增高,提示宫内感染。出生 1 岁时 IgM 可达成人的 75%。男孩 3 岁,女孩 6 岁达成人水平。新生儿血清 IgM 水平低下是易患大肠杆菌等革兰氏阴性菌感染的重要原因。

(3)IgA:IgA 不能通过胎盘,若脐血 IgA 增高同样提示宫内感染。新生儿血清 IgA 含量甚微,到 1 岁时仅为成人的20%,12岁才达成人水平。分泌型IgA(sIgA)不被水解蛋白酶破坏,是黏膜局部抗感染的重要因素。新生儿及婴幼儿含量均较低,1岁时仅为成人的3%,12岁时才达到成人水平。因此新生儿、婴幼儿易患呼吸道、消化道感染。

二、原发性免疫缺陷病

原发性免疫缺陷病(primary immunodeficiency,PID)是一组因先天性免疫系统发育不全而引起的免疫障碍性疾病。其中大多数与血细胞的分化和发育有关。PID大多数自婴幼儿期开始发病,严重者常导致夭折。PID种类很多,目前尚无统一的分类,按国际免疫协会PID专家委员会2009年以分子学发病机制为基础的分类原则,分为:①联合免疫缺陷病(T淋巴细胞和B淋巴细胞功能均缺陷);②以抗体为主的免疫缺陷(B淋巴细胞缺陷为主);③其他明确定义(基因表型)的免疫缺陷综合征;④免疫调节失衡性疾病;⑤先天性吞噬细胞数量和(或)功能缺陷病;⑥天然免疫缺陷病;⑦自身炎性反应性疾病;⑧补体缺陷病。

【病因和发病机制】

PID的病因目前尚不清楚,可能系多种因素所致,如:①遗传因素,在许多PID中起作用;②宫内感染因素;③免疫器官先天发育障碍;④免疫细胞间的调节功能障碍及免疫细胞内酶的缺陷。PID的发病机制复杂,可能为造血干细胞、定向干细胞、T淋巴细胞、B淋巴细胞分化成熟障碍,也可能是上述细胞在分子水平上发生障碍的结果。

【临床表现】

PID的临床表现由于病因不同十分复杂,但其共同表现却非常一致,即反复感染、易患肿瘤和自身免疫性疾病。多数有明显的家族史。

1. **反复和慢性感染**　免疫缺陷最常见的表现是感染,表现为反复、严重、持久、难治的感染。

(1)感染发生的年龄:40%起病于1岁以内,另40%起病于1~5岁,15%起病于6~16岁,仅5%发病于成人。T细胞缺陷和联合免疫缺陷多发病于出生后不久,以抗体缺陷为主者,因存在母体抗体,多于6~12个月发病。成年发病的多为变异型免疫缺陷病。

(2)感染的部位:以呼吸道最常见,如复发性或慢性中耳炎、鼻窦炎、结膜炎、支气管炎或肺炎;其次为胃肠道,如慢性肠炎;皮肤感染可为脓疱、脓肿或肉芽肿;也可为全身感染,表现如败血症、脓毒败血症、脑膜炎和骨关节感染。

(3)感染的病原体:抗体缺陷易发生化脓性感染。T细胞缺陷则易发生病毒、结核分枝杆菌和沙门菌属等细胞内病原体感染,此外也易发生真菌和原虫感染。中性粒细胞功能缺陷者,易患各种急、慢性化脓性感染以及慢性肉芽肿。补体缺陷者常患奈瑟菌属感染。临床上无论免疫球蛋白缺乏或联合免疫缺陷者,其感染的病原体可能为毒力低的条件致病菌,常呈机会感染。

(4)感染的过程:常反复发作或迁延不愈,治疗效果欠佳,尤其是抑菌剂疗效更差,必须使用杀菌剂,剂量偏大,疗程足够。

2. **恶性肿瘤**　联合免疫缺陷和免疫球蛋白缺乏者易发生恶性肿瘤,其发病率较同龄人高10~100倍,尤其易发生淋巴瘤、急性淋巴细胞性白血病。

3. **自身免疫性疾病**　PID伴发的自身免疫性疾病包括溶血性贫血、血小板减少性紫癜、系统性血管炎、系统性红斑狼疮、类风湿性关节炎、皮肌炎、免疫复合物肾炎等。3~5岁后多发。

4. **其他表现**　如湿疹,血小板减少伴免疫缺陷者可伴有湿疹和出血倾向。胸腺发育不全的特殊面容、先天性心脏病和难以控制的低钙惊厥。

【诊断】

1. 病史和体格检查 ①经常反复感染是本组疾病的主要特征；②大多为遗传性，应注意家族成员有无类似发病者；③发病年龄与病种有关，一般而言，Ig缺陷突出者于6个月后才发生感染，联合免疫缺陷者则发病较早；④体格检查：B细胞缺陷者的周围淋巴组织，如扁桃体发育不良或缺如，难以摸到浅表淋巴结，而肝脾大常见。某些特殊综合征则有相应体征。

2. 实验室检查 反复不明原因的感染和阳性家族史提示原发性免疫缺陷病的可能性，确诊该病必须有相应的实验室检查依据，有些技术仅在研究中心才能进行。因此，一般将实验室检查分3个层次进行：初筛试验、进一步检查和特殊或研究性试验。其中初筛试验尤为重要。

（1）Ig测定：一般而言，年长儿和成人总Ig>6g/L，总Ig<4g/L或IgG<2g/L提示抗体缺陷。总Ig 4～6g/L或IgG 2～4g/L提示可疑抗体缺陷，应进一步做抗体反应试验或IgG亚类测定。IgE增高见于某些吞噬细胞功能异常，特别是趋化功能缺陷。

（2）抗A和抗B同族凝集素：代表IgM类抗体功能，6个月正常婴儿抗A滴度/抗B滴度至少为1:8，湿疹血小板减少伴免疫缺陷者有时明显下降或测不出。

（3）抗链球菌溶血素O（ASO）：如果12岁后ASO低于50单位可提示IgG抗体反应缺陷。

（4）分泌型IgA水平：一般测定唾液、眼、鼻分泌物和胃液中分泌型IgA。分泌型IgA缺乏常伴有选择性IgA缺乏症。

（5）外周血淋巴细胞绝对计数：外周血淋巴细胞80%为T细胞，正常值为$(2～6)×10^9/L$，$<2×10^9/L$为可疑T细胞减少，$<1.5×10^9/L$可确诊。

（6）X线检查：婴幼儿期缺乏胸腺影者提示T细胞功能缺陷，胸腺及鼻咽部腺样体阴影均消失见于严重联合免疫缺陷病。

【治疗】

1. 一般治疗 应加强护理和支持疗法，防止感染，已合并感染时选用适当的抗生素。各种伴有细胞免疫缺陷者都应禁忌接种活疫苗或活菌苗，以防发生疫苗诱导的感染等。T细胞缺陷者不宜输血或新鲜血制品，以防发生移植物抗宿主反应。最好不做扁桃体和淋巴结切除术，脾切除术为禁忌。

2. 免疫替代疗法

（1）静脉注射丙种球蛋白：治疗指征仅限于治疗低IgG血症者，经用药后可使症状缓解，获得正常生长发育，剂量为每月一次静脉注射IVIG 100～600mg/kg，持续终身。具体剂量应个体化，以能控制感染为尺度。

（2）高效价免疫血清球蛋白：包括水痘-带状疱疹、狂犬病、破伤风等。

（3）新鲜血浆：血浆中除含IgG外，还含有IgA、IgM和补体，适用于治疗各类体液免疫缺陷病，剂量为20ml/kg，每4周静滴1次。

（4）其他替代治疗：①新鲜白细胞，用于治疗吞噬细胞缺陷伴有严重感染，因作用短暂，反复应用不良反应较多，仅用于严重感染发生危象时；②细胞因子治疗，如胸腺素、转移因子、IL-2等；③酶替代治疗。腺苷脱氨酶缺陷者，可输注红细胞（富含腺苷脱氨酶）。

3. 免疫重建 是采用正常细胞或基因片段植入患者体内，使之发挥功能，以持久地纠正免疫缺陷病。

（1）胸腺组织移植：包括胎儿胸腺组织和胸腺上皮细胞移植，疗效不肯定，且约1/10接受胸腺移植的患儿发生淋巴瘤，目前已较少使用。

（2）干细胞移植：①胎肝移植；②骨髓移植；③脐血干细胞移植；④外周血干细胞移植。

4. 基因治疗 将正常的目的基因片段整合到患儿干细胞基因组内（基因转化），这些被目的基因转化的细胞经有丝分裂，使转化的基因片段能在患儿体内复制而持续存在。基因治疗尚处于探索和临床验证阶段。

三、继发性免疫缺陷病

继发性免疫缺陷病(secondary immunodeficiency, SID)是出生后因不利的环境因素导致免疫系统暂时性功能障碍,一旦不利因素被纠正,免疫功能即可恢复正常。继发性免疫缺陷病的发病率明显高于原发性免疫缺陷病且多为可逆性。因此及早确诊,并找到诱因,及时予以纠正显得尤为重要。

【病因】

引起继发性免疫缺陷病的原因较多,主要有:①营养紊乱是儿童时期引起继发性免疫缺陷病的最常见原因,包括蛋白质-热能营养不良,亚临床微量元素锌和铁缺乏,亚临床维生素A、B族和维生素D缺乏,肥胖症;②免疫抑制治疗,如细胞毒药物、电离辐射、皮质激素,自身免疫性疾病,如系统性红斑狼疮、类风湿性关节炎;③遗传性疾病:染色体异常、酶缺陷等;④恶性肿瘤:如霍奇金病、急性白血病等;⑤新生儿:属生理性免疫功能低下;⑥感染:包括病毒、细菌或其他慢性感染等;⑦其他:糖尿病、蛋白质丢失性肠病、肾病综合征、尿毒症、外科手术和外伤。

【临床表现】

常见的临床表现为反复呼吸道感染,包括上呼吸道感染、支气管炎和肺炎,亦有胃肠感染者,一般症状较轻,但反复发作。反复感染,尤其是胃肠道感染易引起严重的吸收障碍,加重营养不良,从而形成"营养不良-免疫功能下降-感染-加重营养不良"的恶性循环。

【治疗】

应积极治疗原发病,去除诱发因素或采用暂时的免疫替代疗法为原则。

问题与思考

原发性免疫缺陷病的共同临床特点有哪些?

第二节　结缔组织病

结缔组织病是指具有结缔组织发炎、水肿、增生和变形等病变,出现骨骼、关节、肌肉疼痛或僵硬等症状的一组疾病,近年来又统称为风湿性疾病。儿童期常见的风湿性疾病有过敏性紫癜、幼年类风湿性关节炎和皮肤黏膜淋巴结综合征等。

一、过敏性紫癜

过敏性紫癜(anaphylactoid purpura)又称舒-亨综合征(Henoch-Schonlein sydrome, HSP),是一种以小血管炎为主要病变的系统性血管炎。临床特点包括非血小板减少性皮肤紫癜、关节肿痛、腹痛和血尿、蛋白尿等。

【病因与发病机制】

尚不清楚,可能涉及的病因有:

1. 感染　常见上呼吸道感染(链球菌多见)之后发病,也有其他病原体如腺病毒、柯萨奇病毒、嗜血流感杆菌、幽门螺杆菌、支原体等感染的报道,但尚未证明本病系感染的直接结果。

2. 免疫因素　患儿血清IgA增高,循环中有高效价IgA免疫复合物存在,病变血管壁上有IgA免疫复合物沉积。另外,T细胞功能改变、细胞因子和炎症介质的参与等也在HSP发病中起着重要作用。

3. 部分食物过敏、虫咬、寒冷、疫苗接种、药物过敏等可能诱发本病,也有报道与遗传因素有关。

【病理改变】

基本病理改变为广泛的白细胞碎裂性小血管炎。以毛细血管炎为主,亦可波及小静脉和小动脉。在胃肠道、关节滑膜、肾脏、中枢神经系统均可见毛细血管、小动脉、小静脉炎症及局部水肿和纤维细胞肿胀,血管壁灶性坏死、纤维沉积。免疫病理检查可见皮损处毛细血管壁和肾小球广泛 IgA 免疫复合物及少量 IgG、IgM 沉积。肾脏的病理变化轻重不一,病变轻者为轻度系膜增殖、微小病变、局灶性肾炎,重者为弥漫增殖性肾炎伴新月体形成。

【临床表现】

各种年龄均可发病,但以学龄期儿童多见,男孩多于女孩。春、秋两季多见。多为急性起病,症状可同时或分批出现,始发症状以皮肤紫癜为主,约半数患儿有关节肿痛或腹痛。部分患儿起病前 1～3 周有上呼吸道感染史。

1. **皮肤紫癜** 病程中反复出现皮肤紫癜为本病特点。皮疹常见于四肢及臀部。皮疹可分批出现,呈对称性分布,伸侧多见,初起呈紫红色,高出表面,压之不褪色,数日后转为暗红色,可伴有荨麻疹、多形红斑和血管性水肿,重症患儿紫癜可大片融合成大疱伴出血性坏死。皮疹呈一过性,少数患儿可能持续数周或在数月至数年内反复发作,但多数在 4～6 周内消退。

2. **胃肠道症状** 约 2/3 患儿有阵发性腹痛,包括轻度腹痛和(或)呕吐,有时为剧烈腹痛,以脐周或下腹部为主,为肠道病变引起肠壁水肿或痉挛所致。重者伴有便血、呕血。少数在皮肤症状出现之前发生急性腹痛、便血、呕吐,易误诊为急腹症。注意肠套叠、肠梗阻、肠穿孔等并发症发生。

3. **关节症状** 关节受累发生率高达 80%,主要累及大关节,尤以膝、踝关节多见。单发或多发,有游走性,病变关节常有活动障碍。多数关节症状在数日内消失,不留畸形。

4. **肾脏症状** 30%～60% 患儿病程中有尿检异常,肾活检发现 90% 以上有不同程度肾受累。多发生于过敏性紫癜起病后 1 个月内,90% 发生在病程 6 周内,少数发生于紫癜消退后数月内,偶见发生于皮肤紫癜前。临床依肾受累程度不同而表现不同。轻者仅表现镜下血尿,部分患儿可表现急性肾炎综合征或肾病综合征,极少数呈进行性肾炎样改变或因急性肾衰竭死于尿毒症。约 2% 患儿在几年后发展为慢性肾炎。

5. **其他** 偶可发生颅内出血,出现惊厥、失语、昏迷及肢体麻痹。个别患儿有间质性肺炎、心肌炎、睾丸炎等血管炎表现。

【实验室检查】

本病目前尚无特异性的诊断试验,相关辅助检查有助于了解病程和并发症。

外周血白细胞数正常或轻、中度增高,可伴嗜酸性细胞增多。血小板数、出血和凝血时间、骨髓象均正常。无严重出血者一般无显著贫血,血沉加速,C 反应蛋白阳性。有肾损害者尿检有红细胞、白细胞及不同程度蛋白尿和各种管型,重症可见肉眼血尿。约半数患者血 IgA 水平升高。

超声及 X 线检查对于 HSP 消化道损伤的早期诊断和鉴别诊断起重要作用。超声检查可显示病变肠壁水肿增厚,腹部 X 线表现为黏膜折叠增厚、肠襻间增宽,小肠胀气伴有液气平面时应警惕外科并发症。

【诊断和鉴别诊断】

参照 EULAR/PReS 诊断标准,典型的皮肤紫癜(必要条件),同时伴以下任何 1 条即可确诊:弥散性腹痛;任何部位活检示 IgA 沉积;关节炎(关节痛);肾脏受损表现[血尿和(或)蛋白尿]。对于典型皮疹的病例诊断不难。若临床表现不典型、紫癜延迟出现或不出现,则易误诊为其他疾病,应与特发性血小板减少性紫癜、阑尾炎、肠套叠、风湿性关节炎及各种肾小球肾炎等疾病相鉴别。

【治疗】

本病具有自限性,无特效治疗,单纯皮疹通常不需要特殊干预。治疗包括控制患儿急性期症状和影响预后的因素,如急性关节痛、腹痛及肾损害。

1. **一般治疗** 急性期卧床休息,尽可能寻找并避免过敏原,积极治疗感染。

2. 对症治疗 有荨麻疹或血管神经性水肿时，应用抗组胺药物和钙剂。腹痛时应用解痉剂，消化道出血时应禁食，腹痛明显时需要严密监测患儿出血情况（如呕血、黑便或血便），必要时需行内镜检查。大剂量维生素 C（2～5g/d）和钙剂等可减轻肠道血管炎，可缓解部分患儿的腹痛症状。

3. 皮质激素与免疫抑制剂 对腹型紫癜和关节肿痛者有效，但不能减轻紫癜或减少肾脏损害的发生，也不能防止皮疹复发。泼尼松每日 1～2mg/kg，分次口服，或用地塞米松、甲基泼尼松龙每日（5～10mg/kg）静脉滴注，症状缓解后即可停用。呈急进性肾炎或肾病综合征者目前多主张采用皮质激素（包括甲基强泼尼松龙冲击）、免疫抑制剂及抗凝、抗血小板聚集药的综合治疗。

4. 抗凝治疗 以反复皮肤血管炎及肾病变为主要表现者可选用抗凝药物。双嘧达莫 3～5mg/（kg•d），以阻止血小板聚集和血栓形成，改善微循环。川芎嗪 3～5mg/（kg•d）加入 10% 葡萄糖液中静滴，可能具有防止和减轻肾损害的作用。

【预后】

本病为自限性疾病，无肾脏受累者一般持续 1～6 周恢复，偶可反复紫癜发作达数月之久。其远期预后主要取决于肾脏是否受累及其受累程度。有肾病变者可能在 5～10 年内仍有尿常规检查异常，约 2% 紫癜肾炎长年反复后逐渐发生肾小球硬化，肾小管退行性变，最终出现慢性肾衰竭。

二、幼年特发性关节炎

幼年特发性关节炎（juvenile idiopathic arthritis，JIA）是儿童时期（小于 16 岁）不明原因的关节肿胀持续 6 周以上，以慢性关节滑膜炎为特征的、慢性全身性自身免疫性疾病。由国际风湿病学联盟（ILAR）于 2001 年统一命名。本病可迁延多年，急性发作与缓解常交替出现，多数患儿预后良好，约 20% 可能遗留下关节永久损害或严重残疾。

【病因与发病机制】

本病病因尚不明确，可能与感染、遗传、免疫因素等有关。发病机制可能为：各种感染性微生物的特殊成分作为外来抗原，作用于具有遗传学背景的人群，激活免疫细胞，通过直接损伤或分泌细胞因子、自身抗体触发异常免疫反应，引起自身组织的损害和变性。

【JIA 的分类及临床表现】

本病可发生于任何年龄，但多见于 2～4 岁与 9～12 岁，形成 2 个发病年龄高峰。根据发病 6 个月内临床特征，将 JIA 分为 7 种类型，包括全身起病型、多关节型（类风湿因子阴性型）、多关节型（类风湿因子阳性型）、少关节型（持续型及扩展性）、银屑病关节炎型、与附着点炎症相关的关节炎型和未分类型。

1. 全身型 每日发热至少持续 2 周以上；伴有 1 个或多个关节炎，同时伴随以下 1 项或更多症状：短暂的、非固定的红斑样皮疹；全身淋巴结肿大；肝脾大；浆膜炎。本病可发生于任何年龄，多见于 2～4 岁小儿。弛张型高热是此型突出特征，可达 39～40℃，发热可持续数周，甚至数月。皮疹特点为随体温升降而出现或消退。关节表现可以是典型的关节炎或只有关节痛，常在发热时加剧，热退后减轻或缓解。1/3 患儿出现心包炎和胸膜炎，但无明显症状。85% 有肝、脾、淋巴结不同程度肿大。偶有出现脑膜刺激症状及脑病者，表现为头痛、呕吐、抽搐等，应警惕巨噬细胞活化综合征（macrophage activation syndrome，MAS）。

2. 多关节炎型 多见于学龄儿童，以女孩多见。发病 6 个月受累关节在 5 个及 5 个以上，多为对称性。大小关节均可受累，表现为关节肿痛而不红，局部活动受限。关节症状反复发作，最终发生强直变形，关节附近肌肉萎缩。晨僵是本型的特点。

根据血清类风湿因子是否阳性，可分为 2 种类型：

（1）RF 阳性：约占 JIA 的 5%～10%，起病于年长儿，可见类风湿结节。50% 关节症状重，75% 可伴抗核抗体阳性。

（2）RF阴性：约占JIA的25%～30%，起病于任何年龄。关节症状较轻，仅25%抗核抗体阳性。

3. 少关节炎型 发病最初6个月时1～4个关节受累，有2个亚型：

（1）持续性少关节型JIA，整个疾病过程中关节受累数≤4个。

（2）扩展性少关节型JIA，病程6个月后关节受累数达≥5个。

主要累及膝、踝、肘或腕等大关节，常为非对称性分布。虽然关节炎反复发作，较少致残。约20%～30%患儿发生慢性虹膜睫状体炎，以致造成视力障碍甚至失明。

4. 与附着点炎症相关的关节炎 伴有下列情况至少2项：①骶髂关节压痛或炎症性腰骶部及脊柱疼痛，而不局限在颈椎；②HLA-B27阳性；③8岁以上男性患儿；④家族史中一级亲属有HLA-B27相关的疾病（强直性脊柱炎、与附着点炎症相关的关节炎、急性前葡萄炎或骶髂关节炎）。

本型以男孩多见，多于8岁以上起病。病变多在大关节，尤以膝、踝、髋关节多见。10%～20%有自限性，易并发虹膜睫状体炎，多为强直性脊柱炎早期，反复发作数年后出现骶髂关节破坏，发展成为强直性脊柱炎。本症治疗主要使用非甾体抗感染药和柳氮磺吡啶。

5. 银屑病型 1个或更多的关节炎合并银屑病或关节炎合并以下任何2项：指（趾）炎、指甲凹陷或指甲脱离、家族史中一级亲属有银屑病。本型儿童时期罕见，发病以女性占多数。

6. 未分类型 满足JIA的命名标准，但不满足以上6种类型或同时具备以上2种以上类型者。

【辅助检查】

实验室检查的任何项目都不具备确诊价值，但可帮助了解疾病程度和除外其他疾病。

1. 实验室检查 在活动期大多有轻度或中度贫血，外周血白细胞总数及中性粒细胞比例常增高，尤以全身型更为突出，甚至出现类白血病反应。血沉明显加快，C反应蛋白、血清IgA、IgG、IgM增高。抗核抗体与RF的阳性率与临床类型有关。

2. X线检查 疾病早期X线仅显示关节骨质疏松，周围软组织肿胀，关节附近呈现骨膜炎；晚期可出现关节骨破坏和软骨间隙变窄。胸部X线可显示全身型患儿有胸膜炎、心包炎或风湿性肺病变。

3. 骨超声波图像及MRI 均有助于发现骨关节损害。

【诊断和鉴别诊断】

诊断主要依据临床表现。凡全身症状或关节病变持续6周以上且能除外其他疾病者，可考点本病。进一步根据临床表现确定JIA分型。

以高热、皮疹等全身症状为主者，应注意与败血症、风湿热、传染性单核细胞增多症及白血病等疾病鉴别；少关节炎型为表现的患儿，应注意除外化脓性关节炎、结核性关节炎等；个别JIA患儿有严重的肺部病变时，应注意与各型感染性肺炎鉴别。

【治疗】

目的在于控制临床症状，抑制关节炎症，维持关节功能和预防关节畸形。

1. 一般治疗 除急性发热外，不主张过多卧床休息，注意增加营养和适当运动，采取有利于关节功能的姿势。有关节变形、肌肉萎缩、运动受限等病变时则应配合理疗、按摩等，有畸形者可施行矫形术。注意心理治疗。

2. 药物治疗 依病情轻重依次选药，原则如下：

（1）非甾体类抗炎药：是治疗JIA的常用药物。包括：①萘普生：为高效低毒抗炎药物，长期使用耐受良好，剂量为10～15mg/（kg·d），分2次口服；②布洛芬：剂量为30～40mg/（kg·d），分2～3次口服；③双氯芬酸钠：剂量为2～3mg/（kg·d），分3～4次口服；④阿司匹林（ASP）：剂量为50～80mg/（kg·d），分3～4次口服。1～4周内见效，病情缓解后减量为10～30mg/（kg·d），维持疗程可达数月。以上药物不能合用，因其共同的副作用为出血、胃肠道反应、肝功能损害等。

（2）缓解病情抗风湿药物：本类药物作用缓慢且毒性较大，适用于长期病情未能得到控制者。近年来认为及早使用此类药物可以控制骨病变的加重。本类药物包括：①羟氯喹，5~6mg/（kg·d），一次顿服，最大剂量<0.25g/d，常与其他DMARDs药物联合使用，不良反应少见，但应注意药物所致的视网膜病变，建议每6~12个月进行1次眼科随访；②柳氮磺胺吡啶，初用剂量为每10mg/kg，每周增加10mg/（kg·d），最大量为每天50mg/kg，约4周见效。可持续使用3个月或更长时间；③来氟米特，推荐用于12岁以上年长儿，常规剂量为0.3mg/（kg·d），同时密切监测感染、胃肠道反应及肝损害的发生；④金制剂和青霉胺，因不良反应明显，现已少用。

（3）糖皮质激素：由于激素只能缓解症状而不能使关节炎治愈，也不能防止关节破坏且副作用大，因此应用时必须严格掌握适应证。指征为：①非甾体类抗炎药或其他治疗无效的全身型；②虹膜睫状体炎局部治疗失败者；③难治性多关节型JIA。采用泼尼松每日1~2mg/kg，危重病例如并发MAS等可用甲基泼尼松龙冲击（每天5~10mg/kg，连用3天，以后每天2.5~5mg/kg，连用3天，后改为泼尼松每天0.5~1mg/kg口服），症状缓解后及时减量停用，注意预防激素长时间使用的副作用。

（4）免疫抑制剂：①甲氨蝶呤，主张早期使用，每周10mg/m²，3~12周起效，病情缓解后需维持数月至数年；②其他免疫抑制剂：还可用环孢素A、环磷酰胺等。

（5）生物制剂：常用TNF-α拮抗剂，如依那西普、英夫利昔等，与MTX联用，可显著改善JIA预后。

【预后】

经适当处理的患儿75%不会严重致残，并发症主要是关节功能丧失和虹膜睫状体炎所致的视力障碍。如果发生巨噬细胞活化综合征，则死亡率高，预后差。

相关链接

系统性红斑狼疮

三、川崎病

川崎病（Kawasaki disease，KD）又称皮肤黏膜淋巴结综合征（mucocutaneous lymphnode syndrome，MCLS），是一种以全身血管炎为主要病理改变的急性发热性疾病。临床特点为急性发热、皮肤黏膜改变和淋巴结肿大。本病患儿约80%~85%小于5岁，婴幼儿高发，男多于女，男女比例约为1.5:1。一年四季均可发病，冬、春多见。

【病因与发病机制】

病因尚未明确，发病机制尚未完全清楚。可能与以下因素有关：

1. 感染　本病的临床表现与某些急性感染性疾病相似，目前认为本病可能与链球菌、流感病毒、支原体等感染相关。

2. 免疫反应　研究认为免疫反应异常是重要的致病环节，推测感染原的特殊成分，如超抗原可不经单核-巨噬细胞系统，直接与T细胞抗原受体结合，使B细胞多克隆活化和凋亡减少，产生大量的免疫球蛋白和细胞因子。

3. 其他因素　有人认为环境污染或化学物品过敏可能与致病相关。

【病理】

基本病理改变为全身性血管炎。病初表现小血管炎及血管周围炎。经1~2周后小血管炎渐消退，以大、中动脉全层动脉炎为突出。管壁水肿、坏死、细胞浸润，弹力纤维及肌层断裂，可形成动脉瘤，尤以冠状动脉病变明显。约经 4～7 周后动脉炎症渐消退，出现纤维组织增生，内膜增厚，管腔狭窄，血栓形成。皮肤活检可见到毛细血管周围炎的改变，单个细胞浸润，皮肤水肿。淋巴结活检呈类似"急性淋巴结炎"的改变。致死病例中最严重的病变在心脏，特别是冠状动脉有增殖性炎症和血栓形成，急性期多为冠状动脉扩张、冠状动脉瘤，后期可引起冠状动脉狭窄、血栓性梗死，甚至心肌梗死。此外，尚可有心肌炎、心包炎、脑炎、肝炎、胆囊炎和肾炎等损害。

【临床表现】

1. 主要表现

（1）发热：体温达 39～40℃以上，呈稽留热或弛张热，一般可持续 7～14 天或更长，抗生素治疗无效。

（2）皮肤表现：多形性红斑和猩红热样皮疹，常在第 1 周出现。肛周皮肤发红、脱皮。

（3）球结合膜充血：多于起病 3～4 天出现，无脓性分泌物，热退时消散。

（4）唇及口腔表现：口唇充血皲裂，口腔及咽部黏膜弥漫性充血，舌乳头突起、充血，呈"草莓舌"样改变。

（5）手足症状：急性期手足硬性水肿和掌跖红斑，恢复期指、趾端甲下和皮肤交界处出现膜状脱皮，为本病特征性表现，重者指、趾甲亦可脱落。

（6）颈淋巴结肿大：一般在发热同时或发热后 3 天内出现，常位于单侧颈部，少数为双侧，坚硬有触痛，但表面不红，无化脓。病初出现，热退时消散。

2. 心脏表现　于疾病 1～6 周可出现心包炎、心肌炎、心内膜炎、心律失常。重症者发生心肌梗死、心力衰竭、心源性休克等。冠状动脉损害多发生于病程 2～4 周，但也可于疾病恢复期。未经治疗的患儿冠脉扩张发生率约为 15%～20%，治疗后大多在数月内恢复。极少数可因冠状动脉瘤破裂或血栓形成而猝死。

3. 其他伴随症状　可有消化系统症状（呕吐、腹痛、腹泻，肝大、黄疸及血清转氨酶活性增高）；可有轻度蛋白尿、尿沉渣中白细胞增高；少见无菌性脑膜炎、中枢性和外周性神经麻痹及精神、神经异常；偶见关节疼痛或肿胀。婴幼儿常出现卡介苗接种瘢痕处和肛门周围发红，有辅助诊断价值。

【辅助检查】

1. 血液学检查　急性期周围血白细胞增高，中性粒细胞增高，核左移。半数以上患者可见轻度贫血。早期血小板正常，第 2～3 周血小板显著增高，血液呈高凝状态，血粘度增高。发热期血沉明显增快，C 反应蛋白增高。血清 IgG、IgA、IgM、IgE 升高，蛋白电泳 α2 球蛋白明显增高。补体正常，类风湿因子和抗核抗体阴性。可有转氨酶 ALT、AST 升高，心肌酶升高，血清蛋白降低或球蛋白升高。

2. 尿常规　可有白细胞数增多，轻度蛋白尿。

3. 心电图　早期示非特异性 ST-T 变化；心包炎时可有广泛 ST 段抬高和低电压；心肌梗死时 ST 段明显抬高、T 波倒置及异常 Q 波。

4. 超声心动图　可有冠状动脉异常，如冠状动脉扩张（直径 >3mm，≤4mm 为轻度；4～7mm 为中度）、冠状动脉瘤（≥8mm）、冠状动脉狭窄。严重病例可见心肌局部运动减弱和心包积液。

5. 冠状动脉造影　超声波检查有多发性冠状动脉瘤或心电图有心肌缺血表现者，应进行冠状动脉造影，以观察冠状动脉病变程度，指导治疗。

【诊断和鉴别诊断】

本病的诊断主要依靠临床表现，并排除其他类似发热性疾病，实验室检查仅作参考。

1. 诊断标准　发热 5 天以上，伴以下 5 项中的 4 项者可诊断本病：①球结合膜充血（无渗出物）；②口唇潮红、皲裂、草莓舌，口腔黏膜充血；③四肢末端改变：急性期手足硬肿、掌跖红斑，恢复期（2～3 周）出现指（趾）端膜状脱皮或肛周脱屑；④躯干或四肢多形性充血性红斑样皮疹；⑤颈部淋巴结非化脓性肿大。近年来，此病不典型病例增多，如果有冠状动脉损害，并具备包括发热在内的以上标准 2～4 条者也可确诊。

2. IVIG 非敏感型 KD KD 患儿在发病 10 天接受 IVIG 2g/kg 治疗，48 小时后体温仍高于 38℃，或给药 2～7 天（甚至 2 周）后再次发热，并符合至少一项 KD 诊断标准，可考虑为 IVIG 非敏感型 KD。

3. 鉴别诊断 本病需与猩红热、败血症、幼年特发性关节炎及渗出性多形性红斑等发热伴有皮疹的疾病相鉴别，也应注意排除急性传染性单核细胞增多症、白血病等具有发热、皮疹和淋巴结肿大的疾病。

【治疗】

主要采取支持、对症疗法，包括减轻血管炎症和对抗血小板凝集，以防止和减少心脏损害。

1. 阿司匹林 为首选药物。30～50mg/（kg·d），口服，热退后 3 天逐渐减量，2 周左右减为维持量为 3～5mg/（kg·d），持续用药至症状消失，血沉正常，疗程 6～8 周。有冠状动脉病变者应持续用药至病变消失为止。

2. 静脉注射用丙种球蛋白（IVIG） 治疗本病疗效突出。用药后绝大部分患儿发热和充血症状可在 24～48 小时内缓解，早期与阿司匹林合用（病程 10 天以内）可明显降低冠状动脉病变的发生率。1～2g/kg 的 IVIG 于 8～12 小时内一次性大剂量输入。效果不佳者可重复使用 1 次。

3. 糖皮质激素 因可促进血栓形成，易发生冠状动脉瘤和影响冠脉病变修复，故不宜单独应用。但若伴有心肌炎或持续高热、应用丙种球蛋白无效者，可在用阿司匹林的同时加用小剂量短程激素治疗。

4. 其他治疗 ①抗血小板聚集：除阿司匹林外可加用双嘧达莫（潘生丁）每日 3～5mg/kg；②对症治疗：根据病情给予对症及支持疗法，如补充液体、护肝、控制心力衰竭、纠正心律失常等，有心肌梗死时应及时进行溶栓治疗；③心脏手术：严重的冠状动脉病变需要进行冠状动脉搭桥术。

【预后】

本病系自限性疾病，多数预后良好，1%～2% 的患儿复发。无冠状动脉病变者出院后第 1、3、6 个月及 1～2 年随访。有冠状动脉病变者随访至冠脉恢复正常，严重冠脉病变恢复后推荐每年 1 次随访至成年。

问题与思考

1. 过敏性紫癜的临床表现是什么？
2. 幼年特发性关节炎临床可分为哪几型？
3. 川崎病的诊断标准是什么？

案例 14-1

7 岁男性患儿，因"发热 1 周，皮疹 3 天"入院。患儿于 1 周前发热，呈弛张高热，近 3 天周身皮疹，在外院予头孢类抗生素静点后，疗效欠佳，体温最高达 39.5℃，遂收入院进一步诊治。患儿起病以来，食欲欠佳，精神不振，伴有稀便。

查体：T 38.5℃，R 30 次/分，P 120 次/分，热病容，结膜充血，唇和口腔黏膜发红、干裂，右颈淋巴结 1 个，2cm×1.5cm，全身红色斑丘疹，手足微肿胀，心、肺无异常，肝、脾不大。

实验室检查：血常规 WBC $18×10^9$/L，N 0.70，L 0.30，Hb 120g/L，PLT $420×10^9$/L，血培养阴性，CRP 88mg/L，ESR：第 1 小时 170mm，第 2 小时 174mm。

思考：

1. 入院诊断及诊断依据是什么？
2. 入院后因完善哪些相关检查？
3. 治疗措施有哪些？

（安 东）

本章主要介绍小儿免疫系统的概况，特异性免疫和非特异性免疫的概念，各种免疫球蛋白的发育特点。原发性免疫缺陷病的共同临床表现、实验室初筛及治疗原则；了解继发性免疫缺陷病的常见原因，在学习中注意原发性免疫缺陷病的早期预警症状，如幼时起病，反复严重迁延不愈的感染等，有意识的关注PID的可疑病例，尽量让PID患儿得到早期诊治。对于儿童风湿性疾病，重点掌握过敏性紫癜的临床表现，注意在皮疹不典型时与其他疾病，尤其是与外科急腹症的鉴别；川崎病是常见的发热出疹性疾病，掌握KD的诊断标准，IVIG非敏感型KD的诊断，以IVIG为主的治疗原则；掌握幼年特发性关节炎的分型标准，以及各型的治疗原则。

1. 原发性免疫缺陷病的共同临床特点有哪些？引起继发性免疫缺陷病的常见病因有哪些？

2. 过敏性紫癜的临床表现有哪些？

3. 幼年特发性关节炎的分型以及治疗原则是什么？

4. 川崎病的诊断标准？

第十五章　染色体病和遗传性疾病

15

第一节　概述

一、医学遗传学基础

遗传性疾病(geneticdiseases)简称遗传病,是由于遗传物质结构或功能改变所导致的疾病。随着科学和社会的进步、医疗卫生水平的提高,感染性疾病得到了有效的控制,人类的疾病谱发生了很大的变化,遗传病所占的比重越来越大,已成为儿童死亡的主要原因之一。

遗传物质指人体细胞内全部的脱氧核糖核酸(DNA)序列,包括人的所有遗传信息,由核基因组和线粒体基因组组成。染色体是细胞遗传物质(基因)的载体,人类细胞染色体数为23对(46条),其中22对是常染色体(autosome),1对是性染色体(sex chromosome)。正常男性的染色体核型为46,XY,正常女性的染色体核型为46,XX。正常人每一个配子(卵子或精子)含有22条常染色体和一条性染色体(X或Y),即22+X或22+Y的1个染色体组,称为单倍体(haploid,n),人类体细胞染色体数目为双倍体(diploid),即2n=46。完整的核基因组由细胞核内24条不同染色体(22条常染色体和2条性染色体X、Y)所对应的24个不同的DNA分子组成。DNA分子是由两条多核苷酸链依靠核苷酸碱基之间的氢键相连接而成的双螺旋结构。在DNA长链上,每3个相邻的核苷酸碱基组成的特定顺序(密码子)即代表一种氨基酸,即DNA分子贮存的遗传信息。线粒体基因组指存在于线粒体中的闭环双链DNA,即线粒体DNA。

基因是遗传的基本功能单位,是DNA双螺旋链上一段负载一定遗传信息、并在特定条件下表达、产生特定生理功能的DNA片段。人类细胞中的全部基因称为基因组(genome)包括核基因组和线粒体基因组,由30多亿个碱基对组成,约有25 000个基因。每个基因在染色体上都有自己特定的位置,称为基因位点(又称基因座,locus)。二倍体同一对染色体上同一位点的基因称等位基因(allele)。对大多数个体而言,许多基因都只有1种单一、常见的等位基因,称之为野生型,其他形式的等位基因则称为变异型或突变型等位基因,他们与野生型的不同之处在于存在一个永久性改变或重新排列的DNA核苷酸序列。如果个体在某一位点上的等位基因彼此相同,称为纯合子(homozygote),如果等位基因彼此不同,称为杂合子(heterozygote)。如果同一位点的等位基因分别发生不同的突变,称为复合杂合子。若某个男性的X染色体上携带异常的等位基因,则称为半合子(既非纯合子,也非杂合子)。纯合子、杂合子和半合子不适合线粒体基因型的描述。

二、遗传性疾病的分类

根据遗传物质的结构和功能改变以及遗传方式的不同,可将遗传病分为5类,即染色体病、单基因遗传病、多基因遗传病、线粒体病和非典型孟德尔遗传病。

(一)染色体病(chromosomal disorders)

染色体是核基因的载体,由DNA和蛋白质复合体组成,携带着大部分可以代代相传的遗传信息。染色体病又称染色体畸变综合征,是指由于染色体数目或结构异常而引起的疾病。需要注意的是,如只有染色体畸变而未引起任何临床症状或表型异常,则不能称为染色体病。染色体畸变与染色体病不等同。已经明确的染色体畸变综合征有100多种。

根据畸变所涉及的染色体,染色体病可以分为常染色体病和性染色体病。根据染色体数目的增加或结构异常,分为数目异常染色体病和结构异常染色体病。数目异常染色体病包括各种单体综合征和三体、四体等多倍体综合征。结构异常染色体病包括各种易位、重复、倒位、缺失等引起的综合征。

具有两种以上细胞系的个体称为嵌合体(mosaic)。嵌合体患儿的临床症状很大程度上取决于异常细胞与正常细胞的比例,异常细胞所占比例越大,临床症状越严重。

（二）单基因遗传病（single gene inheritance diseases）

由一对等位基因单独决定遗传性状的遗传病称单基因遗传病,又称孟德尔遗传病。由于单基因遗传病的世代传递遵循孟德尔定律,故又称孟德尔遗传病。单基因遗传病种类极多,根据致病基因所位于的染色体以及基因的"显性"或"隐性"性质,可进一步分为以下5种:

1. **常染色体显性遗传**（autosomal dominant, AD） 致病基因位于常染色体上,杂合状态下发病。亲代只要有1个显性致病基因传递给子代,子代就会表现性状,例如软骨发育不全、成骨不全。家系特点:患者为杂合子型,亲代中有1人患病;父母一方有病,子女有50%风险率;父母双方有病,子女有75%风险率;男女发病机会均等;父母的同胞或上代有病,父母无病,子女一般无病。

2. **常染色体隐性**（autosomal recessive, AR） 致病基因位于常染色体上,纯合状态下才发病,杂合状态下不发病,为致病基因携带者。多数遗传性代谢病为常染色体隐性遗传,如苯丙酮尿症、白化病等。家系特点:父母均为健康者,患者为纯合子;同胞中25%发病,25%正常,50%为携带者;近亲婚配发病率增高。

3. **X-连锁隐性**（X-linked recessive, XR） 致病基因位于X染色体上,女性纯合子发病,杂合子不发病,但可以将致病突变传递给后代,为表型正常的致病基因携带者。男性半合子只有1条X染色体,即使是隐性基因,也会发病,如血友病等。家系特点:男性患者与正常女性婚配,男性都正常,女性都是携带者;女性携带者与正常男性婚配,男性50%是患者,女性50%为携带者。

4. **X-连锁显性**（X-linked dominant, XD） 致病基因位于X染色体上,女性有两条X染色体,纯合子和杂合子均发病,故女性发病率是男性的2倍。因临床女性患者多为杂合子,病情较轻,而男性半合子因只有一条X染色体,一般病情较重,如抗维生素D佝偻病、Alport综合征。家系特点:患者双亲之一是患者,男性患者后代中女性都是患者,男性都正常;女性患者所生子女,50%为患者。

5. **Y连锁遗传**（Y-linked inheritance） 致病基因位于Y染色体,因为Y染色体只存在于男性,因此,只有男性发病,女性不发病也不传递基因突变。家系特点:家系中只有男性患者,由父传子、子传孙的全男性遗传。

（三）多基因遗传病（diseases of multifactorial inheritance）

疾病由多对基因共同作用,每对基因作用微小,但有积累效应,积累到一定数量就发病。这些微效基因的总和加上环境因素的影响,就决定了个体的性状。例如2型糖尿病、高血压、先天性心脏病、唇裂腭裂等都属于多基因遗传病。

（四）线粒体病（mitochondrial diseases）

广义的线粒体病是由线粒体DNA（mtDNA）或核DNA（nDNA）突变引起线粒体功能异常,导致ATP能量产生不足,造成多个器官系统受累的遗传性疾病,易累及脑、骨骼肌、眼、心脏、肝脏等。核基因突变引起的线粒体病遵循孟德尔遗传规律。线粒体DNA存在于线粒体内,能独立复制、转录和翻译,有自己独特的遗传规律。

线粒体基因组为环状结构,含37个基因。线粒体DNA分子上没有核苷酸结合蛋白,缺乏组蛋白对线粒体的保护作用,且线粒体内缺乏DNA损伤修复系统,因此线粒体基因易于突变。人类受精卵中的线粒体绝大部分来自卵细胞,因此,线粒体遵循母系遗传的规律。线粒体病容易累及高能量需求脏器,最常见的为线粒体脑肌病,其他有脂肪酸氧化障碍、特殊类型的糖尿病等。

（五）非典型孟德尔遗传病（atypical Mendelian inheritance）

某些单基因遗传病存在一些特殊的遗传方式,使得临床性状或疾病的遗传不完全符合孟德尔定律,称为非典型孟德尔遗传病。常见的有基因组印记和不稳定重复扩增。基因组印记（genomic imprinting）指基因根据来源亲代的不同而有不同的表达,活性随亲源而改变。例如,Prader-Willi综合征和Angelman综合征都是15q11-13缺失,Prader-Willi综合征是父源性15q11-13缺失,Angelman综合征为母源性15q11-13缺失。不稳定重复扩增(unstable repeat expansions)指由于致病基因 DNA 某一节段由 3 个或以上核苷酸组成的重复序列进行性扩增而导致疾病的发生。由于患病家系的世代传递过程中,三核苷酸的拷贝数常逐代增加,发病年龄常逐代提前,病情逐代加重,如强直性肌营养不良 I 型、脆性 X 综合征、Friedreich 小脑共济失调等。

三、遗传性疾病的诊断

遗传病的诊断是开展遗传咨询和防治的基础,遗传病的诊断应在掌握遗传病临床特点、特殊症状体征以及系统分析家系发病情况的基础上,结合细胞遗传学、生物化学、基因分析等检测结果,综合做出临床诊断。对怀疑遗传病的患者,要注意收集以下资料。

(一)病史

1. 对有先天畸形、生长发育障碍、智能发育落后、性发育异常或有遗传病家族史者应做全身系统检查,并做详细的家系调查和家谱分析,了解其他成员健康情况,了解死产、流产史和血缘关系。

2. 记录母亲妊娠史,如胎儿发育情况,母亲有无糖尿病、羊水过多、过少等。糖尿病母亲所生婴儿畸形发生率高。

3. 应详细询问母亲孕期用药史及疾病史,母孕期患风疹、巨细胞病毒等感染可能造成胎儿畸形。虽然回顾性流行病学调查认为一些药物与畸形有关,但真正能证实的致畸因素为数很少。

(二)体格检查

1. 头面部　头围大小,有无小头、小下颌畸形,耳的大小、耳位高低,眼距、眼裂、鼻翼发育,有无唇裂、腭裂和高腭弓,毛发多少和颜色。

2. 注意上身长与下身长的比例、指距、手指长度、乳头距离、皮肤和毛发色素沉着、掌纹、外生殖器等。注意有无黄疸、神经系统症状和肝、脾增大。如嗅到一些不正常的汗味或尿味,提示可能患有某些遗传代谢病,主要见于氨基酸代谢病。

(三)实验室检查

1. 染色体核型分析　通过染色体显带分析技术,观察有无染色体数目或结构异常。缺点:不能检出低了 5Mb 的染色体结果畸变。

2. 荧光原位杂交技术(FISH)　FISH 应用单一 DNA 序列作为探针,寻找患者样本中的目标 DNA。临床通常用于辅助染色体显带分析,检测与特殊畸形综合征有关的染色体的微小缺失,如 Prader-Willi、Angelman、软腭-心-面综合征等。缺点:不能覆盖全基因组。

3. 微阵列芯片杂交技术　基于 DNA 芯片的比较基因组杂交技术(array-based comparative genomic hybridization,aCGH)、单核苷酸微阵列(single nucleotide polymorphism array,SNP array)在全基因组水平检测染色体拷贝数的变异,用于诊断儿童孤独症、智力障碍、先天性缺陷等染色体相关的微缺失和微重复综合征。缺点:不能检出染色体平衡易位、平衡倒位等平衡重排。

4. DNA 分析技术　直接检测样本中 DNA 或 RNA 水平上的致病性突变,也称为基因诊断。DNA 通常从白细胞中提取,其他组织包括羊水细胞、绒毛膜绒毛(产前诊断)、口颊细胞(颊试子)、成纤维细胞(皮肤组织活检)通常也可提供足够的 DNA。近年来 DNA 分析技术迅速发展,常用的有聚合酶链反应(polymerase chain reaction,PCR)、多重连接依赖式探针扩增(multiplex ligation-dependent amplification,MLPA)、Sanger 测序法、高通量测序技术(又称二代测序,next generation sequencing,NGS)等,在遗传病诊断中发挥着越来越大的作用。

5. 串联质谱检测技术(MS/MS)　通过检测血液和尿液内的氨基酸、有机酸、脂肪酸和肉碱谱分析等,明确体内有无异常代谢物质蓄积或生理物质减少,辅助诊断遗传代谢病。通过新生儿筛查可以在疾病发病前作出诊断,已逐步成为遗传代谢病诊断的常规检测工具。

6. 生化检查　很多危及生命的遗传代谢病经常伴有下列代谢紊乱:①代谢性酸中毒,通常伴阴离子间隙增高，见于很多遗传代谢病，尤其是有机酸血症；②低血糖症；③高氨血症；④高乳酸血症。

7. 酶活性分析 检测生物酶活性的材料主要来源于血液和特定的组织、细胞，如肝细胞、皮肤成纤维细胞、肾、肠黏膜细胞等。通过检测特异性生物酶的活性，如各种溶酶体酶、线粒体呼吸链复合物酶等的活性，辅助诊断相应的遗传性疾病。

8. 其他特殊检查 如肌肉组织活检特异性病理学改变、CT 或核磁共振特征性影像学改变等，一些与特异性疾病相关的辅助检查在遗传性疾病的诊断中也发挥了重要作用。

相关链接

人类基因组计划

四、遗传性疾病的治疗和预防

多数遗传病目前还无法治愈，主要是支持和对症治疗，改善患儿的生活质量。防治的重点主要是贯彻预防为主的方针，防止和减少有遗传病的患儿出生，避免有遗传病的患儿生后发病。

（一）饮食及药物治疗

对于一些遗传代谢病，通过相应的支持和对症治疗可以有效控制或延缓疾病进展。治疗原则是补充缺乏的物质，避免和去除有害物质。

1. 饮食治疗 限制前驱物质的摄入，如苯丙酮尿症采用低苯丙氨酸饮食，甲基丙二酸血症、丙酸血症等采用特殊配方奶粉，肝豆状核变性采用低铜饮食等。

2. 补充缺乏的物质 先天性代谢病往往是由于基因突变所致的酶缺失、活性下降或蛋白质缺乏，可用诱导和补充方法治疗。如血友病时补充凝血因子，先天性甲状腺功能低下症补充甲状腺素，生物素酶缺乏症时补充生物素等。

3. 清除体内过多有害物质 如肝豆状核变性采用铜螯合剂治疗。

4. 特异性酶替代治疗 特异性酶替代治疗使得一些遗传病的预后得到显著改善，如戈谢病、Fabry 病。

（二）手术治疗

某些遗传病已发展到各种临床症状都已显现，尤其是器官组织已出现了损伤，手术治疗可以有效地改善某些遗传病的症状，减轻病痛，如进行性肌营养不良患者的脊柱和关节畸形矫正手术，肝豆状核变性患者的肝移植等。

（三）基因治疗

基因治疗是指将外源正常基因导入靶细胞，以纠正或补偿因基因缺陷和异常而引起的疾病，以达到治疗目的。基因治疗将是遗传性疾病治疗的方向。

（四）遗传咨询和产前诊断

为基因诊断明确的先证者家系提供遗传咨询和产前诊断，是预防遗传性疾病的主要方法。应首先明确先证者的基因诊断，由专业的临床遗传学医师为先证者家系成员提供生育指导，进行疾病再发风险评估；根据情况对家系中患病高风险个体提供症状前诊断；对于现阶段治疗困难、预后不良的疾病提供产前诊断。产前诊断涉及家庭、社会伦理等各方面内容，应由具有资质的专业机构规范开展。

第二节　染色体病

染色体病分为常染色体病和性染色体病。常染色体病由常染色体数目异常或结构畸变所致,其共同的特征为:①生长发育迟缓;②智能发育落后;③多发性先天畸形,如内脏畸形、骨骼畸形、特殊面容、皮肤纹理改变等。最常见的染色体病是21三体综合征,其次是18三体综合征、13三体综合征及5P-综合征等。性染色体病由性染色体X或Y数目异常或结构畸变所致。一般没有常染色体病严重,常伴有性征发育障碍或异常,最常见的是Turner综合征、Klinefelter综合征,其他还有XYY、多X等综合征。在临床上,若患者出现以下情况则需考虑进行染色体核型分析:①怀疑患有染色体病;②有多种先天性畸形;③有明显生长发育障碍和(或)智能发育障碍;④性发育异常;⑤孕母年龄过大、不孕或多次自然流产史;⑥有染色体畸变家族史。

一、21三体综合征

21三体综合征(Down syndrome)是人类最早被确定的也是最常见的染色体病,国外报道在活产婴儿中发生率约为1/600～1/800,即1.6‰～1.2‰,国内为0.56‰～0.64‰。母亲年龄愈大,发生率愈高。临床主要特征为智能落后、特殊面容和生长发育迟缓,并可伴有多种畸形。

【遗传学基础】

第21号染色体呈三体征(trisomy 21)。其发生主要是由于生殖细胞在减数分裂形成配子时或受精卵在有丝分裂时,21号染色体发生不分离,使胚胎体细胞内存在一条额外的21号染色体。

【临床表现】

1. **智能落后**　绝大部分患儿都有不同程度的智能发育障碍,随年龄的增长日益明显。

2. **生长发育迟缓**　生后体格发育、运动发育均迟缓,身材矮小,骨龄落后于实际年龄。出牙迟且顺序异常。腹膨隆,可伴有脐疝。四肢短,韧带松弛,关节可过度弯曲,肌张力低下。手指粗短,小指尤短,中间指骨短宽且向内弯曲,有的只有一条横纹(图15-1),第一足趾与第二足趾间距较大。

3. **特殊面容**　出生时即有明显的特殊面容:眼裂小、眼距宽、双眼外眦上斜,可有内眦赘皮、鼻梁低平、外耳小,常张口伸舌、颈短而宽(图15-2)。

4. **皮纹特点**　可有通贯手(见图15-1)和特殊皮纹。

5. **伴发畸形**　约50%患儿伴有先天性心脏病,其次是消化道畸形。先天性甲状腺功能减低症和急性淋巴细胞性白血病的发生率明显高于正常人群。免疫功能低下,易患感染性疾病。

【辅助检查】

1. **细胞遗传学检查**　根据核型分析可分为3型:

(1)标准型:占全部患儿95%。核型为47,XX或XY,+21。

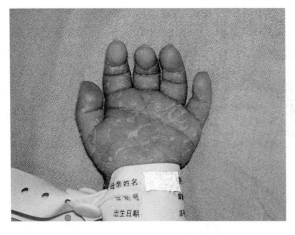

图 15-1　21 三体综合征手部特征

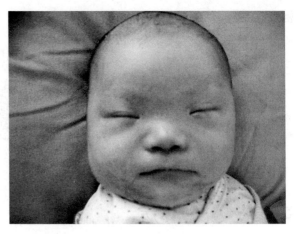

图 15-2　21 三体综合征特殊面容

（2）易位型：最常见核型为 46, XY 或 XX, -14, +（t14q21q）。

（3）嵌合体型：核型为 46, XY 或 XX/47, XY 或 XX, +21。

2. 荧光原位杂交　以 21 号染色体的相应片段序列作探针，与外周血中的淋巴细胞或羊水细胞进行原位杂交，可快速、准确地进行诊断。本病患者的细胞中呈现 3 个 21 号染色体的荧光信号。

【诊断和鉴别诊断】

典型病例根据特殊面容、智能与生长发育落后、皮纹特点等不难作出临床诊断，但应作染色体核型分析以确诊。

本病应与先天性甲状腺功能减低症鉴别，后者有颜面黏液性水肿、头发干枯、皮肤粗糙、喂养困难、便秘、腹胀等症状与体征，可检测血清 TSH、T_3、T_4 和染色体核型分析以资鉴别。

【遗传咨询】

标准型几乎都是新生的（de novo），父母核型正常，母亲再次怀孕时患病的再发风险与普通人群相同，母亲年龄愈大，风险率愈高。在易位型中，再发风险率较普通人群高，具体风险率与 D/G 易位或 G/G 易位核型有关。若母亲为 21q22q 平衡易位携带者，发生流产机会 50% 以上，子代发病风险率为 100%。

【产前诊断】

对高危孕妇可作羊水细胞或绒毛膜细胞染色体检查及母血三联筛查进行产前诊断。三联筛查即在孕 15～20 周测定孕妇血清绒毛膜促性腺激素（hCG）、甲胎蛋白（AFP）、游离雌三醇（UE）水平。21 三体综合征患儿母血 hCG 水平升高，AFP、UE 水平降低。采用这一方法可以检出大约 60%～80% 的 21 三体综合征胎儿。

【治疗】

目前尚无有效的治疗方法。要采取综合措施对患儿进行长期耐心的训练，使患儿掌握一定的生存技能。患儿应注意预防感染。如伴有先天性心脏病、胃肠道或其他畸形，可考虑手术矫治。

二、先天性卵巢发育不全综合征

先天性卵巢发育不全综合征（Turner syndrome, TS）为发生于女性的性染色体病。临床主要特征为身材矮小、特殊体型、性发育呈幼稚型及（或）原发性闭经。患者呈女性表型，发病率约占活产女婴的 0.3‰～0.4‰。

【遗传学基础】

由于细胞内 1 条 X 染色体整体或部分缺失，导致 X 染色体短臂上一组基因丢失。

【临床表现】

典型的 TS 患儿在出生时即呈现身高、体重落后，颈后皮肤过度折叠以及手背、足背明显淋巴水肿等症状。身高增长缓慢,成年期身高约 135~140cm,颈短、50% 有颈蹼、后发际低、高腭弓、乳头间距宽、皮肤多痣、肘外翻、指(趾)甲发育不良、第 4、5 掌骨较短、外生殖器呈幼稚型。患儿常伴有其他先天畸形,如主动脉缩窄、肾脏畸形(马蹄肾、易位肾)等。大多数患者智能正常或稍低。患儿多因身材矮小、青春期无性征发育、原发性闭经、婚后不育而就诊。

【辅助检查】

1. **外周血细胞染色体核型分析**　有 3 种类型:①单体型,核型为 45,X,约占 60%;②嵌合型,核型为 45,X/46,XX,约占 25%;③结构异常型,46,Xde(1Xq)或者 46,Xde(1Xp),即 1 条 X 染色体长臂或短臂缺失,同时伴有 X 染色体易位等。

2. **血促性腺激素**　FSH、LH 明显升高,雌二醇降低,提示卵巢功能衰竭。

3. **腹部 B 超**　显示子宫、卵巢发育不良,严重者呈纤维条索状。

【治疗】

本病的治疗在于改善其成年期最终身高和促进其性征发育,保证患儿心理健康。重组人生长激素对改善身高有作用,开始治疗年龄越小,效果越好,使其身高接近正常人。在青春期可用雌激素进行替代治疗,一般从 12~14 岁开始,用雌激素做补充治疗,之后进行周期性的雌激素 - 孕激素疗法(人工周期治疗),维持月经周期,促进性征发育。不宜过早开始治疗,以免骨骺提早与长骨相连。

三、先天性睾丸发育不全综合征

先天性睾丸发育不全综合征(Klinefelter syndrome,KS)为发生于男性的性染色体病。临床主要特征为睾丸发育不全、不育、乳房发育和性情体态趋于女性化。患者为男性表型,发病率约占存活男婴的 1‰。

【遗传学基础】

比正常男性多 1 条 X 染色体。

【临床表现】

男性表型,身材瘦高,四肢长。乳房女性化约占 40%。青春期发育常延缓,由于无精子,一般不能生育。体格检查可见男性第二性征不明显、无胡须、无喉结、皮肤白皙、睾丸小、阴茎亦小,可有隐睾或尿道下裂、阴毛发育差。患儿可有行为和心理异常,如忧虑、过分害羞或有攻击和破坏性行为。在标准型中,约有 25% 显示中等智能发育落后,表现为语言和学习障碍。

【辅助检查】

1. **外周血细胞染色体核型分析**　标准型为 47,XXY,也可为嵌合型 46,XY47,XXY。少见者为 48,XXXY、48,XXYY、49,XXXXY、49,XXXYY。

2. **性激素检查**　患儿血清中睾酮降低,垂体促性腺激素、黄体生成激素、卵泡刺激素升高。

3. **B 超检查**　睾丸呈条索状。

【治疗】

本病需尽早确诊,自幼开始强化教育和训练,促进智能发育及正常性格形成。患儿自 11~12 岁开始,应给予雄激素替代治疗。若能早期诊断,及时开始治疗,可使睾丸发育,成年后有生育能力。

第三节　遗传性代谢病

遗传性代谢病(inborn errors of metabolism,IEM)是氨基酸、有机酸、糖、脂肪等多种先天性代谢缺陷的总称。由于基因突变引起相关蛋白质的结构或功能改变,导致酶、受体、载体等的缺陷,以致机体的生化代谢紊乱,反应底物或中间代谢产物在体内大量蓄积,生理活性物质减少,从而引起一系列临床表现。虽然单一病种发病率较低,但 IEM 种类繁多,总体发病率较高、危害严重。近几十年来,随着生化测定和基因诊断技术的不断发展,IEM 的诊治和预防水平也在不断提高。

(一)遗传性代谢病的种类

IEM 为单基因遗传病,以常染色体隐性遗传最多见,其余为常染色体显性遗传、X 连锁隐性或显性遗传、或线粒体遗传。根据先天性缺陷所累及的生化物质遗传性代谢病可分为以下几类(表 15-1)。

表 15-1　遗传性代谢病的分类及主要疾病

氨基酸代谢病
苯丙酮尿症、枫糖尿病、同型半胱氨酸血症、高甲硫氨酸血症、白化病、黑酸尿症、酪氨酸血症、高鸟氨酸血症、瓜氨酸血症、精氨酸酶缺乏症等
糖代谢病
半乳糖血症、葡萄糖 -6- 磷酸脱氢酶缺乏症、果糖不耐受症、糖原贮积症、磷酸烯醇丙酮酸羧化酶缺陷等
脂肪酸氧化障碍
肉碱转运障碍、肉碱棕榈酰转移酶缺乏症、短链酰基辅酶 A 脱氢酶缺乏症、中链酰基辅酶 A 脱氢酶缺乏症、极长链酰基辅酶 A 脱氢酶缺乏症
尿素循环障碍及高氨血症
氨甲酰磷酸合成酶缺陷、鸟氨酸氨甲酰转移酶缺陷、瓜氨酸血症、精氨酸琥珀酸血症、精氨酸酶缺陷、N- 乙酰谷氨酸合成酶缺陷等
有机酸代谢病
甲基丙二酸血症、丙酸血症、异戊酸血症、多种辅酶 A 羧化酶缺乏症、戊二酸血症等
溶酶体蓄积症
戈谢病、黏多糖病、GM 神经节苷脂蓄积症、尼曼 - 皮克病等
线粒体代谢异常
Leigh 综合征、高乳酸血症、线粒体脑病、线粒体肌病
核酸代谢异常
着色性干皮病、次黄嘌呤鸟嘌呤磷酸核糖转移酶缺陷症
金属元素代谢异常
肝豆状核变性(Wilson 病)、Menkes 病
内分泌代谢异常
先天性肾上腺皮质增生症(21- 羟化酶缺乏症、11- 羟化酶缺乏症、17- 羟化酶缺乏症)
其他
卟啉病、α- 抗胰蛋白酶缺乏、囊性纤维变性、葡萄糖醛酸转移酶缺乏症等

(二)遗传性代谢病常见的症状与体征

遗传性代谢病病种多,临床表现复杂。从新生儿早期至成年期各个时期均可发病,常有多系统损害。由于各种代谢缺陷对机体的损害程度不同,临床表现轻重不一,且随年龄不同而有差异,通常发病年龄越早,病情越重,死亡率越高。其临床表现有急性危象期、缓解期和缓慢进展期。急性危象期常见急性代谢性脑病、高氨血症、代谢性酸中毒、低血糖症等,缓解期和缓慢进展期常表现为全身各器官受累症状,以神经系统和消化系统的表现较为突出,还可以有肝脏损害、代谢紊乱、特殊气味、容貌异常、毛发及皮肤色素改变等。部分遗传性代谢病在新生儿期即可有临床表现,早期识别、早期诊断和治疗对改善预后非常重要(表 15-2)。

表 15-2　遗传性代谢病在新生儿期主要临床表现

喂养困难、食欲差、呕吐、体重不增	肝大、黄疸
嗜睡、惊厥、昏迷	皮肤病变、毛发异常
呼吸困难、酸中毒、过度换气	特殊尿味、汗味
肌张力异常	脱水、持续呕吐、电解质异常

（三）遗传性代谢病的诊断

IEM 表现复杂,诊断分析时除参考病史、家族史、临床表现外,需要依赖实验室检查。首先是血、尿常规分析,血气分析,生化检测如血糖、肝肾功能、电解质以及头颅影像学等常规检查,结合血丙酮酸、乳酸、酮体、血氨、同型半胱氨酸等代谢相关检测,有助于对 IEM 作出初步诊断或者缩小诊断范围。IEM 的确诊需根据疾病进行血、尿或脑脊液的氨基酸分析,有机酸、脂肪酸、肉碱谱分析以及铜蓝蛋白、17-羟孕酮等特异性底物或者产物的测定。必要时需要反复检测,如某些有机酸血症,在疾病缓解期代谢相关检测可以正常,可以在急性危象期复查。对某些遗传性代谢病,需要进行酶活性测定、组织病理检查和基因分析进行诊断。对于未能确诊的怀疑患有 IEM 的濒死患儿,应留取适当的尿液或血液标本,死亡后宜进行尸体病理解剖,以便明确病因,为遗传咨询和产前诊断提供依据。

目前根据国家"母婴保健法"的规定,新生儿疾病筛查正在全国逐步推广,除了对先天性甲状腺功能减低症、苯丙酮尿症在新生儿期筛查外,有的地区还开展了 G6PD 缺乏症、先天性肾上腺皮质增生症筛查,个别城市已经开展了串联质谱技术的 IEM 筛查,大大扩大了筛查的疾病谱。通过尽早确诊和积极治疗,可显著降低 IEM 的危害。

一、苯丙酮尿症

苯丙酮尿症(phenylketonuria,PKU)是一种常染色体隐性遗传疾病,是先天性氨基酸代谢障碍中较为常见的一种。我国的发病率总体约为 1/11 000,北方人群高于南方人群。

【病因和发病机制】

苯丙氨酸(phenylalanine)是人体必需氨基酸之一,摄入体内的苯丙氨酸一部分用于蛋白质的合成,另一部分通过苯丙氨酸羟化酶(phenylalanine hydroxylase,PAH)转变为酪氨酸,仅有少量的苯丙氨酸经过次要代谢途径在转氨酶的作用下转变成苯丙酮酸,其代谢途径见图 15-3。

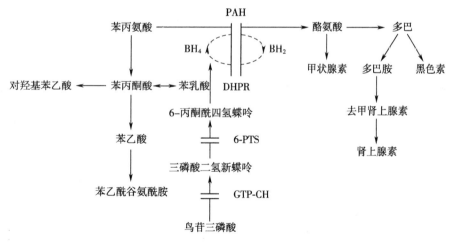

图 15-3　苯丙氨酸主要代谢图

典型 PKU 是由于患儿肝脏缺乏 PAH 活性,不能将苯丙氨酸转化为酪氨酸,导致苯丙氨酸在血液、脑脊液、各种组织中的浓度极度增高,通过旁路代谢产生大量苯丙酮酸、苯乙酸、苯乳酸和对羟基苯乙酸。高浓度的苯丙氨酸及其代谢产物可导致脑组织损伤。

人类 PAH 基因位于第 12 号染色体上(12q23.2),基因全长约 171kb,有 13 个外显子。已发现 PAH 基因有500 多种突变,在中国人群中已经发现了 100 种以上基因突变。

苯丙氨酸的代谢,除了需要有 PAH 的作用外,还必须要有辅酶四氢生物蝶呤(tetrahydrobiopterin,BH₄)

参与，人体内的 BH_4 来源于鸟苷三磷酸环化水解酶 I（GTP-CH I）、6- 丙酮酰四氢蝶呤合成酶（6-PTS）和二氢蝶啶还原酶（DHPR）的催化。PAH、GTP-CH I、6-PTS、DHPR 等酶的编码基因缺陷都有可能造成相关酶的活力缺陷，导致血苯丙氨酸升高。BH_4 是苯丙氨酸、酪氨酸和色氨酸等芳香氨基酸在催化过程中所必需的共同的辅酶，缺乏时不仅苯丙氨酸不能氧化成酪氨酸，而且造成多巴胺、5- 羟色胺等重要神经递质的合成受阻，加重了神经系统的功能损害。

据统计，在新生儿筛查中发现的高苯丙氨酸血症，大多数为典型 PKU，约 10%～15% 为 BH_4 缺乏症（非典型 PKU），后者绝大多数是 6-PTS 缺乏类型，DHPR 缺陷罕见。

【临床表现】

患儿出生时正常，通常在 3～6 个月时开始出现症状，1 岁时症状明显，表现为：

1. **神经系统**　智能发育落后最为突出。大多数患儿有行为异常，如兴奋不安、烦躁、忧郁、多动、孤僻、孤独症倾向等。近半数合并癫痫发作，其中婴儿痉挛症占 1/3，少数有肌张力增高和腱反射亢进。

2. **皮肤**　患儿在出生数月后因黑色素合成不足，头发由黑变黄、皮肤白皙，虹膜颜色浅。皮肤湿疹较常见。

3. **体味**　由于尿和汗液中排出较多苯乙酸，可有明显鼠尿臭味。

【辅助检查】

1. **新生儿疾病筛查**　新生儿哺乳 3 天后，针刺足跟采集外周血，进行苯丙氨酸浓度测定。

2. **血苯丙氨酸浓度测定**　正常浓度 < 120μmol/L（2mg/dl），典型 PKU > 1200μmol/L。

3. **尿三氯化铁（$FeCl_3$）及 2,4- 二硝基苯肼试验（DNPH）**　一般用于较大儿童的初筛。新生儿 PKU 因苯丙氨酸代谢旁路尚未健全，患者尿液测定为阴性。

4. **尿蝶呤图谱分析**　主要用于 BH_4 缺乏型 PKU 的诊断。

5. **DNA 分析**　目前对 PAH、6-PTS、DHPR 等基因缺陷均可用 DNA 分析方法进行基因突变检测和诊断，并可进行产前诊断。

【治疗】

确诊后应立即治疗，治疗开始得越早，预后越好。

主要是低苯丙氨酸饮食，可采用特殊低苯丙氨酸配方奶粉喂养患儿，待血苯丙氨酸降低到理想浓度时，可逐渐少量添加天然饮食，其中首选母乳，较大婴儿及儿童可加入牛奶、粥、面、蛋等，添加食品应以低蛋白、低苯丙氨酸为原则，其量和次数随血苯丙氨酸浓度而定。苯丙氨酸浓度过高或者过低都将影响生长发育。故在饮食治疗中，需定期测定血苯丙氨酸浓度，以能维持血中苯丙氨酸浓度在 0.12～0.36mmol/L（2～6mg/dl）为宜。低苯丙氨酸饮食治疗至少持续至青春期，终生治疗对患儿更有益。对 BH_4 缺乏症患者，除低苯丙氨酸饮食外，还需补充 BH_4、5- 羟色胺、左旋多巴以及叶酸等。

> **案例 15-1**
>
> 　　一名男子前来儿科门诊咨询，其儿子 2 周前出生，生后做了代谢病筛查，今日医生通知其筛查结果可疑为苯丙酮尿症，让其前来儿科确诊。此男子前来了解苯丙酮尿症相关事宜，如果你是接诊医生，如何向其解释？建议其作何种检查以确诊？

二、糖原贮积症

糖原贮积症（glycogen storage disease，GSD）是一组由于在糖原合成或分解过程中酶缺陷所致的先天遗传性疾病。特征性病理改变是糖原在各种组织内的蓄积。根据酶缺陷被发现的先后顺序而被命名为不同的类型。GSD 的临床表型多样,根据受累脏器通常可分为三大类:主要为肝脏受累(Ⅰ、Ⅳ、Ⅵ、Ⅸ、0 型);主要为横纹肌受累(Ⅴ、Ⅶ);肝脏和横纹肌均受累(Ⅲ);Ⅱ型 GSD 属于溶酶体病。

GSD 依其所缺陷的酶可分为 12 型。除 GSDⅨb 型为 X 连锁隐性遗传外,其余都是常染色体隐性遗传。表 15-3 为部分 GSD 的酶缺陷与主要临床表现。糖原贮积症Ⅰa 型临床最常见,下面重点讨论。

表 15-3　部分糖原贮积症的酶缺陷和主要临床表现

类型和病名	酶缺陷	主要临床表现
0 型	糖原合成酶	酮症低血糖,惊厥,智能低下
Ⅰa 型 Von Gierke 病	葡萄糖 -6- 磷酸酶	肝大,低血糖,乳酸酸中毒,矮小
Ⅱ型 Pompe 病	α-1,4- 葡萄糖苷酶	肌张力低下,心脏扩大
Ⅲ型 Cori 病	脱支酶	肝大,低血糖,惊厥,矮小
Ⅳ型 Andersen 病	分支酶	肝大,进行性肝硬化
Ⅴ型 McArdle 病	肌磷酸化酶	疼痛性肌痉挛,肌红蛋白尿,继发性肾衰竭
Ⅵ型 Hers 病	肝磷酸化酶	轻度低血糖,生长迟缓,肝大
Ⅶ型 Tarui 病	肌磷酸果糖激酶	肌痉挛,肌红蛋白尿
Ⅸ型	肝磷酸化酶激酶	肝大

【病因和发病机制】

糖原贮积症Ⅰa 型是由于葡萄糖 -6- 磷酸酶(G-6-P)缺陷所导致的常染色体隐性遗传病。由位于 17q21 的葡萄糖 -6- 磷酸酶催化亚基(glucose-6-phosphatase catalytic subunit,G6PC)基因突变所导致,该基因约有 12.5kb,包含 5 个外显子。

正常人体由糖原分解或糖异生过程所产生的 6- 磷酸葡萄糖必须经 G-6-P 水解为葡萄糖,G-6-P 缺乏时糖原不能被分解,聚集于肝脏,使肝脏增大;葡萄糖生成减少,导致低血糖;体内过多的 6- 磷酸葡萄糖通过糖酵解途径产生大量乳酸,易出现酸中毒;乳酸由肾脏排泄时与尿酸竞争,致血中尿酸增高;糖酵解途径同时产生大量乙酰辅酶 A,导致甘油三酯等脂类的升高。因患者不能利用糖原提供能量,引起脂肪和蛋白质分解代谢加强,影响患者生长发育。

【临床表现】

患儿临床表现轻重不一,面容幼稚,肌张力低下,智能发育多数正常。重症在新生儿期即可出现严重低血糖、酸中毒、呼吸困难和肝大等症状和体征,少数可出现低血糖惊厥。患儿可有高乳酸血症、高尿酸血症。轻者在幼儿期表现为体格发育落后、身材矮小、低血糖、肝大、易感染,也可出现高脂血症。一些患儿尽管血糖很低,但无明显的低血糖症状,往往因肝大就诊,经生化检查才发现低血糖。患者可出现骨质疏松,由于血小板功能不良,常有鼻出血等出血倾向,可并发肾病或肾功能异常。

【辅助检查】

1. **血液生化测定**　低血糖、酮症酸中毒、乳酸血症、血脂及尿酸升高、肝、肾功能异常等。所有疑诊为糖原贮积症者,均应测肌酸激酶。

2. **肝组织活体检查和酶活力测定**　肝组织糖原染色见糖原增多,特异性酶活性降低。

3. **外周血白细胞 DNA 分析**,进行基因诊断。

4. **肾上腺素试验**　分别在空腹和餐后 2 小时进行试验。皮下注射 1:1000 肾上腺素 0.02ml/kg,于注射前、注射后 30、60 分钟测定血糖。正常情况下血糖明显升高(>2.5mmol/L),若血糖增加 <2.5mmol/L,则有助于 GSD 诊断。

【诊断】

根据病史、体征和血生化检测结果可作出临床诊断,肾上腺素试验显示空腹及餐后状态下血糖均无明显上升可辅助诊断,G6PC 基因突变的检测是确诊糖原贮积症Ⅰa 型的金标准。

【治疗】

目前无特效治疗方法，主要是对症和支持治疗，减少低血糖和酸中毒对患儿的危害。

1. 严重低血糖时，静脉给予葡萄糖 0.5g(/kg•h)，根据血糖调整葡萄糖输注速度。日间少量多次喂养糖类食物，夜间可鼻饲点滴葡萄糖 10mg(/kg•min)，维持血糖在 4～5mmol/L 为宜。

2. 1 岁后可用生玉米淀粉治疗，每 4～6 小时喂养 1.75～2.5g/kg，以防治低血糖和乳酸血症。

3. 高蛋白饮食或可减缓疾病恶化，需注意补充各种微量元素和矿物质。

4. 家庭中未发病的同胞兄妹，应尽快行 GSD 的临床筛查，必要时行基因突变分析，以便早期诊断和治疗。家庭如需生育第二胎，建议一定进行遗传咨询及产前诊断。

三、肝豆状核变性

肝豆状核变性(hepatolenticular degeneration，HLD)又称 Wilson 病，是一种常染色体隐性遗传性疾病，因 *ATP7B* 基因突变，导致体内铜排泄障碍，在肝、脑和其他组织中蓄积。临床上以慢性进行性肝病、神经精神症状和眼角膜边缘铜盐沉着环(K-F 环)为临床特征。发病率约为 1/3 万，我国南方沿海地区的发病率相对较内地高。

【发病机制】

铜(Cu)是人体所必需的微量元素之一，是体内氧化还原酶的辅助因子。肝脏是进行铜代谢的主要器官，铜蓝蛋白由肝细胞合成。铜的摄入主要来源于食物，以 Cu^{2+} 的形式参与代谢。细胞膜内外 Cu^{2+} 的转运体是 P 型 ATP 酶，即 ATP7A 和 ATP7B 两种酶。ATP7A 酶将主动吸收的铜与血中的蛋白结合，运至肝脏进一步代谢，缺乏 ATP7A 酶将导致铜缺乏，即 Menkes 病。ATP7B 酶主要将 Cu^{2+} 递交给铜蓝蛋白并将多余的铜经胆汁排泄。编码 ATP7B 酶的基因位于染色体 13q14-q21。

肝豆状核变性主要因 *ATP7B* 基因突变，铜蓝蛋白和铜氧化酶活性降低，铜自胆汁中排出锐减，但由于患者肠道吸收铜功能正常，因此大量铜蓄积在体内重要脏器组织，影响细胞的正常功能。

【临床表现】

从出生开始到发病前为无症状期，随着体内铜蓄积量的增加，患儿逐渐出现器官受损症状，发病年龄以 7～12 岁最多见。

临床表现以肝脏损害症状最常见，可慢性或急性发病，轻重不一，可表现为肝大(有或无脾大)、肝硬化、慢性活动性肝炎、急性或亚急性肝炎和急性重型肝炎等，有时初诊就发现有肝硬化。严重者出现肝、脾质地坚硬，腹水、食管静脉曲张、脾功能亢进、出血倾向和肝功能不全的表现。

肝外症状以神经系统表现最常见，多在 10 岁以后出现，且多伴有肝硬化。最常见的为锥体外系症状，常见的有震颤、构音困难、流涎、动作笨拙、精细动作困难、面部表情减少等。精神症状包括情绪不稳定、冲动性行为、性格行为改变等。晚期表现肌张力不全、痉挛状态、癫痫发作等。

其他伴发的症状可有溶血性贫血、血尿或蛋白尿、骨质疏松、骨关节疼痛等。

眼角膜检查早期可正常，晚期出现 K-F 环。K-F 环自角膜上缘开始出现，然后成为环状。早期需在眼科裂隙灯下检查，以后肉眼亦可见到。在角膜边缘可看见呈棕灰、棕绿或棕黄色的色素环，宽约 1～3mm。

【辅助检查】

1. **血清铜蓝蛋白测定**　正常值为 200～400mg/L，患者通常低于 200mg/L。

2. **尿铜排出量测定**　正常人尿铜排泄＜50μg/24h，症状期患儿尿铜均增高，可达 100～1000μg/24h。

3. **肝组织铜含量**　正常肝铜含量为 20～45μg/ 克干重，本病患者的肝铜含量均增高，多数超过 250μg/ 克干重。因肝组织活检的创伤性和外周血 DNA 检测的无创性，目前已很少需要开展此项检查。

4. 基因分析 DNA 检测技术的进步,使得 *ATP7B* 基因测序能经济、快速地明确诊断,尤其是对于症状前的患者。

5. 腹部超声 可显示肝硬化、腹水及脾脏病变。

6. 头部 CT、磁共振 常显示对称性双侧基底节损害。

【诊断】

根据肝脏和神经系统症状、体征和辅助检查结果,尤其是角膜 K-F 环阳性、血清铜蓝蛋白显著降低、伴 24 小时尿铜增加者,典型病例不难诊断。需要注意的是,识别疾病早期症状,早期诊断早期治疗,以避免进一步的脏器损伤,尤其是神经系统损伤。儿童或青少年出现以下症状时,应积极除外本病:①原因不明的急性或慢性肝病,有时仅仅表现为转氨酶轻度升高;② Coombs 试验阴性的急性血管内溶血;③锥体外系为主的神经系统症状;④肾小管功能不全。另外,对于先证者无症状的同胞兄妹均须除外本病。

【治疗】

目的是防止或减少铜在组织内的蓄积,改善临床症状。患者应终身治疗。治疗开始越早,预后越好。

1. 促进铜排泄的药物

(1)青霉胺(penicillamine):至今仍是治疗的主要药物。初始剂量为每日 20mg/kg,分 2～3 次饭前半小时口服。首次服用应做青霉素皮内试验,阴性才能使用,阳性者酌情脱敏试验后服用。青霉胺还可引起维生素 B_6 缺乏,每日应补充维生素 B_6 10～20mg。青霉胺副作用较多,服用期间应定期监测血、尿常规和 24 小时尿铜等变化。

(2)曲恩汀(trientine)和四硫钼酸胺(TTM):这两种铜螯合剂作用与青霉胺类似,副作用相对少,适用于青霉胺过敏或不能耐受者。缺点:价格昂贵,不易获得。

2. 减少铜吸收的药物 常用锌制剂,阻止肠道中的铜吸收。常用制剂为硫酸锌(每片 100mg 含元素锌 20mg),儿童用量每次 0.1～0.2g,每日 2～3 次口服,须空腹服用。服药后 1 小时内禁食以避免影响锌吸收。常用于维持治疗阶段或症状前患者的预防,重症患者不宜首选。

3. 低铜饮食 避免食用含铜量高的食物,如肝、贝壳类、蘑菇、蚕豆、豌豆、玉米和巧克力等。

4. 肝移植 适用于急性肝功能衰竭和晚期肝病对药物治疗无反应者。

5. 对症治疗 可应用左旋多巴缓解锥体外系症状。

(常杏芝)

遗传性疾病中最常见的是染色体病和遗传性代谢病。染色体病有一些共同的临床特征，确诊有赖于染色体核型分析。其中最常见的 21 三体综合征的主要临床特征为智能落后、特殊面容和生长发育迟缓，并可伴有多种畸形。遗传性代谢病种类繁多，有些通过新生儿期筛查早期发现、早期治疗以后，可保障患者正常的智能和体格发育，如苯丙酮尿症。苯丙酮尿症主要临床特征为智能发育落后，此外可有行为异常、皮肤白皙、有明显鼠尿臭味等。确诊可测血苯丙氨酸浓度及进行 DNA 分析，确诊后需要长期低苯丙氨酸饮食治疗。肝豆状核变性以肝脏损害、锥体外系症状、角膜 K-F、血清铜蓝蛋白降低为特征，早期基因检测确诊后需要持续低铜饮食和驱铜治疗。早期诊断早期治疗对改善遗传性代谢病的预后非常重要，因此，应了解遗传性代谢病在新生儿时期的一些症状，早期识别，建议应用串联质谱技术早期进行遗传性代谢病筛查。

复习参考题

1. 染色体病有哪些共同的特征？

2. 如何诊断 21 三体综合征？

3. 遗传性代谢病在新生儿期有哪些临床表现？

4. 苯丙酮尿症患者如何诊断和治疗？

5. 肝豆状核变性患者如何治疗？

第十六章 内分泌疾病

16

学习目标

掌握	生长激素缺乏症、性早熟、先天性甲状腺功能减退症、儿童糖尿病的临床表现、诊断和治疗。
熟悉	生长激素缺乏症、性早熟、先天性甲状腺功能减退症、儿童糖尿病的病因、鉴别诊断;中枢性尿崩症、先天性肾上腺皮质增生症的临床表现、诊断和治疗。
了解	生长激素的分泌与调节、儿童糖尿病的发病机制;中枢性尿崩症、先天性肾上腺皮质增生症的病因、鉴别诊断。

第一节　概述

激素(hormone)的最初定义是由内分泌器官产生、经血液循环运输到靶器官或组织发挥效应的微量化学物质。随着现代医学的发展,内分泌学的相关概念发生了很大的改变,细胞因子、生长因子、神经递质、神经肽等重要的化学信使均纳入激素范畴。广义上的激素相当于化学信使的总称,是一种参与细胞内外联系的内源性信息分子和调控分子。按化学本质可将激素分为两类:蛋白质(肽)类与非蛋白质类。

具有内分泌功能的细胞种类很多。经典的内分泌腺体是由多数内分泌细胞聚集形成,如垂体、甲状腺、胰岛、肾上腺和性腺等,共同组成传统的内分泌系统。而非经典内分泌器官(如心血管、肝、皮肤、免疫等)亦具有内分泌功能。还有一些具有内分泌功能的神经细胞集中于下丘脑的视上核、室旁核、腹正中核及附近区域,其分泌的肽类激素亦称神经激素,可直接作用于相应的靶器官或靶细胞,也可通过垂体分泌间接调控机体的生理代谢过程。

人们对内分泌系统与神经系统、免疫系统之间内在联系的认识亦日益加深。神经、内分泌、免疫系统构成的网络体系调控着生物的整体功能,三者之间存在着广泛的信息交流,可对感受的信息进行加工、处理、存贮及整合。神经系统通过广泛的外周神经突触及神经细胞分泌的神经递质、内分泌激素、细胞因子等共同调控免疫系统的功能;免疫系统通过免疫细胞产生的多种细胞因子和激素样物质反馈作用于神经内分泌系统,这种双向的复杂作用使两个系统内或系统之间得以相互作用、相互调节。

儿童常见的内分泌疾病主要有生长迟缓、性分化异常、性早熟、甲状腺疾病、糖尿病、肾上腺疾病、尿崩症等。若患儿在出生后即存在生化代谢紊乱和激素功能障碍,则会严重影响其智能和体格发育,若未能早期诊治,易造成残疾甚至夭折。儿童内分泌疾病一旦确诊,多数需要终生替代治疗,治疗剂量需个体化,并根据病情以及生长发育情况及时调整。在治疗的过程中需要密切随访,以保证患儿有正常的生长发育。

近年来,激素测定技术快速发展,放射免疫分析法(RIA)、放射受体分析法(RRA)、酶联免疫吸附法(ELISA)、荧光免疫法(FIA)和免疫化学发光法(ICL)等各种精确测定方法的广泛应用,以及一系列具有临床诊断价值的动态试验(兴奋或抑制)方法的建立和完善,极大地提高了内分泌疾病的诊断水平。内分泌腺的影像学检查,如B超、CT、SPECT、PET和MRI等大大提高了内分泌疾病定位诊断的水平。分子生物学技术在临床研究中的应用,促进了新的疾病的发现。通过基因克隆和测序的手段来诊断单基因遗传性疾病已经不再困难。

第二节　下丘脑-垂体疾病

一、生长激素缺乏症

生长激素缺乏症(growth hormone deficiency, GHD)是由于垂体合成和分泌生长激素(growth hormone, GH)不足或由于 GH 分子结构异常等所致的生长发育障碍性疾病。患者身高处于同年龄、同性别正常健康儿童生长曲线第3百分位数以下或低于平均数减2个标准差,符合矮身材(short stature)标准。

【生长激素的分泌和调节】

生长激素(GH)是由腺垂体细胞合成和分泌、储存,由191个氨基酸组成的单链多肽激素。其基本功能是促进生长,也是体内多种物质代谢的重要调节因子。GH 的自然分泌呈脉冲式,约每2~3小时出现1个峰值,夜间入睡后分泌量增高且与睡眠深度有关,在Ⅲ期或Ⅳ期睡眠相时达高峰,白天空腹时和运动后偶见高峰。儿童期每日 GH 分泌量超过成人，在青春发育期更明显。

GH 可以直接作用于细胞发挥生物效应，但其大部分功能必须通过胰岛素样生长因子（insulin-like growth factor, IGF）介导。IGF 是一组具有促进生长作用的多肽，人体内有两种 IGF，即 IGF-1 和 IGF-2。分泌 IGF-1 的细胞广泛存在于肝、肾、肺、心、脑和肠等组织中，其合成主要受 GH 的调节，亦与年龄、性别、营养状态等因素有关。各组织合成的 IGF-1 大都以自分泌或邻分泌方式发挥其促生长作用。IGF-2 的作用尚未完全阐明。GH 是调节血 IGF-1 和 IGFBP-3 浓度的最主要因素，血中 IGF-1 和 IGFBP-3 水平相对稳定，无明显脉冲式分泌和昼夜节律变化，能较好地反映内源性生长激素的分泌状态。

【病因】

1. 原发性

（1）下丘脑 - 垂体功能障碍：垂体的发育异常，如不发育、发育不良或空蝶鞍均可引起生长激素合成和分泌障碍。因下丘脑功能缺陷所致生长激素缺乏症远较垂体功能不足导致者多。

（2）遗传性生长激素缺乏（HGHD）：GH_1 基因缺陷引起单纯性生长激素缺乏症（IGHD）而垂体 Pit-1 转录因子缺陷导致多种垂体激素缺乏症（MPHD），临床上表现为多种垂体激素缺乏。

2. 继发性　多为器质性，常继发于下丘脑、垂体或其他颅内肿瘤、感染、细胞浸润、放射性损伤和头颅创伤等，其中产伤是国内生长激素缺乏症最主要的病因。

3. 暂时性　体质性青春期生长延迟、社会心理性生长抑制、原发性甲状腺功能减退等均可造成暂时性 GH 分泌功能低下，在不良因素消除或原发病治疗后可恢复正常。

【临床表现】

特发性生长激素缺乏症男：女为 3:1。其出生时身长和体重均正常，1 岁后生长减慢，身高落后比体重低下更为显著，身高低于同年龄、同性别正常健康儿童生长曲线第 3 百分位数以下或低于平均数减两个标准差，身高年增长速率 <5cm，智能发育正常。患儿头颅呈圆形，面容幼稚，脸圆胖，皮肤细腻，头发纤细，下颌和颏部发育不良，牙齿萌出延迟且排列不整齐，身体各部比例匀称。

器质性生长激素缺乏症可见于任何年龄，由围生期异常导致者，常伴有尿崩症。颅内肿瘤则多有头痛、呕吐、视野缺损等颅内压增高及视神经受压症状和体征。

【实验室检查】

1. 生长激素刺激试验　生长激素缺乏症的诊断依靠 GH 水平的测定。生理状态下，GH 呈脉冲式分泌，并受睡眠、运动、摄食和应激的影响，单次测定血 GH 水平不能真正反映机体 GH 分泌情况。故对疑诊者需行 GH 刺激试验，以判断其垂体分泌 GH 功能。经典 GH 刺激试验包括生理性刺激试验（睡眠、运动）和药物刺激试验。

（1）生理性刺激试验：①睡眠后在 EEG 监测下于睡眠Ⅲ～Ⅳ期时抽血；②运动可激发 GH 分泌，空腹做剧烈运动后 15～20 分钟抽血。两者均只有筛查意义，不作确诊手段。

（2）药物刺激试验：是借助于胰岛素、精氨酸、可乐定、高血糖素、左旋多巴等药物促进 GH 分泌而进行的，作用机制随药物而不同，GH 分泌峰值大小和呈现时间也不同。为排除外因影响，刺激试验前应禁食、卧床休息，于试验前 30 分钟放好留置针头，在上午 8～10 时进行试验。

一般认为 GH 峰值在试验过程中 <10μg/L 即为分泌功能异常。GH 峰值 <5μg/L，为 GH 完全缺乏；GH 峰值 5～10μg/L，为 GH 部分缺乏。因任何一种激发试验都有 15% 的假阳性率，故必须 2 种药物（作用机制不同的 2 种药物）刺激试验结果都异常时，才可确诊 GHD。

2. 血 GH 24 小时分泌谱测定　正常人生长激素峰值与基值差别很大，24 小时 GH 分泌量可比较准确地反映体内 GH 分泌情况。尤其 GHND 患儿，其 GH 分泌功能在药物刺激试验可为正常，但其 24 小时分泌量则不足，夜晚睡眠时 GH 峰值亦低。但该方法烦琐，抽血次数多，不易接受。

3. 胰岛素样生长因子（IGF-1）和 IGFBP-3 测定　IGF-1 主要以蛋白结合形式（IGFBPs）存于血中，其中以

IGFBP-3 为主(95% 以上)。IGFBP-3 有运送和调节 IGF-1 的功能,其合成也受 GH-IGF 轴的调控,因此 IGF-1 和 IGFBP-3 都是检测 GH-IGF 轴功能的指标。目前认为 IGF-1 和 IGFBP-3 可作为 5 岁至青春发育期前儿童生长激素缺乏症的筛查指标,但应注意 IGF-1 和 IGFBP-3 水平可受性别、年龄、营养状态、性发育程度和甲状腺功能等因素影响。

4. 其他辅助检查

(1)X 线检查:常用左手腕、掌、指骨正位片评定骨龄。GHD 患儿骨龄落后于实际年龄 2 岁或 2 岁以上。

(2)CT 或 MRI 检查:已确诊 GHD 患儿,可行头颅 CT 或 MRI 检查,了解下丘脑 - 垂体有无器质性病变,尤其对检测肿瘤有重要意义。

5. 其他内分泌检查 生长激素缺乏症诊断一旦确立,应检查下丘脑 - 垂体轴的其他内分泌功能。

6. 染色体核型分析 对矮身材伴体态异常的患儿,尤其是女性矮小伴有青春期发育延迟者,应进行染色体核型分析,排除 Turner 综合征、Noonan 综合征等常见的染色体疾病。

【诊断和鉴别诊断】

1. 诊断依据

(1)患儿出生时身长和体重均正常,1 岁以后生长速度减慢,身高落后于同年龄、同性别正常健康儿童身高的第 3 百分位数($-1.88s$)或 2 个标准差($-2s$)以下。

(2)年生长速率 3 岁以下 <7cm/ 年,3 岁~青春期 <5cm/ 年,青春期 <6cm/ 年。

(3)匀称性矮小,面容幼稚。

(4)智力发育正常。

(5)骨龄落后于实际年龄。

(6)两项 GH 药物激发试验 GH 峰值均 <10μg/L。

(7)血清 IGF-1 水平低于正常。

2. 鉴别诊断 引起生长落后的原因很多,需与 GHD 鉴别的主要有:

(1)家族性矮身材:父母均矮,小儿身高在第 3 百分位数左右,但其年生长速率 >5cm/ 年,骨龄和年龄相称,智能和性发育正常。

(2)体质性青春期延迟:多见于男孩,青春期开始发育时间比正常儿童迟 3~5 年,青春期前生长缓慢,骨龄落后,但身高与骨龄一致,青春期发育后其最终身高正常。父母一方常有青春期发育延迟病史。

(3)特发性矮身材(idiopathic short stature, ISS):病因不明,出生时身长和体重正常;生长速率稍慢或正常,一般每年生长速率 <5cm;2 项 GH 激发试验 GH 峰值≥10μg/L,IGF-1 浓度正常;骨龄正常或延迟。无明显慢性器质性疾病(肝、肾、心、肺、内分泌代谢病和骨骼发育障碍),无心理和严重的情感障碍,无染色体异常。

(4)先天性卵巢发育不全综合征(Turner 综合征):女孩身材矮小时应考虑该病。其临床特征为:身材矮小;性腺发育不良;具有特殊的躯体特征:颈短、颈蹼、肘外翻、后发际低、乳距宽、色素痣多等。嵌合型或等臂染色体所致者症状不典型。染色体核型分析可鉴别。

(5)先天性甲状腺功能减退症:该病除有生长发育落后、骨龄明显落后外,还有特殊面容、基础代谢率低、智能低下等表现,但有些晚发性病例症状不明显,可查甲状腺功能予以鉴别。

(6)骨骼发育障碍性疾病:各种骨、软骨发育不全等,均有特殊的面容和体态,可选择骨骼 X 线片检查以鉴别。

【治疗】

1. 生长激素 基因重组人生长激素(rhGH)替代治疗已广泛应用,采用 0.1U/kg,每晚临睡前皮下注射 1 次,每周 6~7 次。治疗可持续至身高满意或骨骺闭合。治疗时年龄越小,效果越好,以第 1 年效果最好,身高增长可达到每年 10~12cm 以上,以后生长速率可有下降。在用 rhGH 治疗中可能出现甲状腺素缺乏,故须监测甲状腺功能。rhGH 长期治疗可降低胰岛素敏感性,增加胰岛素抵抗,部分患者出现空腹血糖受损、糖耐量受损。但多为暂时可逆性的，极少发展为糖尿病。在 rhGH 治疗前及治疗过程中均需定期进行空腹血糖、胰岛素水平检查，必要时行 OGTT 试验，排除糖尿病及糖代谢异常。血清 IGF-1 水平检测可作为 rhGH 疗效和安全性评估的指标。

2. 性激素治疗 同时伴有性腺轴功能障碍的 GHD 患儿骨龄达 12 岁时可开始用性激素治疗。男性可注射长效庚酸睾酮 25mg，每月 1 次，每 3 个月增加 25mg，直至每月 100mg；女性可用炔雌醇 1～2μg/d 或妊马雌酮（premarin）自每日 0.3mg 起酌情逐渐增加，同时需监测骨龄。

二、中枢性尿崩症

尿崩症（diabetes insipidus，DI）是指患儿完全或部分丧失尿液浓缩功能，以多饮、多尿、尿比重低为特点的临床综合征。较多见原因是抗利尿激素（anti-diuretic hormone，ADH），又名精氨酸加压素（arginine vasopressin，AVP）分泌或释放不足引起，称中枢性尿崩症。

【病因】

AVP 是由下丘脑视上核和室旁核神经细胞合成的一种 9 肽，其分泌受很多因素影响，最重要的是细胞外液渗透压和血容量。位于下丘脑视上核和渴觉中枢附近的渗透压感受器同时控制着 AVP 的分泌和饮水行为，正常人血浆渗透压为 280～290mmol/L，波动范围为 ±1.8%。AVP 基因结构异常、下丘脑及神经垂体发育缺陷或下丘脑 - 神经束 - 神经垂体区域受到炎症、肿瘤、外伤、手术、自身免疫损伤等均能产生中枢性尿崩症。

病因分为 3 类：

1. 特发性 因下丘脑视上核或室旁核神经元发育不全或退行性病变所致。多数为散发，部分患儿与自身免疫反应有关。

2. 继发性 任何侵犯下丘脑、垂体柄或神经垂体的病变都可发生尿崩症。

（1）肿瘤：约 1/3 以上患儿由颅内肿瘤所致，常见有颅咽管瘤、视神经胶质瘤、松果体瘤等。

（2）损伤：如颅脑外伤（特别是颅底骨折）、手术损伤（尤其下丘脑或垂体部位手术）、产伤等。

（3）感染：少数患儿是由于颅内感染、弓形虫病和放线菌病等所致。

（4）其他：如 Langerhans 细胞组织细胞增生症或白血病细胞浸润等。

3. 遗传性 极少数是由于编码 AVP 的基因或编码运载蛋白 Ⅱ 的基因突变所致，为常染色体显性或隐性遗传。

【临床表现】

本病可发生于任何年龄，以烦渴、多饮、多尿为主要症状。饮水多（可 >3000ml/m²），每日尿量可达 4～10L，甚至更多，尿比重低且固定。夜尿增多，可出现遗尿。婴幼儿烦渴时哭闹不安，不肯吃奶，饮水后安静。由于喂水不足可发生便秘、低热、脱水甚至休克，严重脱水可致脑损伤及智能缺陷。患儿由于烦渴、多饮、多尿可影响学习和睡眠，出现少汗、皮肤干燥苍白、精神不振、食欲低下、体重不增、生长缓慢等症状。如充分饮水，一般情况正常，无明显体征。

【实验室检查】

1. 尿液检查 每日尿量可达 4～10L，色淡，尿比重小于 1.005，尿渗透压可 <200mmol/L，尿蛋白、尿糖及有形成分均为阴性。

2. 血生化检查 血钠、钾、氯、钙、镁、磷等一般正常，肌酐、尿素氮正常，血渗透压正常或偏高。无条件查血浆渗透压者可用公式推算：渗透压 =2×（血钠 + 血钾）+ 血糖 + 血尿素氮，计算单位均用 mmol/L。

3. 禁水试验 旨在观察患儿在细胞外液渗透压增高时的浓缩尿液的能力。患儿自试验前一天晚上 7～8 时开始禁食，直至试验结束。试验当日晨 8 时开始禁饮，先排空膀胱，测定体重、采血测血钠及渗透压；

然后每小时排尿 1 次，测尿量、尿渗透压或尿比重和体重，直至相邻 2 次尿渗透压之差连续 2 次 <30mmol/L 或体重下降达 5%，或尿渗透压≥800mmol/L，即再次采血测渗透压、血钠。结果：正常儿童禁饮后不出现脱水症状，每小时尿量逐渐减少，尿比重逐渐上升，尿渗透压可 >800mmol/L，而血钠、血渗透压均正常。精神性多饮儿童尿比重最高可达 1.015 以上，尿渗透压达 300mmol/L，或尿渗透压与血渗透压比率≥2。尿崩症患者持续排出低渗尿，血钠和血渗透压分别上升超过 145mmol/L 和 295mmol/L，体重下降 3% ~ 5%。试验过程中必须严密观察，如患儿烦渴加重并出现严重脱水症状，或体重下降超过 5%，或血压明显下降，一般情况恶化时，应迅速终止试验并给予饮水。

4. **加压素试验**　禁水试验结束后，皮下注射神经垂体后叶素 5U 或精氨酸加压素 0.1U/kg，然后 2 小时内每 30 分钟留尿一次，共 4 次，测定尿量和尿渗透压。如尿渗透压上升峰值超过给药前的 50%，则为完全性中枢性尿崩症；在 9% ~ 50% 者为部分性尿崩症；肾性尿崩症小于 9%。

5. **血浆 AVP 测定**　血浆 AVP 结合禁水试验有助于部分性中枢性尿崩症和肾性尿崩症的鉴别诊断。中枢性尿崩症血浆 AVP 浓度低于正常；肾性尿崩症血浆 AVP 基础状态可测出，禁饮后明显升高而尿液不能浓缩；精神性多饮 AVP 分泌正常。

6. **血浆肽素（copeptin）**　测定血浆肽素可敏感地反应体内 AVP 的分泌状态，在体外相对稳定，其基础浓度的检测有助于尿崩症的鉴别诊断。中枢性尿崩症血浆肽素 <2.6pmol/L，肾性尿崩症血浆肽素 >20pmol/L。

7. **影像学检查**　选择性进行头颅 X 线平片、CT 或 MRI 检查，以排除颅内肿瘤，明确病因，指导治疗。

【诊断和鉴别诊断】

中枢性尿崩症需与其他原因引起的多饮、多尿相鉴别：

1. **高渗性利尿**　如糖尿病、肾小管酸中毒等，根据血糖、尿比重、尿渗透压及其他临床表现可鉴别。

2. **高钙血症**　见于维生素 D 中毒、甲状旁腺功能亢进症等。

3. **低钾血症**　见于原发性醛固酮增多症、慢性腹泻、Bartter 综合征等。

4. **继发性肾性多尿**　慢性肾炎、慢性肾盂肾炎等导致慢性肾功能减退时。

5. **原发性肾性尿崩症**　为 X 连锁或常染色体显性遗传疾病，是由于肾小管上皮细胞对 AVP 无反应所致。发病年龄和症状轻重差异较大，重者生后不久即出现症状，可有多尿、脱水、体重不增、生长障碍、发热、末梢循环衰竭甚至中枢神经系统症状。轻者发病较晚，当患儿禁饮时，可出现高热、末梢循环衰竭、体重迅速下降等症状。禁水、加压素试验均不能提高尿渗透压。

6. **精神性多饮**　又称精神性烦渴，通常由某些精神因素引起多饮后导致多尿，起病多为渐进性，多饮、多尿症状逐渐加重，但夜间饮水较少。患儿血钠、血渗透压均处于正常低限，AVP 分泌能力正常，因此，禁水试验比加压素试验更能使其尿渗透压增高。

【治疗】

1. **病因治疗**　明确诊断后应积极寻找病因。有原发病灶的患儿必须针对病因治疗。如肿瘤应根据其性质、部位选择手术或放疗。特发性中枢性尿崩症患儿，应检查有无垂体其他激素缺乏情况；渴感正常的患儿应充分饮水，但若有脱水、高钠血症时应缓慢给水，以免造成脑水肿。对精神性多饮者应寻找引起多饮、多尿的精神因素，并进行相应的治疗。

2. **药物治疗**

（1）鞣酸加压素：即长效尿崩停，为混悬液，用前需稍加温并摇匀，再进行深部肌内注射，开始注射剂量为 0.1 ~ 0.2ml，作用可维持 3 ~ 7 天，须待多饮多尿症状出现时再次注射，并根据疗效调整剂量，每次增加 0.1ml。剂量过大可引起患儿面色苍白、血压升高及腹痛等症状。用药期间应注意控制患儿的饮水量，以免发生水中毒。

（2）1- 脱氨 -8-D- 精氨酸加压素（DDAVP）：为人工合成的 AVP 类似物。控制症状所需剂量的个体差异较大，一般用药 1 ~ 2 小时后患儿尿量开始减少。

1）喷鼻剂：作用维持 12～24 小时，含量 100μg/ml，通常用量为 2～40μg/次，每日 1～2 次鼻腔滴入，一般从小剂量开始，如婴儿每次自 0.5～1μg，儿童自 2.5μg 起，逐渐加量至疗效满意。用前需清洁鼻腔，症状复现时再次用药。

2）口服片剂：醋酸去氨加压素（弥凝，minirin），作用维持 8～12 小时含量 100μg/片，用量 100～1200μg/d（是喷鼻剂量的 10～20 倍），分 2～3 次口服，一般从小剂量每次 50μg 开始，逐渐加量至疗效满意。

DDAVIP 的副作用少，偶有引起头痛或腹部不适。喷鼻剂可有眼刺激、鼻炎、咳嗽等副作用。

三、性早熟

性早熟（precocious puberty）是指女孩在 8 岁前、男孩在 9 岁前呈现第二性征。

【青春期发动的调控】

生殖系统的发育受下丘脑 - 垂体 - 性腺轴的调控。下丘脑分泌促性腺激素释放激素（gonadotropin releasing hormone，GnRH）的神经元以脉冲形式分泌释放 GnRH 刺激腺垂体分泌促黄体生成素（luteinizing hormone，LH）和促卵泡生成素（follicle stimulating hormone，FSH）促使性腺（卵巢 / 睾丸）发育。青春前期下丘脑垂体对性激素负反馈抑制的敏感性较高。因此，外周较低水平的性激素已足以抑制 GnRH 的释放。至青春期，这种敏感性骤降，负反馈作用减低使 GnRH 脉冲发放促使性腺发育，分泌性激素致性器官发育和副性征呈现。这种脉冲分泌在青春早期只在夜间出现，至青春中后期则白天也出现脉冲高峰。

青春发动的始动因子迄今尚未完全明确，公认的是与营养状态有关，青春发动、初潮需有临界体重，尤其是体脂积聚量。青春发动并非由单一因素启动，而可能是与营养有关的多种因子间相互作用的网络性激活过程。

【病因】

性早熟按下丘脑 - 垂体 - 性腺轴功能是否提前发动分为中枢性性早熟和外周性性早熟两类。不完全性性早熟（部分性性早熟）为性早熟的变异，包括单纯性乳房早发育、单纯性阴毛早现、单纯性早初潮等。

1. 中枢性性早熟（central precocious puberty，CPP） 亦称真性性早熟，由于下丘脑 - 垂体 - 性腺轴功能过早启动，GnRH 脉冲分泌增强，患儿除有第二性征的发育外，还有卵巢或睾丸的发育。性发育的过程和正常青春期发育的顺序一致，只是年龄提前。

（1）特发性性早熟：未能发现中枢器质性病变或无外周早熟前驱的，称为特发性中枢性性早熟。女孩多见，约占女孩 CPP 的 80% 以上。

（2）继发性性早熟：多见于中枢神经系统异常。如颅内肿瘤或占位病变、中枢神经系统感染、外伤或放疗等获得性损伤、先天发育异常。

（3）其他疾病：少数未经治疗的原发性甲状腺功能减退症患者可出现中枢性性早熟。

2. 外周性性早熟 亦称假性性早熟。是非受控于下丘脑 - 垂体 - 性腺轴功能的性早熟，有第二性征发育和性激素水平升高，但下丘脑 - 垂体 - 性腺轴不成熟，无性腺的发育。

（1）性腺肿瘤：卵巢颗粒 - 泡膜细胞瘤、睾丸间质细胞瘤、黄体瘤、畸胎瘤等。

（2）肾上腺疾病：肾上腺肿瘤、先天性肾上腺皮质增生症等。

（3）外源性：如含雌激素的药物、食物、化妆品等。

（4）其他疾病：如 McCune-Albright 综合征。

3. 部分性性早熟 单纯性乳房早发育、单纯性阴毛早现、单纯性早初潮等。

【临床表现】

性早熟以女孩多见，女孩特发性性早熟的发生率约为男孩的 9 倍，男孩性早熟患者中枢神经系统异常（如肿瘤）的发生率较高。

中枢性性早熟的临床特征是提前出现的性征发育,与正常青春期发育程序相似,但临床表现差异较大。在青春期前的各个年龄组均可发病,症状发展快慢不一,可在症状消退后再出现,也可表现发育过程中停顿一段时间再发育。在性发育的过程中,由于身高和体重过快的增长和骨骼成熟加速,早期患儿的身高较同龄儿高,但因骨骺过早融合,成年后的身材反而较矮小。特发性性早熟患儿在青春期成熟后,除身高较矮外其余均正常。

外周性性早熟的性发育过程与上述规律不同。男孩性早熟如有睾丸容积增大提示中枢性性早熟;若出现男性化进行性发展,而睾丸未见增大,则提示外周性性早熟,其雄激素可能来自肾上腺。

性早熟也可能是颅内肿瘤的早期表现,后期始见颅内压增高、视野缺损等定位征象,需加以警惕。

【实验室检查】

1. 基础性激素测定　基础促黄体生成素(LH)有筛查意义,如 LH<0.1IU/L,提示未有中枢性青春发动,LH>3.0IU/L 可肯定有中枢性发动。基础值不能确诊时需进行激发试验。雌激素和睾酮升高有辅助诊断意义。

2. GnRH 激发试验　静脉注射 GnRH 2.5μg/kg(最大剂量 100μg),于注射的 0、30、60、90 分钟测定血清 LH 和卵泡刺激素(FSH)值。如用化学发光法测定,激发峰值 LH>5.0IU/L,同时 LH 峰值/FSH 峰值>0.6,可诊断为中枢性性早熟。如激发峰值以 FSH 升高为主,LH/FSH 比值低下,结合临床可能是单纯性乳房早发育或中枢性性早熟的早期,需定期随访,必要时重复检查。

3. 骨龄　以左手正位 X 线片(包括腕、掌、指骨)评判骨龄。

4. B 超　盆腔 B 超检查女孩子宫及卵巢的发育情况,男孩注意睾丸和肾上腺皮质等部位。中枢性性早熟时卵巢发育,B 超显示卵巢容积>1ml,并见多个直径≥4mm 的卵泡伴子宫增大。外周性性早熟时卵巢不增大,而子宫可增大,甚至有内膜增厚。若发现单个直径>9mm 的卵泡,则多为囊肿。

5. CT 或 MRI 检查　确诊中枢性性早熟者按需做头颅扫描。外周性早熟,按需做肾上腺或肝扫描。

6. 其他检查　怀疑甲状腺功能减退,可测定 T_3、T_4、TSH,性腺肿瘤患儿的睾酮和雌二醇浓度增高,先天性肾上腺皮质增生症患儿的血 17-羟孕酮(17-OHP)、促肾上腺皮质激素(ACTH)和脱氢表雄酮(DHEA)、雄烯二酮(An)明显增高。

【诊断和鉴别诊断】

性早熟诊断分为 3 步,首先确定是否有性早熟,第二步判断属于哪一类性早熟,第三步为具体病因的确定。

1. 中枢性性早熟　具备以下条件可诊断为中枢性性早熟,其中前 3 条为必备条件。

(1)女童 8 岁以前、男童 9 岁以前出现第二性征。

(2)有性腺发育依据,女孩按盆腔 B 超影像判断,男孩睾丸容积≥4ml。

(3)促性腺激素升高至青春期水平。

(4)骨龄较生理年龄提前 1 年以上。

(5)性激素(雌二醇或睾酮)升高至青春期水平。

(6)身高增长加速。

确诊为中枢性性早熟的所有男孩、6 岁以下发病的女孩、性成熟过程迅速(快速进展型)或有其他中枢病变表现者均应查头颅(鞍区)CT 或 MRI。

2. 外周性性早熟　在女孩误服含雌激素的药物是常见病因,尤其是避孕药,其特征为乳房大小与乳晕的深着色不相称,尚伴外阴着色和阴道分泌物,并可发生撤退性出血。男孩若阴茎明显增大伴阴毛早生,但睾丸不增大,需考虑先天性肾上腺皮质增生症、肾上腺皮质肿瘤。单侧睾丸增大需考虑睾丸肿瘤可能。

3. McCune-Albright 综合征　女孩多见,呈外周性性早熟表现,典型者除性早熟外还伴有皮肤咖啡斑及骨纤维发育不良。可同时有其他内分泌异常,如甲状腺功能亢进症、皮质醇增多症等。

4. 单纯乳房早发育 是女孩不完全性性早熟表现,多见于 2 岁以下;除乳房发育外无其他副性征呈现。血清雌二醇和 FSH 基础值常轻度增高,GnRH 刺激试验中 FSH 峰值明显升高。部分患者可逐步演变为真性性早熟,故对此类患儿应注意追踪检查。

【治疗】

按病因而定。肿瘤引起者予手术治疗或者化疗、放疗;先天性肾上腺皮质增生症予肾上腺皮质激素治疗;外源性性激素摄入者停止激素摄入,观察随访。

特发性中枢性性早熟的治疗目标是抑制过早或过快的性发育,防止或缓解患儿或家长因性早熟所致的相关的社会或心理问题,改善因骨龄提前而减损的成年身高。但并非所有的特发性中枢性性早熟都需要治疗。

GnRH 类似物(GnRHa)是当前主要的治疗药物,儿童常用制剂有曲普瑞林和亮丙瑞林的缓释剂。国内推荐缓释剂首剂 3.75mg,此后剂量为 80 ～ 100μg/(kg•4 周),或采用通常剂量 3.75mg,每 4 周 1 次肌肉或皮下注射(视制剂而定),疗程至少 2 年,目前建议应用至患者骨龄达 12 岁(女)～ 13 岁(男)。

相关链接

GnRHa 在儿童性早熟中的应用

问题与思考

如何诊断中枢性性早熟?

第三节　先天性甲状腺功能减退症

先天性甲状腺功能减退症(congenital hypothyroidism),简称先天性甲减,是由于甲状腺激素合成不足或其受体缺陷所致的一种疾病。本病分散发性和地方性两大类。散发性系先天性甲状腺发育不良、异位或甲状腺激素合成途径中酶缺陷所致;地方性见于缺碘地区,随着全民食盐碘化的预防措施推行,其发生率已显著下降。

【病因】

1. 散发性先天性甲状腺功能减退症

(1)甲状腺不发育、发育不全或异位:先天性甲减可有 1/3 患儿甲状腺缺如,余者发育不全或胚胎发育时甲状腺迁移过程中停留在其他部位,部分或完全丧失其功能。

(2)甲状腺素合成途径的酶缺陷:过氧化物酶、偶联酶、脱碘酶、甲状腺球蛋白合成酶等的缺陷,可引起甲状腺素不足。此病因占先天性甲状腺功能减退的第二位,呈常染色体隐性遗传,除甲状腺功能减退外,多有甲状腺肿大为其特征。

(3)TSH、TRH 缺乏:垂体 TSH 分泌障碍,见于下丘脑 - 垂体发育缺陷或特发性垂体功能低下,其中 TRH 不足更多见。

（4）甲状腺或靶器官反应低下

1）甲状腺细胞膜上 TSH 受体的"失功能"变异，TSH 不能激活受体，TSH 升高，T_3、T_4 低下。

2）外周组织的 β- 甲状腺素受体变异，虽呈甲减表现，但 T_3、T_4 和 TSH 均增高。

（5）母亲因素：母亲患自身免疫性疾病或服用抗甲状腺药物，存在抗 TSH 受体抗体，均可通过胎盘而影响胎儿，导致暂时性甲状腺功能减退症，通常在 3 个月后好转。

2. 地方性先天性甲状腺功能减退症　多因孕妇饮食缺碘致胎儿在宫内已缺碘而导致甲状腺功能减退症。

【临床表现】

症状的严重程度及出现的迟早取决于甲状腺分泌缺陷的程度。患儿的主要临床特征包括智能落后、生长发育迟缓和生理功能低下。

1. 新生儿期　出生体重多正常或偏重，生理性黄疸延迟消退。因低代谢故患儿多睡、少哭、哭声低而嘶哑、反应迟钝、喂养困难。皮肤粗糙而干、冷，尤其是四肢末梢。生后即有腹胀、便秘、脐疝多见。

2. 典型症状　甲状腺素分泌功能明显不足者在生后 3~6 个月内可出现以下症状成为就诊原因：

（1）生理功能低下表现：少动多睡、少哭、哭声低而粗哑、食欲缺乏、精神疲倦、对外界反应低下；体温低下、怕冷、心率缓慢、心音低钝、心电图示低电压、P-R 间期延长。

（2）特殊面容和体态：头大、颈粗短、面部黏液性水肿貌、眼睑水肿、眼距增宽、鼻梁低塌、舌大而厚、外伸。生长迟缓，不匀称，四肢短，上部量 / 下部量 > 1.5。站立时腰椎前挺，腹部隆起。

（3）神经系统：发育迟缓、运动及智能发育均落后，表情呆板愚钝，肌张力低下，神经反射迟钝。

3. 地方性甲状腺功能减退　胎儿期因缺碘而不能合成足够的甲状腺素，影响脑发育，呈现严重的中枢发育缺陷的"神经综合征"，表现为智能落后、共济失调、痉挛性瘫痪，此型体格落后相对为轻。"黏液性水肿型"有显著的生长发育和性发育落后、智能低下、黏液性水肿，部分患儿有甲状腺肿大。

【实验室检查】

1. 新生儿筛查　我国已将本病列入"母婴保健法"的法定筛查项目。采用生后 72 小时的新生儿血滴干纸片检验 TSH，当 TSH > 10mU/L（须根据筛查实验室阳性切割值决定）时采静脉血测 T_4、TSH 确诊。

2. 血清 FT_3、FT_4、TSH 检测　如 FT_4 降低、TSH 明显升高即可确诊；若血 FT_4 正常而 TSH 持续升高可诊断为高 TSH 血症；若 TSH 正常或降低，FT4 降低诊断为继发性甲状腺功能减退或者中枢性甲状腺功能减退。

3. 甲状腺 B 超　可评估甲状腺发育情况，但对异位甲状腺判断不如放射性核素显像。

4. 放射性核素检查　甲状腺放射性核素显像可判断甲状腺的位置、大小、发育情况及摄取功能。碘123（^{123}I）或锝 99m（^{99m}Tc）由于放射性低常用于新生儿甲状腺核素扫描。

5. 甲状腺球蛋白（TG）测定　TG 可反映甲状腺组织存在和活性，甲状腺发育不良患者 TG 水平明显低于正常对照。

6. 其他检查　中枢性甲减应做其他垂体激素检查，例如 ACTH、皮质醇、促性腺激素等，以及下丘脑 - 垂体部位磁共振（MRI）检查。

【诊断和鉴别诊断】

对典型患儿凭临床及 FT_3、FT_4、TSH 检查不难诊断，但在新生儿不易确诊，应对新生儿进行群体筛查。年长儿需与以下疾病鉴别：

1. 佝偻病　虽有运动发育迟缓、腹隆、生长落后，但智力正常，有佝偻病体征而无甲低面容和代谢低下表现。血生化、FT_3、FT_4、TSH 和骨 X 线表现可协助鉴别。

2. 21 三体综合征　本病也有智能和运动发育迟缓，但其皮肤细腻并有其特殊面容：眼距宽、外眼眦上斜、鼻梁低、舌伸出口外，皮肤及毛发正常，无黏液水肿，常伴其他先天性畸形。染色体核型分析可鉴别。

3. 先天性巨结肠　生后早期即有腹胀、便秘、脐疝，但其面容、精神反应、哭声正常。

4. 先天性骨骼发育缺陷性疾病 骨软骨发育不良、黏多糖病均有生长迟缓,骨骼 X 线片和尿中代谢物检查可鉴别。

【治疗】

一旦确诊,立即给以甲状腺制剂替代治疗,持续终生,保证智力、体格发育和维持正常代谢功能。

目前治疗首选左甲状腺素(L-T₄)。新生儿期初始治疗剂量为每日 $10\sim15\mu g/kg$,每日一次口服。FT₄ 最好在治疗 2 周内,TSH 在治疗 4 周内达到正常。治疗后 2 周复查血 TSH、FT₄,并据其浓度调整治疗剂量。在随后的随访中,维持剂量应个体化。血 FT₄ 应维持在平均值至正常上限范围内,TSH 应维持在正常范围内。治疗数周后患儿食欲好转,腹胀消失,心率维持在正常范围,活动增多,语言进步,智能和体格发育改善。如临床出现多汗、烦躁等甲亢症状,伴 TSH 明显低下,FT₃、FT₄ 高于正常参照上限则应减量。

甲状腺发育正常的先天性甲状腺功能减退症患儿可在正规治疗 $2\sim3$ 年后试停药 1 个月,复查甲状腺功能、甲状腺 B 超或甲状腺发射性核素显像。如 TSH 增高或伴有 FT₄ 降低,应予 L-T₄ 终生治疗。停药后甲状腺功能正常者为暂时性甲状腺功能减退症,继续停药并定期随访 1 年以上。

问题与思考

先天性甲状腺功能减退症如何治疗?

第四节　儿童糖尿病

糖尿病(diabetes mellitus, DM)是由于胰岛素分泌绝对缺乏或相对不足所致的糖、脂肪、蛋白质代谢紊乱。近年来,儿童肥胖者增多,本病亦有增加趋势。

按病因将糖尿病分为 3 型:

1. 1 型糖尿病 - 胰岛素依赖性(insulin dependent diabetes mellitus, IDDM) 因胰岛 β 细胞破坏致胰岛素分泌不足,必须使用胰岛素治疗,包括自身免疫性及特发性。

2. 2 型糖尿病 - 非胰岛素依赖性(noninsulin dependent diabetes mellitus, NIDDMA) 胰岛素抵抗为主伴胰岛素分泌不足,或胰岛素分泌不足为主伴胰岛素抵抗,多见于肥胖后发生,肥胖可致胰岛素抵抗。

3. 特殊类型糖尿病 胰岛素作用发挥通路有关因子的基因异常,如线粒体基因异常所致青年发病的成人型糖尿病(maturity-onset diabetes of youth, MODY)。

本节主要介绍儿童 IDDM。

【病因和发病机制】

1 型糖尿病的确切发病机制尚未完全阐明。目前认为,在遗传易感基因的基础上,外界环境因素的作用导致自身免疫反应,引起胰岛 β 细胞损伤和破坏,当胰岛素分泌减少至正常的 10% 时即出现临床症状。遗传、免疫、环境等因素在 1 型糖尿病的发病过程中起重要作用。约 90% 的 1 型糖尿病患者在初次诊断时可检出抗胰岛细胞抗体(ICA)、胰岛素自身抗体(IAA)、抗谷氨酸脱羧酶抗体(GADA)和胰岛素受体自身抗体(IRA)等多种抗体。病毒感染,如腮腺炎病毒、柯萨奇病毒与 1 型糖尿病有关,牛奶、亚硝酸盐等亦是与 1 型糖尿病有密切关系的环境因素。

【临床表现】

1 型糖尿病起病急骤,典型表现为"三多一少",即多饮、多食、多尿、体重下降。婴儿多饮、多尿不易察觉,常以脱水和酮症酸中毒就诊,年长儿可表现夜尿增多、消瘦、精神不振、倦怠乏力。约 40% 糖尿病患儿就诊时已经是酮症酸中毒状态。

【诊断】

美国糖尿病学会 2005 年公布了糖尿病诊断标准,符合下列任意一项标准即可诊断为糖尿病:

1. 有典型糖尿病症状并且餐后任意时刻血糖水平≥11.1mmol/L。

2. 空腹血浆葡萄糖≥7.0mmol/L。

3. OGTT 试验 2 小时负荷葡萄糖≥11.1mmol/L。

空腹血糖受损(IFG):空腹血浆葡萄糖 5.6～6.9mmol/L。糖耐量受损(IGT):口服葡萄糖 1.75g/kg(最大量 75g),于 0、1、2 小时抽血,2 小时血浆葡萄糖 7.8～11.0mmol/L。

【治疗管理】

治疗目标为控制血糖在接近正常水平,预防酮症酸中毒及预防远期并发症,有正常的生长发育,能有正常学校生活及参与社会活动。为达以上目标对 1 型糖尿病治疗管理应包括胰岛素替代治疗、饮食管理、运动锻炼、血糖监测、糖尿病教育和心理支持。

(一)胰岛素替代治疗

按疾病不同时期(初发或慢性状态)、年龄、生活方式决定胰岛素使用的剂量、制剂以及每日具体分配方案。

1. **胰岛素制剂**　目前胰岛素制剂有天然和胰岛素类似物两大类。包括短效胰岛素(RI)、中效胰岛素(NPH)、长效的鱼精蛋白锌胰岛素(PZI),预混胰岛素以及速效胰岛素类似物、长效胰岛素类似物甘精胰岛素和地特胰岛素。

2. **胰岛素用量**　胰岛素的初始剂量一般为每天 0.5～1.0U/kg,分次注射。2 岁以下从每天 0.25～0.5U/kg 开始,青春期从每天 0.7～1U/kg 开始。胰岛素治疗需个体化,可据需要选择不同的治疗方案。

3. **监测指标和控制目标**　胰岛素剂量调整以血糖监测为依据,应规律监测三餐前和睡前血糖,必要时加测凌晨 2～3 点的血糖。患病或血糖超过 16.7mmol/L 时测尿酮体。血糖控制标准为:在最少发生低血糖风险的情况下使患者的血糖尽可能接近正常水平。糖化血红蛋白反应近 3 个月的血糖平均水平,一般每 3 个月测定一次以了解患儿的血糖控制情况。

4. **胰岛素剂量的调整**　按血糖监测值调整次日胰岛素剂量,以原剂量 1 日总量 1/10 为调整幅度,每 2～3 天调整一次。清晨血糖高则增加晚餐前或睡前的中效或长效胰岛素,但需确定不是因半夜低血糖引起的 Somogyi 现象。早餐后血糖高,增加该餐前短效剂量。晚餐前血糖高,增加早餐前中、长效制剂或午餐前的短效制剂。晚餐后血糖高增加晚餐前短效剂量。

(二)饮食管理

总热量(千卡)=1000+年龄×(70～100)kcal,热量分配为早餐 1/5,午、晚餐各 2/5。为使血糖平稳可将主餐一小部分(5%)留为点心。其中蛋白质 15%～20%,碳水化合物 55%～60%,脂肪 20%～25%,保持基本定时、定量进餐至关重要。含纤维素食物有助延缓碳水化合物的消化吸收,防止餐后血糖骤升,利于餐间血糖平稳(可溶性纤维含于蔬菜、豆类和水果中)。3 岁以下幼儿蛋白质比例应较高,蛋白质建议摄入量 3 岁以下每日 2g/kg,3～10 岁每日 1g/kg,青春期每日 0.8～0.9g/kg。

(三)运动治疗

运动可增加胰岛素的敏感性,有利于血糖控制。强调有规律、有计划的运动,固定每天的运动时间,运动前可据需要减少胰岛素用量或加餐,避免发生运动后低血糖。

(四)糖尿病教育和管理

儿童糖尿病病情不稳定,易波动,终生需要饮食控制和胰岛素注射治疗,给患儿及家属带来不便与烦恼,治疗需要医师、家长和患儿的密切配合。医务人员应当帮助患儿树立信心,加强管理制度。家长和患儿应遵循医师的安排,坚持有规律的生活和治疗,定期随访。

（五）家庭记录

家长及患儿应做好家庭记录，包括每日的饮食、血糖监测情况、胰岛素剂量、影响血糖控制的特殊事件、低血糖事件及其严重程度、日常生活习惯改变等。

【远期并发症】

远期并发症有小血管病变包括视网膜病（眼底荧光血管显影射像是发现早期病变的敏感方法）和肾病，白内障在儿童期亦可发生。预防远期并发症的主要措施是控制好血糖水平。

【糖尿病酮症酸中毒】

（一）临床表现和诊断

1型糖尿病新发病例经常就诊时已经是酮症酸中毒（DKA）状态，此前往往有数日至数周明确的或不被注意的多饮、多尿和体重下降。对原已知有糖尿病者发生 DKA 则往往是因急性感染或胰岛素因故停用、减量。临床表现为起病急、进食减少、恶心、呕吐、腹痛、关节或肌肉酸痛、皮肤黏膜干燥、呼吸深长、呼气中有酮味、脉搏细速、血压下降，甚至嗜睡、昏迷。拟诊 DKA 时应立即查血糖、电解质、尿酮体及血气分析、HbA₁C，有条件可查血 β- 羟丁酸协助诊断。当糖尿病患儿出现以上临床表现，且静脉血糖 >11.1mmol/L，酮血症和酮尿症，血气分析 pH<7.30 或 HCO₃⁻<15mmol/L 即可诊断糖尿病酮症酸中毒。需注意与急性感染、急腹症、低血糖昏迷、高渗性昏迷以及其他引起高血糖的原因鉴别。

（二）治疗

主要是纠正脱水、酸中毒、电解质失衡和补充胰岛素。

1. **紧急评估和对症处理**　诊断 DKA 后，立即评估生命体征，急诊化验血糖、血酮体、电解质和血气分析，判断脱水和酸中毒的程度以及给予心电监护、血氧监测、吸氧等对症治疗，必要时呼吸支持。

2. **液体治疗**　一般 DKA 时体液丢失为体重的 5%～10%，首先估计脱水程度，轻度脱水按 50ml/kg 口服补液，中度脱水按体重的 5%～7%，重度脱水按体重的 7%～10% 计算。液体总量包括累积损失量和维持量，含静脉和口服途径给予的所有液体量。累积损失量 = 估计脱水百分数 %× 体重（1kg 体重，1000ml），维持量则按以下公式计算：维持量（ml）= 体重 × 每 kg 体重 ml 数（每 kg 体重 ml 数计算：<10kg，80ml/kg；10～20kg，70ml/kg；20～30kg，60ml/kg；30～50kg，50ml/kg；>50kg，35ml/kg）

目前国际上推荐采用 48 小时均衡补液法，每天液体总量一般不超过每天维持量的 1.5～2 倍。一般不需要额外考虑继续损失，液体复苏所补入的液体量一般无须从总量中扣除。液体总张力为 1/2。

（1）快速补液：对于中重度脱水的患儿，尤其休克者，先予生理盐水 10～20ml/kg 在 30～60 分钟内快速输注，随后静滴 0.45% 氯化钠溶液。

（2）序贯补液：48 小时均衡输入累积丢失液及维持液体。补液中根据情况调整补充相应的离子、含糖液等。补液举例：中度脱水患儿，体重 20kg，按 5% 脱水计算：累积丢失量为 1000ml，维持量为 1400ml/d，48 小时补液总量为 3800ml。在 48 小时内均匀输入，每小时补液量为 80ml。第一小时一般输入生理盐水，以后为半张含钾盐水，液体总张力为 1/2～2/3 张。

外周循环稳定的患儿，可直接进行 48 小时均衡补液，而不需要快速补液。

若无输含钾液禁忌，应尽早使用含钾液体，膀胱有尿后即可按输入浓度不超过 40mmol/L（0.3%）补给，使血钾维持在正常范围。静脉补钾停止后如仍有低血钾，予氯化钾 1～3g/d 口服 1 周。

由于液量适当补充后酸中毒会随之改善，碳酸氢钠不应作为常规补充。碳酸氢钠的应用可加重中枢神经系统酸中毒和组织缺氧，可加重低钾血症，因此，只有在 pH<6.9，休克持续不好转，心脏收缩力下降时可以考虑使用。常用 5% 碳酸氢钠 1～2ml/kg 稀释后在 1 小时以上缓慢静滴，必要时可重复。

3. **胰岛素的补充**　目前多采用小剂量持续滴注，一般在补液后 1 小时开始应用，特别是休克患儿，只有在休克恢复、含钾液补液开始后，胰岛素才可应用。初始以每小时 0.1U/kg 胰岛素静脉滴注。血糖下降过快可致脑水肿，可致命或留下不可逆性脑损害，故应注意血糖下降速度，一般每小时 2～5mmol/L 为宜，当血糖下降至 12～15mmol/L 可予含糖液输注，使血糖维持在 8～12mmol/L。含糖液中葡萄糖浓度最高不超过 12.5%。胰岛素输注速度一般不低于每小时 0.05U/kg。小剂量胰岛素输注应持续至酮症酸中毒纠正（血糖低于 12mmol/L，血 pH＞7.3，连续 2 次尿酮体阴性）。在停止滴注胰岛素前 30 分钟予皮下注射常规胰岛素 0.25U/kg，也可延长小剂量胰岛素滴注至进餐前停用，改予常规胰岛素皮下注射。

【治疗监测】

治疗过程中监测生命体征、意识状态、出入量、胰岛素给药量。尿糖、尿酮体、微量血糖每小时检查 1 次，静脉血糖、血酮、血电解质、血气分析每 2～4 小时检查 1 次直至酸中毒纠正。

相关链接

1 型糖尿病

问题与思考

如何诊断糖尿病酮症酸中毒？

第五节　先天性肾上腺皮质增生症

先天性肾上腺皮质增生症（congenital adrenal hyperplasia，CAH）是一组由于肾上腺皮质激素合成过程中酶的缺陷所引起的疾病，属常染色体隐性遗传病。

【病因和病理生理】

肾上腺皮质由球状带、束状带、网状带组成。球状带位于最外层，约占皮质的 5%～10%，是盐皮质激素 - 醛固酮的唯一来源；束状带位于中间层，是最大的皮质带，约占 75%，是皮质醇和少量盐皮质激素的合成场所；网状带位于最内层，主要合成肾上腺雄激素和少量雌激素。正常肾上腺以胆固醇为原料合成糖质激素、盐皮质激素、性激素（雄、雌激素和孕激素）三类主要激素，其过程极为复杂。

【临床表现】

本症以女孩多见，男：女约 1：2。本病的临床表现取决于酶缺陷的部位及缺陷的严重程度。

1. 21- **羟化酶缺乏症**（21-hydroxylase deficiency，21-OHD）　本病是先天性肾上腺皮质增生症中最常见的一种，占本病 90%～95%。由于 21- 羟化酶的编码基因 *CYP21* 出现点突变、缺失和基因转换等，导致 21- 羟化酶部分或完全缺乏，皮质醇合成分泌不足，雄激素合成过多，临床出现轻重不等的症状。可表现为单纯男性化型、失盐型、非典型型 3 种类型。

（1）单纯男性化型（simple virilizing，SV）：系 21- 羟化酶不完全缺乏所致，酶缺乏呈中等程度，11- 脱氧皮质醇和皮质醇、11- 去氧皮质酮等不能正常合成，其前体物质 17- 羟孕酮、孕酮、脱氢异雄酮增多，但仍可合成少量皮质醇和醛固酮。故临床无失盐症状，主要表现为雄激素增高的症状和体征。

女孩表现为假两性畸形。由于类固醇激素合成缺陷在胚胎期即存在，因此，女孩在出生时即呈现程度不同的男性化体征，如：阴蒂肥大，类似男性的尿道下裂；大阴唇类似男孩的阴囊，但无睾丸或有不同程度的阴唇融合。虽然外生殖器有两性畸形，但内生殖器仍为女性型，有卵巢、输卵管、子宫。患儿 2～3 岁后可出现阴毛、腋毛。青春期女性性征缺乏，无乳房发育和月经来潮。

男孩表现为假性性早熟。出生时可无症状，生后 6 个月以后出现性早熟征象；一般 1～2 岁后开始阴茎增大，但睾丸大小与年龄相称。可早期出现体毛增多、阴毛、痤疮。

无论男孩还是女孩均出现体格发育过快，骨龄超出年龄，因骨骺融合早，其最终身材矮小。由于 ACTH 增高，可有皮肤黏膜色素沉着。

（2）失盐型（salt wasting, SW）：是 21- 羟化酶完全缺乏所致。皮质醇的前体物质，如孕酮、17- 羟孕酮等分泌增多，而皮质醇、醛固酮合成减少，使远端肾小管排钠过多，排钾过少。因此，患儿除具有上述男性化表现外，生后不久即可有拒食、呕吐、腹泻、体重不增或下降、脱水、低血钠、高血钾、代谢性酸中毒等。若治疗不及时，可因循环衰竭而死亡。女性患儿出生时已有两性畸形，易于诊断，男性患儿诊断较为困难，常误诊为幽门狭窄而手术或误诊为婴儿腹泻而耽误治疗。

（3）非典型型（nonclassic, NC）：亦称迟发型、隐匿型或轻型，是由于 21- 羟化酶轻微缺乏所致。本症的临床表现各异，发病年龄不一。在儿童期或青春期才出现男性化表现，男孩为阴毛早现、性早熟、生长加速、骨龄提前；女性患儿可出现初潮延迟、原发性闭经、多毛症及不育症等。

2. **11β- 羟化酶缺陷症**（11β-hydroxylase deficiency, 11β-OHD）　约占本病的 8%，此酶缺乏时，雄激素和 11- 去氧皮质醇均增多。临床表现出与 21- 羟化酶缺乏相似的男性化症状，但程度较轻，可有高血压和钠潴留。多数患儿血压中等程度增高。其特点是给予糖皮质激素后血压可下降，而停药后血压又回升。

3. **3β- 羟类固醇脱氢酶缺乏症**（3β-hydroxysteroid dehydrogenase deficiency, 3β-HSD）　本型较罕见。该酶缺乏时，醛固酮、皮质醇、睾酮的合成均受阻，男孩出现假两性畸形，如阴茎发育差、尿道下裂，女孩出生时出现轻度男性化现象。由于醛固酮分泌低下，在新生儿期即发生失盐、脱水症状，病情较重。

4. **17- 羟化酶缺乏症**（17α-hydroxylase deficiency, 17-OHD）　本型亦罕见，由于皮质醇和性激素合成受阻，而 11- 去氧皮质酮和皮质酮分泌增加，临床出现低钾性碱中毒和高血压。由于性激素缺乏，女孩可有幼稚型性征、原发性闭经等；男孩则表现为男性假两性畸形，外生殖器女性化，有乳房发育，但患儿有睾丸。

【实验室检查】

（一）生化检测

1. **尿液 17- 羟类固醇（17-OHCS）、17- 酮类固醇（17-KS）和孕三醇测定**　其中 17-KS 是反映肾上腺皮质分泌雄激素的重要指标，对本病的诊断价值优于 17-OHCS。肾上腺皮质增生症患者 17-KS 明显升高。

2. **血液 17- 羟孕酮（17-OHP）、肾素 - 血管紧张素原（PRA）、醛固酮（Aldo）、脱氢表雄酮（DHEA）、雄烯二酮及睾酮（T）等的测定**　17-OHP 升高是 21- 羟化酶缺乏的重要指标，它还可用于监测药物剂量和疗效。血清 17-OHP 有昼夜变化，一般上午较高，故血标本不应迟于早上 8 点抽取。21-OHD 患儿改变较敏感和显著升高的雄激素是雄烯二酮，其次是睾酮。典型失盐型 21-OHD 患儿 PRA 升高。

3. **血电解质测定**　失盐型可有低钠、高钾血症。

4. **血 ACTH、皮质醇测定**　单纯男性化型血皮质醇可正常或稍低，典型失盐型血皮质醇低于正常。血 ACTH 不同程度升高，非典型者可正常。对 3 月龄以下，睡眠 - 觉醒节律未建立的婴儿，不强调早上 8 点抽血，在患儿白天清醒时抽血为宜。

（二）其他检查

1. **染色体检查**　对有失盐危象的新生儿或婴儿，不论有无外阴性别模糊都需查染色体核型分析。

2. **X 线检查**　拍摄左手腕掌指骨正位片，判断骨龄。患者骨龄超过年龄。

3. **B 超、MRI 或 CT 检查**　可发现双侧肾上腺增大。

4. **基因诊断**　对临床高度拟似，但实验室检查结果不典型者，可检测相应基因以便确诊。

【诊断和鉴别诊断】

本病如能早期诊断、早期治疗，可维持患儿的正常发育和生活，因此早期确诊极为重要，并需与其他相关疾病鉴别：

1. **失盐型** 易误诊为先天性肥厚性幽门狭窄或肠炎。因此，遇新生儿反复呕吐、腹泻，应注意家族史、生殖器外形等，必要时进行有关生化检查。

2. **单纯男性化型** 应与真性性早熟、男性化肾上腺肿瘤相鉴别，单纯男性化型睾丸大小与实际年龄相称，17-酮明显升高，而真性性早熟睾丸明显增大，17-酮增高，但不超过成人期水平。男性化肾上腺肿瘤和单纯男性化型均有男性化表现，尿17-酮均升高，需做地塞米松抑制试验，男性化肾上腺肿瘤不被抑制，而单纯男性化型对较小剂量地塞米松即可显示明显抑制。

【治疗】

目的：①纠正肾上腺皮质激素缺乏，防止肾上腺危象，维持正常生理代谢；②抑制男性化，促进正常的生长发育。非典型病例一般不需治疗，但如症状明显，继发多囊卵巢综合征、骨龄快速进展或明显的高雄激素血症等则需治疗。

1. **及时纠正水、电解质紊乱（针对失盐型患儿）** 静脉补液可用生理盐水，有代谢性酸中毒则用0.45%氯化钠和碳酸氢钠溶液，忌用含钾溶液。重症失盐型需静脉滴注氢化可的松25～100mg；若低钠和脱水不易纠正，可口服氟氢可的松（fludrocortisone acetate）0.05～0.1mg/d。脱水纠正后，糖皮质激素改为口服，并长期维持，同时口服氯化钠2～4g/d。其量可根据病情适当调整。

2. **长期治疗**

（1）糖皮质激素：一方面可补偿肾上腺分泌皮质醇的不足；另一方面可抑制过多的ACTH释放，从而减少雄激素的过度产生，故可改善男性化、性早熟等症状，保证患儿正常的生长发育过程。未停止生长的患儿，只能用氢化可的松替代，已达成年身高者可给半衰期相对长的制剂如泼尼松、甲泼尼龙、地塞米松，但需严密监测库欣综合征表现。

（2）盐皮质激素：9-α氟氢可的松（flurinef，FC）是目前唯一的理盐激素制剂，新生儿和婴儿期FC建议50～100μg/d，分两次口服。对未添加半固体食物的乳儿需额外补充食盐每日1～2g。1岁后盐皮质激素剂量相应减少，青春期、成年期更少。

3. **外科治疗** 对阴蒂明显肥大的女性患者，在代谢紊乱控制后应尽早在出生3～12个月由有经验的泌尿外科医师施行阴蒂整形术。对阴蒂轻度肥大，随着年龄增大外阴发育正常而外观未显异常者，可无需手术。

【预防】

1. **新生儿筛查** 运用干血滴纸片法，对生后2～5天的婴儿采集足跟血检测17-OHP浓度。该筛查方法约能检出70%经典型21-OHD患儿，但难于发现非经典型21-OHD。

2. **产前诊断**

（1）21-OHD：在孕9～11周取绒毛膜活检进行胎儿细胞DNA分析；孕16～20周取羊水检测孕三醇、17-OHD等。因大部分非典型21-OHD患儿生后17-OHP水平无明显升高，因此基因检测是此型患儿唯一早期诊断手段。

（2）11β-OHD：主要测羊水DOC或取绒毛膜作相关基因分析进行诊断。

问题与思考

先天性肾上腺皮质增生症如何治疗？

先天性肾上腺皮质增生症应用激素治疗的临床监测

案例 16-1

患儿，女，1.5 岁，因"至今不能独走、未学语"就诊。患儿系过期产，无产伤及窒息史，新生儿期间黄疸明显，1 个月消退，抬头时间不详，10 个月始会坐，现刚会站，不能独走。可发单音，不会叫"爸爸、妈妈"。平时食欲差，睡眠多，经常便秘。查体：T 36.5℃、HR 80 次/分、R 30 次/分、Wt 10kg、身长 65cm，神志清楚，表情呆滞，皮肤粗糙，面色苍黄，眼睑肿、眼距宽，鼻梁低，唇厚，舌大且厚，颈部无抵抗，双肺呼吸音清，未闻及干湿性啰音。心率 80 次/分，律齐，心音低钝，各瓣膜区未闻及杂音，腹部膨隆，见脐疝，肝肋缘下 2cm，质软，四肢肌张力稍低，病理征阴性。

思考：

1. 患儿最可能的诊断是什么？

2. 应进一步完善哪些检查？

3. 应与哪些疾病鉴别？

（张　静）

本章主要介绍小儿常见的内分泌系统疾病。生长激素缺乏症患儿1岁以后生长减慢，表现匀称性矮小、智力正常、骨龄落后，生长激素激发试验2种药物激发生长激素峰值均小于10μg/L。生长激素治疗可明显改善身高。尿崩症以烦渴、多饮、多尿、低比重尿为特征，禁水试验、加压素试验、血浆精氨酸加压素及血浆肽素的测定有助于中枢性尿崩症的诊断及鉴别诊断。性早熟包括中枢性性早熟、外周性性早熟和部分性性早熟。性早熟的诊断需要对患儿开始发育的年龄、促性腺激素及性激素水平、女童盆腔B超情况、男童睾丸大小、骨龄、生长速率等多种因素综合分析判断。先天性甲状腺功能减退症对儿童的生长发育影响大，在新生儿期症状不典型，不可忽视，

应重视该病的筛查，及时确诊及治疗。儿童糖尿病起病急，就诊时常已并发酮症酸中毒，应提高警惕，在胰岛素治疗的同时应重视饮食管理、运动锻炼、血糖监测、糖尿病教育和心理支持在血糖控制中的重要作用。先天性肾上腺皮质增生症最常见的是21-羟化酶缺乏，包括失盐型、单纯男性化型和非典型型。失盐型在生后不久发病，表现呕吐、腹泻、脱水、低钠、高钾和代谢性酸中毒。单纯男性化型则表现女性男性化和男性早熟，非典型型在儿童期或青春期才出现男性化表现。儿童内分泌疾病一旦确诊，多数需要终生替代治疗，治疗剂量需个体化，并根据病情以及生长发育情况及时调整。在治疗的过程中需要密切随访，以保证患儿有正常的生长发育。

1. 生长激素缺乏症的临床表现是什么？如何诊断及治疗？

2. 如何诊断中枢性尿崩症？

3. 性早熟的病因有哪些？GnRHa的应用指征？

4. 先天性甲状腺功能减退症的临床表现有哪些？如何治疗？

5. 糖尿病的临床表现是什么？如何治疗糖尿病酮症酸中毒？

第十七章　感染性疾病

17

学习目标

掌握
麻疹的临床特点和并发症；猩红热流行病学特点、临床表现、诊断、治疗和预防；水痘临床表现、诊断；流行性腮腺炎的临床表现、诊断和并发症。猩红热流行病学特点、临床表现、诊断、治疗和预防；百日咳临床表现、诊断和治疗。传染性单核细胞增多症临床表现、诊断和治疗。结核菌素试验结果判断标准及临床意义；结核性脑膜炎的临床表现、诊断和鉴别诊断。

熟悉
出疹性疾病的特点及鉴别诊断。熟悉手足口病的诊断、治疗和预防。原发性肺结核和急性粟粒性肺结核的临床表现和X线特征；结核性脑膜炎的并发症、后遗症及治疗。

了解
流行性感冒的治疗和预防，先天性风疹综合征和亚急性硬化性全脑炎的临床表现。结核病的病因、发病机制、治疗和预防措施；结核性脑膜炎的发病机理和病理。

第一节　病毒感染性疾病

一、麻疹

麻疹（measles）是由麻疹病毒引起的儿童最常见的急性呼吸道传染病。临床上以发热、结膜炎、上呼吸道炎症、麻疹黏膜斑（koplik 斑）、全身斑丘疹以及疹退后色素沉着伴脱屑为特征。我国自 1965 年广泛使用麻疹减毒活疫苗以来，发病率明显下降。但近年来，麻疹的发病又有所上升。

【病原学】

麻疹病毒（measles virus）为 RNA 病毒，属副黏病毒科。只有 1 个血清型，抗原性质稳定。在流通的空气中或日光下半小时即失去活力，对一般消毒剂敏感，但能耐寒，在低温下能长期保存。

【流行病学】

1. **传染源**　麻疹患者是唯一的传染源，从潜伏期末到出疹后 5 天均有传染性，重症感染有并发症者传染性可至出疹后 10 天。病毒存在于患者前驱期和出疹期的眼结膜、鼻、咽、气管分泌物、血和尿中。

2. **传播途径**　主要通过呼吸道分泌物飞沫直接传播，也可通过污染物品间接传播。

3. **易感人群**　人类对麻疹普遍易感，好发年龄 1~5 岁。婴儿可从母体获得保护性抗体，维持至出生后 4~6 个月，随年龄的增长抗体滴度逐渐下降，8 个月后几乎完全消失。感染后多数能获得持久免疫。自麻疹疫苗推广接种以来，麻疹的发病率和死亡率显著下降，但近几年发病率又有所增加，出现 8 个月内的婴幼儿和年长儿童中麻疹的发病明显增多。

【发病机制和病理变化】

1. **发病机制**

（1）麻疹病毒随飞沫进入易感者的鼻咽和眼或直接被吸入气管、支气管，在局部上皮细胞内增殖，同时少量病毒侵入血液，在全身淋巴组织、肝、脾、单核 - 巨噬系统大量复制，约在感染后的 5~7 天，大量病毒再次入血，引起全身广泛性损害。

（2）麻疹病毒在淋巴组织和器官中不断增殖，致敏淋巴细胞释放各种淋巴因子，造成局部纤维素样坏死、单核细胞浸润和血管炎，临床表现为口腔黏膜斑和皮疹。

（3）由于麻疹病毒可直接感染 T 淋巴细胞，使细胞免疫反应受到暂时抑制，所以在麻疹感染过程中易继发各种细菌感染、结核病灶恶化，但结核菌素试验可由原来的阳性转变为阴性。另一方面，若之前已患哮喘、湿疹、肾病综合征，却由于细胞免疫的抑制可得到暂时缓解。亚急性硬化性全脑炎（SSPE）的发生可能与患者脑细胞的 M 蛋白合成过程中翻译受阻有关。

2. **病理改变**

（1）全身淋巴组织的增生，皮肤、眼结合膜、淋巴结、扁桃体、呼吸道、肠道等处可见到多核巨细胞。

（2）皮疹形成是由于病毒或病毒形成的免疫复合物作用于真皮的浅表血管，使真皮的乳头层充血、水肿、血管内皮细胞增生，并伴浆液渗出，又因表皮细胞产生退行性变化，形成脱屑。

（3）麻疹黏膜斑是颊黏膜下层微小分泌腺发炎所致。

（4）肺部呈间质性改变，少数可发生巨细胞肺炎。脑、脊髓充血水肿，少数可伴有脱髓鞘改变。SSPE有皮质和白质的变性，细胞核和细胞质内可见包涵体。

【临床表现】

1. **典型麻疹**

（1）潜伏期：一般为 6~18 天，接受过被动免疫的患儿可以延长到 21~28 天。在潜伏期末有精神萎靡、烦躁不安、低热等症状。

（2）前驱期（出疹前期）：指从发热开始至出疹，一般为3~4天。表现类似上呼吸道感染，主要症状有：

1）发热：为首发症状，热型不定，多为中低度发热，有逐渐升高趋势。

2）上呼吸道感染及结膜炎症状：发热同时出现不同程度的咳嗽、流涕、喷嚏、咽部充血等上呼吸道感染症状，特别是眼睑水肿、球结膜充血、流泪、畏光等明显的眼、鼻卡他症状是本病特点。

3）麻疹黏膜斑（koplik斑）：具有早期诊断的重要价值，是麻疹的特殊体征。多于出疹前1~2天内出现。早期见于下磨牙相对应的颊黏膜，很快遍及整个颊黏膜甚至唇黏膜。其形态为直径0.5~1mm大小灰白色小点，外周有红色晕圈，最初只有数个，继之逐渐增多或部分融合，在出疹后逐渐消失。

4）其他：偶见皮肤荨麻疹或猩红热样皮疹，数小时内消退，同时可伴有全身不适、精神萎靡、食欲下降等一些非特异性症状，婴幼儿可伴有轻度腹泻、呕吐等消化道症状。

（3）出疹期：在发热3~4天后出现皮疹，持续3~5天。主要表现有：

1）发热：体温达到高峰，最高可达40℃以上，并持续不退。

2）皮疹：是该期最重要的体征。皮疹于发热后的3~4天出现，2~3天内遍及全身。皮疹首先始于耳后、颈部，并沿着发际边缘向下发展遍及面部、躯干、上肢，逐渐蔓延至下肢及手掌和脚掌。皮疹为稀疏不规则的红色斑丘疹，直径2~5mm，稍高出皮肤，压之退色，疹间有正常皮肤，重者皮疹也可融合成片，少数可出现瘀点。

3）呼吸道感染：较前驱期更加明显，出现剧烈咳嗽、声音嘶哑，肺部可闻及干、湿性啰音，X线检查示肺纹理增多或弥散性肺部浸润。可有全身淋巴结肿大和轻度脾大，肠系膜淋巴结肿大可引起腹痛、腹泻和呕吐。

（4）恢复期：出疹3~4天后，体温逐渐下降，全身症状逐渐好转，皮疹按出疹顺序消退，皮疹消退后出现糠皮样脱屑及棕色色素沉着，一般7~10天消失。

2. 非典型麻疹

（1）轻型麻疹：见于有部分免疫力者，如过去接种过麻疹疫苗或在潜伏期内有过被动免疫或体内尚有母亲抗体的8个月以内的婴儿。特点为潜伏期长，临床症状轻，常无麻疹黏膜斑，皮疹稀疏细小，消失快，无脱屑及色素沉着，病程1周左右，无并发症。

（2）重型麻疹：见于病毒毒力过强或免疫力低下，或有严重基础疾病者。临床表现全身中毒症状重，体温持续40℃以上，皮疹密集或融合成片，或呈出血性，常伴肺炎、黏膜出血、消化道出血、血尿、血小板减少、循环衰竭、惊厥、昏迷，死亡率极高。

（3）异型麻疹：见于接种过灭活麻疹疫苗后数年再次感染麻疹者。临床特点为起病急，高热、头痛、肌痛，无麻疹黏膜斑，皮疹出现的顺序与正常相反，呈离心性分布，形态为多形性。常并发肺炎、肝炎和胸腔积液。因国内不用麻疹灭活疫苗，此型已很少见。

【并发症】

1. 肺炎　是麻疹常见并发症，也是引起麻疹死亡的主要原因。有原发性和继发性两种。原发性是指由麻疹病毒引起的间质性肺炎，前者常在体温下降和皮疹消退后消散；后者见于有免疫功能缺陷的患者，往往肺炎重，预后差。继发性肺炎常见病原有肺炎双球菌、链球菌、金黄色葡萄球菌、流感嗜血杆菌等，易合并脓胸、脓气胸。肺炎可以发生在麻疹病程中任何一个时期，但以出疹期最常见。

2. 喉炎　麻疹过程中可伴有轻度喉炎，多为麻疹病毒本身所致，预后良好。继发性喉炎常见病原为金黄色葡萄球菌或溶血性链球菌，由于小婴儿喉腔较窄，黏膜柔嫩而且血管丰富，软骨柔软，一旦继发细菌或其他病毒性喉炎容易出现声音嘶哑、犬吠样咳嗽、吸气性呼吸困难，重者可窒息死亡。

3. 神经系统

（1）麻疹脑炎：多见于3~4岁以下小儿，发病率约1‰~2‰，可发生于麻疹病程的任何时期，以出疹期多见，临床表现与其他病毒性脑炎类似。病死率达10%~25%，存活者中20%~50%遗留不同程度后遗症。

（2）亚急性硬化性全脑炎：极少见，发病率约百万分之一。发病原因可能与麻疹病毒持续感染或宿主与有缺陷的麻疹病毒发生复杂的相互作用有关,是麻疹病毒急性感染的远期并发症,一般在患麻疹后数年才出现。SSPE 表现为缓慢进行性行为和智力退化,早期症状隐匿,表现为行为改变和学习障碍,随疾病进展,出现肌阵挛发作、运动障碍、进行性痴呆、木僵和昏迷。脑电图特征性表现为暴发抑制,脑脊液内麻疹病毒抗体滴度显著增高,脑组织活检发现麻疹病毒包涵体可以明确诊断。病程快慢不一,治疗困难,多在发病后 6～12 个月死亡。

4. 其他 麻疹患儿因机体的免疫反应暂时受到抑制,使潜伏的结核病灶趋于活动或播散而导致结核恶化。同时由于麻疹所引起的高热、食欲缺乏,可导致患儿营养不良及维生素 A 缺乏症。其他罕见并发症有心肌炎、肾小球肾炎、血小板减少性紫癜等。

【诊断和鉴别诊断】

根据流行病史及典型的临床表现,典型病例不难诊断。但对于不典型病例,仍需进行实验室检查,如鼻咽部分泌物中找多核巨细胞和血清特异性 IgM 抗体测定。鉴别诊断包括与风疹、幼儿急疹、猩红热、肠道病毒感染等其他出疹性疾病的鉴别(见表 17-2)。

【治疗】

1. 一般治疗 卧床休息,保持室内的温度和湿度,经常通风。保持皮肤黏膜清洁,补充足够的水分,进食容易消化吸收的食物。

2. 对症治疗 高热者可给予退热药,烦躁者可适当给予镇静剂,剧烈咳嗽者用镇咳祛痰药,合并感染时可适当选用抗生素。对于重症麻疹,尤其是 2 岁以下的患儿,推荐使用大剂量维生素 A,可减少腹泻、肺炎等合并症,且有免疫调节作用。维生素 A 推荐剂量:1～6 月龄 5 万 IU/d;7～12 月龄 10 万 IU/d;1 岁以上 20 万 IU/d,共 2 日。有维生素 A 缺乏眼部症状者,1～4 周后可重复。

【预防】

1. 被动免疫 在接触麻疹患者后 5 天内给予丙种球蛋白 0.25ml/kg,可以预防麻疹发病;接触后 5～9 天内注射可以减轻症状。被动免疫只能维持 8 周,以后应该采取主动免疫。

2. 主动免疫 是重要的预防措施,其预防效果可以达 90% 以上。按我国儿童计划免疫程序规定,对未患过麻疹的易感者,应接种麻疹减毒活疫苗,初次免疫接种对象为 8～10 个月儿童,7 岁时复种一次。

3. 控制传染源 对麻疹患者应做到早发现、早报告、早隔离、早治疗。一般患者隔离至出疹后 5 天,合并肺炎者延长至 10 天。接触麻疹的易感者应检疫观察 3 周。

问题与思考

1. 典型麻疹的分期及各期临床特点是什么?
2. 麻疹的常见并发症有哪些?

二、风疹

风疹(rubella)是由风疹病毒引起的急性呼吸道传染病。1～5 岁儿童最常见。临床症状较轻,表现为发热、红色斑丘疹和耳后及枕后淋巴结肿大。孕妇早期感染风疹后,可致胎儿宫内感染,造成发育迟缓及各种先天畸形,甚至引起胎儿死亡,称为先天性风疹综合征。

【病原学】

风疹病毒为 RNA 病毒,属披膜病毒科。只有 1 个血清型。风疹病毒不耐热,在体外生活力弱。

【流行病学】

1. 传染源 患者是唯一的传染源。从出疹前 7 天到出疹后 7～8 天均有传染性。

2. **传播途径** 病毒存在于患者的口、鼻、咽部分泌物、血及大小便中，主要通过飞沫传播或经胎盘引起先天性感染。

3. **易感人群** 本病好发年龄 1～5 岁，冬、春二季为发病高峰。在学校、幼儿园和部队中容易发生流行。感染后可获得持久免疫。母亲妊娠期原发感染可导致胎儿宫内感染，引起各种先天畸形。

【临床表现】

1. 获得性风疹

（1）潜伏期：长短不一，一般为 14～21 天，平均 19 天。

（2）前驱期：短，多为半天至 1 天，有低热和轻微的上呼吸道感染症状，常常被忽略。

（3）出疹期

1）皮疹：①时间多在发热后 24 小时内出现，于 1 天之内遍布全身，一般持续 3 天；②皮疹特点，为多形性，大部分为散在斑丘疹，似麻疹皮疹，但也可呈大片皮肤发红或呈针尖状猩红热样皮疹；③软腭可见红色点状黏膜疹；④疹退后大多无脱屑及色素沉着。

2）淋巴结肿大：于出皮疹前已经有淋巴结肿大，主要位于枕后、耳后和颈部淋巴结，轻微触痛，持续 1 周左右，也可持续肿大数周以上。

3）其他：出诊时可伴轻微低热，咽部充血。部分患者脾脏可以轻度肿大，小部分伴有多发性关节炎，最常累及指趾关节，持续几天或 2 周以上。

（4）并发症：后天性风疹很少有并发症，偶尔可并发肺炎、感染后脑炎、血小板减少性紫癜，预后均良好。

2. **先天性风疹综合征**（congenital rubella syndrome，CRS） 孕妇感染风疹后约 20% 引起 CRS，感染时孕龄越早，胎儿感染率越高。患 CRS 的胎儿生后 1 年内约有 10%～20% 的死亡。存活的婴儿可以长期排毒，约 10% 的患儿至 1 岁仍有传染性。CRS 临床表现复杂、轻重不一，严重者可发生死胎、流产、早产。可致各种先天畸形或多脏器损害（表 17-1）。

表 17-1　先天性风疹综合征的常见临床表现

一过性	永久性	发育问题	迟发性
肝脾大	宫内发育迟缓	精神运动落后	糖尿病
高结合胆红素血症	生后生长迟缓	行为障碍	慢性 - 一过性风疹样皮疹
紫癜	动脉导管未闭	肌张力减低	
血小板减少	周围性肺动脉狭窄		
淋巴结肿大	肺动脉瓣狭窄		
X 线长骨透亮带	白内障		
脑膜脑炎	小眼睛		
	视网膜病		
	感觉神经性听力丧失		
	耳聋		

【诊断和鉴别诊断】

1. 根据风疹流行病史，结合临床表现，临床诊断并不困难。对于亚临床类型者，可做病原学和血清学检查确诊。

2. CRS 诊断标准

（1）母亲妊娠早期有风疹感染的临床表现和实验室检测证据。

（2）典型先天性缺陷，如白内障、心脏病、耳聋等。

（3）患儿血清分离到风疹病毒或特异性 IgM 抗体阳性。

3. 需要鉴别的疾病有麻疹、幼儿急疹、猩红热、药物疹及肠道病毒感染性皮疹（表17-2）。

表 17-2 小儿出疹性疾病鉴别诊断

病名	全身症状及特征	皮疹特点	发热与皮疹关系
皮疹	发热、上呼吸道感染、结膜炎口腔黏膜斑	红色斑丘疹，自耳后发际→额面→躯干→四肢→手掌、脚掌，皮疹3天出齐，疹间有正常皮肤，疹退有色素沉着	发热3~4天出疹，出疹时体温更高
风疹	低热、全身及呼吸道症状轻，耳后、颈后、枕后淋巴结肿大并有触痛	淡红色斑丘疹，自面部→躯干→四肢1天皮疹出齐，退疹后无色素沉着及脱屑	发热半天至1天出疹
幼儿急疹	全身症状轻，高热起病，可伴高热惊厥，软腭可有黏膜疹，耳后、枕后淋巴结肿大	红色斑丘疹，颈部及躯干部多见，1天内出齐，次日消退，疹退不留色素沉着	持续高热3~5天，热退疹出
猩红热	高热，全身中毒症状重，咽峡炎、扁桃体炎、帕氏线、环口苍白圈、皮肤划痕症	皮肤弥散性潮红，上有密集细小丘疹或棘皮疹，1天内遍布全身，持续3~5天，退疹1周后开始脱皮	发热1~2天出疹，出疹时体温更高
水痘	低热，全身中毒症状轻	在同一区域及同时间见到各期皮疹，斑丘疹→疱疹→痂疹，向心性分布，黏膜可同时受损	起病后24小时内出皮疹
肠道病毒感染	发热、咽痛、结膜炎、流涕、腹泻，全身或耳后的淋巴结肿大	皮疹多样化，可反复出现斑丘疹或斑疹，有时呈猩红热样皮疹或水疱疹	发热2~3天出疹或热退后出疹，多无规律性

【治疗】

本病无特殊治疗，主要是对症和支持治疗。先天性风疹患儿应早期检测听力、视力，并进行心脏和神经发育等全面评估，给予特殊教育和对症处理，以提高其生活质量。

【预防】

1. **隔离患儿** 患者应隔离至出疹后7天。孕妇，尤其是妊娠早期，避免与风疹患者接触和接种风疹疫苗。

2. **保护易感儿**

（1）主动免疫：注射风疹疫苗是预防风疹最有效方法，接种风疹疫苗后95%以上的易感者可获得持久免疫。但孕妇、免疫缺陷者、正在使用激素及发热患者应避免使用。

（2）被动免疫：在风疹流行期间，对易感孕妇和体弱儿童肌内注射免疫血清球蛋白，可能起到预防作用或减轻疾病症状。但其疗效不确切，目前已经不用本方法预防。

问题与思考

1. 风疹的临床表现有什么特点？
2. 妊娠早期感染风疹病毒的危害及如何预防先天性风疹综合征？

三、水痘

水痘（chickenpox，varicella）是一种传染性极强的儿童期急性呼吸道传染病。临床以皮肤黏膜出现瘙痒性红色斑丘疹、水疱疹和结痂疹为特征。大多病情较轻，预后良好。

【病原学和流行病学】

病原体为水痘-带状疱疹病毒（varicella-zoster virus，VZV），即人类疱疹病毒3型，为DNA病毒。①病毒存在于患者疱疹的疱浆内，从发病前1~2天至水痘疱疹结痂为止，都有很强的传染性；②病毒在外界环境中容易失活；③本病主要通过空气飞沫传播，也可通过直接接触患者疱疹浆液而感染；④人对水痘普遍易感，感染水痘后可获得持久免疫，发病高峰年龄为 6~9 岁；⑤儿童初次感染 VZV 可引起水痘，恢复后 VZV 可在脊髓后根神经节或颅神经的感觉神经节内长期潜伏，再激活可引起带状疱疹。

【临床表现】

1. **典型水痘**　潜伏期 12~21 天，一般 2 周左右。前驱期仅 1 天左右，表现有发热、全身不适、食欲缺乏，少数伴有猩红热或麻疹样皮疹，很快消失。1 天后出现水痘皮疹，其特点：

（1）皮疹的分布：①皮疹呈向心性分布，集中在皮肤受压或易受刺激处，常首先见于头皮或躯干受压部位，头面、躯干皮疹密集，而四肢稀疏散在；②在口、咽、结膜及外生殖器的黏膜部位也可见到皮疹；③皮疹分批出现，由于皮疹在 3~5 天内相继分批出现，所以在同一个部位、同一时间可以见到不同时期的皮疹，即斑疹、斑丘疹、疱疹、结痂疹同时存在，是水痘皮疹的一个重要特征。

（2）皮疹的形态：①初期皮疹为红色斑疹或斑丘疹，很快变成疱疹，疱疹为 0.3~0.8mm 大小椭圆形、水滴状小水疱，壁薄，四周绕有红晕；②疱浆初期透明，1~2 天后水疱内容物变浑浊，随之凹陷呈脐状，再过 1~2 天后干瘪结痂；③数日后痂皮干燥脱落，脱落后不留下瘢痕。

（3）出疹时伴有明显瘙痒感。

2. **重症水痘**　①多见于免疫功能受损或白血病等恶性疾病的患儿；②出疹 1 周后体温仍可高达 40℃ 以上，全身中毒症状重；③皮疹多且密集，呈离心性分布，可呈大疱型皮疹或出血性皮疹；④可发展为暴发性紫癜和坏疽。

3. **先天性水痘**　孕妇患水痘可累及胎儿，在妊娠早期感染，可引起多发性先天性畸形，如肢体瘫痪、小头畸形、小眼球、白内障、脉络膜视网膜炎等，存活者留有严重神经系统后遗症。

【并发症】

最常见并发症为继发性皮肤细菌感染，其他并发症如血小板减少性紫癜、水痘肺炎、心肌炎、心包炎、脑炎相对较少见。脑炎发生率不高，但死亡率可达 5%~15%，存活者中 15% 有癫痫、智能低下和行为异常等后遗症。其他神经系统并发症包括吉兰 - 巴雷综合征、横贯性脊髓炎、面神经瘫痪等。Reye 综合征在水痘后发生者占 10%。

【诊断和鉴别诊断】

根据水痘接触史、既往史、发病季节、典型皮疹形态及皮疹分布，容易诊断。但须与丘疹样荨麻疹、脓疱疮、手足口病及带状疱疹等相鉴别。

【治疗】

1. 主要是对症治疗，防止皮肤被抓伤及继发细菌性感染，局部或全身可给止痒镇静药。避免使用阿司匹林等水杨酸制剂，以避免 Reye 综合征的发生。

2. 对水痘肺炎或免疫功能受损者可给予抗病毒治疗，如阿昔洛韦静脉注射，8 小时 1 次，每次 10mg/kg，于 1 小时内滴入，持续 7 天。对于有免疫损害但发生 VZV 播散可能性低者，可口服阿昔洛韦每次 20mg/kg，每日 4 次，共 5 天。

3. 继发细菌感染时给予抗生素治疗。

【预防】

1. **控制传染源**　主要是隔离患儿至全部皮疹结痂为止。对有接触史的易感者，检疫 3 周。

2. **水痘 - 带状疱疹免疫球蛋白（VZIG）**　对正在使用大剂量激素、免疫功能受损和恶性疾病患者，在接触水痘 72 小时内肌注水痘 - 带状疱疹免疫球蛋白 125~625U/kg，可以起到预防作用。易感孕妇在妊娠早期接触水痘患者亦需应用水痘 - 带状疱疹免疫球蛋白被动免疫。

3. **减毒活疫苗**　接触水痘后，立即使用减毒活疫苗，可以预防发病，即使发病亦极轻微。

1. 水痘的流行病学特点是什么?
2. 典型水痘的皮疹特点是什么?

案例 17-1

患儿,男,6 岁,主因发热 3 天伴皮疹 2 天就诊,体温波动于 37.5～38℃,伴轻微咽痛、流清涕和咳嗽。家长认为孩子"感冒"了,自行给孩子口服了氨苄青霉素颗粒。在发热的第二天患儿脸上和头部开始出现皮疹,渐渐蔓延至躯干,伴瘙痒感。家长判断为药物过敏,自行在皮疹处涂抹"曲安西龙"软膏。第三天早晨,发现皮疹增多,患儿的头部、面部和躯干部见密密麻麻的皮疹,有的出现小水泡,有的融合成片。为进一步诊治来医院。

思考:

1. 该患儿初步诊断是什么?
2. 如果你是儿科普通门诊的接诊医生,首先要做什么?
3. 还需要从病史中了解什么重要信息以助诊断?
4. 体格检查应注意什么?
5. 家长在自行处理孩子病情过程中有哪些不合理的地方? 正确的处理方式是什么?

四、幼儿急疹

幼儿急疹(exanthema subitum)又称婴儿玫瑰疹,是婴幼儿期常见的急性出疹性传染病。其临床特征为突然高热,持续 3～5 天后体温骤降,降温同时伴有出疹,病情很快恢复,多见于 1 岁以下小儿。

【病原学和流行病学】

病原体为人类疱疹病毒 6 型。无症状的病毒携带者是本病的主要传染源,通过呼吸道飞沫传播。多见于 6～18 个月小儿,90% 以上 <1 岁,<5 个月和 >3 岁极少发病。病后可获得持久免疫。发病季节以冬春季为多。

【临床表现】

1. **潜伏期** 7～14 天,平均为 10 天。

2. **发热** 多突然高热起病,数小时内体温可高达 39～40℃,持续 3～5 天,少数可伴有热性惊厥。发热期间精神食欲尚好。

3. **皮疹**

(1)出现时间:热退疹出是幼儿急疹的主要特征。皮疹在热退后或热度将要退时出现。

(2)皮疹特点:皮疹多呈红色斑疹或斑丘疹,类似麻疹,主要分布在颈、躯干、上下肢,面部及肘膝以下部位极少。皮疹消退很快,一般 1～2 天可全部退尽。

(3)皮疹消退后无色素沉着及脱屑。

4. **其他** 患儿全身症状轻,仅咽部充血、轻度咳嗽、腹泻、耳后、枕部淋巴结和脾脏轻度肿大。病初第 1 天白细胞总数和中性粒细胞比例升高,发热 3～4 天后,白细胞总数下降,淋巴细胞占绝对优势,可高达 90%。

【并发症】

极少发生,偶见中耳炎、下呼吸道感染、心功能不全,也有严重并发症的报道,如致死性脑炎、严重肝功能损害、原发性血小板减少性紫癜等。

【诊断和鉴别诊断】

根据典型发病年龄发病、热退疹出的临床特点一般不难。需要与其他发热出疹性疾病鉴别（见表17-2）。

【治疗】

对症处理：补充水分，降温对症处理。

【预防】

无特殊预防。

问题与思考

幼儿急疹的临床特点是什么？

五、流行性腮腺炎

流行性腮腺炎（mumps，epidemic parotitis）是一种急性呼吸道传染病。以腮腺肿痛为特征，并可伴有脑膜脑炎、睾丸炎、胰腺炎和其他腺体受累。

【病原学】

腮腺炎病毒（mumps virus）为RNA病毒，属副黏病毒科，只有1个血清型。核壳含可溶性抗原（S抗原），外膜含血凝素抗原（V抗原）。本病毒对热和一般的消毒剂敏感，但耐寒，在低温下能保存数月甚至数年之久。

【流行病学】

1. **传染源**　为患者和隐性感染者，自腮腺肿胀前7天到肿胀出现后9天均有传染性。

2. **传播途径**　病毒存在于患者的唾液、血液、尿液和脑脊液中。主要通过呼吸道飞沫传播，也可通过直接接触唾液污染物传播。

3. **易感人群**　人群对腮腺炎病毒普遍易感。感染后可产生持久免疫。85%的感染发生在15岁以下的儿童中，婴儿可通过母体获得被动免疫，所以1岁以内婴儿很少发病。全年均可发病，以冬、春季多见。

【发病机制和病理】

1. 腮腺炎病毒通过飞沫进入易感者的口、鼻，在局部黏膜上皮细胞内增殖，引起局部炎症和免疫反应。然后病毒入血，随血液进入单核巨噬系统复制，产生更多的病毒再次入血，并传播至腮腺、胰腺等腺体组织和中枢神经系统。

2. 受累的腮腺呈非化脓性炎症病变，包括间质水肿、点状出血、淋巴细胞浸润等。因腮腺管腔内被坏死脱落上皮细胞和渗出物填塞，唾液淀粉酶排出受阻而导致血和尿中淀粉酶增加。其他器官如睾丸、胰腺受累时，病理改变也类似。

【临床表现】

1. **潜伏期**　一般为14～21天。

2. **前驱期**　病初有发热、头痛、厌食、全身不适或"耳痛"，张口咀嚼时加剧。

3. **腮肿期**　①起病24小时内出现腮腺逐渐肿胀，于1～3日内达高峰；②腮腺肿大以耳垂为中心，向下、前、后肿大，呈马鞍形，边缘不清，局部皮肤可紧张发亮、发热，但不红，触之有弹性感，有触痛，张口、咀嚼尤其是进食酸性食物时疼痛加剧；③通常一侧腮腺先肿大，数日后波及对侧，约有25%患儿整个病程中只有一侧肿胀；④腮腺管口（位于上颌第2磨牙相对的颊黏膜）红肿、突起，压迫腮腺，无脓性分泌物溢出，腮腺肿胀可持续6～10天；⑤其他唾液腺如颌下腺或舌下腺可同时肿胀，或单独肿胀。3种唾液腺中舌下腺最少受累。

【并发症】

1. **脑膜脑炎**　腮腺炎病毒是嗜神经组织病毒,中枢神经系统受累极为常见,尤其在儿童。脑膜脑炎可发生在腮腺炎前或后。但最常发生在病后 2～10 天。临床症状和脑脊液变化与其他病毒性脑膜炎相似。腮腺炎脑膜炎一般预后良好;脑炎则可能遗留后遗症,包括共济失调、行为异常等。

2. **睾丸炎、附睾炎**　是青春发育期男孩常见症状之一,表现为患侧睾丸肿胀、疼痛和变硬,邻近皮肤水肿、发红,大多数病例同时有附睾受累。病程约 3～7 天,约 30% 病后发生睾丸萎缩,由于受累睾丸多为单侧,故很少影响生育。

3. **胰腺炎**　严重的胰腺病变罕见,但轻度或亚临床型胰腺炎较常见。表现为上腹部疼痛及压痛,伴发热、寒战和呕吐。多经 3～7 天逐渐消失,患者完全恢复正常。流行性腮腺炎患者无论是否并发胰腺炎,血清淀粉酶均增高,因此淀粉酶升高不能作为诊断胰腺炎的证据,故应同时测定血清脂肪酶以资鉴别。

4. **其他**　女性患者还可有卵巢炎。其他少见的并发症还有甲状腺炎、乳腺炎、泪腺炎以及关节炎、肝炎、间质性肺炎、肾炎、心肌炎和神经炎等。

【诊断和鉴别诊断】

根据流行病学资料和接触史、典型的腮腺炎表现,不难做出诊断。

非典型腮腺炎可通过腮腺炎病毒抗体、唾液与血液或尿液中病毒分离等实验室检查辅助诊断。需要鉴别的疾病有急性化脓性腮腺炎、急性淋巴结炎、复发性腮腺炎、其他病毒感染所致的腮腺炎等。

【治疗】

主要为对症治疗,缺乏特异性抗病毒治疗。

1. **急性期**　注意休息,加强口腔护理,避免酸性和辛辣食物摄入。

2. **高热者**　给以退热剂或物理降温。

3. **腮腺肿痛**　可采用中药治疗,如普济消毒饮、板蓝根口服或用青黛粉、紫金锭、金黄散等调食醋局部涂敷。

4. **睾丸炎**　局部冷湿敷,并可用丁字带将肿大的睾丸托起,以减轻疼痛。发生胰腺炎或脑膜脑炎时,给予相应对症处理。

【预防】

1. **隔离患者**　至腮腺肿胀完全消退为止。集体儿童机构内的易感儿应检疫 3 周。

2. **被动免疫**　给接触后 5 天内的易感者注射特异性的高价免疫球蛋白,有一定的效果。但一般的丙种球蛋白对本病无预防作用。

3. **主动免疫**　单价腮腺炎减毒活疫苗、腮腺炎 - 麻疹、风疹三联疫苗,其预防效果可达 95%～97%。接种对象为 1 岁以上的儿童。

问题与思考

1. 流行性腮腺炎腮腺肿胀期有何特点?
2. 流行性腮腺炎常见的并发症是什么?

六、手足口病

手足口病(hand-foot-mouth disease,HFMD)是由多种人肠道病毒引起的常见传染病,多发生于学龄前儿童,以 3 岁以内婴幼儿为主。主要通过消化道、呼吸道和密切接触等途径传播。大多数患者症状轻微,以发热和手、足、口腔等部位的皮疹或疱疹为主要特征。少数患儿可出现中枢神经系统、呼吸系统受累,引发无菌性脑膜炎、脑干脑炎、急性弛缓性麻痹、神经源性肺水肿和心肌炎等，个别重症患儿病情进展快导致死亡，多由肠道病毒71型感染引起。

【病原学】

引起手足口病的病毒主要为肠道病毒，我国以柯萨奇病毒A组16型（Coxsackie virus，CoxA16）和肠道病毒71型（entero virus，EV71）多见。

肠道病毒适合在湿热的环境中生存，不易被胃酸和胆汁灭活；对外界有较强的抵抗力，在4℃可存活1年。因病毒结构中无脂质，故对乙醚、来苏、氯仿等消毒剂不敏感，但病毒不耐强碱，对紫外线及干燥敏感，高锰酸钾、漂白粉、甲醛、碘酒等能使其灭活。

【流行病学】

1. **传染源**　人是已知的人肠道病毒的唯一宿主，患者和隐性感染者均为传染源。发病前数天，感染者咽部和粪便中就可检出病毒，以发病后一周内传染性最强。

2. **传播途径**　肠道病毒可经胃肠道（粪-口途径）传播，也可经呼吸道（飞沫、咳嗽、打喷嚏等）传播，亦可因接触患者口鼻分泌物、皮肤或黏膜疱疹液及被污染的手机物品等造成传播。

3. **易感人群**　人群普遍易感，多发生于学龄前儿童，尤以3岁及以下婴幼儿发病率最高，托幼机构等易感人群集中处可暴发流行。感染后可获得特异性免疫力，产生的中和抗体可在体内存留较长时间，对同血清型病毒产生比较牢固的免疫力，但不同血清型之间无交叉免疫。

【临床表现】

潜伏期为2～10天，平均3～5天，病程一般为7～10天。根据临床病情的轻重程度，分为普通病例和重症病例。

1. **普通病例**　急性起病，初期有轻度上呼吸道感染症状，表现为咳嗽、流涕、食欲缺乏、恶心、呕吐和头痛等症状，半数患儿发病前1～2天或发病的同时有发热，多在38℃左右。患儿手、足、口、臀四个部位可出现斑丘疹和（或）疱疹，位于舌、颊黏膜、硬腭等处的口腔疱疹可能伴随疼痛，导致患儿拒食和流涎，其他部位的皮疹具有不痛、不痒、不结痂、不结疤的四不特征。疱疹周围可有炎性红晕，疱内液体较少。手、足、口、臀部位的病损在同一患者不一定全部出现。水疱和皮疹通常在1周内消退，预后良好。

2. **重症病例**　少数病例（尤其在小丁3岁的儿童）病情进展迅速，在发病后1～5天内出现神经系统受累、呼吸及循环功能障碍等表现，极少数病例病情危重，可致死亡，存活者可留有神经系统后遗症。

（1）神经系统损害：精神差、嗜睡、易惊、头痛、呕吐、烦躁、肢体抖动、急性肢体无力、肌阵挛、眼球震颤、共济失调、眼球运动障碍、惊厥等。查体可见脑膜刺激征，腱反射减弱或消失，巴氏征等病理征阳性。

（2）呼吸系统表现：呼吸浅快或节律改变、呼吸困难、口唇发绀、咳嗽、有粉红色或血性泡沫痰，肺部可闻及湿罗音或痰鸣音。

（3）循环系统表现：面色苍灰、皮肤花纹、四肢发凉、指（趾）发绀、出冷汗、毛细血管再充盈时间延长、心率增快或减慢、脉搏浅速或减弱甚至消失、血压升高或下降。

【诊断和鉴别诊断】

临床诊断依据：①在流行季节发病，常见于学龄前儿童，婴幼儿多见，在集聚的场所呈流行趋势；②临床表现为发热伴口腔、手、足和臀等部位出现斑丘疹及疱疹样损害，部分病例可无发热。

极少数重症病例皮疹不典型，临床诊断困难，须结合病原学或血清学检查做出诊断。无皮疹病例，临床不宜诊断为手足口病。

确诊依据：临床诊断病例具有下列之一者即可确诊：①肠道病毒（CoxA16，EV71等）特异性核酸检测阳性；②分离出肠道病毒，并鉴定为CoxA16、EV71或其他可引起手足口病的肠道病毒；③急性期与恢复期血清CoxA16、EV71或其他可引起手足口病的肠道病毒中和抗体有4倍以上的升高。

手足口病普通病例常需与其他儿童发疹性疾病相鉴别，如丘疹性荨麻疹、水痘、不典型麻疹、幼儿急疹、带状疱疹及风疹等。可根据流行病学特点、皮疹形态、部位、出疹时间、有无淋巴结肿大及伴随症状等进行鉴别（见表17-2）。手足口病的重症病例要与其他病毒所致的脑炎或脑膜炎、肺炎、暴发性心肌炎相鉴别，可根据流行病学史尽快留取标本进行肠道病毒，尤其是 EV71 的病毒学检查，结合病原学或血清学检查做出诊断。

重症病例的早期识别：具有以下特征的，尤其是 3 岁以内的患儿，有可能在短期内发展为危重病例，应密切观察病情变化，进行必要的辅助检查，具体包括：①持续高热不退；②精神差、呕吐、易惊、肢体抖动、无力；③呼吸、心率增快；④出冷汗、末梢循环不良；⑤高血压；⑥外周血白细胞计数明显增高；⑦高血糖。

【治疗】

1. 普通病例

（1）加强隔离：避免交叉感染，适当休息，清淡饮食，做好口腔和皮肤护理。

（2）对症治疗：发热、呕吐、腹泻等给予相应处理。

2. 重症病例

（1）合并神经系统受累的病例：①对症治疗：如降温、镇静、止惊（地西泮、苯巴比妥钠、水合氯醛等）；②控制颅高压：限制入量，给予甘露醇脱水，每次 0.5～1.0g/kg，1 次/4～8 小时，快速静脉注射，根据病情调整给药时间和剂量，必要时加用呋塞米；③静脉注射丙种球蛋白：总量 2g/kg，分次在 2～5 天内给予；④酌情使用糖皮质激素；⑤呼吸衰竭者进行机械通气，加强呼吸管理。

（2）合并呼吸、循环系统受累的病例：①保持呼吸道通畅，吸氧；②建立两条静脉通路，监测呼吸、心率、血压及血氧饱和度；③呼吸衰竭时，及时气管插管，使用正压机械通气，根据血气分析和 X 线胸片结果随时调整呼吸参数；④根据血压和循环的变化，必要时使用血管活性药物如多巴胺、多巴酚丁胺等；⑤保护脏器功能，维护血糖、电解质等内环境稳定；⑥继发细菌感染时给予抗生素治疗。

【预防】

本病尚无特异性预防办法。加强监测、提高监测敏感性是控制本病流行的关键。各地要做好疫情报告，托幼单位应做好晨间检查，及时发现病人，采集标本，明确病原学诊断，并做好患者粪便及其用具的消毒处理，预防疾病的蔓延扩散。流行期间，家长应尽量少让孩子到拥挤的公共场所，减少感染的机会。医院应加强预防，设立专门诊室，严防交叉感染。密切接触患者的体弱婴幼儿可酌情注射丙种球蛋白。

问题与思考

如何早期识别重症手足口病？

七、流行性感冒

流行性感冒（influenza）简称流感，是由流行性感冒病毒引起的一种常见的急性呼吸道传染病。传播力强，常呈地方性流行。其临床特点为起病急、发热、头痛、全身酸痛和咳嗽等。由于抵抗力弱，婴幼儿和老人易并发肺部感染。

【病原学】

1. 流感病毒系 RNA 病毒，属正黏液病毒科。根据核蛋白抗原性不同，可分为甲、乙、丙 3 型。流行大多由甲、乙型病毒引起，丙型流感均为散发。根据病毒囊膜表面血凝素（H）和神经氨酸酶（N）的抗原性不同，同型病毒又分为若干亚型。

2. 甲型和乙型病毒的 H 和 N 抗原经常变异，尤其是甲型。甲型病毒由于抗原变异多，每年都有大小不等的流行。根据其 H 和 N 变异程度将甲型流感病毒的变异又可分为大组变异、亚型变异、变种的变异

（抗原性漂流）。大组变异往往引起世界范围内的大流行，如2009年甲型H1N1流感全球流行；变种的变异引起小的流行。

3. 流感病毒不耐热和酸，对一般的消毒剂敏感，容易被紫外线和加热灭活。

【流行病学】

1. **传染源**　患者为主要传染源，尤其是轻型患者和隐性感染者。自潜伏期末即有传染性，以病初2～3日传染性最强，传染期约1周。

2. **传播途径**　病毒存在于患者或带毒者的呼吸道分泌物中，主要通过空气飞沫传播。在咳嗽、打喷嚏、谈话时喷射出来的直径小于10μm的小雾粒传染性最明显。飞沫污染手、用具和衣物等也可发生间接传播，因流感病毒在空气中存活不超过30分钟，故传播机会不多。

3. **易感人群**　人群对流感病毒普遍易感，新生儿的易感性与成人相同，年幼儿及老人易得重症，病死率较高。感染后或接种疫苗后，可获同型病毒的免疫力，但维持时间不长，一般1年左右。因病毒各型和各亚型之间没有交叉免疫，故可引起反复发病，且易引起流行。

4. **发病季节**　在温带和寒温带一般在冬春初流行，冬季流行时病情较重。热带和亚热带地区任何季节都可流行，以雨季为多。

【临床表现】

潜伏期很短，数小时至4天，常为1～2天。

1. **单纯型流感**　最常见，急性起病、高热，体温在数小时至24小时内达39～41℃，常伴有全身肌肉酸痛、头痛、乏力、食欲减退等全身症状。常见鼻塞、流涕、咽痛、干咳等呼吸道症状，可伴眼结膜充血、流泪及局部淋巴结肿大，肺部可出现粗啰音。如无并发症，多于发病3～4天后体温逐渐消退，全身症状好转，但咳嗽、体力恢复常需1～2周。

2. **中毒型流感**　极少见。表现为高热、休克、弥散性血管内凝血（DIC）等严重症状，病死率高。

3. **胃肠型流感**　除发热外，以呕吐、腹泻为显著特点，儿童多于成人，2～3天即可恢复。

4. **特殊人群的流感特点**　新生儿流感少见，临床可表现为突起高热或体温不升、拒乳、不安，类似败血症。婴幼儿的临床表现往往不典型，可发生热性惊厥，表现为上呼吸道炎、喉气管炎、支气管炎、毛细支气管炎和肺炎等症状。

根据病情轻重，流感可分为轻症和重症。轻症者如普通感冒，症状轻，2～3天恢复。在年龄较小、身体虚弱或正进行免疫抑制剂治疗的患儿，容易发生重症，主要表现包括：①发生流感病毒肺炎，表现为起病1～2日内病情迅速加重，患儿高热、烦躁不安、剧烈咳嗽、呼吸困难和发绀。两肺密布湿啰音和喘鸣音。部分发生难治性低氧血症和急性呼吸窘迫综合征（ARDS），病死率较高；②心肌损害，主要有心肌炎、心包炎等，肌酸激酶升高和心电图异常，重症可发生心力衰竭；③神经系统损害，包括脑脊髓膜炎、横断性脊髓炎、无菌性脑膜炎等；④肌炎和横纹肌溶解综合征，在流感中罕见，主要表现为肌无力、肌酸激酶升高和肾衰竭。危重症患者可发展为多器官功能衰竭和弥散性血管内凝血等，导致死亡。

【并发症】

流感常发生多种并发症。

1. **继发细菌感染引起的并发症**　如上呼吸道炎、中耳炎、鼻窦炎和肺炎。常见病原为金黄色葡萄球菌、肺炎球菌、流感嗜血杆菌、链球菌。如流感起病2～4天后病情进一步加重，或在流感恢复期病情出现反复，需要警惕合并细菌感染的可能。一旦并发细菌性肺炎，则病情更重，预后更差。

2. **继发其他病原体感染的肺炎**　如支原体、衣原体和真菌等。对流感患者的肺炎经常规抗感染无效时，需要警惕真菌感染的可能。

3. **瑞氏综合征（Reye's syndrome）**　偶见于乙型流感病毒感染的儿童，尤其是应用阿司匹林等水杨酸类解热镇痛剂者。

【诊断和鉴别诊断】

根据流行病学资料,典型的临床症状和体征,诊断较容易。散发病例与轻症病例,主要依靠实验室病原学检查。具有临床表现,以下1种或1种以上病原学检测结果阳性,可以确诊流感:①流感病毒核酸检测阳性;②流感病毒快速抗原检测阳性,需结合流行病学史综合判断;③流感病毒分离培养阳性;④急性期与恢复期血清流感病毒特异性IgG抗体呈4倍或4倍以上升高。

鉴别诊断包括:

1. 急性病毒性上呼吸道感染 在临床症状方面不易鉴别,主要依靠流行病学资料和实验室检查。

2. 钩端螺旋体病 早期症状类似流感,表现急起发热、全身酸痛等,但钩端螺旋体病腓肠肌疼痛及压痛、面部潮红、结膜充血等症状更突出。发病多为农村儿童,有疫水接触史。

【治疗】

1. 急性期对症处理 应卧床休息、多饮水,预防并发症。对高热烦躁者给予解热镇静剂。避免使用阿司匹林。剧咳者,给予镇咳或祛痰剂。有继发细菌感染时,给予相应的抗生素治疗,但不必预防性给予抗生素。

2. 病原治疗与普通感冒不同 目前已有特异性抗流感病毒药物,建议尽早(48小时内)应用。对甲型流感可早期选择应用扎那米韦、奥司他韦、金刚乙胺或金刚烷胺;对乙型流感病毒可选用扎那米韦或奥司他韦。奥司他韦在13岁以上青少年的推荐口服剂量是每次75毫克,每日2次,共5天。对1岁以上的儿童:≤15kg,30mg,每日2次;15~23kg,45mg,每日2次;23~40kg,60mg,每日2次;>40kg,75mg,每日2次;疗程5天。

3. 支持治疗 对于有并发症的重症流感患者,宜积极呼吸循环支持治疗,保护各脏器功能。

【预防】

1. 隔离患者 对流感患者做到"三早",早发现、早诊断、早隔离。最好实行就地隔离治疗1周或至热退后2天。避免去大医院集中就诊,以减少传播机会。做好疫情报告,以便采取及时预防措施。

2. 切断传播途径 流行期间应避免到人群密集和大型集会场所,不与患者接触。注意室内通风。患者口鼻分泌物及污染物,应随时消毒。

3. 保护易感人群

(1)疫苗预防:接种流感疫苗是最有效预防流感及其并发症的方法。疫苗需每年接种方能获有效保护。疫苗毒株的更换由WHO根据全球监测结果来决定。

(2)药物预防:药物预防不能替代预防接种,对不能接种疫苗的易感者,可选择对流行毒株敏感的抗病毒药物作为预防药物,如奥司他韦。奥司他韦的预防剂量为治疗剂量的一半,13岁以上的青少年为75mg,1岁以上儿童根据体重分别为30mg、45mg或60mg,每日一次(具体参考前述治疗剂量),疗程一般1周。此外,金银花、板蓝根等中草药也有一定预防作用。

问题与思考

1. 流感病毒的病原学特点是什么?

2. 典型流感的临床特点是什么?

(常杏芝)

第二节 细菌感染性疾病

一、猩红热

猩红热（scarlet fever）是由 A 组 β 溶血性链球菌引起的小儿常见的急性呼吸道传染病。临床特征为发热、咽峡炎、全身弥漫性鲜红色皮疹和疹退后皮肤脱屑。多见于 5～15 岁儿童，少数患者在病后 2～3 周可发生风湿热、急性肾小球肾炎等变态反应损害。

【病原学】

病原菌为 A 组 β 溶血型链球菌。根据细胞壁上的 M 抗原性不同，可分为 80 多个血清型，M 蛋白为 A 组主要毒力抗原，具有抗吞噬作用。A 组 β 溶血型链球菌经 55℃ 处理 30 分钟可全部灭活，也容易被各种消毒剂杀灭。

【流行病学】

主要通过飞沫传播，也可经创伤皮肤或产道入侵。患者和带菌者为主要传染源。人群普遍易感，以学龄儿童最多见。冬春季为发病高峰，夏秋季较少。

【发病机制和病理】

病原菌主要通过 M 蛋白、红疹毒素、透明质酸酶、溶血素 "O" 等生物致病因子作用于易感机体，引起 3 种病变：①感染性病变，细菌直接侵袭引起咽峡和扁桃体炎症；②中毒性病变，细菌产生的各种生物因子引起发热、皮疹、心肌炎、肾炎等；③变态反应性病变，病后 2～3 周，表现为肾小球肾炎或风湿热。

【临床表现】

潜伏期通常 2～3 天，短者 1 天，长者 5～7 天。

1. 普通型 典型病例可分为 3 期。

（1）前驱期：从发热到出疹为前驱期，一般不超过 24 小时。起病急，以高热、咽痛、头痛、呕吐为早期主要症状。咽部及扁桃体充血水肿明显，扁桃体腺窝处可有点状或片状白色脓性渗出物，软腭处见点状红疹或出血性皮疹。病初舌被白苔覆盖，红肿的乳头突出于舌苔之外，称为草莓舌；以后白苔脱落，舌面光滑鲜红，舌乳头红肿突起，称为杨梅舌。

（2）出疹期：多在发热第 2 天出疹，24 小时遍布全身，48 小时内达到高峰，2～4 天皮疹消失。皮疹始于耳后、颈、胸、腹、背，最后达四肢。皮疹特点是全身皮肤弥漫性发红，散布着针尖大小的密集而均匀的点状充血性红疹，压之褪色，疹间无正常皮肤，用手按压可暂时消退，去压后红疹又可出现。重者可有出血性皮疹。在皮肤皱褶处如腋下、肘窝、腹股沟等处皮疹密集并可伴有皮下出血形成紫红色的横纹条，称帕氏线（pastia line）。

（3）恢复期：一般情况良好，体温开始降至正常，皮疹按出疹顺序于 3～4 天内消退，疹退 1 周后开始脱皮，脱皮程度与皮疹轻重呈正比，轻者呈糠屑状，重者呈大片状脱皮，以指、趾部最明显。

2. 其他类型

（1）轻型：临床表现轻微，不典型容易漏诊及误诊。

（2）重型：全身中毒症状重，皮疹重，还可伴有各种并发症，病情十分危重，死亡率高。近年此型已很少见。

（3）外科型或产科型：主要由于细菌通过破损皮肤或产道进入，没有咽炎和草莓舌，而有局部的化脓性病变，皮疹始于伤口附近或产道周围，然后蔓延至全身。

【并发症】

其出现与治疗早晚有关，治疗越晚并发症越多，根据并发症产生的机制不同时间不同，常见并发症有以下几种类型：

1. **化脓性**　如中耳炎、淋巴结炎、肺炎等。
2. **中毒性**　中毒性心肌炎、肾炎。病变多为一过性，预后良好。
3. **变态反应性**　常见并发症有急性肾小球肾炎和风湿热，多发生在病程的 2～4 周。

【辅助检查】

1. **血常规**　白细胞总数增加，约（10～20）×10^9/L，中性粒细胞可达 80% 以上。
2. **快速抗原检测**　免疫荧光法检测咽拭子或伤口分泌物 A 组 β 溶血型链球菌，用于快速诊断。
3. **细菌培养**　从咽拭子或其他病灶取标本培养，分离出 A 组 β 溶血型链球菌。

【诊断和鉴别诊断】

根据典型的临床表现，如发热、咽痛、咽峡炎、猩红热皮疹、帕氏线、草莓舌，诊断不困难。但要掌握皮疹与发热的关系、咽峡炎及皮疹的特点和恢复期症状。诊断困难者应常规做咽拭子培养及其他血清学检查。鉴别的疾病有金黄色葡萄球菌感染、出疹性传染病、川崎病等。

【治疗】

1. **一般治疗**　急性期应卧床休息，供给足够的水分和营养。
2. **病原治疗**　首选青霉素，疗程 10～14 天。青霉素过敏者，选用头孢菌素或红霉素、克林霉素，但后者耐药率高。更重要的在于预防并发症如急性肾小球肾炎和风湿热的发生。

【预防】

诊断明确后应采取预防措施，隔离患者，最好隔离至咽拭子培养 3 次阴性。对托儿所、幼儿园等集体单位可用药物预防，如口服复方新诺明或肌内注射青霉素 3～5 天。

二、百日咳

百日咳是由百日咳杆菌引起的急性呼吸道传染病。临床特征为阵发性痉挛性咳嗽，在咳嗽终末伴有深长的鸡鸣样吸气性吼声，病程长达 2～3 个月，故名"百日咳"。

【病原学】

病原为百日咳杆菌，属鲍特菌属。该菌在含有血液、甘油、马铃薯的培养基上生长良好。对外界抵抗力弱，一般消毒剂、干燥、紫外线、55℃加热 30 分钟均可杀灭细菌。

【流行病学】

主要通过飞沫传播。患者是唯一的传染源。发病前 1～2 天至病程 6 周内，均有传染性。人群对百日咳普遍易感。预防接种和患病后的免疫力并非都是完全和持久的。5 岁以下儿童多见，由于抗体不能经过胎盘，故新生儿可以患病。

【发病机制】

百日咳杆菌随飞沫吸入患者的呼吸道后，借助毒素，破坏纤毛细胞导致纤毛运动障碍，使分泌物不能排出，并不断刺激呼吸道神经末梢，反射性地引起痉挛性咳嗽。痉咳时患儿处于呼气状态，声门痉挛，痉挛性咳嗽停止后，由于大量空气急速通过痉挛的声门，致使发出特殊高音调鸡鸣样吸气性吼声。长期咳嗽刺激咳嗽中枢形成兴奋灶，即使在疾病的恢复期，一旦受到呼吸道感染或烟尘、蒸汽等刺激时，均可诱发痉挛性咳嗽。

【临床表现】

潜伏期 5～21 天，一般在 7～14 天。典型可分为 3 期，整个病程 2～3 月。

1. **卡他期**　约 1～2 周，主要表现低热、流涕、眼结膜充血、流泪和轻微咳嗽等上呼吸道卡他症状及乏力、厌食。3～4 日后咳嗽逐渐加重，尤以夜间为重。

2. 痉咳期

（1）持续时间：持续2～4周或更久。

（2）咳嗽性质：突出表现为阵发性痉挛性咳嗽。每次发作连续短促咳嗽十至数十声，患者面红耳赤、涕泪交流、口唇发绀、舌向外伸、颈静脉怒张、躯体弯曲作团状，直至咳出黏稠痰液或将胃内容物吐出为止。紧接着急骤深长吸气，发出鸡鸣样吸气声。每日发作数次或数十次，以夜间明显。

（3）其他症状：可伴有颜面和眼睑水肿、鼻出血、咯血、眼结膜出血、舌系带溃疡，严重者甚至出现颅内出血。肺部很少有阳性体征。

（4）新生儿和小婴儿常无典型阵发性痉挛性咳嗽，往往咳嗽数声后即出现屏气、面色发绀、窒息和惊厥，甚至心跳停搏。

3. 恢复期 约1～2周，咳嗽发作次数减少，并逐渐消失或停止。若有并发症，病程相应延长。

【并发症】

1. 肺部 肺炎是婴幼儿百日咳死亡的主要原因，常在痉咳期发生。病变以间质性肺炎为主，一旦继发其他细菌感染，可致支气管肺炎。同时可并发肺不张、肺气肿、气胸、纵隔及皮下气肿。

2. 百日咳脑病 与剧烈咳嗽引起脑部缺氧或出血，以及毒素作用有关。多见于痉咳后期，表现有意识障碍、抽搐、昏迷及脑膜刺激征阳性。

【诊断和鉴别诊断】

根据流行病学资料、临床表现以及周围血象中淋巴细胞数明显增多，不难诊断。如细菌培养阳性，可明确诊断。需与百日咳综合征、急性喉气管支气管炎、气管内异物、结核等相鉴别。

【治疗】

1. 抗生素治疗 常用的抗生素有红霉素30～50mg/（kg·d），也可选用阿奇霉素、复方新诺明等药物，疗程2～3周。一般来说，卡他期开始应用抗生素能明显减轻症状和缩短病程。在痉咳期治疗仅能消灭鼻咽部内的百日咳杆菌，很难缩短病程。

2. 对症治疗 包括雾化吸入、维生素K肌注、肾上腺皮质激素等。

3. 百日咳免疫球蛋白 有报道用于治疗严重的婴幼儿百日咳获得较好效果，可明显缓解症状。

【预防】

1. 控制传染源 隔离患者，隔离期自发病开始至第40日或痉挛性咳嗽出现后30日。对密切接触的易感者应检疫21天。

2. 保护易感人群

（1）主动免疫：对3～6个月内婴儿进行基础免疫，每月注射1次，共3次。

（2）药物预防：与患者密切接触的易感儿可预防用药。可用红霉素或复方SMZ，连续7～10天。

（韩　波）

第三节　传染性单核细胞增多症

传染性单核细胞增多症（infectious mononucleosis）是由EB病毒（Epstein-Barr virus，EBV）感染所致的急性传染病。临床上以发热、咽峡炎、淋巴结及肝脾大、外周血中淋巴细胞增多并出现异型淋巴细胞等为其特征。本病多见于学龄前与学龄儿童，主要由飞沫与唾液经呼吸道传播，其次经密切接触传播。6岁以下患儿表现为轻症或隐性感染，病后可获得持久性免疫。病程2～3周，常有自限性，预后良好。

【病因】

本病多由 EB 病毒感染所致,少数可由巨细胞病毒、弓形虫、腺病毒、肝炎病毒、HIV 等引起。

【临床表现】

本病的潜伏期不定,多为 10 天,儿童为 4～15 天,青年可达 30 天。

1. **发热** 多数患者有不同程度的发热,一般波动于 39℃左右,偶有 40℃者,持续一周左右,但中毒症状较轻。

2. **淋巴结肿大** 是本病特征之一,全身浅表淋巴结均可累及,颈部淋巴结肿大最常见,肿大淋巴结直径很少超过 3cm,中等硬度,无粘连及明显压痛,常在热退后数周才消退,肠系膜淋巴结受累时可有腹痛及压痛。

3. **咽峡炎** 多数患儿出现咽痛,扁桃体肿大,陷窝可见白色渗出,偶可形成假膜。

4. **肝脾大** 脾大常见,一般在肋下 2～3cm 可触及,同时伴有脾区疼痛或触痛。肝肿大多在肋下 2cm 以内,常伴有肝脏功能异常,部分患者有黄疸。

5. **皮疹** 部分患儿会出现形态不一的皮疹,如丘疹、斑丘疹或类似麻疹及猩红热皮疹。

【辅助检查】

1. **血常规** 早期白细胞总数多在正常范围内或稍低,发病 1 周后,白细胞总数增高,一般为 $(10～20)×10^9/L$,高者可达 $50×10^9/L$。单核细胞增多为主,异常淋巴细胞增多 10% 以上或其绝对值超过 $1.0×10^9/L$ 具有诊断意义。血小板计数常减少。

2. **EB 病毒检测** 血清 EB 病毒抗体测定,用免疫荧光法和免疫吸附法检测血清中 VCA-IgM(病毒衣壳抗原 IgM),VCA-IgM 是新近 EBV 感染的标志,具有诊断价值。分子生物学方法检测血液、唾液、口腔上皮细胞、尿液中的 EBV-DNA 阳性。

【诊断】

根据典型临床表现(发热、咽痛、肝脾及浅表淋巴结肿大),外周血异型淋巴细胞 > 10% 和特异性 EBV 抗体(VCA-IgM)和 EBV-DNA 阳性一般可诊断。

【治疗】

1. **一般治疗** 急性期应卧床休息,脾脏显著肿大时应避免剧烈运动,以防破裂。

2. **药物治疗**

(1)抗病毒治疗:更昔洛韦、干扰素早期治疗可缓解症状及减少口咽部排毒量,但对 EB 病毒潜伏感染无效。也可应用阿昔洛韦或 EB 病毒特异性免疫球蛋白进行治疗。

(2)其他治疗:抗生素对 EBV 无效,若出现继发细菌感染可使用抗生素。并发心肌炎、严重肝炎、溶血性贫血或因血小板减少并有出血者可考虑使用糖皮质激素。

【预后】

本病多呈自限性,预后大多良好,病程一般 2～4 周。因本病死亡者较少,死因有脾破裂、脑膜炎、心肌炎等。

(韩 波)

第四节 结核病

一、小儿结核病的特点

结核病(tuberculosis)是由结核分枝杆菌引起的慢性感染性疾病。全身各个脏器均可受累,但以肺结核最常见。多药耐药性结核分枝杆菌菌株（MDR-TB）的产生已成为当前防治结核病的严重问题,由于婴幼儿和儿童免疫力差,所以更易被感染。

（一）病因

结核分枝杆菌属于分枝杆菌属,具抗酸性,为需氧菌,革兰氏染色阳性,抗酸染色呈红色。结核分枝杆菌可分为4型:人型、牛型、鸟型和鼠型,对人类致病的主要为人型和牛型,其中人型是人类结核病的主要病原体。结核分枝杆菌的抵抗力较强,在室内阴暗潮湿处能存活半年。在阳光直接照射下2小时死亡,紫外线照射10~20分钟死亡。对酸碱等有较强的抵抗力,不耐湿热,65℃、30分钟,70℃、10分钟,80℃、5分钟,煮沸1分钟即可杀死。干热100℃需20分钟以上才能杀死。5%~12%的来苏水接触2~12小时,70%酒精接触2分钟均可杀死结核分枝杆菌。

（二）流行病学

1. 传染源 开放性肺结核（open pulmonary tuberculosis）患者是主要的传染源,正规化疗2~4周后,随着痰菌排量减少而传染性降低。

2. 传播途径 呼吸道为主要传染途径,结核患者排出的带菌的小飞沫在空气中悬浮形成气溶胶微滴核,小儿吸入直径2μm左右的带菌飞沫微滴核即可引起感染,形成肺部原发病灶。少数经消化道传染者,通过消化道进入肠壁淋巴滤泡形成肠道原发病灶,经皮肤或胎盘传染者少见。

3. 易感人群 人类普遍易感。新生儿,患麻疹、百日咳及白血病、淋巴瘤或艾滋病等小儿,接受免疫抑制剂治疗的儿童、单卵双胎儿、亚洲人种、身材瘦长者、HLA-BW35抗原阳性者好发结核病。

（三）发病机制

结核分枝杆菌是一种细胞内寄生菌,其致病为细菌在宿主体内繁殖与机体反应性之间相互作用的结果。小儿初次接触结核分枝杆菌后是否发展为结核病,主要与机体免疫力的强弱和变态反应的高低、细菌的毒力和数量有关,尤其与细胞免疫力强弱相关。目前对结核病的免疫反应的认识包括以杀菌为中心的保护性免疫反应和以组织坏死为特征的迟发性变态反应。

1. 结核病的保护性免疫反应 宿主对结核分枝杆菌的某些抗原（保护性抗原）产生应答反应,抵抗、抑制并最终清除结核分枝杆菌感染。这种在结核分枝杆菌感染时保持宿主稳定状态的免疫为保护性免疫反应,是由细胞免疫介导,需4~8周,其特点是致敏T细胞在巨噬细胞分泌许多细胞因子并经过一系列作用后使活化的巨噬细胞杀灭结核分枝杆菌,变成类上皮样细胞和朗格汉斯细胞,与周围环绕的T淋巴细胞共同形成结核结节（肉芽肿）,限制结核分枝杆菌感染,阻止结核分枝杆菌播散。当细胞免疫反应不足以杀灭结核分枝杆菌时,结核分枝杆菌尚可通过巨噬细胞经淋巴管扩散到淋巴结。

2. 结核病的迟发型变态反应 机体产生特异性的细胞免疫同时,机体组织对结核分枝杆菌及其代谢产物产生迟发型变态反应。结核分枝杆菌的某些抗原可诱发宿主的免疫应答,造成宿主过量菌负荷、组织坏死和临床症状显现,称为迟发型变态反应（delayed type hypersensitivity, DTH）或免疫病理学,是宿主对结核分枝杆菌及其产物的超常免疫反应,属于Ⅳ型变态反应,由T细胞介导,以巨噬细胞为效应细胞,表现为病灶局部发生炎性渗出、多发性关节炎、结节性红斑、疱疹性角膜炎、PPD试验呈阳性。由于迟发型变态反应的直接和间接作用,引起宿主细胞坏死及干酪样改变,甚至形成空洞。

总之,机体在感染结核分枝杆菌后,在产生免疫力的同时,也产生变态反应,均为致敏T细胞介导,是同一细胞免疫过程的两种不同表现。当变态反应适度时,机体免疫力最强;若变态反应过弱,说明机体细胞免疫功能低下;若变态反应过强,可加剧炎症反应,甚至发生干酪性坏死,造成组织严重损伤,使病情进展、恶化。故结核变态反应对免疫有双重影响作用。

感染结核分枝杆菌后机体可获得免疫力,90%可终生不发病;5%因免疫力低下当即发病,即为原发性肺结核,是儿童肺结核的主要类型。另5%仅于日后机体免疫力降低时才发病,称为继发性肺结核,是成人肺结核的主要类型。初染结核分枝杆菌,除潜匿于胸部淋巴结外,亦可随感染初期菌血症转到其他脏器,并长期潜伏,成为肺外结核(extra-pulmonary tuberculosis)发病的来源。

(四)诊断

尽量早期诊断。包括发现病灶,确定其性质、范围和是否排菌,并确定其是否活动,以作为预防和治疗的根据。

1. 病史

(1)结核中毒症状:有无长期低热、轻咳、盗汗、乏力、食欲减退、消瘦等。呼吸系统症状多不明显,若出现明显咳嗽、咳痰、咯血或呼吸困难等,则为重症结核。

(2)结核病接触史:应特别注意与患儿密切接触的家庭成员有无开放性肺结核,这对诊断有重要意义,年龄越小,意义越大。

(3)卡介苗接种史:接种卡介苗可以提高对结核病的抵抗力,体检时应注意患儿左上臂有无卡介苗接种后的瘢痕。

(4)发病前有无急性传染病史:特别是麻疹、百日咳等可使机体免疫功能暂时降低,致使体内潜伏的结核病灶活动、恶化,或成为感染结核病的诱因。

(5)既往有无结核菌素试验阳性反应和结核过敏表现:如多发性关节炎、结节性红斑、疱疹性结膜炎等。

2. 体格检查 肺部体征不明显,与肺内病变程度不成比例。只有在病灶范围广泛或有空洞时才有相应的体征。浅表淋巴结轻度或中度肿大,肝脾可以轻度肿大。

3. 结核菌素试验

(1)结核菌素试验:是用 5U 的纯结核蛋白衍生物(PPD)直接皮下注射于左前臂内侧的前 2/3 部位,注射后 48～72 小时测量硬结的大小。硬结平均直径不足 5mm 为阴性,5～9mm 为阳性(＋),10～19mm 为中度阳性(＋＋),≥20mm 为强阳性(＋＋＋),局部除硬结外,还有水肿、破溃、淋巴管炎及双圈反应等为极强阳性(＋＋＋＋)。若患儿结核变态反应强烈,如患疱疹性结膜炎、结节性红斑或一过性多发性结核过敏性关节炎等,宜用 1 个单位的结核菌素试验,以防局部的过度反应及可能的病灶反应。

结核菌素试验属于迟发型变态反应,小儿受结核分枝杆菌感染 4～8 周后结核菌素试验即呈阳性反应。其发生机制为机体初次接触结核分枝杆菌,细菌在肺泡和局部巨噬细胞短暂繁殖,4～8 周产生细胞免疫,并产生致敏淋巴细胞。当机体再次接触结核分枝杆菌或结核分枝杆菌代谢产物时,致敏淋巴细胞释放一系列细胞因子,使单核细胞/巨噬细胞聚集在真皮的血管周围,再加上血管渗透压增高,在注射部位形成硬结。

(2)临床意义

1)阳性反应见于:①接种卡介苗后;②年长儿无明显临床症状,仅呈一般阳性反应,表示曾感染过结核分枝杆菌;③婴幼儿,尤其是未接种卡介苗者,阳性反应多表示体内有新的结核病灶,年龄越小,活动性结核可能性越大;④强阳性反应者,表示体内有活动性结核病;⑤由阴性反应转为阳性反应,或反应强度硬结直径由原来小于 10mm 增至大于 10mm,且增幅超过 6mm 时,表示新近有感染。此外,非结核分枝杆菌(也叫非典型分枝杆菌)感染也可致 PPD 皮试阳性。

接种卡介苗后与自然感染阳性反应的主要区别见表 17-3。

表 17-3　接种卡介苗与自然感染阳性反应的主要区别

	接种卡介苗后	自然感染
硬结直径	多为 5～9mm	多为 10～15mm
硬结颜色	浅红	深红
硬结质地	较软,边缘不整	较硬,边缘清楚
阳性反应持续时间	较短,2～3天即消失	较长,可达 7～10 天以上
阳性反应的变化	有较明显的逐年减弱的倾向,一般于 3～5 年内逐渐消失	短时间内反应无减弱倾向,可持续若干年,甚至终身

2）阴性反应见于：①未感染过结核分枝杆菌。②结核迟发型变态反应前期（初次感染后 4～8 周内）。③假阴性反应，由于机体免疫功能低下或受抑制所致。如部分危重结核病；急性传染病，如麻疹、水痘、风疹、百日咳等；体质极度衰弱，如重度营养不良、重度脱水、重度水肿等，应用糖皮质激素或其他免疫抑制剂治疗时；原发或继发免疫缺陷病。④技术误差或结核菌素失效。

4. 实验室检查

（1）结核分枝杆菌检查（涂片抗酸染色或培养）：从痰液、胃液（婴幼儿可抽取空腹胃液）、脑脊液、胸腹水、各种手术标本中找到结核分枝杆菌是确诊结核的主要依据。

（2）免疫学诊断及分子生物学诊断

1）酶联免疫吸附试验（ELISA）：用于检测结核病患者的血清、浆膜腔液、脑脊液等的抗结核分枝杆菌抗体。

2）分子生物学方法：①聚合酶链反应（PCR）能快速检测标本中结核分枝杆菌核酸物质，但存在假阳性和假阴性的问题；②强化核酸杂交（NAA）技术的敏感性是 75%～88%，特异性为 100%；③DNA 芯片技术：原理是将多种探针固定在玻璃等基质上，将待测样本的 DNA 或 RNA 与探针杂交，用于研究基因的表达，目前尚未广泛应用。

（3）血液学检查：①血沉：多增快，结合临床表现可判断是否是活动性结核；②C- 反应蛋白（CRP）：活动性肺结核者多升高，不活动者正常；③蛋白电泳：可以辅助判断疗效及预后，α_2 及 γ 球蛋白增高与病变严重性平行，结核性脑膜炎和重型粟粒性肺结核患儿最初为 γ 球蛋白降低，若疗效不好则不升高，疗效好则升到正常值。

（4）TB-SPOT：是以检测 CD4$^+$T 细胞分泌的 γ- 干扰素为原理，利用 East-6 和 Cfp10 肽段作为特异性抗原，刺激 T 细胞释放 γ- 干扰素，再通过酶联免疫斑点试验检测干扰素的水平来判断是否存在结核分枝杆菌感染。

（5）其他：高效液相色谱（HPLC）法，即将结核分枝杆菌纯培养后，经过核酸序列鉴定，PCR 后用 HPLC 鉴定分枝杆菌，具有准确、特异、快速的特点。

5. 影像学诊断

（1）X 线：胸正侧位片可检出病灶范围、性质、类型、辅助判断疾病的活动或进展情况、治疗效果等。

（2）胸部 CT：有利于发现隐蔽区病灶。特别是高分辨率薄层 CT，可显示早期（2 周内）粟粒性肺结核，≥4mm 的肺门纵隔淋巴结。淋巴结的钙化显示率也高于 X 线。

6. 其他

（1）纤维支气管镜检查：可直视病变、取材、活检，有助于支气管内膜结核及支气管淋巴结结核的诊断。

（2）周围淋巴结穿刺液涂片或活检：可发现特异性结核病理改变，如结核结节或干酪样坏死，有助于结核病的诊断和鉴别诊断。

（3）肺穿刺活体组织检查或胸腔镜取肺活体组织检查病理和病原学检查，对特殊疑难病例的确诊有帮助。

（五）治疗

1. 一般治疗　注意营养，选用富含蛋白质和维生素的食物。有明显结核中毒症状及高度衰弱者应卧床休息。居住环境应阳光充足，空气流通，避免感染其他传染病特别是呼吸道传染病。一般原发型结核病可在门诊治疗，但要填报疫情，治疗过程中应定期复查随诊。

2. 抗结核药物　治疗目的①杀灭病灶中的结核分枝杆菌；②防止血行播散。

治疗原则为：①早期治疗；②适宜剂量；③联合用药；④规律用药；⑤坚持全程；⑥分段治疗。

（1）目前常用的抗结核药物可分为两类

1）杀菌药物：①全杀菌药：如异烟肼（isoniazid，INH）和利福平（rifampin，RFP），能杀灭细胞内外处于生长繁殖期的结核分枝杆菌和干酪病灶内代谢缓慢的结核分枝杆菌，在酸性和碱性环境中均能发挥作用；

②半杀菌药：如链霉素（streptomycin，SM）和吡嗪酰胺（pyrazinamide，PZA），SM 为碱性环境中细胞外杀菌剂，不易渗透到干酪性病灶和脑脊液，但能透过炎症性脑膜；PZA 为酸性环境中的细胞内杀菌剂，还可杀灭干酪性病灶中代谢缓慢的结核分枝杆菌。

2）抑菌药物：常用者有乙胺丁醇（ethambutol，EMB）及乙硫异烟胺（ethionamide，ETH）。

3）其他：吡嗪酰胺、如利福喷汀、帕司烟肼、利奈唑胺等。

（2）抗结核药的使用：见表 17-4。

（3）抗结核治疗方案

1）标准疗法：一般用于无明显自觉症状的原发型肺结核。每日服用 INH、RFP 和（或）EMB，疗程 9～12 个月。

2）两阶段疗法：用于活动性肺结核、急性粟粒性结核病及结核性脑膜炎。①强化治疗阶段：联用 3～4 种杀菌药物。目的在于迅速杀灭敏感菌及生长繁殖活跃的细菌与代谢低下的细菌，防止或减少耐药菌株的产生，为化疗的关键阶段。在长程化疗时，此阶段一般需 3～4 个月；短程化疗时此阶段一般为 2 个月。②巩固治疗阶段：联用 2 种抗结核药物，目的在于杀灭持续存在的细菌以巩固疗效，防止复发。在长程化疗时，此阶段可长达 12～18 个月；短程化疗时，此阶段一般为 4 个月。

3）短程疗法：作用机制是快速杀灭机体内处于不同繁殖速度的细胞内、外的结核分枝杆菌，使痰菌早期转阴并持久阴性，且病变吸收消散快，远期复发少。可选用以下几种 6～9 个月短程化疗方案：① 2HRZ/4HR（数字为月数，以下同）；② 2SHRZ/4HR；③ 2EHRZ/4HR。若无 PZA，则将疗程延长至 9 个月。

（六）预防

1. **控制传染源**　结核分枝杆菌涂片阳性患者是主要传染源，早发现、早隔离、早治疗结核分枝杆菌阳性的开放性肺结核是预防的关键。

表 17-4　小儿抗结核药物

药物	剂量（kg/d）	给药途径	主要副作用
异烟肼（INH 或 H）	10mg（≤300mg/d）	口服（可肌内注射、静脉滴注）	肝毒性、末梢神经炎、过敏、皮疹和发热
利福平（RFP 或 R）	10mg（≤450mg/d）	口服	肝毒性、恶心、呕吐和流感样症状
链霉素（SM 或 S）	20～30mg（≤0.75g/d）	肌内注射	第Ⅷ对颅神经损害、肾毒性、过敏、皮疹和发热
吡嗪酰胺（PZA 或 Z）	20～30mg（≤0.75g/d）	口服	肝毒性、高尿酸血症、关节痛、过敏、发热
乙胺丁醇（EMB 或 E）	15～25mg	口服	皮疹、视神经炎
乙硫异烟胺（ETH）、丙硫异烟胺	10～15mg	口服	胃肠道反应、肝毒性、末梢神经炎、过敏、皮疹、发热
卡那霉素	15～20mg	口服	肌内注射肾毒性、对第Ⅷ对颅神经损害
对氨柳酸	150～200mg	口服	胃肠道反应、肝毒性、过敏、皮疹和发热

2. **普及卡介苗接种**　卡介苗接种是预防小儿结核病的有效措施。下列情况禁止接种卡介苗：①先天性胸腺发育不全症或严重联合免疫缺陷病患儿；②急性传染病恢复期；③注射局部有湿疹或患全身性皮肤病；④结核菌素试验阳性。

相关链接

潜伏结核感染

二、原发型肺结核

原发型肺结核（primary pulmonary tuberculosis）是原发性结核病中最常见者，为结核分枝杆菌初次侵入肺部后发生的原发感染，是小儿肺结核的主要类型，占儿童各型肺结核总数的 85.3%。包括原发综合征（primary complex）和支气管淋巴结结核。

（一）发病机制

由四个组成部分：①肺部初染病灶；②支气管淋巴结核；③引导初染病灶至淋巴结之间的淋巴管炎；④初染病灶邻近的胸膜炎。

（二）临床表现

1. 结核中毒症状　轻重不一。轻者无症状，因体检或其他疾病做 X 线检查被发现。较大儿童起病缓，有不规则低热、盗汗、乏力、食欲缺乏、消瘦等结核中毒症状；婴幼儿及重症者可急性起病，高热可达到 39～40℃，但一般情况尚好，与发热不相称，持续 2～3 周后转为低热，出现结核中毒症状。婴儿可表现为体重不增或生长发育障碍。

2. 呼吸道症状　干咳和轻度呼吸困难最为常见。当支气管淋巴结高度肿大，压迫支气管分叉可出现痉挛性咳嗽，压迫支气管可出现肺气肿或肺不张；压迫喉返神经可出现声音嘶哑等；压迫静脉可致胸部一侧或双侧静脉怒张。

3. 高敏反应　部分伴有疱疹性结膜炎、结节性红斑和（或）一过性关节炎等结核分枝杆菌高敏反应表现。

4. 体格检查　可见全身浅表淋巴结不同程度肿大。肺部体征可不明显，如原发病灶较大，叩诊呈浊音，听诊呼吸音减低或有少许干湿啰音。婴儿可伴肝大。

（三）辅助检查

1. X 线检查　诊断小儿肺结核的重要方法，做胸部正侧位片。

（1）原发综合征：典型哑铃状双极影者少见。包括一端为肺内原发病灶、另一端为局部气管旁或支气管旁肿大的淋巴结或纵隔淋巴结以及两者间的淋巴管炎，由于淋巴管炎很细，在 X 线上可能反映不出来。婴幼儿病灶可占据一肺段甚至一肺叶；年长儿病灶周围炎症较轻，阴影范围不大，多呈小圆形或小片状影。部分病例可见局部胸膜病变。

（2）支气管淋巴结结核：是小儿原发型肺结核 X 线胸片最为常见者，分 3 种类型：①炎症型：呈现从肺门向外扩展的密度增高阴影，边缘模糊，此为肺门部肿大淋巴结阴影；②结节型：表现为肺门区域圆形或卵圆形致密阴影，边缘清楚，突向肺野；③微小型：其特点是肺纹理紊乱，肺门形态异常，肺门周围呈小结节状及小点片状模糊阴影。

2. CT 扫描　在显示小的原发灶、淋巴结肿大、胸膜改变和空洞方面优于 X 线检查。

3. 纤维支气管镜检查可见到以下病变　①肿大淋巴结压迫支气管致管腔狭窄，或与支气管壁粘连固定，以致活动受限；②黏膜充血、水肿、溃疡或肉芽肿；③在淋巴结穿孔前期，可见突入支气管腔的肿块；④淋巴结穿孔后形成淋巴结-支气管瘘，穿孔口呈火山样突起，色泽红而有干酪样物质排出。

4. 实验室检查　见本节前文"小儿结核病的特点"。

（四）诊断和鉴别诊断

应结合病史、临床表现、实验室检查、结核菌素试验及肺部影像学进行诊断。与支气管炎、风湿热、伤寒、百日咳、各种肺炎、支气管扩张、纵隔肿瘤及异物吸入鉴别。

（五）治疗

一般治疗及治疗原则见总论。抗结核药物的应用如下：

1. 无明显症状的原发型肺结核　选用标准疗法，每日服用 INH、RFP 和（或）EMB，疗程 9～12 个月。

2. 活动性原发型肺结核 宜采用直接督导下短程化疗(DOTS)。强化治疗阶段宜3~4种杀菌药:INH、RFP、PZA或SM,2~3个月后以INH、RFP或EMB巩固维持治疗半年。常用方案为2HRZ/4HR。

3. 高度过敏状态、大片肺实变或肺不张的患儿 可加用糖皮质激素,胸腔肿大的淋巴结可外科手术摘除。

三、急性粟粒性肺结核

急性粟粒性肺结核(acute miliary tuberculosis of the lungs)或称急性血行播散性肺结核,是大量结核菌同时或短期内相继进入血流播散引起的肺结核,是全身粟粒性结核在肺部的表现,多见于原发感染后3~6个月以内。特点是呼吸道症状、肺部体征和X线检查的不一致性,即呼吸道症状多不明显、肺部缺乏阳性体征但X线检查变化明显,在X线上可见在浓密的网状阴影上密布均匀一致的粟粒结节。婴幼儿和儿童常并发结核性脑膜炎。

（一）病理

主要是胸腔内淋巴结或初染灶干酪样病变侵入血管,大量结核分枝杆菌随血液循环到达包括肺在内的全身各脏器引起粟粒样结节病变,镜检示结核结节由类上皮细胞、淋巴细胞和朗格汉斯细胞加上中心干酪坏死性病灶组成。

（二）临床表现

1. 症状 ①起病多急骤,婴幼儿多突然高热(39~40℃),呈稽留热或弛张热,呈规则或不规则发热,常持续数周或数月,多伴有寒战、盗汗、食欲缺乏、咳嗽、面色苍白、气促和发绀等;②6个月以下婴儿粟粒性结核的特点为发病急、症状重而不典型,累及器官多,特别是伴发结核性脑膜炎者居多,病程进展快,病死率高;③少数婴幼儿主要表现为一般中毒症状。

2. 体征 肺部可闻及细湿啰音而常被误诊为肺炎,约50%以上的患儿在病初就出现脑膜炎征象。部分患儿伴有肝脾及浅表淋巴结肿大等,全身性粟粒性结核患者可见皮肤粟粒疹,眼底检查可发现脉络膜结核结节,后者分布于视网膜中心动脉分支周围。

（三）辅助检查

1. 胸部X线 在症状出现2~3周后胸片可发现两侧肺野大小一致、分布均匀的粟粒状阴影,婴幼儿由于病灶周围反应显著和易融合,点状阴影边缘模糊、大小不一而呈雪花状,进展时可形成空洞,有时可见蜂窝性肺气肿、肺大疱、自发性气胸、纵隔气肿和皮下气肿等。

2. 肺部CT 肺影显示大小、密度、分布一致的粟粒影,部分病灶有融合。

3. 血液学检查 白细胞升高或降低,中性粒细胞增多及核左移,少数有类白血病反应,血沉增快、TB-SPOT、血清抗结核分枝杆菌抗体检测阳性等,详见本节前文"小儿结核病的特点"。

（四）诊断和鉴别诊断

诊断主要根据结核接触史、临床表现、结核菌素试验阳性及胸部X线摄片,可疑者应进行细菌学检查等。应与肺炎、伤寒、脓毒症、朗格汉斯组织细胞增生症、肺含铁血黄素沉着症及特发性肺间质疾病等相鉴别。

（五）治疗

一般支持疗法见原发型肺结核。早期抗结核治疗极为重要。

1. 抗结核药物 分强化治疗阶段及维持治疗阶段,此方案可提高疗效。前一阶段选强有力的四联杀菌药物,如INH、REP、PZA及SM。开始治疗越早,杀灭细菌的效果越好,以后产生耐药菌的机会越小,此法对原发耐药病例亦有效。

2. 糖皮质激素 有严重中毒症状及呼吸困难者,在应用足量抗结核药物的同时,可用泼尼松1~2mg/(kg·d),疗程1~2个月,可减少肺纤维性变。

（六）预后

病情多急重，早诊早治可治愈，部分可遗留纤维性变。如延误诊治，可致死亡。

问题与思考

急性粟粒性肺结核的结核菌素试验结果是阳性还是阴性？

四、结核性脑膜炎

结核性脑膜炎（tuberculous meningitis）简称结脑，是小儿结核病中最严重的类型，常常是全身粟粒型结核的一部分。常在结核原发感染后 1 年以内发生，尤其在初染结核 1~6 个月最易发生。多见于 1 岁以内婴幼儿，约占 60%。

（一）发病机制

结核性脑膜炎为结核分枝杆菌血行播散的结果，是全身性粟粒性结核病的一部分。亦可由脑实质或脑膜的结核病灶溃破，结核分枝杆菌进入蛛网膜下腔中所致。偶见脊椎、颅骨或中耳与乳突等邻近器官的结核灶直接蔓延侵犯脑膜。

（二）病理和病理生理

1. **脑膜病变**　软脑膜弥漫充血、水肿、炎症渗出，并形成许多结核结节。蛛网膜下腔大量炎症渗出物积聚，因重力关系、脑底血管神经周围的毛细血管吸附作用等，使炎症渗出物在脑底聚集，渗出物中可见上皮样细胞、朗格汉斯细胞及干酪样坏死。

2. **颅神经损害**　浆液纤维蛋白渗出物波及颅神经鞘，包围挤压颅神经引起，常累及 Ⅲ、Ⅵ、Ⅶ、Ⅻ颅神经。

3. **脑部血管病变**　由于炎症的渗出和增殖可产生动脉内膜炎或全动脉炎，甚至闭塞性动脉内膜炎，引起脑组织梗死、缺血、软化而致偏瘫。

4. **脑实质病变**　炎症蔓延至脑实质或脑实质原已有结核病变。少数病例脑实质内有结核瘤。

5. **室管膜炎及脑积水**　炎症累及室管膜及脉络丛所致，并使脑脊液分泌增加，加上炎症渗出物影响蛛网膜颗粒的重吸收功能，导致交通性脑积水；炎症渗出物使脑脊液循环通路受阻，室间孔粘连狭窄，出现脑室扩张。此外，渗出物机化、粘连、堵塞导水管等均可导致梗阻性脑积水。

6. **脊髓病变**　炎症蔓延至脊膜、脊髓及脊神经根，脊膜肿胀、充血、水肿和粘连，导致根性疼痛、截瘫、感觉障碍、括约肌功能障碍（大小便失禁或潴留）、神经性营养障碍（肢体水肿、褥疮）、蛛网膜下腔完全闭塞（蛋白 - 细胞分离），影响脊髓腔的脑脊液循环。

（三）临床表现

1. **典型结核性脑膜炎**　起病多较缓慢，包括一般结核中毒症状和神经系统症状，后者包括 5 个方面：脑膜刺激症状、颅神经损害症状、脑实质受累症状、颅高压症状和脊髓障碍症状。根据具体临床表现，病程大致可分为 3 期：

（1）早期（前驱期）：约 1~2 周，主要症状为性格改变，如少言、懒动、易倦、烦躁、易怒等。可有结核中毒症状和呕吐、便秘（婴儿可为腹泻）等。年长儿可有头痛，多轻微或非持续性；婴儿则表现为蹙眉皱额，或凝视、嗜睡，或发育迟滞等。此期脑脊液已有改变。

（2）中期（脑膜刺激期）：约 1~2 周，主要是剧烈头痛、喷射性呕吐、感觉过敏、嗜睡或烦躁不安、惊厥等，出现明显脑膜刺激征、浅反射减弱或消失、腱反射亢进、肌肉震颤、皮肤红色划痕。可伴有颅神经障碍，最常见者为面神经瘫痪，其次为 Ⅲ、Ⅵ对颅神经瘫痪。部分出现脑实质损伤表现的症状及体征，如定向、运动和（或）语言障碍。幼婴则表现为前囟膨隆、颅缝裂开。结核中毒症状加重且更明显。眼底检查可见视乳头水肿、视神经炎或脉络膜粟粒状结核结节。

（3）晚期（昏迷期）：约1～3周，以上症状逐渐加重，惊厥频繁发作，意识障碍加重，由意识模糊、浅昏迷直至深昏迷。患儿极度消瘦，呈舟状腹、顽固性便秘等。常出现水、电解质代谢紊乱。最终因颅内压急剧增高导致脑疝，致使呼吸及心血管运动中枢麻痹而死亡。

2. 不典型结核性脑膜炎　表现为：①婴幼儿起病急，进展较快，有时仅以惊厥为主诉；②早期出现脑实质损害者，可表现为舞蹈症或精神障碍；③早期出现脑血管损害者，可表现为肢体瘫痪；④合并脑结核瘤者可似颅内肿瘤表现；⑤当颅外结核病变极端严重时，可将脑膜炎表现掩盖而不易识别；⑥在抗结核治疗过程中发生脑膜炎时，常表现为顿挫型。

（四）诊断

早期诊断与及时正确的治疗是改善其预后的关键，最可靠的诊断依据是脑脊液中查见结核分枝杆菌。

1. 病史　①结核接触史；②卡介苗接种史：绝大多数患儿未接种过卡介苗；③既往结核病史：尤其是1年内发现结核病又未经治疗者；④近期急性传染病史：如麻疹、百日咳等。

2. 临床表现　凡有上述病史的患儿出现性格改变、头痛、不明原因的呕吐、嗜睡或烦躁不安相交替及顽固性便秘时，应考虑本病的可能。皮肤粟粒疹、眼底检查发现有脉络膜粟粒结核可助诊。

3. 脑脊液检查　对本病的诊断极为重要。压力增高，外观无色透明或毛玻璃样，蛛网膜下阻塞时，可呈黄色，静置12～24小时后，可形成蜘蛛网状薄膜，取之涂片进行抗酸染色可阳性。白细胞数多为（50～500）×10^6/L，分类以淋巴细胞为主，但急性进展期，脑膜新病灶或结核瘤破溃时，白细胞数可>1000×10^6/L，其中1/3的病例分类以中性粒细胞为主。糖和氯化物均降低为结核性脑膜炎的典型改变。蛋白量增高，一般多为1.0～3.0g/L，椎管阻塞时可高达40～50g/L。

4. 其他检查

（1）结核分枝杆菌抗原检测：以ELISA法检测脑脊液结核分枝杆菌抗原。

（2）抗结核抗体测定：以ELISA法检测脑脊液PPD-IgM抗体和PPD-IgG抗体，其水平常高于血清中的水平。

（3）腺苷脱氨酶（adenosine deaminase，ADA）活性测定：有63%～100%的结核性脑膜炎患者脑脊液ADA增高（>9U/L），ADA在结核性脑膜炎发病1个月内明显增高，治疗3个月后明显降低，是一个简单、可靠的早期诊断方法。

（4）结核菌素试验：阳性时对诊断有帮助，但50%的患儿可呈阴性反应。

（5）脑脊液结核分枝杆菌培养：是诊断结核性脑膜炎可靠的依据。

（6）聚合酶链反应（PCR）：可在脑脊液中扩增出结核分枝杆菌特有的DNA片段，检测到脑脊液中极微量的结核分枝杆菌菌体DNA。

（7）TB-SPOT：见本节前文"小儿结核病的特点"。

5. X线、CT或MRI　若发现肺内有结核病灶，尤其是粟粒型肺结核，支持结脑诊断。脑CT或MRI可出现基底节区阴影增强，脑池密度增高、模糊、钙化、脑室扩大、脑水肿或早期局灶性梗死灶。

（五）鉴别诊断

应与化脓性脑膜炎、病毒性脑膜炎、隐球菌性脑膜炎、自身免疫性脑炎、狼疮脑病、小儿急性偏瘫及脑肿瘤进行鉴别。

（六）并发症及后遗症

最常见的并发症为脑积水、脑实质损害、脑出血及颅神经功能障碍。其中前三者是导致结核性脑膜炎死亡的常见原因。严重后遗症为脑积水、肢体瘫痪、智能低下、失明、失语、癫痫及尿崩症等。

（七）治疗

主要是抗结核治疗和降低颅高压。

1. **一般疗法** 切断与开放性肺结核患者的接触。卧床休息、通风，保证足够热量。

2. **抗结核治疗** 选用易透过血-脑脊液屏障的抗结核杀菌药物，分阶段治疗。

（1）强化治疗阶段：联合使用 INH、RFP、PZA 及 SM。疗程 3～4 个月，其中 INH 每日 15～25mg/kg，RFP 每日 10～15mg/kg（<450mg/d），PZA 每日 20～30mg/kg（<750mg/d），SM 每日 15～20mg/kg（<750mg/d）。开始治疗的 1～2 周，将 INH 全日量的一半加入 10% 葡萄糖中静脉滴注，余量口服，待病情好转后改为全日量口服。

（2）巩固治疗阶段：继续应用 INH、RFP 或 EMB。RFP 或 EMB 9～12 个月。抗结核药物总疗程不少于 1 年，或待脑脊液恢复正常后继续治疗 6 个月。早期患儿采用 9 个月短程治疗方案（3HRZS/6HR）有效。

3. **降低颅高压**

（1）脱水剂：常用 20% 甘露醇，每次 0.5～1.0g/kg，于 30 分钟内快速静脉注入，4～6 小时 1 次，脑疝时可加大剂量至每次 2g/kg，2～3 日或病情好转后逐渐减量，7～10 日后停用。

（2）利尿剂：乙酰唑胺（diamox）是碳酸酐酶抑制剂，可减少脑脊液产生从而降低颅内压，于停用甘露醇前 1～2 天加用，每日 20～40mg/kg（0.75g/d）口服，根据颅内压情况，可服用 1～3 个月或更长时间，每日服或间歇服（服 4 日，停 3 日）。

（3）侧脑室穿刺引流：适用于急性脑积水而其他降颅压措施无效或疑有脑疝形成时。引流量根据脑积水严重程度而定，一般每日 50～200ml，持续引流时间为 1～3 周。有室管膜炎时可予侧脑室内注药。特别注意防止继发感染。

（4）腰椎穿刺减压及鞘内注药：适应证为：①颅内压较高，但不急需做侧脑室引流或没有做侧脑室引流的条件者；②脑膜炎症控制不好以致颅内压难于控制者；③脑脊液蛋白量 >3.0g/L。方法为：根据颅内压情况，适当放出一定量脑脊液以减轻颅内压，3 岁以上每次注入 INH 20～50mg 及地塞米松 2mg，3 岁以下剂量减半，开始为每日 1 次，1 周后酌情改为隔日 1 次，1 周 2 次及 1 周 1 次。2～4 周为 1 疗程。

（5）分流手术：当有梗阻性脑积水时，经上述各种方法治疗无效者，而脑脊液检查已恢复正常时，可考虑做侧脑室小脑延髓池分流术。

4. **糖皮质激素** 在抗结核治疗的同时给予，早期使用效果好。它能抑制炎症渗出，从而降低颅内压，可减轻中毒症状及脑膜刺激症状，有利于脑脊液循环，减少粘连，从而减轻或防止脑积水的发生。用泼尼松，每日 1～2mg/kg（<45mg/d），1 个月后逐渐减量，疗程 8～12 周。病重者可静脉使用地塞米松。

5. **对症治疗**

（1）惊厥的处理：可用地西泮等。详见第十三章第三节。

（2）水、电解质紊乱的处理：①稀释性低钠血症：由于下丘脑视上核和室旁核受结核炎症渗出物的刺激，使垂体分泌抗利尿激素增多，导致远端肾小管重吸收水增加，造成稀释性低钠血症。如水潴留过多，可导致水中毒，出现尿少、头痛、频繁呕吐、反复惊厥甚至昏迷。可用 3% 氯化钠液静脉滴注，每次 6～12ml/kg，可提高血钠 5～10mmol/L，同时控制入水量。②脑性失盐综合征：因炎症损害间脑或中脑，导致调节醛固酮的中枢失灵，使醛固酮分泌减少；或因促尿钠排泄激素过多，大量钠离子由肾排出，同时带出大量水分，造成脑性失盐综合征。可用 2:1 等张含钠液补充部分失去的体液后，并酌情补以 3% 氯化钠液以提高血钠浓度。③低钾血症：宜用含 0.2% 氯化钾的等张溶液静脉滴注，或口服补钾。

6. **治愈标准** 凡临床症状消失，脑脊液正常，疗程结束后 2 年无复发者，可认为治愈。

（八）预后

预后差的因素：①治疗晚；②年龄小；③中、晚期的脑实质损伤的程度重者；④原发耐药菌株感染；⑤治疗剂量不足或方案及疗程不当时可使病程迁延，出现并发症。

男孩，4岁，因"反复低热、咳嗽和盗汗15天，头痛呕吐2天，惊厥1天"就诊。查体：T 37.5℃，咽部充血，右颈部可触及蚕豆大小淋巴结，无明显压痛。心、肺无异常，肝肋下1.5cm。神经系统体检：颈抵抗(+)，克氏征(+)，布氏征(+)，巴氏征(+)。PPD试验(+++)，胸片：右肺门有直径3cm的圆形致密阴影。

思考：

1. 入院后需完善哪些相关检查？

2. 入院诊断及诊断依据是什么？

3. 治疗措施有哪些？

（李晓华）

学习小结

感染性疾病的共同特点是具有传染性，临床大多都表现为发热、皮疹。发热与皮疹出现之间的时间关系、皮疹的形态、皮疹的出现及演变和消退过程对不同病原所引起的疾病的诊断和鉴别诊断具有重要意义。麻疹的皮疹在发热3~4天出现，出疹时体温更高，皮疹的形态为斑丘疹，疹间皮肤正常。水痘的特征是不同时期的皮疹同时存在，包括斑丘疹、疱疹、痂疹，且皮疹呈向心性分布。传染性单核细胞增多症的皮疹形态多样，常伴咽痛、肝脾及浅表淋巴结肿大，外周血异型淋巴细胞比例＞10%。流行性腮腺炎时腮腺肿大以耳垂为中心，腮腺管口红肿但无脓性分泌物。手足口病时疱疹周围可有炎性红晕，疱内液体较少，皮疹位于手、足、口、臀位，具有不痛、不痒、不结痂、不结疤的特征。猩红热临床特征为发热、咽峡炎、全身弥漫性鲜红色皮疹和疹退后明显的脱屑，少数病人在病后2~3周可发生风湿热、急性肾小球肾炎等变态反应损害，治疗要及时。传染性单核细胞增多症由EB病毒感染所致，以发热、咽峡炎、淋巴结及肝脾大、外周血中淋巴细胞增多并出现异型淋巴细胞等为其特征，预后大多良好。小儿结核病的诊断主要依据病史和临床表现、结核菌素试验结果、X线检查等。结核菌素试验结果及临床意义的判定对小儿结核病的诊断具有重要意义。原发性肺结核为儿童肺结核的主要类型，它包括原发综合征、支气管淋巴结结核两个类型。结核性脑膜炎是儿童结核病中最严重类型，好发于3岁以内的儿童，早期诊断、合理治疗是改善预后的关键。

复习参考题

1. 典型麻疹的分期及各期临床特点是什么？

2. 典型水痘的皮疹特点是什么？

3. 流行性腮腺炎常见的并发症是什么？

4. 如何早期识别重症手足口病？

5. 猩红热与其他出疹性疾病如何鉴别？

6. 结核菌素试验阳性的意义是什么？

7. 传染性单核细胞增多症如何诊断？

8. 什么是原发综合征？

9. 结核性脑膜炎脑脊液的特点是什么？

第十八章　儿科常见急危重症

18

第一节　小儿心肺复苏

心肺复苏(cardiopulmonary resuscitation，CPR)是指在心跳呼吸骤停的情况下所采取的一系列急救措施，其目的是使心脏、肺脏恢复正常功能，使生命得以维持。

【儿童心跳呼吸骤停的病因】

引起儿童心跳呼吸骤停的原因较多。常见有：新生儿窒息、婴儿猝死综合征、喉痉挛、喉梗阻、气管异物、胃食管反流、严重肺炎及呼吸衰竭等缺氧性因素；药物过敏、严重心律失常、中毒、代谢性疾病、心肌炎、心肌病、心力衰竭等心血管疾病因素；心血管介入治疗操作及各种意外损伤等。此外，下列高危因素应注意心跳呼吸骤停的发生：

1. 循环状态不稳定　如大量失血、难治性心衰、低血压和反复发作的心律失常。

2. 急性进展的肺部疾病　如严重的哮喘、喉炎、重症肺炎、肺透明膜病等。

3. 外科手术术后早期全身麻醉未醒。

4. 建立人工气道的患儿气管插管发生堵塞或脱落。

5. 神经系统疾病病情急剧恶化致中枢性呼吸功能障碍以及外周性神经和肌肉疾病所致呼吸功能障碍。

6. 某些临床诊疗操作对于有高危因素的患儿可能触发呼吸暂停。常见的情况包括：

(1)气道吸引：能引起低氧、肺泡萎陷及反射性心动过缓。

(2)不适当的胸部物理治疗(如拍背、翻身、吸痰等)：可使更多的分泌物溢出，阻塞气道，也可使患儿产生疲劳。

(3)人工通气：降低吸入氧浓度、撤离无创或有创机械通气、拔除气管插管等可致呼吸功能不足。

(4)镇静剂的应用：如应用麻醉剂、镇静剂和止咳药等所致的呼吸抑制。

(5)其他：如腰穿时使呼吸屏住，可发生心搏骤停；鼻胃管的放置、气管插管操作等可引起迷走神经的兴奋性增加。

完成以上临床诊疗操作时应特别注意循环的失代偿表现，包括外周循环不良、心动过缓、呼吸形式的改变或呼吸暂停、发绀、对刺激的反应性下降等，如发现任何一条即应立即停止相关操作，并立即进行生命支持处理。

【诊断】

患儿心跳呼吸骤停临床表现为突然昏迷，意识丧失，部分有一过性抽搐，呼吸停止，面色灰暗或发绀，瞳孔散大和对光反射消失。大动脉(颈、股动脉)搏动消失，听诊心音消失。如果患儿在医院心电检查或心电监护可见等电位线、电机械分离或心室颤动等。

心跳呼吸骤停的诊断需争分夺秒。患儿突然昏迷、意识丧失，无呼吸或仅为喘息样呼吸，10秒钟未能触及大血管搏动即可诊断，而不必反复触摸脉搏或听心音、呼吸，以免延误抢救时机。

【心肺复苏】

(一)心肺复苏流程

小儿心肺复苏的流程如下：检查反应、启动应急反应系统、检查呼吸和脉搏、心肺复苏。

心肺复苏(CPR)包括：基本生命支持(basic life support，BLS)、高级生命支持(advanced life support，ALS)和复苏后进一步处理。

1. **基本生命支持**(basic life support，BLS)　儿童基本生命支持包括一系列支持或恢复心跳呼吸的有效通气或循环功能的技能。现复苏指南强调从心脏按压而不是人工通气开始，强调高质量的心肺复苏。复苏步骤为：C：建立人工循环(circulation)-A：保持气道通畅(airway)-B：建立呼吸(breathing)，以保证心、脑等重要脏器的血液灌流及氧供应。新生儿窒息多由缺氧引起，因此新生儿复苏按A-B-C顺序进行。

2. **高级生命支持**(advanced life support,ALS) 为心肺复苏的第二阶段,由有经验的医护人员参与此时的抢救工作,并且常有明确的分工,协调处理呼吸、循环支持和辅助药物应用、输液、病情评估、监护、调整治疗方案及必要的病情记录。

3. **复苏后进一步处理** 指为使复苏后的患儿进一步稳定所进行的处理及监护,包括转运到监护病房及后续的生命支持和监护。

(二)心跳呼吸骤停复苏操作步骤

对于心跳呼吸骤停,现场抢救(first aid)十分必要,应争分夺秒地进行。操作者应首先检查患者有无反应,紧急呼救,同时检查有无呼吸和脉搏(图18-1)。

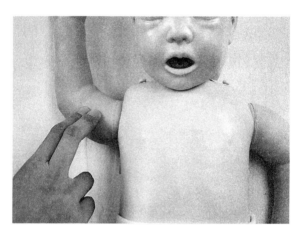

图18-1 触摸肱动脉

如果心跳呼吸停止,应立即开始BLS。具体操作如下:

1. **恢复心跳和循环**(circulation,C) 对于心搏骤停或新生儿心率<60次/分,婴儿或儿童脉搏<60次/分伴循环灌注不良者,首先进行30次不间断胸外心脏按压。心脏按压应与人工呼吸配合进行,1名施救者按压与通气的比例为30:2,2名以上施救者按压与通气比为15:2,新生儿为3:1。对新生儿或小婴儿按压时可用一手托住患儿背部,将另一手两手指置于乳头线下一指处进行按压或两手掌及四手指托住两侧背部,双手大拇指按压。对于1~8岁的儿童,可用一只手固定患儿头部,以便通气;另一手的手掌根部置于胸骨下段,手掌根的长轴与胸骨的长轴一致。对于年长儿(>8岁),应将患儿置于硬板上,将一手掌根部交叉放在另一手背上,垂直按压胸骨下半部。每次按压与放松比例为1:1,按压深度至少为胸廓前后径的1/3,儿童约5cm,婴儿约4cm。频率为100~120次/分,要保证胸廓的弹回,同时避免在按压间隙依靠在患者胸上,并尽可能减少胸外按压中断的次数(图18-2)。

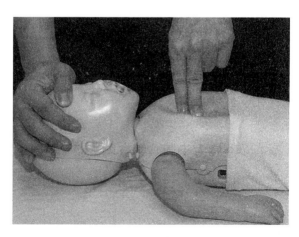

图18-2 人工心脏按压

2. 清理并开放呼吸道(airway,A) 建立并维持气道的开放和保持足够的通气是基本生命支持最重要的内容。首先患儿应取平卧位,去除气道内的分泌物、异物或呕吐物,有条件时予以口、鼻等上气道吸引。采用仰头提颌法开放气道,将患儿头向后仰,抬高下颌,一只手置于患儿的前额,将头向背部倾斜处于正中位,颈部稍微伸展。用另一只手的几个手指放在下颌骨的颏下,提起下颌骨向外上方,注意不要让嘴闭上或推颏下的软组织,以免阻塞气道。当颈椎完全不能运动时,通过推下颌来开通气道,也可放置口咽导管,使口咽部处于开放状态(图18-3)。

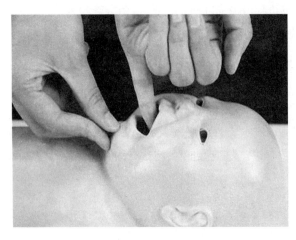

图18-3 清理口腔及咽喉部分泌物

3. 人工呼吸(breathing,B) 当呼吸道通畅后仍无自主呼吸时应采用人工辅助通气,维持气体交换。医院外可采用口对口人工呼吸,有条件的情况下可采用气囊-面罩呼吸器进行人工呼吸。

(1)口对口人工呼吸:此法适合于现场急救。操作者先深吸一口气,如患儿是1岁以下婴儿,将嘴覆盖婴儿的鼻和嘴;如果是较大的婴儿或儿童,用口对口封住,拇指和示指紧捏住患儿的鼻子,保持其头后倾;将气吹入,同时可见患儿的胸廓抬起。停止吹气后,放开鼻孔,使患儿自然呼气,排出肺内气体。重复上述操作,在置入高级气道之前,儿童胸外按压与人呼吸比例为单人操作时为30:2,双人操作时15:2。对于新生儿,如果为窒息性骤停,胸外按压与人工呼吸比例为3:1,如果为心脏疾病引起的骤停,按压与通气比例为15:2。口对口呼吸即使操作正确,吸入氧浓度也较低(<18%),操作时间过长,术者极易疲劳,故应尽快获取其他辅助呼吸的方法替代(图18-4)。

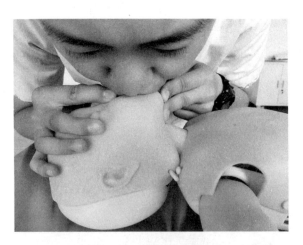

图18-4 口对口人工呼吸

(2)复苏囊的应用:在多数儿科急诊中,婴幼儿可用气囊面罩进行有效的通气。常用的气囊通气装置为自膨胀气囊,递送的氧浓度为30%~40%。气囊尾部可配贮氧装置,保证输送高浓度的氧气。带有贮氧装置的气囊可以提供 60%～95% 浓度氧气。气囊常配有压力限制活瓣装置,压力水平在 35～40cmH₂O。将连接于复苏气囊的面罩覆盖于患儿的口鼻。正确的面罩大小应该能保证将空气密闭在面部,从鼻梁到下颌间隙盖住口鼻,但露出眼睛。用一只手将面罩固定在脸上并将头或下颌向上翘起。对婴幼儿,术者 4、5 指钩住下颌角向上抬,第 3 指根部抵住下颌,保证面罩与面部紧密接触。在面罩吸氧时,一定程度的头部伸展能保证气道通畅。婴儿和幼儿最好保持在中间的吸气位置,而不要过度伸展头部,以免产生气道压迫梗阻。

(3)气管内插管人工呼吸法:当需要持久通气或面罩吸氧不能提供足够通气时,就需要用气管内插管代替面罩吸氧。小于 8 岁的患儿用不带囊气管内插管,大于 8 岁的患儿用带囊插管。插管内径的大小可用公式进行估算:内径(mm)=(16＋患儿年龄)/4,带囊插管减 0.5。插管后可继续进行气囊加压通气或连接人工呼吸机进行机械通气。建立高级气道后,通气频率为 10 次 / 分(每 6 秒 1 次呼吸),与胸外按压不同步,需见到明显的胸廓起伏。

4. **除颤** 尽早连接并使用除颤仪,尽可能缩短电击前后胸外按压的中断,每次电击后立即从按压开始心肺复苏。单向波形或双向波形除颤首次剂量均从 2J/kg 开始。对于难以纠正的室颤,第二次或后续除颤应提升,至少达 4J/kg。不超过 10J/kg 或成人剂量一般是安全的,尤其是双向波形。

5. **进一步处理** 大多数患儿,尤其是新生儿在呼吸道通畅,呼吸建立后心跳可恢复。如胸外心脏按压仍无效,可试用药物。在心搏骤停时,最好静脉内给药,但有些患儿很难建立静脉通路,危急时可选骨髓腔内注射作暂时替代,骨髓腔内注射与静脉内注射效果相同,药物能很好地被吸收。穿刺部位一般选择胫骨前正中、胫骨粗隆下 1～3cm 较平坦处。也有些药物可在气管内给入,如阿托品、肾上腺素、利多卡因等。儿童气管内用药最佳剂量尚不肯定,气管内用药剂量应比静脉内用量大,才能达到同样的疗效。常用药物有:

(1)肾上腺素:患儿最常见的心律失常是心脏停搏和心动过缓,肾上腺素有正性肌力和正性频率作用。剂量:0.01mg/kg(1：10 000 溶液 0.1ml/kg),静脉或骨髓腔内给药,或气管内给药 0.1mg/kg。间隔 5 分钟可重复 1 次。

(2)碳酸氢钠:患儿中,心脏骤停的主要病因是呼吸衰竭,快速有效的通气对于控制心跳呼吸骤停引起的酸中毒和低氧血症很必要。碳酸氢钠应用可促进 CO_2 生成,而 CO_2 比 HCO_3 更易通过细胞膜,可以引起短暂的细胞内酸中毒,从而导致心肌功能不全。鉴于这些潜在毒性,轻、中度酸中毒、特别是有通气不足存在时不宜使用碳酸氢钠。其应用指征是:pH＜7.2,严重肺动脉高压、高钾血症、三环类抗抑郁药过量及长时间心脏停搏。剂量为 5% 碳酸氢钠 5ml/kg 稀释成等张液快速静脉输注。

(3)阿托品:用于低灌注和低血压性心动过缓、预防气管插管引起的迷走神经性心动过缓、房室传导阻滞所引起的少见的症状性心动过缓。剂量:0.02mg/kg,静脉、气管内或骨髓腔给药,间隔 5 分钟可重复使用。最大剂量儿童不能超过 1mg,青少年不超过 2mg。

(4)葡萄糖:在婴幼儿心脏复苏时,应快速进行床边的血糖检测,有低血糖时应立即给葡萄糖。剂量:0.5～1g/kg,以 25% 葡萄糖液静脉注射。

(5)钙剂:不主张使用钙剂。钙剂仅在确诊低血钙、高钾血症、高镁血症、钙通道阻滞剂过量时使用。剂量:葡萄糖酸钙 100～200mg/kg(10% 葡萄糖酸钙 1～2ml/kg);氯化钙 20～50mg/kg(10% 氯化钙 0.2～0.5ml/kg)。

(6)利多卡因:当存在室颤时可用利多卡因。剂量:负荷量为 1mg/kg,负荷量后调整为维持量,剂量为 20～50μg/(kg•min)。

6. **复苏后处理**

(1)避免高氧损伤:由于高氧暴露有害的证据日益增多,在使用适当装置的情况下,恢复自主循环后,将 FiO_2 调整到需要的最低浓度(保持 PaO_2＝80～100mmHg,氧合血红蛋白饱和度在 95%～100% 之间),以降低风险,避免组织内氧过多同时确保输送足够的氧。研究显示,如果血氧含量过多(即 PaO_2 值过高),则在心脏骤停复苏后进行缺血再灌注时,可能会加重这之后观察到的氧化损伤。由于氧合血红蛋白饱和度为100%,可能对应 PaO_2 大约为 80~500mmHg 之间的任意值,所以在保证饱和度保持为≥94% 的前提下,饱和度为100%时通常可以撤离给氧。

(2)低温治疗:虽然尚没有前瞻性随机儿童低温治疗试验的已发表结果,但根据成人证据对于发生有目击者的院外心室颤动心脏骤停、并且在进行复苏后仍然昏迷的青少年可能有益,也可以考虑为在进行心脏骤停复苏后仍然昏迷的婴儿和儿童进行低温治疗(控制体温在 32~34℃)。对复苏后患儿出现的低血压、心律失常、颅内高压等应分别给以预防及处理。

相关链接

小儿危重症异物吸入的急救

第二节　急性呼吸衰竭

急性呼吸衰竭(acute respiratory failure, ARF)是儿科危重症常见问题。有调查显示,以往儿童急性呼吸衰竭病死率达 40%~75%,占住院儿童死亡率的 33%。近年来,由于对急性呼吸衰竭的认识不断进步和治疗手段的改进,使得儿童急性呼吸衰竭病死率有显著下降。因此正确认识儿童急性呼吸衰竭的病理生理和诊疗意义重大。

急性呼吸衰竭是由于呼吸系统原发或继发病变引起通气或换气功能严重障碍,使机体在正常大气压下不能维持足够的气体交换,导致严重的缺氧和(或)二氧化碳潴留而产生一系列生理功能紊乱的临床综合征。ARF 的血气诊断标准为:动脉血氧分压(PaO_2)小于 8.0kPa(60mmHg)和(或)动脉血二氧化碳分压($PaCO_2$)大于 6.5kPa(50mmHg)。

【急性呼吸衰竭的分型】

依据血气结果将急性呼吸衰竭分为两型。

1. Ⅰ型呼吸衰竭　即低氧血症型呼吸衰竭。$PaO_2<60mmHg$,$PaCO_2$ 正常或降低,多因肺实质病变引起,主要为换气功能不足。

2. Ⅱ型呼吸衰竭　即高碳酸低氧血症型呼吸衰竭。$PaCO_2>50mmHg$,同时有不同程度低氧血症 $PaO_2<60mmHg$。多因呼吸泵功能异常及气道梗阻所致,主要为肺泡通气功能不足。在小儿,许多急性呼吸衰竭常是两种类型混合存在。

【病因】

急性呼吸衰竭的病因主要为三大类:即呼吸道梗阻、肺实质病变及呼吸泵异常。

(一)呼吸道梗阻

各种原因引起呼吸道的部分或全部堵塞。

(二)肺实质病变

1. 一般性肺实质疾患　包括各种肺部感染(肺炎、毛细支气管炎)、间质性肺疾病及肺水肿。

2. 新生儿呼吸窘迫综合征(RDS)　见于早产儿,由于肺表面活性物质缺乏,引起广泛肺不张。

3. **急性呼吸窘迫综合征（ARDS）** 常在严重感染、外伤、大手术或其他严重疾病时出现，以严重肺损伤为特征。其病理特点为肺间质水肿、肺不张和肺微血管栓塞。

（三）呼吸泵异常

主要包括从呼吸中枢、脊髓到呼吸肌和胸廓各部位的病变，其共同特点为通气不足，常见原因如脑炎、脊髓灰质炎、吉兰-巴雷综合征、漏斗胸等。

【发病机制】

缺氧与二氧化碳潴留，是呼吸衰竭最基本的病理生理改变。基本机制是肺通气功能障碍和（或）换气功能障碍。

（一）通气功能障碍

肺泡与外界新鲜空气气体交换有障碍。从呼吸中枢至呼吸效应器官的任何部位发生病变，均可通过以下机制造成缺氧及二氧化碳潴留。

1. **呼吸动力减弱** 药物、脑炎和脑水肿等使呼吸中枢受抑制。呼吸中枢包括随意呼吸动作的大脑皮层、脑干（间脑、脑桥、延髓）和脊髓。呼吸节律起源于延髓（吸气和呼气中枢）；脑桥（上部调整中枢及下部长吸中枢）使呼吸节律更完善；脊髓是脑和呼吸肌间联络的通路。上述任一部位病变都可减弱呼吸动力，发生通气功能障碍。

2. **生理无效腔气量增加** 肺泡通气量＝潮气量－生理无效腔气量。在潮气量不变的情况下，生理无效腔气量增加，必然引起肺泡通气量下降。生理无效腔（包括解剖无效腔和肺泡无效腔）与潮气量的比值十分重要，成人约 0.3，新生儿尤其是早产儿近 0.4～0.5。因此，后者容易发生急性呼吸衰竭。此外，在肺炎及肺水肿时呼吸浅快，可使生理无效腔加大，肺泡通气量减小，呼吸效率降低。

3. **胸廓和肺扩张受限** 见于呼吸肌麻痹（感染性多发性神经根炎最常见）、肺炎、胸腔积液、肥胖、硬肿症，广义地说这也属于呼吸动力问题，由于肺泡不能正常膨胀，潮气量下降致使通气量降低。

4. **气道阻力增加** 肺炎、毛细支气管炎、哮喘时，气道痉挛、狭窄或阻塞，通气量减少。肺泡通气不足导致的后果有以下 3 个特点：$PaCO_2$ 升高；PaO_2 下降，但不会太低；此种低氧血症容易被吸氧纠正。

（二）换气功能障碍

指肺泡内气体与流经肺泡血液内气体的交换发生障碍，此时主要导致 PaO_2 降低。

1. **通气/血流比率（V/Q）失衡** 这是低氧血症最常见的原因。正常 V/Q 平均为 0.8，V/Q 值增加呈无效腔样通气，即肺泡有通气但血流不足，见于局部血流灌注减少时。可用无效腔量（VD）与潮气量（VT）比值（VD/VT）表示，正常为 0.3。肺栓塞、急性肺损伤、ARDS 时，VD/VT 显增加，ARDS 可增至 0.75。V/Q 下降即病理性肺内动静脉分流，指血流经过无通气或通气不良的肺泡，为严重低氧血症的原因，主要表现为 PaO_2 显著降低，增加吸氧浓度不能提高动脉血氧分压。多见于局部通气异常，如肺炎、肺不张、肺水肿等。用分流分数来表示，正常仅 5%，大于 15% 将会严重影响氧合作用。

2. **弥散障碍** 指氧通过肺泡毛细血管膜进行弥散时存在异常。凡弥散面积减少（如肺炎、肺不张）或弥散膜增厚（如肺水肿、肺纤维化）均导致弥散障碍。由于二氧化碳的弥散能力比氧约大 20 倍，因此弥散障碍主要指氧而言，其特点是导致 PaO_2 下降，但无二氧化碳潴留。

通常换气障碍用肺泡动静脉氧分压差来判断，较 PaO_2 更敏感，它能较早反映摄取氧的情况。肺泡动静脉氧分压差 $[(A\text{-}a)DO_2]$ 正常值为 0.67～2.0kPa（5～15mmHg），此差值主要因正常解剖中存在一些短路及肺内各部位 V/Q 值不一致所致。$(A\text{-}a)DO_2$ 升高提示换气障碍，有人提出 >6.7kPa（50mmHg）为急性呼吸衰竭的诊断标准之一。但需注意心排血量减少及吸氧时此值也可增大。

换气功能不足导致的后果有以下 3 个特点：PaO_2 必然下降；$PaCO_2$ 一般不增高；增加吸氧不能提高 PaO_2。

总之，急性呼吸衰竭使 PaO_2 下降最常见的原因是 V/Q 失衡，最严重的原因为肺内动静脉分流增加。而引起 $PaCO_2$ 增高最根本的原因为肺泡通气不足。小儿患呼吸系统疾患时，可有不同原因所致的换气障碍。ARDS 肺内分流增加较著,V/Q 失调,则是一般肺病变时较普遍存在的情况,几种低氧血症的鉴别见表 18-1。

表 18-1　ARF 时低氧血症不同机制的鉴别

机制	PaO_2	$PaCO_2$	$(A-a)DO_2$	吸高浓度氧
通气不足	↓	↑	不变	PaO_2 改善,$PaCO_2$ 仍↑
V/Q 比值失调	↓↓	不变或稍↑	↑↑	PaO_2 及 $(A-a)DO_2$ 改善
弥散障碍	↓↓	不变	↑	PaO_2 及 $(A-a)DO_2$ 改善
肺内动静脉分流	↓↓↓	正常或稍↓	↑↑↑	PaO_2 及 $(A-a)DO_2$ 无改善

【临床表现】

除原发病临床表现症状外,主要是缺氧和二氧化碳潴留引起的多脏器功能紊乱。

1. 原发病的临床表现　吸气性喉鸣为上气道梗阻的征象,常见于喉气管支气管炎、喉软化、会厌炎、异物吸入及先天气道异常。呼气延长伴喘鸣是下气道梗阻的征象,最常见于病毒性毛细支气管炎及支气管哮喘。

2. 呼吸系统的临床表现

(1)周围性急性呼吸衰竭:主要表现呼吸困难。呼吸增快是婴儿呼吸衰竭最早的表现。用力呼吸的征象是胸壁凹陷及鼻翼扇动。早期呼吸多浅快,但节律齐,之后出现呼吸无力及缓慢。凡呼吸减至 8～10 次/分提示病情极其严重。一旦减至 5～6 次/分,则数分钟内呼吸即可停止。呼气性呻吟是婴儿及儿童呼吸衰竭的另一临床征象。其机制是在呼气初会厌过早关闭,伴呼吸肌的积极收缩以增加气道压从而维持或增加功能残气量。周围性呼吸衰竭严重时往往伴有中枢性呼吸衰竭。

(2)中枢性急性呼吸衰竭:主要表现为呼吸节律不齐。早期多为潮式呼吸,晚期出现抽吸样呼吸、叹息、呼吸暂停及下颌运动等。

3. 低氧血症的临床表现

(1)发绀:一般血氧饱和度 <80% 出现发绀。贫血虽缺氧严重,但发绀可不明显。休克时由于末梢循环不良,氧饱和度即使高于 80% 也可有发绀。

(2)神经系统:烦躁、意识模糊,甚至昏迷、惊厥。

(3)循环系统:心率增快,后可减慢,心音低钝、轻度低氧血症、心排血量增加,严重时减少,血压先增高后降低,严重缺氧可致心律失常。

(4)消化系统:可有消化道出血、肝功能受损。

(5)肾:尿少或无尿,尿中出现蛋白、白细胞及管型,因严重缺氧引起肾小管坏死,可出现肾衰竭。

4. 高碳酸血症的临床表现

(1)早期:可有头痛、烦躁、摇头、多汗、肌震颤。

(2)神经精神异常:淡漠、嗜睡、谵语,严重者可有昏迷、抽搐,视乳头水肿乃至脑疝。

(3)循环系统表现:心率快,心排血量增加,血压上升。严重时心率减慢,血压下降,心律不齐。

(4)毛细血管扩张症状:四肢湿,皮肤潮红,唇红,眼结膜充血及水肿。

5. 水与电解质紊乱　血钾多偏高,因缺氧影响泵功能,钾离子向细胞外转移。高碳酸血症使细胞内外离子交换增多也可致高钾血症。但饥饿、入量少、使用脱水剂与利尿剂,又常引起低血钾、低血钠。酸中毒时肾排酸增多;同时二氧化碳潴留时,碳酸氢根离子代偿保留,因而血氯相应减少。

【诊断】

熟悉小儿急性呼吸衰竭常见病因,掌握临床表现及血气变化的意义,不难对急性呼吸衰竭作出诊断,并明确其类型和严重程度。

血气诊断标准：Ⅰ型呼吸衰竭 $PaO_2 < 60mmHg$，$PaCO_2$ 正常或降低。Ⅱ型呼吸衰竭 $PaO_2 < 60mmHg$，$PaCO_2 > 50mmHg$。

发生呼吸衰竭前有一段代偿期，患儿通过增加呼吸频率或呼吸深度来维持足够的气体交换。代偿期会出现气促、呼吸困难、鼻煽、三凹征和心动过速等临床体征。应掌握对患儿的呼吸功能快速评估技术（包括呼吸频率、呼吸做功、通气量和皮肤黏膜颜色的评估），尽早识别呼吸衰竭并尽早给予氧疗等初始治疗以降低患儿病死率。

患儿呼吸停止的高危表现：呼吸由快变慢、呼吸节律变不规则，有呼吸暂停、呼吸音减弱、青紫加重、意识淡漠及对疼痛反应减弱。

【并发症】

包括呼吸衰竭时对机体各系统正常功能的影响以及各种治疗措施（主要是呼吸机治疗）带来的危害。

1. **感染** 感染为急性呼吸衰竭最常见的并发症。原因为继发性免疫功能低下、肺清除功能受损、导管的放置（气管插管、导尿管、静脉管、四腔气囊导管等）、呼吸治疗（如雾化吸入、气管插管）及其他器械污染等。病原菌以革兰氏阴性杆菌为主，铜绿假单胞菌与大肠杆菌最常见。预防措施主要为规范严格的气道护理技术，加强消毒隔离及严格执行无菌操作。

2. **循环系统心律失常** 常见，应注意预防，如纠正低氧血症，低钾及预防 pH 值大幅波动。急性呼吸衰竭合并心衰虽以右心衰竭为常见，但也应注意左心衰竭（有时可为主要表现）。

3. **胃肠道出血** 见于并发胃炎或溃疡时，原因为应激反应，胃扩张、胃酸度过高及应用激素。应密切注意红细胞比容，血红蛋白变化及有无大便潜血出现，可用抗酸剂及 H_2 受体拮抗剂预防。

4. **肾衰竭和酸碱平衡紊乱。**

5. **弥散性血管内凝血** 急性呼吸窘迫综合征及重症腺病毒肺炎小儿容易发生，应密切注意红细胞形态和血小板计数，并适时测定纤维蛋白原、凝血酶原时间及其他凝血参数。

6. **深静脉血栓形成及肺栓塞** 可因长期卧床及脱水诱发，有主张用小剂量肝素预防者，但需注意有增加胃肠出血的危险。

7. **气管插管及机械通气的并发症** 气管插管及切开的常见并发症有痰块堵塞、气管导管脱落。气管插管拔除后的最常见并发症是喉水肿致呼吸道阻塞，个别可造成永久性的喉损伤。长期气管切开可造成局部溃疡、坏死，严重者引起气管狭窄，因此儿科患者一般不主张气管切开。机械通气的并发症主要为容积损伤导致气漏综合征的发生，如间质性肺气肿、张力性气胸、纵隔气肿、心包积气、动脉或静脉空气栓塞。除空气栓塞外，以张力性气胸最为严重。压力损伤以新生儿和小婴儿居多。

【治疗】

关键在于呼吸支持，以改善呼吸功能，维持血气接近正常，争取时间渡过危机以利治疗原发病。基本原则是改善肺部氧合及促进二氧化碳排出。早期及轻症用一般内科疗法即可，晚期或危重病例，则需气管插管或气管切开，进行机械通气。

（一）一般内科治疗

为便于记忆，可用英文名词简写 A、B、C、D、E、F 表示处理要点。

1. A（airway） 气道管理和通畅气道。

（1）湿化、雾化及排痰。应用加温湿化器湿化雾化，及时清除气道分泌物。

（2）解除支气管痉挛和水肿。对气道高反应性和有气道梗阻性疾病的患儿，在雾化液中加入沙丁胺醇、异丙托溴铵和布地奈德等雾化吸入。

2. B（breathing，brain） 保障呼吸和大脑功能。

（1）给氧：以温湿化给氧为宜，根据患儿年龄低氧程度选择不同给氧方式如鼻导管、面罩、头罩、持续气道正压给氧等。主张低流量持续给氧。吸纯氧不超过 6 小时，以防氧中毒。

（2）改善通气：通畅气道，必要时机械通气。

（3）呼吸兴奋剂：必须慎用，神经肌肉病所致的急性呼吸衰竭无效，仅用呼吸兴奋剂而不改善气道阻塞，将增加呼吸肌无效功，使之疲劳反而加重急性呼吸衰竭。

（4）降颅压、控制脑水肿阻断恶性循环。使用渗透性利尿剂的原则为"既脱又补"、"边脱边补"。

3. C（cardiac, circulation） 维持心血管功能。

（1）强心剂，多用快速制剂，如毛花苷丙。

（2）利尿剂，对右心衰竭及肺水肿有帮助。

（3）血管活性药。

4. D（drug） 其他药物治疗。

针对病因对症用药。急性呼吸衰竭所致酸中毒积极改善通气可纠正，pH值小于7.25的代谢性酸中毒或混合性酸中毒加用碱性药物。

5. E（etiology） 病因治疗。

选用适当抗生素、抗病毒药。

6. F（fluid） 液体治疗。

液量一般60～80ml/（kg·d），脑水肿时30～60ml/（kg·d）。注意保持水电解质平衡。

（二）气管插管及切开指征

难以解除的上气道梗阻；需清除大量下呼吸道分泌物；吞咽麻痹、呼吸肌麻痹或昏迷；开放气道机械通气。

（三）机械通气

呼吸机的作用是改善通气功能和换气功能，减少呼吸肌做功，也有利于保持呼吸道通畅。呼吸机的使用大大降低了呼吸衰竭患儿的病死率。

机械通气的相对禁忌证为张力性气胸、肺大疱。

机械通气的适应证：呼吸频率下降仅及正常的1/2以下时；呼吸极微弱，双肺呼吸音弱；频繁呼吸暂停或呼吸骤停；虽使用高浓度氧亦不能使发绀缓解；病情急剧恶化经上述治疗无效；FiO_2 0.6时，血气 $PaO_2 <$ 60mmHg或 $PaCO_2 > 60mmHg$。

1. **无创机械通气** ①持续气道正压；②双水平气道内正压通气。

2. **常规呼吸机的通气** ①控制通气；②辅助通气；③间歇正压通气；④呼气末正压；⑤间歇指令通气；⑥同步间歇指令通气。

3. **非常规呼吸机通气** 高频通气（high-frequency ventilation）；体外膜氧合（extracorporeal membrane oxygenation, ECMO），又称膜肺；液体通气（liquid ventilation）。

4. **非常规呼吸支持**

（1）表面活性物质：由Ⅱ型肺泡上皮细胞产生，主要功能是降低肺泡表面张力防止肺不张。表面活性物质缺乏或功能异常的结果是V/Q失衡、肺内分流增加、低氧血症、肺顺应性减低及呼吸费力，导致或加重呼吸衰竭。外源性表面活性物质治疗早产儿肺透明膜病的疗效是公认的，可将病死率降低40%，但对ARDS的治疗效果尚无定论。

（2）一氧化氮（nitric oxide, NO）：是一种不稳定、气体状的、亲脂性自由基，是许多生理过程的内源性介质，参与肺、体循环血管张力的调节。1991年首次报道吸入NO能缓解急性肺动脉高压且证明NO是选择性肺血管扩张剂。已在临床用于肺动脉高压及严重低氧血症，以降低肺内分流。

患儿女，1 岁 8 个月，因空调着凉后出现发热、咳嗽流涕，曾自服美林退热糖浆，服药后体温退，约 5 小时后，体温再次升高，咳嗽加剧，咳黄稠痰，气促，无抽搐。2 天后前往医院急诊。

查体：精神疲倦，嗜睡，面色苍白，呼吸促，唇轻发绀，轻度三凹征，四肢皮肤凉，T 39.8℃，P 170 次 / 分，R 56 次 / 分。颈部及全身体表淋巴结无肿大。双肺散在小湿啰音和痰鸣音。心率 170 次 / 分，律整，心音稍弱。腹胀，肠鸣音正常，肝锁骨中线肋下 1.5cm，脾不大。肌力、肌张力未见异常，未见异常病理反射症。

辅助检查：WBC 2.1×10^9/L，中性粒细胞 63%，淋巴细胞 37%，CRP 60，ESR 48mm，肝肾功能正常。胸部 X 线：双肺散在斑片状阴影。胸部 B 超：肝脾形态、大小正常，未见异常包块。血气分析：pH 7.28，PCO_2 66mmHg，PO_2 48mmHg。

思考：

本病例首先考虑诊断是什么？如何处理？

第三节　充血性心力衰竭

充血性心力衰竭（congestive heart failure，CHF）是指心脏工作能力（心肌收缩或舒张功能）下降，即心排血量绝对或相对不足，不能满足全身组织代谢需要的病理生理状态。心力衰竭是儿科危重症之一。

【病因】

小儿时期心力衰竭 1 岁以内发病率最高，其中尤以先天性心脏病引起者最多见。先天性心脏病中，流出道狭窄即可导致后负荷（afterload）（压力负荷）增加，某些流入道狭窄的作用相同。左向右分流和瓣膜反流则导致前负荷（preload）（容量负荷）增加。心力衰竭也可继发于缺血性心脏病或原发性心肌病变所引起的心肌收缩障碍，常见有：病毒性或中毒性心肌炎、川崎病、心肌病、心内膜弹力纤维增生症等。儿童时期以风湿性心脏病和急性肾炎所致的心衰最为多见。另外，贫血、营养不良、电解质紊乱、严重感染、心律失常和心脏负荷过重等都是儿童心衰发生的诱因。

【病理生理】

心功能从正常发展到心力衰竭，要经过一段代偿（compensation）的过程，这一过程中，心脏的主要改变是心肌肥厚、心脏扩大和心率增快。由于心肌纤维伸长和增厚使收缩力增强，排血量增多。如基本病因持续存在或有所发展，则代偿性改变相应发展，出现心肌能量消耗增多，冠状动脉血供相对不足，心肌收缩速度减慢和收缩力减弱。心率增快超过一定限度时，舒张期缩短，心排血量反而减少。心排血量通过代偿不能满足身体代谢需要时，即出现心力衰竭。

心力衰竭时，心排血量较代偿期低，一般均减少到低于正常休息时的心排血量，故称为低输出量心力衰竭。但由甲状腺功能亢进、组织缺氧、严重贫血、动静脉瘘等引发的心力衰竭，在发展过程中由于体循环量增多，静脉回流量和心排血量高于正常。心力衰竭发生后，心排血量虽然较代偿期为低，但仍可超过正常休息时的心排血量，故称为高输出量心力衰竭。

心力衰竭时由于心室收缩期排血量减少，心室内残余血量增多。舒张期充盈压力增高，可同时出现组织缺氧以及心房和静脉淤血。组织缺氧通过交感神经活性增加，引起皮肤内脏血管收缩，血液重新分布，以保证重要器官的血供。肾血管收缩后肾血流量减少，肾小球滤过率降低，肾素分泌增加，继而醛固酮分泌增多，使近端肾曲小管和远端肾曲小管对钠的再吸收增多，体内水钠潴留，引起血容量增多，组织间隙等处体液淤积。近年来对神经内分泌在心衰发生发展中的调节作用有了新的认识。心衰时心排血量减少，可通过交感神经激活肾素-血管紧张素-醛固酮系统，从而引起β受体-腺苷酸环化酶系统调节紊乱，使外周血管收缩，水钠潴留，以致加剧心室重塑，促进心衰恶化。

心室负荷过重可分为容量负荷过重和压力负荷过重。前者在轻度或中度时心肌代偿能力较后者好些，例如房间隔缺损虽然有时分流量很大，但属舒张期负荷过重，在儿童期很少发生心力衰竭；肺动脉瓣狭窄属收缩期负荷过重，心衰出现更早些。主动脉缩窄伴动脉导管未闭则兼有收缩和舒张期负荷过重，故在新生儿时期可发生死亡。

【临床表现】

年长儿心衰的症状与成人相似，主要表现为乏力、活动后气急、食欲减低、腹痛和咳嗽。安静时心率增快，呼吸浅表、增速，颈静脉怒张，肝增大、有压痛，肝颈静脉反流试验阳性。病情较重者尚有端坐呼吸、肺底部可听到湿啰音，并出现水肿，尿量明显减少。心脏听诊除原有疾病产生的心脏杂音和异常心音外，常可听到心尖区第一心音减低和奔马律。

婴幼儿心衰的临床表现有一定特点。常见症状为呼吸快速、表浅、频率可达 50 ~ 100 次 / 分，喂养困难，体重增长缓慢，烦躁多汗，哭声低弱，肺部可闻及干啰音或哮鸣音，肝脏呈进行性增大。水肿首先见于颜面、眼睑等部位，严重时鼻唇三角区呈现青紫。

【诊断】

1. 临床诊断依据

（1）安静时心率增快，婴儿>180 次 / 分，幼儿>160 次 / 分，不能用发热或缺氧解释者。

（2）呼吸困难，青紫突然加重，安静时呼吸达 60 次 / 分以上。

（3）肝大达肋下 3cm 以上或在密切观察下短时间内较前增大，而不能以横膈下移等原因解释者。

（4）心音明显低钝或出现奔马律。

（5）突然烦躁不安，面色苍白或发灰，而不能用原有疾病解释。

（6）尿少、下肢水肿，已除外营养不良、肾炎、维生素 B_1 缺乏等原因所造成者。

2. 其他检查　上述前 4 项为临床诊断的主要依据。尚可结合其他几项以及下 1 ~ 2 项检查进行综合分析。

（1）胸部 X 线检查：心影多呈普遍性扩大，搏动减弱，肺纹理增多，肺门或肺门附近阴影增加，肺部淤血。

（2）心电图检查：不能表明有无心衰，但有助于病因诊断及指导洋地黄的应用。

（3）超声心动图检查：可见心室和心房腔扩大，M 型超声心动图显示心室收缩时间间期（systolic time interval）延长，射血分数（ejection fraction）降低。心脏舒张功能不全时，二维超声心动图对诊断和引起心衰的病因判断有帮助。

【治疗】

应重视病因治疗。如为先天性心脏病所致，则内科治疗往往是术前的准备，而且手术后亦需继续治疗一个时期；心肌病患者，内科治疗可使患儿症状获得暂时的缓解；心衰由甲状腺功能亢进、重度贫血或维生素 B_1 缺乏、病毒性心肌炎或中毒性心肌炎等引起者需及时治疗原发疾病。心力衰竭的内科治疗如下：

1. 一般治疗　心衰时，充分地休息和睡眠可减轻心脏负担，可以平卧或取半卧位。应尽力避免患儿烦躁、哭闹，必要时可适当应用苯巴比妥等镇静剂，吗啡（0.05mg/kg）皮下或肌内注射常能取得满意效果，但需警惕抑制呼吸。应给予易消化及富有营养的低盐饮食。供氧往往是需要的。心力衰竭时，患儿易发生酸中毒、低血糖和低血钙，新生儿时期更是如此，应及时纠正水电解质紊乱及酸碱失衡。限制输液量及速度，婴幼儿 60 ~ 80ml/（kg•d），年长儿 40 ~ 60ml/（kg•d），全天液量匀速泵入。应用改善心肌代谢药物，如能量合剂、果糖等。

2. **洋地黄类药物**　迄今为止以洋地黄为代表的强心苷,仍是儿科临床上广泛使用的强心药物之一。洋地黄作用于心肌细胞上的 Na^+-K^+ATP 酶,抑制其活性,使细胞内 Na^+ 升高,通过 Na^+-Ca^{2+} 交换使细胞内 Ca^{2+} 升高,从而加强心肌收缩力,使心室排空完全,心室舒张终末期压力明显下降,从而静脉淤血症状减轻。以往多强调洋地黄对心肌的正性肌力作用,近年更认识到它对神经内分泌和压力感受器的影响。洋地黄能直接抑制过度的神经内分泌活性(主要抑制交感神经活性作用)。除正性肌力作用外,洋地黄还具有负性传导、负性心率等作用。洋地黄对左心瓣膜反流、心内膜弹力纤维增生症、扩张型心肌病和某些先天性心脏病所致的充血性心力衰竭均有效,尤其是合并心率增快、房扑、房颤者更有效,而对贫血、心肌炎引起者疗效较差。

小儿时期常用的洋地黄制剂为地高辛(digoxin),它既可口服,又能静脉注射,作用时间较快,排泄亦较迅速,因此剂量容易调节,药物中毒时处理也比较容易。地高辛酊剂口服吸收率更高。早产儿对洋地黄比足月儿敏感,后者又比婴儿敏感。婴儿的有效浓度为 2～4ng/ml,大年龄儿童为 1～2ng/ml。由于洋地黄的剂量和疗效的关系受到多种因素的影响,所以洋地黄的剂量要个体化,小儿常用剂量和用法见表 18-2。

表 18-2　洋地黄类药物的临床应用

洋地黄制剂	给药法	洋地黄化总量(mg/kg)	每日平均维持量	效力开始时间	效力最大时间	中毒作用消失时间	效力完全消失时间
地高辛	口服	<2 岁 0.05～0.06 >2 岁 0.03～0.05(总量不要超过 1.5mg)	1/5 洋地黄化量,分两次	2 小时	4～8 小时	1～2 天	4～7 天
	静脉	口服量的 1/3～1/2		10 分钟	1～2 小时		
毛花苷丙	静脉	<2 岁 0.03～0.04 >2 岁 0.02～0.03		15～30 分钟	1～2 小时	1 天	2～4 天

(1)洋地黄化法:如病情较重或不能口服者,可选用毛花苷丙或地高辛静注,首次给洋地黄化总量的 1/2,余量分 2 次,每隔 4～6 小时给予,多数患儿可于 8～12 小时内达到洋地黄化;能口服的患者开始给予口服地高辛,首次给洋地黄化总量的 1/3 或 1/2,余量分 2 次,每隔 6～8 小时给予。

(2)维持量:洋地黄化后 12 小时可开始给予维持量。维持量的疗程视病情而定:急性肾炎合并心衰者往往不需用维持量或仅需短期应用;短期难以去除病因者如心内膜弹力纤维增生症或风湿性心瓣膜病等,则应注意随患儿体重增长及时调整剂量,以维持小儿血清地高辛的有效浓度。

(3)使用洋地黄注意事项:用药前应了解患儿在 2～3 周内的洋地黄使用情况,以防药物过量引起中毒。各种病因引起的心肌炎患儿对洋地黄耐受性差,一般按常规剂量减去 1/3 且饱和时间不宜过快。未成熟儿和<2 周的新生儿因肝肾功能尚不完善,易引起中毒,洋地黄化剂量应偏小,可按婴儿剂量减少 1/2～1/3。钙剂对洋地黄有协同作用,故用洋地黄类药物时应避免用钙剂。此外,低血钾可促使洋地黄中毒,应予注意。

(4)洋地黄毒性反应:心力衰竭越重、心功能越差者,其治疗量和中毒量越接近,故易发生中毒。肝肾功能障碍、电解质紊乱、低钾、高钙、心肌炎和大剂量利尿之后的患儿均易发生洋地黄中毒。小儿洋地黄中毒最常见的表现为心律失常,如房室传导阻滞、室性早搏和阵发性心动过速等;其次为恶心、呕吐等胃肠道症状;神经系统症状,如嗜睡、头昏、色视等较少见。

洋地黄中毒时应立即停用洋地黄和利尿剂,同时补充钾盐。小剂量钾盐能控制洋地黄引起的室性早搏和阵发性心动过速。轻者每日用氯化钾 0.075～0.1g/kg,分次口服;严重者每小时 0.03～0.04g/kg 静脉滴注,总量不超过 0.15g/kg,滴注时用 10% 葡萄糖稀释成 0.3% 浓度。肾功能不全和合并房室传导阻滞时忌静脉给钾。钾盐治疗无效或并发其他心律失常时的治疗参见心律失常章节。

3. **利尿剂**　钠、水潴留为心力衰竭的一个重要病理生理改变,故合理应用利尿剂为治疗心力衰竭的一项重要措施。当使用洋地黄类药物而心衰仍未完全控制或伴有显著水肿者,宜加用利尿剂(表 18-3)。对急性心衰或肺水肿者可选用快速强效利尿剂如呋塞米或依他尼酸，其作用快而强，可排除较多的钠，而钾的损失相对较少。慢性心衰一般联合使用噻嗪类与保钾利尿剂，并采用间歇疗法维持治疗，防止电解质紊乱。

表 18-3　各种利尿剂的临床应用

药名	剂量和方法	作用时间	并发症及注意事项	作用强弱
碱性利尿剂 依他尼酸 25mg/ 支、 20mg/ 片	静脉注射：每次 1mg/kg，稀释成 2mg/ml，5～10 分钟缓推，必要时 8～12 小时可重复。口服 2～3mg/(kg·d)，分 2～3 次	静脉注射后 15 分钟，口服 30 分钟开始起作用。1～2 小时为利尿高峰	可引起脱水、低血钾、碱中毒。肾衰竭者用依他尼酸有耳聋危险，婴儿慎用	++++
噻嗪类 氢氯噻嗪 25mg/ 片	口服：1～5mg/(kg·d)，分 2～3 次，维持治疗服 4 天停 3 天。<6 个月者，0.5～0.75mg/(kg·d)，分 2～3 次	1 小时开始，4～6 小时达高峰，持续 12 小时	常用可致低电解质紊乱(低血钾、低血氯)及心律失常、粒细胞减少	+++
保钾利尿剂 螺内酯 20mg/ 粒	口服：1～2mg/(kg·d)，分 2～3 次	8～12 小时开始，3～4 小时达高峰，持续 2～3 天	有保血钾、保血氯作用，和噻嗪类联用可增强疗效	+
氨苯蝶啶 50mg/ 片	口服：2～4mg/(kg·d)，分 2～3 次	1 小时开始，4～6 小时达高峰，持续 12 小时		+

4. 血管扩张剂　近年来应用血管扩张剂治疗顽固性心衰取得一定疗效。小动脉的扩张使心脏后负荷降低，从而可能增加心搏出量，同时静脉的扩张使前负荷降低，心室充盈压下降，肺充血的症状亦可能得到缓解，对左室舒张压增高的患者更为适用。

（1）血管紧张素转换酶抑制剂：通过血管紧张素转换酶的抑制，减少循环中血管紧张素Ⅱ的浓度发挥效应。近年来，通过国际大规模多中心的随机对照临床试验证明该药能有效缓解心衰的临床症状，改善左室的收缩功能，防止心肌重构，逆转心室肥厚，降低心衰患者的死亡率。目前儿科临床的中、长期疗效还有待观察。卡托普利（巯甲丙脯酸）开始按 0.3mg/kg，每日 3 次，必要时每隔 8～24h 增加 0.3mg/kg，求得最低有效量。依那普利（苯酯丙脯酸）剂量为每日 0.05～0.1mg/kg，1 次口服。

（2）硝普钠：硝普钠能释放 NO，使 cGMP 升高而松弛血管的平滑肌，扩张小动脉、静脉的血管平滑肌，作用强、起效快、持续时间短。硝普钠对急性心衰（尤其是急性左心衰、肺水肿）伴周围血管阻力明显增加者效果显著。在治疗体外循环心脏手术后的低心排综合征时联合多巴胺效果更佳。应在动脉压力监护下进行。剂量为每分钟 0.5～8μg/kg，以 5% 葡萄糖稀释后滴注，以后每隔 5 分钟，可增加每分钟 0.1～0.2μg/kg，直到获得疗效或血压有所降低。最大剂量不超过每分钟 8μg/kg。如血压过低则立即停药，使用时间尽可能短。

（3）酚妥拉明（苄胺唑啉）：α- 受体阻滞剂，以扩张小动脉为主，兼有扩张静脉的作用。剂量为每分钟 2～6μg/kg，以 5% 葡萄糖稀释后静滴。

5. 其他药物治疗　包括心衰伴有血压下降时可应用多巴胺，每分钟 5～10μg/kg，这有助于增加心搏出量、提高血压而心率不一定明显增快。必要时剂量可适量增加，一般不超过每分钟 30μg/kg。如血压显著下降，给予肾上腺素每分钟 0.1～1.0μg/kg 持续静脉滴注。

> **案例 18-2** ……………………………………………………………………………
>
> 　　患儿男，11 个月，体重 7.2kg，反复咳嗽气促 2 个月，近日加剧来院急诊。患儿分娩史正常，生后 1 周开始出现气促并经常性哭闹，多汗，进食不好，喂养困难，尿量少，在住地附近医院多次就诊未见情况改善，气促渐加重并出现嘴唇发绀。

查体：精神疲倦，哭声低，眼睑水肿，呼吸困难，唇发绀，Ⅱ度营养不良，T 36.8℃，P 183 次 / 分，R 72 次 / 分。颈静脉怒张，肝颈回流征（+），心率 183 次 / 分，心律整，心音低，心尖区主动脉瓣、肺动脉瓣区均闻收缩期、舒张期杂音，双肺底闻湿啰音及散在哮鸣音，肝肋下 2.5cm 质稍实。

思考：

1. 本病例临床诊断是什么？
2. 主要病理生理诊断应是什么？

第四节　急性肾衰竭

急性肾衰竭（acute renal failure，ARF）是指由于肾脏自身和（或）肾外各种原因引起的肾功能在短期内（数小时或数天）急剧下降的一组临床综合征，患儿出现氮质血症、水及电解质紊乱和代谢性酸中毒。近年来国际肾脏病和急救医学界趋向于将急性肾损伤（acute kidney injury，AKI）用来取代急性肾衰竭（ARF）的概念。这样对于早期诊断、早期治疗和降低病死率具有更积极的意义。本节主要叙述急性肾衰竭。

【病因】

急性肾衰竭常见的病因可分为肾前性、肾实质性和肾后性三大类。

1. **肾前性**　指任何原因引起有效血循环量急剧降低，致使肾血流量不足、肾小球滤过率（GFR）显著降低所导致的急性肾衰竭。

肾前性肾衰竭常见的病因包括：呕吐、腹泻和胃肠减压等胃肠道液体的大量丢失、大面积烧伤、大手术或创伤、大出血等引起的绝对血容量不足；感染性休克、严重低蛋白血症、心源性休克、严重心律失常、心脏压塞和充血性心力衰竭等引起的相对血容量不足。

2. **肾实质性**　亦称为肾性肾衰竭。系指各种肾实质病变所导致的肾衰竭或由于肾前性肾衰竭未能及时去除病因，病情进一步发展所致。常见的病因包括：急性肾小管坏死（ATN）、急性肾小球肾炎、急性间质性肾炎、肾血管病变（血管炎、血管栓塞和弥散性血管内栓塞）以及慢性肾脏疾患在某些诱因刺激下肾功能急剧衰退。

创伤后挤压综合征导致 ARF 以肢体肿胀、肌红蛋白尿、高钾血症为特点，主要是由于创伤后肌肉缺血性坏死和肾缺血所致。

3. **肾后性**　各种原因如结石、肿瘤、盆腔血肿、尿道周围脓肿、先天性尿路畸形、尿路狭窄、磺胺结晶等所致的泌尿道梗阻引起的急性肾衰竭，称为肾后性肾衰竭。

【发病机制】

急性肾衰竭的发病机制十分复杂，目前仍不清楚，本章着重讨论 ATN 的主要发病机制。

1. **肾小管损伤**　肾缺血或肾中毒时引起急性肾小管严重损伤，小管上皮细胞变性、坏死和脱落、肾小管基膜断裂，一方面脱落的上皮细胞引起肾小管堵塞，造成管内压升高和小管扩张，致使肾小球有效滤过压降低和少尿；另一方面肾小管上皮细胞受损引起肾小管液回漏，导致肾间质水肿。

2. **肾血流动力学改变**　肾缺血和肾毒素能使肾素 - 血管紧张素系统活化，肾素和血管紧张素Ⅱ分泌增多、儿茶酚胺大量释放、TXA_2/PGI_2 比例增加以及内皮素水平升高，均可导致肾血管持续收缩和肾小球入球动脉痉挛，引起肾缺血缺氧、肾小球毛细血管内皮细胞肿胀致使毛细血管腔变窄、肾血流量减少、GFR 降低而导致急性肾衰竭。

3. **缺血 - 再灌注肾损伤**　肾缺血再灌注时，细胞内钙通道开放，钙离子内流，造成细胞内钙超负荷；同时局部产生大量的氧自由基，可使肾小管细胞的损伤发展为不可逆性损伤。

4. 非少尿型 ATN 的发病机制 非少尿型 ATN 的发生主要是由于肾单位受损轻重不一所致。另外，非少尿型 ATN 不同的肾单位肾血流灌注相差很大，部分肾单位血流灌注量几乎正常，无明显的血管收缩，血管阻力亦不高，而一些肾单位灌注量明显减少，血管收缩和阻力增大。

【病理变化】

ATN 肾脏病理改变：

（1）肉眼检查，肾脏体积增大、苍白色，剖面皮质肿胀，髓质呈暗红色。

（2）光镜检查，ATN 损伤主要部位在近端小管直段。早期小管上皮细胞肿胀，脂肪变性和空泡变性；晚期小管上皮细胞可呈融合样坏死，细胞核浓缩，细胞破裂或溶解，形成裂隙和剥脱区基膜暴露或断裂，间质充血、水肿和炎性细胞浸润，有时可见肾小管上皮细胞再生，肾小球和肾小动脉则多无显著变化。近端肾小管刷状缘弥散性消失或变薄、远端肾单位节段性管腔内管型形成是缺血型 ATN 常见的特征性病理改变。近端肾小管及远端肾单位局灶节段性斑块坏死和细胞脱落是中毒型 ATN 的病理特征。

【临床表现】

根据尿量减少与否，急性肾衰竭可分为少尿型和非少尿型。急性肾衰竭伴少尿或无尿表现者称为少尿型。非少尿型系指血尿素氮、血肌酐迅速升高，肌酐清除率迅速降低，而不伴有少尿或无尿表现。临床常见少尿型急性肾衰竭，临床过程分为 3 期：

（一）少尿期

少尿期一般持续 1~2 周，长者可达 4~6 周，持续时间越长，肾损害越重。持续少尿大于 15 天或无尿大于 10 天者，预后不良。少尿期的系统症状有：

1. 水钠滞留 患儿可表现为全身水肿、高血压、肺水肿、脑水肿和心力衰竭，有时因水滞留可出现稀释性低钠血症。

2. 电解质紊乱 常见有：①高钾血症；②低钠血症；③低钙血症；④高镁血症；⑤高磷血症；⑥低氯血症。

3. 代谢性酸中毒 表现为恶心、呕吐、疲乏、嗜睡、呼吸深快、食欲缺乏甚至昏迷，血 pH 值降低。

4. 尿毒症 因肾排泄障碍使各种毒性物质在体内积聚所致。可出现全身各系统中毒症状，其严重程度与血中尿素氮及肌酐增高的浓度相一致。

（1）消化系统：表现为食欲缺乏、恶心、呕吐和腹泻等，严重者出现消化道出血或黄疸，而消化道出血可加重氮质血症。

（2）心血管系统：主要因为水钠滞留所致，表现为高血压和心力衰竭，还可发生心律失常、心包炎等。

（3）神经系统症状：可表现为嗜睡、神志混乱、焦虑不安、抽搐、昏迷和自主神经功能紊乱如多汗或皮肤干燥；还可表现为意识、行为、记忆、感觉、情感等多种功能障碍。

（4）血液系统：ARF 常伴有正细胞正色素性贫血，贫血随肾功能恶化而加重，系由于红细胞生成减少、血管外溶血、血液稀释和消化道出血等原因所致；出血倾向（牙龈出血、鼻出血、皮肤瘀点及消化道出血）多因血小板减少、血小板功能异常和 DIC 引起；急性肾衰早期白细胞总数常增高，中性粒细胞比例也增高。

5. 感染 是 ARF 最为常见的并发症，以呼吸道和尿路感染多见，致病菌以金黄色葡萄球菌和革兰氏阴性杆菌最多见。

（二）利尿期

当 ARF 患儿尿量逐渐增多，全身水肿减轻，24 小时尿量达 250ml/m² 以上时，即为利尿期。一般持续 1~2 周（长者可达 1 个月），此期由于大量排尿，可出现脱水、低钠和低钾血症。早期氮质血症持续甚至加重，后期肾功能逐渐恢复。

（三）恢复期

利尿期后肾功能改善，尿量恢复正常，血尿素氮和肌酐逐渐恢复正常，而肾浓缩功能需要数月才能恢复正常,少数患者遗留不可逆性的肾功能损害。此期患儿可表现为虚弱无力、消瘦、营养不良、贫血和免疫功能低下。

药物所致的ATN多为非少尿型急性肾衰竭,临床表现较少尿型急性肾衰症状轻、并发症少、病死率低。

【辅助检查】

1. **尿液检查** 有助于鉴别肾前性ARF和肾实质性ARF(表18-4)。

表18-4 肾前性和肾性肾衰竭的鉴别

指标	肾前性	肾性
脱水症	有	无或有
尿沉渣	偶见透明管型、细颗粒管型	粗颗粒管型和红细胞管型
尿比重	>1.020	<1.010
尿渗透压	>500mOsm/L	<350mOsm/L
尿肌酐/血肌酐	>40	<20(常<5)
肾衰竭指数	<1	>1
尿钠	<20mmol/L	>40mmol/L
滤过钠排泄分数	<1%	>1%
中心静脉压	<50mmH$_2$O	正常或增高
补液试验	尿量增加	无效
利尿实验	有效	无效

肾衰指数=尿钠(mmol/L)×血浆肌酐(mg/dl)/尿肌酐(mg/dl)
滤过钠排泄分数=尿钠(mmol/L)×血浆肌酐(μmol/L)/血清钠(mmol/L)×尿肌酐(μmol/L)×100%
补液试验:用0.9%氯化钠液20ml/kg,1小时内静脉注入

2. **血生化检查** ARF患儿应注意监测电解质浓度变化及血肌酐和尿素氮。

3. **肾影像学检查** 多采用腹部平片、超声波、CT、磁共振等检查有助于了解肾脏的大小、形态,血管及输尿管、膀胱有无梗阻,也可了解肾血流量、肾小球和肾小管的功能,使用造影剂可能加重肾损害,须慎用。

4. **肾活检** 对原因不明的ARF肾活检是可靠的诊断手段,可帮助诊断和评估预后。

【诊断和鉴别诊断】

当患儿尿量急剧减少、肾功能急剧恶化时,均应考虑到ARF的可能,而ARF诊断一旦确定,需进一步鉴别是肾前性、肾性还是肾后性ARF。

(一)**诊断依据**

(1)尿量显著减少:出现少尿[每日尿量<250ml/m^{2}或<1.0ml/(kg·h)]超过24小时或无尿[每日尿量<50ml/m^{2}或<0.5ml/(kg·h)]超过12小时。

(2)氮质血症:血清肌酐≥176μmol/L,血尿素氮≥15mmol/L或每日血肌酐增加≥44μmol/L,或血尿素氮增加≥3.57mmol/L,有条件者测肾小球滤过率(如内生肌酐清除率),常每分钟≤30ml/1.73m^2)。

(3)有酸中毒、水电解质紊乱等表现。

(4)无尿量减少为非少尿型ARF。

2005年9月来自全球多个国家地区的国际肾脏病学会(ISN)、美国肾脏病学会(ASN)、全国肾病基金会(NKF)及急诊医学专业专家组成的急性肾损伤网络(acute kidney injury network, AKIN)专家组在阿姆斯特丹召开会议,制定了AKI的诊断标准:AKI的定义为病程在3个月以内,包括血、尿、组织学及影像学检查所见的肾脏结构与功能的异常。以48时内血肌酐上升>26.51μmol/L或较原血肌酐值增长>50%和(或)尿量<0.5ml/(kg·h)达6小时,定为AKI的诊断标准。

（二）临床分期 ARF 的临床分期如前所述。

AKI 的临床分期标准见表 18-5。

表 18-5　AKI 的分期标准

项目	血清肌酐标准	尿量标准
1期	升高>26.5μmol/L 或增加>50%	<0.5ml/（kg·h）（时间>6h）
2期	升高>200%~300%	<0.5ml/（kg·h）（时间>12h）
3期	增加>300% 或>353.6μmol/L（急性升高44.2μmol/L）	少尿<0.3ml/（kg·h）24h 或无尿>12h

（三）病因诊断

1. **肾前性和肾实质性 ARF 的鉴别**　详见表 18-4。

2. **肾后性 ARF**　泌尿系统影像学检查有助于发现导致尿路梗阻的病因。

【治疗】

总原则是去除病因,积极治疗原发病,减轻症状,改善肾功能,防止并发症的发生。

（一）少尿期的治疗

1. **去除病因和治疗原发病**　肾前性 ARF 应注意及时纠正全身循环血流动力学障碍,包括补液、输注血浆和白蛋白、控制感染和使用洋地黄等;避免接触肾毒性物质,严格掌握肾毒性抗生素的用药指征,并根据肾功能调节用药剂量,密切监测尿量和肾功能变化。

2. **饮食和营养**　应选择高糖、低蛋白、富含维生素的食物,尽可能供给足够的能量。供给热量 50~60kcal（210~250J）/（kg·d）,蛋白质 0.5g/（kg·d）,应选择优质动物蛋白,脂肪占总热量 30%~40%。

3. **控制水、钠摄入**　坚持"量入为出"的原则,严格限制水、钠摄入,有透析支持则可适当放宽液体入量。每日液体量控制在:尿量+显性失水（呕吐、大便、引流量）+不显性失水-内生水。无发热患儿每日不显性失水为 300ml/m²,体温每升高 1℃,不显性失水增加 75ml/m²。内生水在非高分解代谢状态约为 100ml/m²。所用液体均为非电解质液。袢利尿剂（呋塞米）对少尿型 ARF 可短期试用。

4. **纠正代谢性酸中毒**　轻、中度代谢性酸中毒一般无需处理。当血浆 HCO_3^- <12mmol/L 或动脉血 pH<7.2,可补充 5% 碳酸氢钠 5ml/kg,提高 CO_2CP 5mmol/L。纠酸时宜注意防治低钙性抽搐。

5. **纠正电解质紊乱**　包括高钾血症、低钠血症、低钙血症和高磷血症的处理。

6. **透析治疗**　凡上述保守治疗无效者,均应尽早进行透析。透析的指征:①严重水潴留,有肺水肿或脑水肿的倾向;②血钾≥6.5mmol/L;③血浆尿素氮>28.6mmol/L,或血浆肌酐>707.2μmol/L,特别是高分解代谢的患儿;④严重酸中毒,血浆 HCO_3^- <12mmol/L 或动脉血 pH<7.2;⑤药物或毒物中毒,该物质又能被透析去除。透析的方法包括腹膜透析、血液透析和连续动静脉血液滤过三种技术。儿童,尤其是婴幼儿以腹膜透析为常用。

（二）利尿期的治疗

利尿期早期,肾小管功能和 GFR 尚未恢复,血肌酐、尿素氮、血钾和酸中毒仍继续升高,伴随着多尿,还可出现低钾血症、低钠血症等电解质紊乱,故应注意监测尿量、电解质和血压变化,及时纠正水、电解质紊乱,当血浆肌酐接近正常水平时,应增加饮食中蛋白质摄入量。

（三）恢复期的治疗

此期肾功能日趋恢复正常,但可遗留营养不良、贫血和免疫力低下,少数患儿遗留不可逆性肾功能损害,应注意休息和加强营养,防治感染。

【预后】

随着透析的广泛开展,ARF 的死亡率已经有了明显降低。ARF 的预后与原发病性质、肾脏损害程度,少尿持续时间长短,早期诊断和早期治疗与否,透析与否,有无并发症等有直接关系。

患儿女，11个月。因呕吐、腹泻伴发热9天，无尿3天入院。9天前无诱因出现腹泻，为黄绿色稀水便，每天3～4次，伴频繁呕吐，非喷射状，量较多；同时发热，体温最高41℃。给予口服头孢拉啶、头孢氨苄及肌注地塞米松治疗，3天后腹泻、呕吐次数减少，但体温仍在38～39℃之间，并开始咳嗽。近5天一直无尿。门诊查：血钾8.6mmol/L，血尿素氮33.92mmol/L，血肌酐786.76μmol/L，血钾8.6mmol/L，二氧化碳结合力5.83mmol/L。

思考：

1. 请问最可能的诊断是什么？诊断依据？

2. 是否应该考虑做CRRT？

第五节　小儿颅内高压

颅内压为颅内容物对密闭、容量相对固定的颅腔所施加的压力。颅内容物包括脑组织、脑脊液和血液，由于颅内容量几乎是不可压缩的，上述任何一种成分的增加均会导致颅内压增高。

【病因】

1. **脑脊液的循环障碍**　如各种原因引起的不同类型的脑积水。

2. **脑组织的容量增加**　如创伤、毒素、代谢、低氧、感染等引起的脑水肿，占位性病变。

3. **颅内血容量的增加**　如上腔静脉综合征、静脉栓塞等引起的静脉回流受阻；低氧、高碳酸血症等代谢因素引起的颅内血流增加；高血压、血容量过多、疾病状态下的脑血流自动调节功能丧失等。

【病理生理】

脑灌注压为平均动脉压与颅内压之差值，脑血管有自动调节能力，在脑灌注压波动在一定范围时，可通过脑血管直径自身调节来维持脑血流相对稳定。当这个机制不能代偿严重的颅内高压或存在明显的全身低血压时，即出现颅内压增高或降低。脑血管还对血液氧和二氧化碳浓度的改变有反应，可因代谢需要而增加脑血流。

脑位于头颅骨腔内而受到保护，但由于骨骼的包围而限制了其内容物的任何容量变化，颅腔内任何组织或液体成分的增加都不可避免地会增加颅内压。在新生儿和婴儿期有未闭合的囟门和骨缝，对颅内压的增高起到部分的代偿作用。

颅内容物的增加与颅内压力增加并非呈线性关系，较小的容量增加可通过颅骨腔的增大或增加脑脊液进入脊髓管代偿调节。当损伤引起的脑容量增加进一步发展时，颅内压快速增加，这时任何容量的增加将导致不成比例的颅内压显著增高。

颅内高压最直接和危险的后果是脑血流减少，而脑疝的发生相对较晚。有效灌注压等于动脉压与颅内压的差，故颅内压升高可直接影响脑血流，即脑血流随颅内压的升高而减少。当颅内压增高使脑灌注压低于脑血管自身调节范围时，将导致脑缺血。脑缺血可以产生或加重脑水肿，而脑水肿又是颅内高压的最常见原因，因此脑水肿和脑缺血往往互为因果，形成恶性循环。

【临床表现】

小儿颅内压增高的临床表现与发病原因、发展速度及病变所在的部位有密切关系。

1. **头痛**　因脑膜、血管或神经受挤压及炎症刺激引起，常为弥散性、持续性。清晨较重。可因咳嗽、用力、大量输液加重。婴儿不会诉说头痛，常表现为烦躁不安、尖声哭叫，有时拍打头部。

2. **呕吐**　与进食无关,常不伴恶心,以喷射性呕吐多见。

3. **头颅改变**　婴儿前囟隆起是颅内高压的早期表现。晚期可出现骨缝裂开、头颅增大、浅表静脉怒张等。

4. **血压升高**　为颅内压增高的代偿反应。

5. **眼部改变**　虽然头痛、呕吐、视乳头水肿是成人颅内高压的三大主症,但因小儿急性颅内压增高多见,故少见视乳头水肿。严重颅内压增高可有眼球突出、球结膜水肿、眼外肌麻痹、视野缺损等。重症脑积水可出现落日眼。意识障碍、瞳孔扩大、血压增高伴缓脉称 Cushing 三联征。

6. **其他常见症状**　如意识障碍、体温调节障碍、肌张力改变、呼吸障碍及惊厥等在重症患儿均可见到。

7. **脑疝**　小脑幕切迹疝因动眼神经受累,患侧瞳孔先缩小后扩大,对光反应迟钝或消失,眼睑下垂;由于脑干受压,可出现中枢性呼吸衰竭、意识障碍加重,继而血压、心率不稳定。枕骨大孔疝因延髓受压,患儿昏迷迅速加深,双瞳孔散大,光反应消失,眼球固定,常因中枢性呼吸衰竭而死亡。

【诊断】

1. 病史中存在导致脑水肿或颅内压增高的原因,如感染、脑缺氧、中毒、外伤、颅内出血和占位性病变等。

2. 患儿有颅内高压的症状和体征,如头痛、呕吐、前囟饱满、血压升高、视乳头水肿,甚至脑疝表现等。

3. 颅内压的监测,若有条件及时测定颅内压力。小儿颅内压正常值随年龄增长而变化,新生儿为 0.75～1.47mmHg,婴儿 2.21～5.88mmHg,幼儿 2.94～11.03mmHg,年长儿 4.41～13.2mmHg。一般认为,颅内压 11～20mmHg 为轻度增高,21～40mmHg 为中度增高,>40mmHg 为重度增高。

【治疗】

除积极的降低颅内压之外,应尽快寻找病因并给予相应治疗。

（一）一般治疗

应保持患儿安静、抬高头位。密切观察病情变化,及时给予各种对症治疗和支持疗法,如吸氧、止惊、降温、纠正水电解质平衡紊乱、保护和维持脑代谢功能等。

（二）病因治疗

如控制感染、纠正缺氧、及时去除颅内占位病变等。

（三）脱水疗法

1. **白蛋白**　白蛋白可以提高血管内胶体渗透压,在静脉滴注结束后 30 分钟内给予呋塞米利尿脱水可使降压作用更持久。

2. **利尿剂**　重症患儿可用利尿剂配合,如呋塞米每次 0.5～1.0mg/kg,每日 2～4 次。

3. **渗透性脱水剂**　如 20% 的甘露醇,每次 0.5～1.0g/kg,根据病情需要每 4～8 小时 1 次。

4. **类固醇激素**　常用于治疗脑水肿,它对肿瘤或感染引起的脑水肿有效,而对外伤和缺氧缺血性损伤效果较差。

（四）其他

如头部低温疗法、控制性脑脊液引流等,可根据情况选用。

案例 18-4

　　患儿,男,7 岁,既往身体状况良好,最近一年偶有头痛,数分钟后缓解,近一个月头痛逐渐加剧,近日疼痛难以忍受,伴呕吐,呈喷射状,进食时呕吐加剧。今来就诊。

　　查体:精神疲倦,痛苦面容,反应差,T 37℃,P 120 次 / 分,R 34 次 / 分,心肺无异常,余未见异常。

第六节　小儿休克

休克是儿科领域经常遇到的急危重症,是儿童死亡的主要原因之一。其发生是一个复杂的病理生理过程,是由多种病因引起的全身有效循环血量不足并导致急性微循环障碍,使重要生命器官的供血不足、严重缺血缺氧而产生代谢障碍与细胞受损,进而导致多器官功能障碍或衰竭的临床综合征。

【休克的病因】

引起休克的病因很多,根据不同病因将休克分为:低血容量性休克、分布异常性休克和心源性休克。

1. 低血容量性休克　多由于大量失血或体液丢失所致。如大量出血、频繁呕吐腹泻、大面积烧伤等。

2. 分布异常性休克　又称血管源性休克,该类型休克没有体液的大量丢失,是由于体内血液分布异常导致有效循环血量相对不足所致。如脓毒性休克、过敏性休克、神经源性休克等。

3. 心源性休克　是由于心脏泵血功能不足心排血量降低所致,如爆发性心肌炎、心脏压塞、心律失常、各种先天性心脏病所致心力衰竭等。

【休克的发病机制】

休克时微血管与微血流发生功能或器质性紊乱,出现血液灌注障碍。根据微循环改变将休克分为三期:代偿期、失代偿期和难治期。

1. 休克代偿期　此期内源性儿茶酚胺如肾上腺素、去甲肾上腺素等大量增加,使微动脉、毛细血管前括约肌、微小静脉发生痉挛性收缩,血液经过动静脉间交通支直接流入静脉而不经过毛细血管,形成短路,组织缺血缺氧,但毛细血管内流体静力压下降,故此时血压大致正常,但脉压降低,少数患儿交感神经兴奋,可出现一过性血压偏高。

2. 休克失代偿期　随着休克的进展,组织缺氧加重,糖无氧酵解过程加强,乳酸等酸性代谢产物大量积聚而引起酸中毒。毛细血管床大量开放,大量血液瘀滞在毛细血管中。同时微血管周围的肥大细胞因缺氧而释放组胺,使毛细血管通透性增高,液体大量进入组织间隙,有效循环血容量减少,回心血量及心输出量显著减少。

3. 休克难治期　组织持续低灌注及液体向组织间隙漏出,血液浓缩,黏稠度增加,血流迟缓。血小板和红细胞易于聚集而形成血栓,毛细血管内皮细胞广泛受损,内皮细胞下胶原暴露,激活内源性凝血系统从而引起弥散性血管内凝血(DIC)。严重酸中毒和缺氧可使溶酶体酶释放,使细胞自溶,致使重要脏器发生不可逆损伤,成为难治性休克。

【临床表现】

1. 原发病的临床表现　如脓毒性休克有感染中毒症状,低血容量性休克有大出血贫血表现,心源性休克有心脏原发病的症状和体征。

2. 组织器官低灌注　包括皮肤、脑、肾及心率和脉搏等的改变。皮肤低灌注表现为皮肤苍白、发花或青灰,四肢凉,毛细血管再充盈时间(CRT)延长;脑低灌注表现可为烦躁、淡漠、意识不清或昏迷甚至惊厥;肾低灌注表现为尿量减少甚至无尿;脉搏是反映心输出量及灌注的重要指标,休克时脉率加快、微弱,早期外周动脉搏动减弱,心率加快,血压尚可维持在正常,晚期中心动脉搏动减弱或消失是心搏即将停止的危险信号。一旦血压下降即为失代偿表现。

3. 多器官功能衰竭 可出现心力衰竭、呼吸衰竭、胃肠、肝、肾、脑功能障碍和DIC等。

【诊断】

根据休克的临床表现不难做出诊断,但应尽早诊断以改善预后,在休克代偿期及时干预治疗可明显降低患儿病死率。故休克代偿期的诊断非常重要。

1. 休克代偿期

(1)意识改变:烦躁不安或精神萎靡、表情淡漠、意识模糊,甚至昏迷惊厥。

(2)面色灰白,唇周、指趾发绀,皮肤花纹,四肢凉。

(3)心率脉搏增快。

(4)毛细血管再充盈时间>3秒(除外环境温度影响)。

(5)尿量<1ml/(kg·h)。

(6)代谢性酸中毒。

符合上述6项中之3项即可诊断。

2. 休克失代偿期 上述代偿期症状加重,伴血压下降,收缩压1~12月<70mmHg,1~10岁<70mmHg+(年龄×2),>10岁<90mmHg。

【实验室检查】

1. 血气分析 休克时代谢性酸中毒的严重程度直接与疾病的严重程度及预后相关,也是纠酸治疗的重要依据。

2. 血乳酸 反映组织缺血、缺氧及脏器损伤程度的指标,血乳酸高低及清除速率反映疾病严重程度及预后。

3. 血常规、CRP及PCT 反映感染的严重程度,对细菌与病毒的鉴别诊断具有重要参考价值。

4. 血生化 反映各脏器受损程度及血清电解质、血糖等情况。

5. 其他检查 尿便常规、胸部X线、血培养、心脏超声、凝血功能等常规辅助检查对判定病因及脏器功能状况具有重要意义。

【治疗】

治疗原则:液体复苏、呼吸支持、纠正酸中毒、血管活性药物应用、维持脏器功能。在最短时间内终止休克进展。

休克治疗目标:①毛细血管再充盈时间<2秒;②心音脉搏有力;③四肢温暖;④意识清楚;⑤血压正常;⑥尿量>1ml/(kg·h);⑦中心静脉压:8~12mmHg;MAP:65mmHg;乳酸正常。

针对不同病因的休克除共性治疗外也有特殊的治疗,如心源性休克重点是强心,减轻心脏负担,不能大量补液同时要注意输液速度;脓毒性休克要给予有效抗感染治疗;过敏性休克则要给予抗过敏治疗。因脓毒性休克在临床有较高的发病率和病死率,属于治疗的难点,故以下主要介绍脓毒性休克治疗。为便于记忆采用ABC治疗法则:开放气道(A)、提供氧气(B)、改善循环(C)。

(一)呼吸支持

确保气道畅通(A),给予高流量鼻导管供氧或面罩氧疗(B)。如鼻导管或面罩氧疗无效,则予以无创正压通气或尽早气管插管机械通气。脓毒性休克对液体复苏和外周正性肌力药物输注没有反应者应尽早机械通气治疗。

(二)循环支持(C)

通过液体复苏达到最佳心脏容量负荷,应用正性肌力药以增强心肌收缩力,或应用血管舒缩药物以调节适宜的心脏压力负荷,最终达到改善循环和维持足够的氧输送。

1. 液体治疗

（1）液体复苏：首剂首选等渗晶体液（常用 0.9% 氯化钠）20ml/kg（如体重超重患儿，按理想体重计算），5～10 分钟静脉输注。然后评估体循环灌注改善情况（意识、心率、脉搏、CRT、尿量、血压等）。若循环灌注改善不明显，则再予第 2、3 次液体，可按 10～20ml/kg，并适当减慢输注速度，1 小时内液体总量可达 40～60ml/kg。如仍无效或存在毛细血管渗漏或低蛋白血症可给予等量 5% 白蛋白。接近成人体重的患儿液体复苏量为：每次晶体液 500～1000ml 或 5% 白蛋白 300～500ml，30 分钟内输入。液体复苏期间应密切关注心功能状态和是否有肺水肿，一旦出现肝大和肺部啰音（容量负荷过度）则停止液体复苏并利尿。第 1 小时液体复苏不用含糖液，若有低血糖可用葡萄糖 0.5～1g/kg 纠正。

（2）继续和维持输液：继续输液可用 1/2～2/3 张液体，根据血电解质测定结果进行调整，6～8h 内输液速度 5～10ml/(kg•h)。维持输液用 1/3 张液体，24 小时内输液速度 2～4ml/(kg•h)，24h 后根据情况进行调整。根据患儿白蛋白水平、凝血状态等情况，适当补充胶体液，如白蛋白或血浆等。也要动态观察循环状态，评估液体量是否恰当，随时调整输液方案。

2. 纠正酸中毒 严重酸中毒影响组织细胞代谢及器官功能，因此在保证通气前提下，根据血气分析结果给予碳酸氢钠，使 pH>7.15 即可。5% 碳酸氢钠(ml)=−BE×kg×0.5，一般先用 1/2 量，稀释成 1.4% 浓度滴入。

3. 血管活性药物 经液体复苏后仍然存在低血压和低灌注，需考虑应用血管活性药物提高和维持组织灌注压，改善氧输送。

（1）多巴胺：用于血容量足够和心脏节律稳定的组织低灌注和低血压患儿。多巴胺对心血管作用与剂量相关，中剂量[5～9μg/(kg•min)]增加心肌收缩力，用于心输出量降低者。大剂量[10～20μg/(kg•min)]使血管收缩血压增加，用于失代偿型休克。根据血压监测调整剂量，最大不宜超过 20μg/(kg•min)。

（2）多巴酚丁胺：正性肌力作用，用于心输出量降低者。剂量 5～20μg/(kg•min)。多巴酚丁胺无效者，可用肾上腺素。

（3）肾上腺素：小剂量[0.05～0.3μg/(kg•min)]正性肌力作用。较大输注剂量[0.3～2.0μg/(kg•min)]用于多巴胺抵抗型休克。

（4）去甲肾上腺素：暖休克时首选去甲肾上腺素，输注剂量 0.05～1.0μg/(kg•min)，当需要增加剂量以维持血压时，建议加肾上腺素或用肾上腺素替换去甲肾上腺素。

（5）米力农：属磷酸二酯酶抑制剂，具有增加心肌收缩力和扩血管作用，用于低排高阻型休克。可先予以负荷量 25～50μg/kg（>10min，静脉注射），然后维持量 0.25～1.0μg/(kg•min)静脉输注。

（6）硝普钠：当心输出量降低、外周血管阻力增加、血压尚正常时，可给予正性肌力药物加用扩血管药物，以降低心室后负荷，有利于心室射血和心输出量增加。一般使用短效制剂硝普钠 0.5～8μg/(kg•min)从小剂量开始，避光使用。

（三）积极抗感染治疗

诊断脓毒性休克后的 1 小时内应静脉使用有效抗微生物制剂。需依据流行病学和地方病原流行特点选择覆盖所有疑似病原微生物的经验性药物治疗。尽可能在应用抗生素前获取血培养（外周、中央或深静脉置管处各 1 份）或其他感染源培养（如尿、脑脊液、呼吸道分泌物、伤口、其他体液等），尽快确定和去除感染灶，如采取清创术、引流、冲洗等措施。

（四）肾上腺皮质激素

对液体复苏无效、儿茶酚胺（肾上腺素或去甲肾上腺素）抵抗型休克、或有暴发性紫癜、慢性病接受肾上腺皮质激素治疗、垂体或肾上腺功能异常的脓毒性休克患儿应及时应用肾上腺皮质激素替代治疗，可用氢化可的松，应急剂量 50mg/(m²•24h)，维持剂量 3～5mg/(kg•d)，最大剂量可至 50mg/(kg•d)静脉输注（短期应用）。也可应用甲泼尼龙 1～2mg/(kg•d)，分 2～3 次给予。一旦升压药停止应用，肾上腺皮质激素逐渐撤离。

（五）控制血糖

脓毒性休克可诱发应激性高血糖，如连续 2 次血糖超过 180mg/dl（10mmol/L），可予以胰岛素静脉输注，剂量 0.05～0.1U/（kg•h），血糖控制目标值 <180mg/dl。根据血糖水平和下降速率随时调整胰岛素剂量防止低血糖。最初每 1～2 小时监测血糖 1 次，稳定后可 4 小时监测 1 次。小婴儿由于糖原储备及肌肉糖异生相对不足，易发生低血糖，严重低血糖者可给予 25% 葡萄糖 2～4ml/kg 静脉输注。

（六）连续血液净化

脓毒性休克常因组织低灌注导致急性肾损伤（AKI）或急性肾衰竭。在下列情况行连续血液净化治疗（CBP）：① AKIⅡ期；②脓毒症至少合并一个器官功能不全时；③休克纠正后存在液体负荷过多经利尿剂治疗无效，可予以 CBP，防止总液量负荷超过体重的 10%。

（七）抗凝治疗

脓毒性休克患儿因内皮细胞损伤常诱发凝血功能异常，尤其易导致深静脉栓塞。对高危患儿（如青春期前）可应用普通肝素或低分子肝素预防深静脉血栓的发生。如出现血栓紫癜性疾病（包括弥散性血管内凝血、继发性血栓性血管病、血栓性血小板减少性紫癜）时，给予新鲜冰冻血浆治疗。

（八）体外膜肺（ECMO）

对于难治性休克或伴有 ARDS 的严重脓毒症患儿，如医疗机构有条件并患儿状况允许可行体外膜肺治疗。

（九）其他

1. **血液制品**　若红细胞压积（HCT）<30% 伴血流动力学不稳定，应酌情输红细胞悬液或鲜血，使血红蛋白维持 100g/L 以上。当病情稳定后或休克和低氧血症纠正后，则血红蛋白目标值 70g/L 即可。血小板 $<10×10^9/L$（没有明显出血），或血小板 $<20×10^9/L$（伴明显出血），应预防性输血小板；当活动性出血、侵入性操作或手术时，需要维持较高血小板（$50×10^9/L$）。

2. **丙种球蛋白**　对严重感染患儿可静脉输注丙种球蛋白。

3. **镇痛镇静**　脓毒性休克机械通气患儿应给予适当镇痛镇静治疗，可降低氧耗和有利于器官功能保护。

4. **营养支持**　能耐受肠道喂养的严重脓毒症患儿及早予以肠内营养支持，如不耐受可予以肠外营养。

案例 18-5

　　患儿女，10 岁，因咽痛伴间断发热五天，呼吸困难两天入院。患儿五天前咽痛，声音嘶哑，轻咳，无痰，间断发热最高体温 39℃，服用布洛芬后热可退，易复升。在家口服头孢类药物无好转，遂于当地诊所静点治疗。两天前患儿出现胸闷、胸痛、呼吸困难，就诊于当地医院给予头孢哌酮、阿奇霉素、丙球、甲强龙等治疗，呼吸困难进行性加重为求诊治急诊来院。

　　查体：体温：38.9℃，脉搏：168 次 / 分，呼吸：30 次 / 分，血压：75/42mmHg，血氧饱和度：72%。一般状态差，意识蒙眬，双眼球结膜无水肿，瞳孔等大对光反射灵敏，咽部充血，口唇发绀。呼吸困难，三凹征阳性，双肺可闻及细湿啰音，右下肺呼吸音弱，叩诊浊音。心音低钝，心率 168 次 / 分，律齐。腹软，肝肋下 2cm。四肢末梢凉，皮肤略发花。生理反射存在，病理反射未引出。

　　思考：

　　1. 患儿可能的诊断是什么？

　　2. 需要进行哪些相关的辅助检查？

　　3. 如何治疗？

第七节　弥散性血管内凝血

弥散性血管内凝血(disseminated intravascular coagulation, DIC)是由于多种病因所致、发生于多种疾病过程中的一种临床综合征。主要特征是血液凝固机制被激活,凝血亢进,毛细血管内微小血栓造成凝血消耗及脏器功能衰竭,继而纤溶激活亢进,临床上有出血、脏器功能衰竭、休克、溶血等表现。

【病因】

1. **感染**　各种感染,包括细菌、病毒、疟原虫等。

2. **手术和外伤**　严重外伤或挤压伤、大面积烧伤,颅脑手术等创伤大的手术。

3. **肿瘤性疾病**　如早幼粒细胞白血病等恶性肿瘤性疾病。

4. **其他**　新生儿疾病,如新生儿硬肿、窒息等严重疾病;严重免疫性疾病的急性发作。

【发病机制】

1. **凝血系统被激活**　由于各种病因使内源性凝血途径和(或)外源性凝血途径被激活,广泛的微小血栓沉积在重要脏器,造成器官功能衰竭,同时引起凝血因子及血小板消耗。

2. **纤维蛋白溶解系统被激活**　以上两个疾病病理过程相继发生,早期以凝血过程为主,晚期则以纤维蛋白溶解亢进为主。激活的因子Ⅶ可激活缓激肽,加之小血管栓塞后微循环受阻,回心血量及心排血量减少而导致血压下降,发生休克。

由于血管内凝血形成纤维蛋白条状物使红细胞通过时受到机械损伤,同时红细胞因缺氧、缺血、毒素,导致红细胞变形、破裂出现溶血。

【临床表现】

由于基础疾病的不同和疾病的发展缓急不一,因而临床上将 DIC 分为 3 型:①急性型,大多数 DIC 表现为本型,常见于严重感染或大手术后,起病急,病情凶险,出血严重,持续数小时至数天;②亚急性型,病程持续数天或数周,常见于急性白血病、恶性肿瘤转移等;③慢性型,起病慢、病情轻,出血不严重,病程可长达数月,见于慢性疾病如巨大血管瘤、系统性红斑狼疮等。DIC 的主要临床表现:

1. **出血**　最常见,常为首发症状。在病程的不同阶段,有不同的出血表现:在高凝状态时一般无出血;在消耗性低凝状态时,出血明显并逐渐加重;在发生继发性纤溶时,出血更加严重。出血轻者仅见皮肤出血点或大便隐血试验阳性,重者则为自发性多部位出血。皮肤出血表现为出血点、瘀点或片状瘀斑,多见于躯干或四肢;鼻黏膜、牙龈、胃肠道出血亦较常见;穿刺部位或伤口渗血不止,且渗出血液往往不凝固;严重者泌尿道出血或颅内出血。出血量多者可至贫血或休克,甚至死亡。

2. **休克**　表现为一过性或持久性血压下降。幼婴常表现为面色青灰或苍白、黏膜青紫、肢端冰冷和发绀、精神萎靡和尿少等。休克使血流进一步缓慢,加重缺氧和酸中毒,从而加重 DIC。故 DIC 与休克互为因果,呈恶性循环,甚至发生不可逆休克。

3. **栓塞**　组织和脏器的微血栓使血流阻滞,导致受累器官缺血、缺氧、代谢紊乱和功能障碍,甚至坏死。临床表现随受累器官及其受累程度的不同而异:肺受累时可出现呼吸困难、发绀、咯血、呼吸衰竭,也可因肺动脉高压而引起右心衰竭;肾脏受累时表现为尿少、血尿,甚至肾衰竭;胃肠道受累时出现恶心、呕吐、腹痛和胃肠道出血等;脑栓塞时可出现昏迷、惊厥等。其他如肝功能障碍,四肢末端坏死,皮肤坏疽等。

4. **溶血**　微血管病性溶血,发热、黄疸、苍白、腰背酸痛、血红蛋白尿等。

【DIC 的诊断】

DIC 比较复杂,临床表现多种多样,需要配合多种化验才能正确诊断,具备以下条件可以诊断 DIC。

1. **有 DIC 的诱因**　如重症感染、休克、创伤等。

2. **临床表现** 出血、休克、栓塞、溶血。

3. **实验室检查**

（1）血小板减少：$< 10.0 \times 10^9$/L。

（2）凝血酶原时间延长：正常值 12 秒；异常 > 15 秒，与正常人对照 > 3 秒，新生儿正常为 14～15 秒。

（3）纤维蛋白原减少：< 160mg/dl（正常 200～400mg/dl）。

（4）试管法凝血时间异常：正常值 5～12 分钟，高凝状态 < 3 分钟，低凝状态 > 12 分钟。

以上四项有三项异常，即可诊断为 DIC，如仅有两项异常，则需再加一项纤溶亢进指标：

（1）凝血酶凝结时间异常：正常值 20 秒，异常 > 25 秒，或与正常人对照 > 3 秒。

（2）3P 试验：阳性（++）。

（3）优球蛋白溶解时间缩短：< 2 小时。

（4）全血块溶解时间缩短：正常 24 小时内不溶解，DIC 时 0.5～1 小时内溶解，反映纤溶亢进。

（5）Fi 试验：正常 < 1:8，异常 > 1:16。

（6）FDP 测定：正常人定性试验阴性，定量 10μg/dl。免疫法（F 试验）正常值 1:8，异常 > 1:8。

【治疗】

早期诊断、及时治疗是提高 DIC 治愈率的关键。

1. **治疗原发病** 积极治疗原发病、去除诱发因素是终止 DIC 病理过程的重要措施，如果原发病及诱因没有消除，凝血异常继续进行。

2. **改善微循环** 低分子葡萄糖苷不但能扩充血容量、疏通微循环，还有降低血液黏稠度、减低血小板黏附和抑制红细胞凝集等作用，因而可以改善微循环，防止或减少血栓形成。首次剂量为 10ml/kg 静滴，以后每次 5ml/kg，每 6 小时 1 次，全日量不超过 30ml/kg。

3. **纠正酸中毒** DIC 多伴有酸中毒，往往也是肝素治疗失败的原因之一。因此，应及时发现酸中毒并予纠正，常用 5% 碳酸氢钠。

4. **应用血管活性药物** 血管扩张剂可解除血管痉挛，改善微循环，常用 654-2、异丙基肾上腺素和多巴胺等。

5. **抗凝治疗** 其目的在于阻断或减缓血管内凝血过程的发展。

（1）抗血小板凝集药物：此类药物能阻抑血小板黏附和凝集，减轻微血栓形成，从而抑制 DIC 的发展。临床上对轻型 DIC、疑似 DIC 而未肯定诊断者或高凝状态者，在控制原发病的基础上可单独应用此类药物治疗。常用药物有：①阿司匹林，剂量为每日 10mg/kg，分 2～3 次口服，持续用至血小板数恢复正常后数日才停药；②双咪达莫（潘生丁）：剂量为每日 10mg/kg，分次口服。

（2）肝素的应用：肝素可与 AT-Ⅲ 结合成复合物而起抗凝作用，对凝血 3 个阶段均有抑制作用，并可抑制血小板聚集、裂解和促使纤维蛋白溶解。肝素多在 DIC 早期应用。

6. **抗凝血因子的应用** 已应用临床的有：①抗凝血酶Ⅲ（AT-Ⅲ）浓缩剂，用于 DIC 早期补充 AT-Ⅲ 并可提升肝素的疗效；②蛋白 -C 浓缩剂，主要用于革兰氏阴性杆菌感染合并 DIC，同肝素联合应用取得了较好的效果。

7. **补充疗法** 目前认为在活动性 DIC 未控制之前，补充下列成分是安全的：经洗涤的浓缩红细胞、浓缩血小板和不含凝血因子的扩容剂（如血浆蛋白、白蛋白和羟基淀粉等）。如果 DIC 过程停止（指征是 AT-Ⅲ 测定值正常）或肝素化后仍持续出血，此时有必要补充凝血因子，可输注新鲜冰冻血浆、凝血酶原复合物等。

8. **抗纤溶药物** 此类药物的主要作用是阻碍纤溶酶原转变为纤溶酶、抑制纤维蛋白的分解，从而防止纤维蛋白溶解亢进性出血。

9. 糖皮质激素的应用　在 DIC 时是否应该使用糖皮质激素尚未取得一致意见。一般认为如果因治疗原发病需要时，可在肝素化的基础上慎用。

（张秋月）

学习小结

通过本章学习，应掌握各种儿科常见急危重症的诊治。要熟练掌握小儿呼吸心跳骤停复苏操作步骤。要能够识别异物窒息并给予紧急处理。急性呼吸衰竭的诊治关键是早期识别、尽早解决缺氧并给予相应的病因治疗。急性充血性心力衰竭重在病因治疗，要准确掌握洋地黄的使用方法。急性肾衰竭辨别发病机制是肾前性、肾性还是肾后性是治疗的关键，维持内环境稳定非常重要，严重的急性肾衰竭要尽早行血液净化治疗。小儿颅内高压诊疗重点是明确病因、预防和治疗脑疝、维持内环境稳定。小儿休克的诊治关键是明确病因、早期识别，在休克代偿期即给予及时干预。弥散性血管内凝血诊疗关键在于早期诊断、及时治疗。

复习参考题

1. 试述心肺复苏的步骤以及复苏有效的指征。

2. 简述急性呼吸衰竭的诊断与治疗。

3. 充血性心力衰竭的临床诊断依据是什么？如何处理？

4. 急性肾衰竭的病因有哪些？透析治疗的指征是什么？

5. 小儿颅内高压的临床表现和治疗原则是什么？

6. 小儿休克的诊断依据是什么？治疗原则是什么？

7. 弥散性血管内凝血如何诊断？治疗原则是什么？

第十九章 小儿常用诊疗操作技术

19

掌握 胸腔穿刺术、腹腔穿刺术、腰椎穿刺术、骨髓穿刺术、硬脑膜下穿刺术、洗胃术、气管插管术、胸外心脏按压与人工呼吸、简易呼吸器的适应证及操作过程。

熟悉 各操作技术的注意事项。

了解 各操作技术的禁忌证。

一、胸腔穿刺术

【适应证】

1. **诊断** 用于病因诊断,明确胸腔积液性质。

2. **治疗**

(1)大量胸腔积液或积气者,抽液、抽气可缓解症状。

(2)脓胸抽液灌洗或注射药物进行治疗。

【禁忌证】

有凝血功能障碍或重症血小板减少者应慎用,必要时可补充一定量的凝血因子或血小板,使血液的出凝血功能得到部分纠正后,可再行胸腔穿刺。

【术前准备】

1. **患者准备** 术前沟通、确认知情同意书。年长儿倒骑坐在靠背椅上,两臂交叉于椅背上,头伏在前臂上;婴幼儿由助手怀抱,使患儿稍前倾,背部暴露并略突出;卧床者可采取仰卧斜坡卧位,患侧略向健侧转,便于显露穿刺部位。

2. **材料准备** 治疗车(胸穿包、消毒用品、麻药)、注射器、标本容器、胶布、1000ml量筒或量杯、有靠背的座椅1个、抢救车、无菌手套。

3. **操作者准备** 了解患者病情、穿刺目的及胸片情况,掌握本穿刺的相关知识,并发症的诊断与处理。戴帽子、口罩(头发、鼻孔不外露),洗手。

【操作过程】

1. **穿刺点的选择** 穿刺点的选择应根据患者胸腔积液的范围而定,常选择腋前线第5肋间的下一肋骨上缘,腋中线第6~7肋间,腋后线第7~8肋间,右肩胛下角线第7~8肋间(图19-1),积气时一般在锁骨中线外侧第2肋间。穿刺前应结合X线或超声波检查定位。穿刺点可用蘸有甲紫的棉签在皮肤上做标记。穿刺点选择时避开局部皮肤感染灶。

2. **常规消毒皮肤、铺巾、麻醉** 常规碘酒、酒精消毒,以穿刺点为中心消毒2~3遍,戴无菌手套,铺无菌洞巾。用2%利多卡因在下一肋骨上缘穿刺点自皮肤至胸膜壁层进行逐层局部浸润麻醉,即边进边注射,直至回抽有积液为止,其深度可做下次穿刺参考。

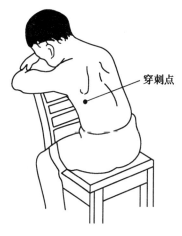

穿刺点

图 19-1 胸膜腔穿刺术

3. **穿刺操作** 先用血管钳夹闭与穿刺针针座连接的胶皮管,术者左手示指与中指固定穿刺部位皮肤,然后右手将穿刺针在麻醉处垂直缓缓刺入2~3cm,针锋抵抗感突然消失,让助手用血管钳协助固定穿刺针。

4. **留取标本** 术者在橡皮管尾端接上注射器,让助手松开血管钳,术者用注射器缓慢抽取积液。抽满针管时助手再夹住橡皮管,取下注射器,将液体注入弯盘中,以便计量或送检,如此反复进行;如为年长儿诊断性穿刺50~200ml,治疗性穿刺不超过500~600ml,婴儿酌减。

5. **拔针** 于呼气末屏住气,拔出穿刺针,局部覆盖无菌纱布,稍用力压迫穿刺部位片刻,用胶布固定后嘱患者静卧。

6. **术后观察及处理标本** 术后注意有无气促、胸痛、头晕、心悸、咳嗽泡沫痰,有无面色苍白、呼吸音减弱、血压下降,必要时可行胸部X线检查穿刺后效果;记录标本量与性质,将标本分类并标记作相关检查。

【注意事项】

1. 操作前要向患儿说明穿刺目的,消除顾虑。

2. 抽液过程中要固定好患儿及穿刺针,进针勿过深,以免刺伤肺。

3. 抽液过程中要密切观察患儿的反应,如出现面色苍白、出汗、持续性咳嗽、气短、咳泡沫痰等现象时,应立即停止抽液,对症处理。

4. 一次抽液(气)不宜过多、过快,以防发生纵隔摆动等意外。

5. 严格无菌操作,操作中要防止空气进入胸腔,始终保持胸腔负压。

6. 应避免在第 9 肋间以下穿刺,以免穿透膈肌损伤腹腔脏器。

二、腹腔穿刺术

【适应证】

1. **诊断** 抽取腹腔积液进行常规、生化、细菌学或细胞学检查,以便寻找病因,协助临床诊断。

2. **治疗**

(1)大量腹水出现呼吸困难、胸闷、气短等压迫症状时,适当放出腹水减轻压力。

(2)腹腔内注射药物以协助治疗疾病。

(3)拟行腹水回输者。

【禁忌证】

有躁动、不能合作者,有肝性脑病先兆者,电解质严重紊乱(如低钾血症),结核性腹膜炎广泛粘连、包块,包虫病,有明显出血倾向,肠麻痹、腹部胀气明显者,膀胱充盈,未行导尿者不能进行腹穿。

【术前准备】

1. **患儿准备** 术前沟通、确认知情同意书,嘱患儿排空尿液,以免穿刺时损伤膀胱。安排适当的体位,如扶患儿坐在靠椅上或平卧、半卧、稍左侧卧位。

2. **材料准备** 腹腔穿刺包(弯盘、止血钳、组织镊、消毒碗、消毒杯、腹腔穿刺针、无菌洞巾、纱布、棉球、无菌试管、注射器及引流袋)、常规消毒治疗盘(碘酒、乙醇、胶布、局部麻醉药、无菌手套)、皮尺、多头腹带、盛腹水容器、培养瓶等。

3. **操作者准备** 清洗双手、检查患者腹部体征;掌握本穿刺的相关知识,并发症的诊断与处理。戴帽子、口罩(头发、鼻孔不外露),洗手。

【操作过程】

1. **穿刺点的选择** ①一般取左下腹部,脐与左髂前上棘连线的外 1/3 处为穿刺点,此点不易损伤腹壁动脉;②取脐与耻骨联合中点上方 1.0cm、偏左或右 1.5cm 处(图 19-2),此处无重要器官且易愈合;③少量腹水患者取侧卧位,取脐水平线与腋前线或腋中线交点,此处常用于诊断性穿刺抽液;④对少量或包裹性腹水,需在 B 超指导下定位穿刺。

2. **常规消毒皮肤、铺巾、麻醉** 将穿刺部位常规碘酒、乙醇消毒,范围为穿刺点为中心的直径 15cm,2～3 遍;戴无菌手套;铺消毒洞巾;用 2% 利多卡因自穿刺点皮肤至腹膜壁层逐层进行局部浸润麻醉。

3. **穿刺操作及留取标本** 穿刺针橡皮管末端夹闭置于消毒盘中,术者左手固定穿刺处皮肤,右手持接有橡皮管的穿刺针,经麻醉处刺入皮肤后,斜行(45°～60°)逐步进入腹壁,再呈垂直角度刺入腹腔,当针尖抵抗感突然消失时,助手协助固定穿刺针,即可抽取或引流腹水。诊断性穿刺可直接用无菌的 20ml 或 50ml 注射器和 7 号针头进行穿刺;需放腹水治疗时,可用 8 号、9 号针头,针尾

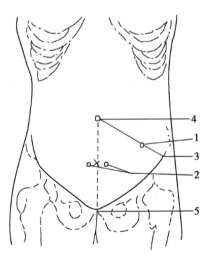

图 19-2 腹腔穿刺术

1、2. 穿刺点;3. 髂前上棘;4. 脐;5. 耻骨联合

连接橡皮管，助手用消毒的管钳固定针尖并夹持橡皮管，再加以输液夹调整放液速度，将腹水引入容器中计量或送检。若放腹水流出不畅时，可将穿刺针稍作移动或变换体位。

4. 拔针及术后观察　标本收集、放液结束后，拔出穿刺针，覆盖无菌纱布，指压数分钟后，胶布固定，用多头绷带将腹部包扎。嘱患儿卧位休息 12 小时，做好术后观察。

【注意事项】

1. 严格无菌操作，以防止腹腔感染。

2. 腹水不断流出时，应将预先绑在腹部的多头绷带逐步收紧，以防发生血压下降甚至休克现象，如出现面色苍白、头晕、心慌、气促、脉快应立即停止操作，并适当处理。

3. 腹腔放液不宜过快、过多，一次放液量≤1000ml，过多放液会诱发肝性脑病和电解质紊乱，但在补充输注大量白蛋白的基础上，也可以大量放液。

4. 术后患儿平卧，使穿刺点处于上方，以防腹水漏出。

三、腰椎穿刺术

【适应证】

1. 诊断

（1）用于检查脑脊液的性质：对诊断脑膜炎、脑炎、脑血管病变、脑瘤等神经系统疾病有重要意义。

（2）测定颅内压力：了解蛛网膜下腔有无阻塞。

2. 治疗

（1）鞘内注射药物，如防治中枢神经系统白血病、严重脑脊膜感染等。

（2）腰椎麻醉，外科手术前。

【禁忌证】

有颅内压增高明显、穿刺点附近感染、准备进行脊髓造影或气脑造影、凝血障碍、休克、衰竭或濒危状态、后颅窝有占位性疾病的患者不能进行腰椎穿刺术。

【术前准备】

1. **患者准备**　术前沟通、确认知情同意书。患儿侧卧硬板床，背部与床面垂直，头向前胸屈曲，两手抱膝紧贴腹部，使躯干尽可能弯曲呈弓形，婴幼儿可由助手右手使患儿头颈部弯向胸部，但不可过度屈曲颈部，以免影响呼吸，左手帮助患儿下肢向腹部屈曲。

2. **材料准备**　腰椎穿刺包（弯盘、腰穿针、无菌洞巾、止血钳、巾钳、小消毒杯、纱布、标本容器、一次性测压管）、常规消毒治疗盘（碘酒、乙醇、胶布、局部麻醉药、无菌手套）、注射器等。

3. **操作者准备**　掌握本穿刺的相关知识，并发症的诊断与处理。戴帽子、口罩（头发、鼻孔不外露），洗手。

【操作过程】

1. **穿刺点的选择**　选择常用的穿刺点，并在体表定位，通常以髂后上棘连线与后正中线的交会处为穿刺点，此处相当于第 3～4 腰椎棘突间隙，婴儿宜选在下一腰椎间隙进行（图 19-3）。

2. **常规消毒皮肤、铺巾、麻醉**　常规局部皮肤消毒，以穿刺点为中心消毒 2～3 遍；戴无菌手套；铺无菌洞巾，用 2% 利多卡因自穿刺点皮肤至椎间韧带作局部麻醉。

3. **穿刺**　术者左手大拇指固定穿刺部位皮肤，右手持

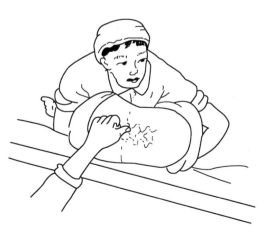

图 19-3　腰椎穿刺术

穿刺针身,针尖沿左拇指尖垂直刺入,进针后,再改用拇、示指握针,两小指支撑在小儿背上,使针身与背呈垂直,指向患儿头端方向缓慢进针,儿童进针深度约 2～4cm;当针头穿过韧带与硬脊膜时,有阻力突然消失的落空感,表示已达蛛网膜下腔,然后将针芯慢慢抽出(以防脑脊液迅速流出,形成脑疝),脑脊液随之流出。

4. **测压** 脑脊液流出后,安测压管测量压力并记录。

5. **放液** 撤去测压管,用试管收集脑脊液 2～5ml 送检,第一管进行细菌学检验、第二管化验糖及蛋白、第三管进行细胞计数及分类、第四管根据具体情况选择进行特异性化验。

6. **拔针** 收集脑脊液后,固定插上针芯后缓慢拔出穿刺针,覆盖消毒纱布,按压穿刺点,用胶布固定。

7. **平卧** 去枕平卧 4～6 小时,以免引起低颅压头痛。

【注意事项】

1. 颅内压增高明显时,禁忌腰穿,以防发生脑疝,必要时可宜先用脱水剂后做腰穿。

2. 穿刺时患儿如出现呼吸、脉搏、面色异常等情况时,立即停止操作,并做相应处理。

3. 鞘内给药时,应先放出等量脑脊液,然后再将等量置换药液注入。

四、骨髓穿刺术

【适应证】

1. **诊断**

(1)各种血液病的诊断和全身肿瘤性疾病是否有骨髓侵犯或转移。

(2)不明原因的发热、肝脾淋巴结肿大及某些发热原因未明者。

(3)某些寄生虫感染、传染病、代谢病行骨髓涂片后查到相应的病原体或特殊细胞才能明确诊断的。

2. **治疗**

(1)观察血液病及其他骨髓侵犯疾病的治疗反应和判断预后。

(2)为骨髓移植提供足量的骨髓。

【禁忌证】

1. 血友病及有严重凝血功能障碍者。

2. 骨髓穿刺局部皮肤有感染者。

【术前准备】

1. **患者准备** 术前沟通、做凝血功能方面的检查,确认知情同意书。患儿俯卧位适于髂后上棘穿刺(6 岁以上小儿适用);仰卧位适于髂前上棘(年长儿适用)、胸骨(年长儿适用)及胫骨(新生儿及婴儿适用)穿刺;坐位或侧卧位屈腿:适于腰椎棘突穿刺。

2. **材料准备** 治疗车(含骨髓穿刺包、消毒用品、麻药等)、一次性注射器、无菌手套、干净玻片、抗凝管等。

3. **操作者准备** 选择好穿刺点并标记,掌握本穿刺的相关知识。

【操作过程】

1. **穿刺点的选择**

(1)髂后上棘穿刺点:于腰 5 和骶 1 水平旁开约 3cm 处一圆钝的突起处,是最常用的穿刺点,骨髓移植者的首选部位。

(2)髂前上棘穿刺点:于髂前上棘后 1～2cm 处为穿刺点,该处骨面平坦,易于固定,操作方便安全(图 19-4)。

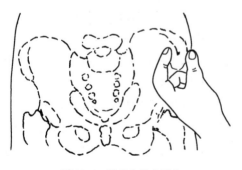

图 19-4 髂前上棘穿刺术

（3）胸骨穿刺点：于第 2 肋间隙胸骨中线平面为穿刺点，此处胸骨较薄，易发生意外，故一般当其他部位穿刺失败时，可行胸骨穿刺。

（4）胫骨穿刺点：于胫骨粗隆水平下 1cm 之前内侧为穿刺点。

（5）腰椎穿刺点：于腰椎棘突突出处，不常用。

2. 戴帽子、口罩（头发、鼻孔不外露），洗手。

3. 消毒、铺巾、麻醉 常规消毒局部皮肤，以穿刺点为中心由内向外消毒 2～3 遍；戴无菌手套；铺无菌洞巾；然后用 2% 利多卡因做局部皮肤、皮下和骨膜作局部浸润麻醉。

4. 穿刺

（1）固定穿刺针长度：将骨髓穿刺针固定在 1～1.5cm 长度上。

（2）穿刺：左手拇指、示指固定穿刺部位皮肤，右手持骨髓穿刺针与骨面垂直刺入，当穿刺针针尖接触到骨质后，沿穿刺针的针体长轴左右旋转穿刺针，并向前推进，缓慢刺入骨质，当感到阻力消失，且穿刺针已固定到骨内时，表示已进入骨髓腔。其中胸骨穿刺时针尖指向患者头部与骨面成 30°～40°。

（3）抽吸：拔出针芯，接上干燥注射器（5ml 或 10ml）用适当的力量缓慢抽吸骨髓液 0.1～0.2ml，如果需要做骨髓液细菌培养，应在留取骨髓液计数和涂片标本后，再抽取 1～2ml，用于细菌培养。如未能抽得骨髓液，可能是针腔被皮肤、皮下组织或骨片堵塞，也可能是进针太深或太浅，针尖未在髓腔内，此时应重新插上针芯，稍加旋转或再钻入少许或退出少许，拔出针芯，如见针芯上带有血迹，再行抽吸可望获得骨髓液。

5. 制片 将抽取的骨髓液滴在载玻片上，由助手迅速制作涂片 5～6 张，送检细胞形态学及细胞化学染色检查。

6. 拔针、标本处理 骨髓液抽吸完毕，重新插入针芯，左手取无菌纱布置于穿刺处，右手轻微转动拔出穿刺针，并将无菌纱布敷于针孔上，按压 1～3 分钟后，再用胶布加压固定。骨髓片送检，同时做 2～3 张外周血涂片一同送检。

【注意事项】

1. 骨髓穿刺针和注射器必须干燥，以免发生溶血。

2. 穿刺针针头进入骨质后要避免过大摆动，以免折断穿刺针。如果感到骨质坚硬，难以进入骨髓腔时，不可强行进针，以免断针。应及时行骨骺 X 线检查，以明确是否为大理石骨瘤。

3. 做骨髓细胞学检查时，抽取骨髓液 <0.2ml，以避免影响骨髓增生程度的判断、细胞计数和分类结果。

4. 由于骨髓液易发生凝固，因此，穿刺抽取骨髓液后立即涂片。

5. 胫骨穿刺术应注意避免穿刺点滑出骨外造成损伤。

五、硬脑膜下穿刺术

【适应证】
适用于前囟未闭患有硬脑膜下血肿、积液、积脓小儿的诊断与治疗。

【禁忌证】
有颅内压增高明显、穿刺点附近感染、凝血障碍、休克、衰竭或濒危状态患儿不宜进行本手术。

【术前准备】

1. 患者准备 术前沟通、确认知情同意书、前囟部位的备皮。患儿仰卧，不垫枕头，由助手固定头部及肩部，必要时束缚四肢。

2. 材料准备 治疗车（消毒用品、麻药等）、一次性注射器、无菌手套、无菌洞巾。

3. 操作者准备 选择好穿刺点并标记，掌握本穿刺的相关知识。

【操作过程】

1. **穿刺点的选择** 选前囟两侧角对角线上,侧角内 0.5cm 处为穿刺点(图 19-5),可通过 CT 或颅骨透照选择穿刺侧。

2. **戴帽子、口罩(头发、鼻孔不外露);洗手。**

3. **常规皮肤消毒、铺巾、穿刺** 穿刺点局部皮肤常规消毒 2~3 遍;戴无菌手套;铺无菌洞巾。左手拇指、示指固定穿刺部位,右手持小号斜面较短的腰椎穿刺针头,于前囟侧角垂直刺入,进针深度一般为 0.25~0.5cm,穿过硬脑膜阻力突然消失,即达硬脑膜下腔。

4. **放液** 助手持止血钳固定针体,防止穿刺针左右晃动或进针过深,术者拔出针芯,如有积液滴出,留取标本送检;如为放液治疗,每侧放液不超过 10~15ml,两侧放液总量勿超过 20ml;两侧积液者最好隔日交替放液。

5. **拔针** 放回针芯,拔针,覆盖无菌纱布,压迫 1~3 分钟,胶布固定。

【注意事项】

1. 动作要轻柔,切勿穿刺过深。

2. 疑血肿者宜作双侧穿刺,因多数血肿为双侧性。

3. 诊断性穿刺,一侧阴性时应作对侧穿刺。

4. 放液时要让其自然流出。

5. 为治疗目的需要多次穿刺者,勿在同一点进针。

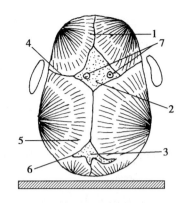

图 19-5 硬脑膜下穿刺术
1. 额骨;2. 前囟;3. 后囟;4. 骨缝;
5. 顶骨;6. 骨缝;7. 穿刺点

六、洗胃术

【适应证】

1. **误食毒物** 通过洗胃清除,避免其吸收。

2. **胃灌洗** 将胃内潴留食物洗出,以减轻胃黏膜水肿。

3. 为某些手术或检查做准备。

【禁忌证】

有腐蚀性胃炎(服入强酸或强碱)、食管或贲门静脉曲张、食管或贲门狭窄或梗阻、严重心肺疾患等情况患儿不宜进行洗胃术。

【术前准备】

1. **患者准备** 术前沟通、确认知情同意书。

2. **材料准备** 治疗车(常规急救药物、胃管等)、一次性注射器、无菌手套、洗胃液。

3. **操作者准备** 清洗双手、戴好帽子口罩、摆放好患者体位、掌握洗胃术的相关知识。

【操作过程】

1. **口服催吐法** 适用于清醒而能合作的患儿。

(1)按需要准备洗胃溶液:常用灌洗液有生理盐水、1%~2% 碳酸氢钠、温开水、0.02% 高锰酸钾等,温度以 20~37℃为宜。

(2)嘱患儿自饮大量灌洗液,可引起呕吐,不易吐出时,可用压舌板压其舌根部引起呕吐,直至吐出的灌洗液清晰无味为止。

2. **胃管洗胃法**

(1)按年龄选用合适的一次性或煮沸消毒过的胃管。

(2)插入深度为从鼻根至剑突的距离,在胃管上做好标记。用温水或石蜡油滑润胃管待用。

（3）患儿取侧卧位，将胃管由鼻腔内徐徐插入，一般在鼻咽部可略遇到阻力，患儿常有恶心，此时要迅速继续插入，较大儿童可嘱其做吞咽动作。

（4）若患儿安静无呛咳，并能用注射器抽出胃内容物或将管另一端置于水内不见气泡逸出，示导管在胃内。

（5）缓慢注入灌洗液，达到一定容量后再抽出，如液流不畅可略改变体位或胃管插入深度，反复多次直至流出液与灌洗液相似为止。

（6）洗胃完毕，先将胃管外端封闭，再迅速拔出。

【注意事项】

1. 动作要轻柔，以免损伤鼻黏膜。

2. 如在插入过程中出现呛咳或发绀，需稍退出重插，以免误入气管。

3. 务必证实胃管已插入胃内后再行灌洗。

4. 第一次抽出液应保留送检。

七、气管插管术

【适应证】

1. 气管内全身麻醉、窒息及心肺复苏抢救者。

2. 中枢或外周性呼吸衰竭需机械通气治疗的。

3. 新生儿呼吸暂停经处理无效者，需要辅助呼吸支持治疗。

4. 肺内感染时气管内吸痰、痰标本留取、冲洗、气管内给药等。

5. 各种原因引起的呼吸道梗阻等影响正常通气者。

【禁忌证】

有喉水肿、急性喉炎、喉头黏膜下血肿、插管创伤引起的严重出血不宜做气管插管；但如出现心跳、呼吸骤停急救插管时，不存在禁忌证。

【术前准备】

1. **患者准备**　术前沟通、确认知情同意书、插管前检查及评估。

2. **材料准备**　器材及用物（手套、简易呼吸机、复苏气囊、麻醉机、麻醉面罩、喉镜、气管导管、管芯、水溶性润滑剂、牙垫、10ml 注射器、胶布、听诊器、吸痰管、吸痰器）、吸氧面罩和通气装置、氧气、药品（根据情况准备镇静药、镇痛药或肌松药）等。

3. **操作者准备**　掌握相关知识、并发症的诊断与处理。戴帽子、口罩（头发、鼻孔不外露）；洗手。

【操作过程】

1. **经口气管插管**

（1）体位：患儿取仰卧位，头后仰颈上抬，使病人口、咽、气管基本重叠于一条直线。术者站于患者头侧，用右手拇指推开患者下唇及下颌，示指固定住上门齿，以两指为开口器，使嘴完全张开。

（2）喉镜插管：左手持喉镜沿患儿右侧口角置入镜片，将舌体推向左侧后使镜片移至正中，见到腭垂，镜片继续进入咽喉部可见到会厌，轻轻顶压会厌根部，使会厌翘起，暴露声门，右手拿气管导管（其头端事先已涂好凡士林）将其前端对准声门，在患者吸气末（声门开大时）顺势轻柔地将导管插入，导管插过声门 1cm 左右，迅速拔除管芯，将导管继续旋转插入气管 2cm 左右（表 19-1）。

（3）放置牙垫：在气管导管插入气管后，立即放置牙垫，然后退出喉镜。

（4）固定导管和牙垫：用胶布将牙垫与气管导管固定于面颊，胶布长短以不超过下颌角为宜，然后头部复位，动作要轻柔。

表 19-1 气管插管型号的选择及深度表

患儿年龄	插管内径(mm)	经口长度(cm)	经鼻长度(cm)
早产儿	2.5	8	9
~1个月	3.0	9	10
~6个月	3.5	10	11
~1岁	4.0	12	14
~3岁	4.5	14	16
~6岁	5~5.5	16	18
~12岁	6.0~6.5	18	20
>12岁	6.5~7.0	20	22

注: 选择好插管亦同时准备上下相邻型号插管各1个

（5）套囊充气：给气管导管套囊充气，触摸注气端套囊弹性似鼻尖后，立即连接麻醉机。

（6）确认导管位置：导管插入后立即确认导管在气管内。方法为在通气时观察双侧胸廓起伏对称，听诊器听诊双肺尖，双肺呼吸音对称，为气管导管的位置正确。

（7）连接简易呼吸器或呼吸机管道通气。

2. 经鼻气管插管（需长期呼吸机支持的患者）

（1）体位以及导管口径选择同上，管外涂少许润滑剂，清理鼻腔分泌物，选一稍大鼻孔轻轻插入；捻动导管并向前向后略带垂直小心推进，经过两个狭窄后有落空感时即达咽喉部。

（2）用喉镜暴露声门（操作同前）。

（3）夹住导管近尖端，调整管端方向将其对准声门。助手在术者松动钳端瞬间将鼻外导管轻柔推进，两人共同使导管插入气管，达所需深度（图19-6）。

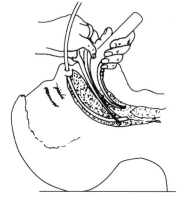

图 19-6 经鼻气管插管

【注意事项】

1. 声门关闭时，胸骨下 1/3 处按压，促使声门开放。

2. 插管前加压给氧（压力 <20cmH_2O）。

3. 插管时间不宜过长，出现缺氧加重、心率减慢，应加压给氧，情况改善后再插。

4. 导管插入后迅速边加压给氧，边判断导管位置，插管后及时拍床头胸部 X 线片，以明确插管顶端位置（正常于第2~3胸椎），及时检查血气。

5. 保持导管通畅，维持气道湿润，保证有痰随时吸出，氧气加温湿化。

6. 定时翻身叩背，以利于痰液流入气道而顺利吸出。

八、胸外心脏按压与人工呼吸

【适应证】

1. 心跳呼吸骤停。

2. 呼吸过于浅弱、缓慢、呈抽泣样呼吸或呼吸极度困难，虽有呼吸动作，胸部听诊无呼吸音。

3. 新生儿无自主呼吸或为无效喘息，有自主呼吸但心率 <100 次/分及用 80% 浓度的氧仍有中心性发绀，严重心动过缓（年长儿 <30 次/分，婴儿 <60 次/分，新生儿 <80 次/分）。

4. 胸外心脏按压的指征 ①新生儿心率 <60 次/分；②婴儿或儿童心率 <60 次/分伴有灌注不良的体征。

【禁忌证】

无绝对禁忌证,下列情况可不提供心肺复苏:①心肺复苏将使施救者导致严重或致命的损害;②出现不可逆死亡的明显临床体征。

【操作前准备】

一旦判断出无反应的患儿,立即进行急救;在保证复苏操作者、心脏骤停患儿和旁观者的环境安全前提下进行心肺复苏。

【操作过程】

1. 胸外心脏按压

(1)双指与双手拇指按压法:适用于新生儿或小婴儿。急救者一手托住患儿背部,另一手两手指置于两乳头连线中点下,向下按压(图 19-7)至少 1/3 胸廓厚度;或两手掌及四指托住患儿背部,两大拇指在乳线水平,下压胸骨使之下陷 1/2~1/3 胸廓厚度(图 19-8);均约 4cm,频率为 100 次 / 分(新生儿 120 次 / 分),新生儿按压与通气之比为 3∶1,小婴儿 15∶2。

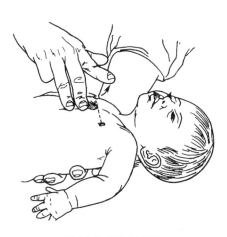

图 19-7　双指按压法

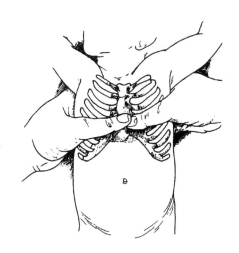

图 19-8　双手拇指按压法

(2)1~8 岁心脏按压法:按压部位为胸骨平乳或水平,单手或双手,下压 1/3 胸廓深度(图 19-9),约 4.5~5cm,下压与放松时间大致相等,频率为 60~80 次 / 分,胸外心脏按压与呼吸的配合是 1 人为 30∶2,2 人为 15∶2。

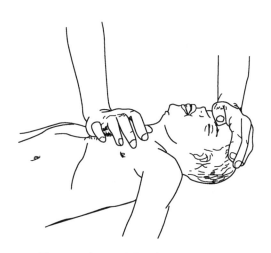

图 19-9　对 1~8 岁的儿童进行心脏按压法

（3）＞8岁的年长儿心脏按压法：与成人相同，急救者一只手手掌根部放于患儿的胸骨上，乳头连线水平，另一只手按在第一只手的手背上，垂直向下按压，双手下压深度为5cm，每次按压与放松比例为1∶1，胸外心脏按压与呼吸配合为30∶2。

2. 开放气道　患儿平卧，肩背稍垫高，急救者位于患儿一侧，用手将下颌向上托起，使患儿下颌和耳垂连线与地面垂直，若为小婴儿，将手置于颈后，使头略向后仰即可。开放气道后，应将患者头偏向一侧，用指套或纱布保护手指以清除患者口中异物及口内呕吐物。

3. 人工呼吸　如患儿＜1岁，操作者将口覆盖婴儿的口鼻，形成封闭不致漏气；如为较大的婴儿或儿童，用口对口封住，拇指与示指捏紧患儿的鼻孔，然后深吸一口气，将气吹入，同时可见患儿的胸廓抬起，停止吹气后，放开鼻孔，使患儿自然呼气，排出肺内气体。重复上述操作，儿童或婴儿12～20次／分，直到出现自主呼吸。

【注意事项】

1. 人工呼吸时间不宜过长，以免感染疾病。

2. 胸外心脏按压要避开剑突；按压时手指切勿触及胸壁，避免压力传至肋骨引起骨折；放松时手掌不应离开胸骨，以免按压点移位；用力不宜过猛，以免脏器损伤。

3. 心脏按压中断时间不得超过10秒。

4. 按压与人工呼吸需协调进行，要避免同时按压及人工通气。

5. 每次通气要看到胸廓呼吸运动，如胸部没有抬起，说明通气无效。

九、简易呼吸器的使用

简易呼吸器又称复苏球，通气简便易行，相对无创，痛苦轻，并发症少，便于携带，有无氧源均可立即通气。

【适应证】

1. 心肺复苏急需人工呼吸急救的场合。

2. 窒息、呼吸困难或需要提高供氧量的情况。

3. 神经、肌肉疾病所致的呼吸肌麻痹。

4. 各种中毒所致的呼吸抑制。

5. 运送患儿做检查、进出手术室等临床时替代机械呼吸机。

【禁忌证】

未经减压及引流的张力性气胸与纵隔气肿、中等量以上的咯血、重度肺大疱、低血容量性休克未补充血容量之前患儿不宜应用。

【操作前准备】

1. 患者准备　与患儿及家长沟通、确认知情同意书。

2. 材料准备　面罩、单向阀、球体、储气安全阀、氧气储气袋、氧气导管、无菌手套、氧气等。

3. 操作者准备　掌握相关知识。戴帽子、口罩（头发、鼻孔不外露）；洗手。

【操作过程】

1. 术者站在患儿头顶侧。

2. 开放气道：清除口、鼻腔的分泌物及异物，保持呼吸道通畅。

3. 患儿去枕头后仰，托起患者下颌。

4. 将简易呼吸器连接面罩。

5. 将简易呼吸器连接输氧管，氧流量8～10L/min。

6. 一手以"EC"手法（拇指和示指按压面罩，其余三指提起下颌）固定面罩，另一手有规律地捏放呼吸囊（图19-10，图19-11）。

7. 每次送气400～600ml，捏放呼吸囊频率为10～12次/分（或12～20次/分）。

8. 听诊双肺呼吸音，随捏放呼吸囊观察胸廓起伏情况。

【注意事项】

1. 面罩要紧扣鼻部，否则易发生漏气。

2. 确认患儿处于正常的换气。

（1）注视患儿胸部上升与下降。

（2）经由面罩透明部分观察患儿嘴唇与面部颜色的变化。

（3）经由透明部分，观察面罩内是否呈雾气状。

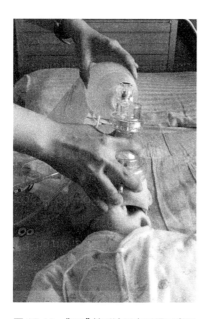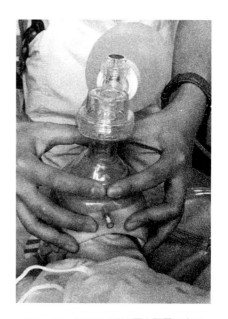

图 19-10 "EC"单手法固定面罩示意图　　图 19-11 "EC"双手法固定面罩示意图

（4）经由透明部分，观察单向阀是否适当运用。

3. 如患儿有自主呼吸，应与之同步，即患儿吸气初顺势挤压呼吸囊，达到一定潮气量便完全松开气囊，让病人自行完成呼吸动作。

4. 简易呼吸器抢救无效时，把简易呼吸器与面罩分离，将呼吸机与面罩连接，建立无创人工气道。

（艾春玲）

本章内容为儿科常用的 9 项操作技术,其中重点为腰椎穿刺术、骨髓穿刺术、胸外心脏按压与人工呼吸。胸腔穿刺术、腹腔穿刺术、腰椎穿刺术、骨髓穿刺术、硬脑膜下穿刺术的适应证主要是疾病有诊断及治疗;洗胃术适应证主要是抢救中毒和术前准备等情况;气管插管术适应证主要是气管内全身麻醉、窒息及心肺复苏抢救者、中枢或外周性呼吸衰竭者需机械通气治疗等情况;胸外心脏按压与人工呼吸的适应证主要是心跳呼吸骤停;简易呼吸器使用的适应证主要为心肺复苏急需人工呼吸急救的场合;窒息、呼吸困难或需要提高供氧量的情况;神经、肌肉疾病所致的呼吸肌麻痹;各种中毒所致的呼吸抑制;运送病员做检查、进出手术室等临床时替代机械呼吸机。在学习每一个操作技术时要掌握其操作过程,并对每一个操作技术的相关注意事项加以重视。

1. 试述胸腔穿刺术、腹腔穿刺术、腰椎穿刺术、骨髓穿刺术、硬脑膜下穿刺术、洗胃术、气管插管术、胸外心脏按压与人工呼吸、简易呼吸器使用的适应证。

2. 试述胸腔穿刺术、腹腔穿刺术、胸外心脏按压与人工呼吸、简易呼吸器的使用操作过程及注意事项。

参考文献

<<<<<< 1　黎海芪. 实用儿童保健学. 北京：人民卫生出版社，2016.

<<<<<< 2　王卫平. 儿科学. 第 8 版. 北京：人民卫生出版社，2013.

<<<<<< 3　江载芳，申昆玲，沈颖. 诸福棠实用儿科学. 第 8 版. 北京：人民卫生出版社，2015.

<<<<<< 4　薛辛东，桂永浩. 儿科学. 第 3 版. 北京：人民卫生出版社，2015.

<<<<<< 5　德罗斯曼（Drossman, A.D.）. 罗马 Ⅳ：功能性胃肠病. 第 2 卷. 第 4 版. 方秀才，等译. 北京：科学出版社，2016.

<<<<<< 6　沈晓明，王卫平. 儿科学. 第 7 版. 北京：人民卫生出版社，2008.

<<<<<< 7　干洁　儿科学. 第 6 版. 北京：人民卫生出版社，2010.

<<<<<< 8　张志清. 儿童用药指导. 北京：人民卫生出版社，2012.

<<<<<< 9　杨思源，陈树宝. 小儿心脏病学. 第 4 版. 北京：人民卫生出版社，2012.

<<<<<< 10　李小梅. 小儿心律失常学. 北京：科学出版社，2004.

<<<<<< 11　马沛然. 小儿心肌病诊治策略. 北京：人民军医出版社，2011.

<<<<<< 12　汪翼，韩波. 儿科及药物治疗学. 北京：人民卫生出版社，2006.

<<<<<< 13　方建培，陈纯，金润铭. 儿童白血病的诊断和治疗. 北京：人民卫生出版社，2008.

<<<<<< 14　胡亚美，江载芳. 诸福棠实用儿科学. 第 7 版. 北京：人民卫生出版社，2011.

<<<<<< 15　左启华. 小儿神经系统疾病. 第 1 版. 北京：人民卫生出版社，2005.

<<<<<< 16　吴希如，林庆. 小儿神经系统疾病基础与临床. 第 2 版. 北京：人民卫生出版社，2009.

<<<<<< 17　张咸宁, 左伋, 祁鸣. 医学遗传学. 北京: 北京大学医学出版社, 2013.

<<<<<< 18　邬玲仟, 张学. 医学遗传学. 北京: 人民卫生出版社, 2016.

<<<<<< 19　颜纯, 王慕逖. 小儿内分泌学. 第 2 版. 北京: 人民卫生出版社, 2006.

<<<<<< 20　薛辛东, 桂永浩. 儿科学. 第 3 版. 北京: 人民卫生出版社, 2015.

<<<<<< 21　赵祥文, 儿科急诊医学. 第 3 版. 北京: 人民卫生出版社, 2010.

<<<<<< 22　封志纯, 祝益民, 肖昕. 实用儿童重症医学. 北京: 人民卫生出版社, 2012.

<<<<<< 23　魏克伦, 刘春峰, 吴捷. 儿科诊疗手册. 第 2 版. 北京: 人民军医出版社, 2013.

<<<<<< 24　Christine A. Gleason, Sherin U. Devaskar. Avery's textbook of newborn diseases. 9th ed. Philadelphia: Elsevier Saunders, 2012.

<<<<<< 25　Giuseppe Buonocore, Rodolfo Bracci, Michael Weindling. Neonatology: A Practical Approach to Neonatal Diseases. Milano: Springer-Verlag, 2012.

<<<<<< 26　Robert M. Kliegman, Bonita Stanton, Joseph St. Geme, et al. Nelson textbook of pediatrics. 20th ed. Philadelphia: Elsevier Saunders, 2015.

<<<<<< 27　《中华儿科杂志》编辑委员会, 中华医学会儿科学分会儿童保健学组. 婴幼儿喂养建议. 中华儿科杂志, 2009, 47(7): 504-507.

<<<<<< 28　中华医学会儿科学分会儿童保健学组. 儿童微量营养素缺乏防治建议. 中华儿科杂志, 2010, 48(7): 502-509.

<<<<<< 29　中华医学会儿科学分会儿童保健学组, 全国佝偻病防治协作组. 儿童维生素 D 缺乏防治建议. 中华儿科杂志, 2008, 46: 190-191.

<<<<<< 30　中国营养学会. 中国居民膳食指南 2016. 北京: 人民卫生出版社, 2016.

<<<<<< 31　中国营养学会. 中国 0~2 岁婴幼儿喂养指南. 北京: 人民卫生出版社, 2016.

<<<<<< 32　中国医师协会新生儿科医师分会营养专业委员会, 中国医师协会儿童健康专业委员会母乳库学组, 《中华儿科杂志》编辑委员会. 新生儿重症监护病房推行早产儿母乳喂养的建议. 中华儿科杂志, 2016, 54(1): 13-16.

<<<<<< 33 《中华儿科杂志》编辑委员会,中华医学会儿科学分会儿童保健学组,中华医学会儿科学分会新生儿学组. 早产、低出生体重儿出院后喂养建议. 中华儿科杂志, 2016, 54(1): 6-12.

<<<<<< 34 中华人民共和国卫生部疾病预防控制局. 中国学龄儿童少年超重和肥胖预防与控制指南. 北京: 人民卫生出版社, 2008.

<<<<<< 35 刘文忠, 谢勇, 陆红等. 第五次全国幽门螺杆菌感染处理共识报告. 中华消化杂志, 2017, 37(6): 364-378.

<<<<<< 36 中国医师协会儿科医师分会先天性心脏病专家委员会, 中华医学会儿科学分会心血管学组, 中华儿科杂志编辑委员会. 儿童常见先天性心脏病介入治疗专家共识. 中华儿科杂志, 2015, 1: 17-24.

<<<<<< 37 中华医学会儿科学分会心血管学组. 病毒性心肌炎诊断标准(修订草案). 中国实用儿科杂志, 2000, 15(5): 315.

<<<<<< 38 中华医学会儿科分会. 儿科血液系统疾病诊疗规范. 北京: 人民卫生出版社, 2014.

<<<<<< 39 中华医学会儿科学分会神经学组. 热性惊厥诊断治疗与管理专家共识(2016). 中华儿科杂志, 2016, 54:(10): 723-727.

<<<<<< 40 邓劼译, 张月华, 刘晓燕审校. 发作和癫痫分类框架相关术语和概念修订——国际抗癫痫联盟分类和术语委员会报告, 2005—2009 年. 中国实用儿科杂志 2011, 26(7): 25-31.

<<<<<< 41 孟香沂, 王华. 吉兰 - 巴雷综合征谱系疾病诊疗进展. 国际儿科学杂志, 2016, 43(11): 847-853.

<<<<<< 42 中华医学会神经病学分会神经肌肉病学组. 中华医学会神经病学分会肌电图及临床神经电生理学组. 中华医学会神经病学分会神经免疫学组, 中国吉兰 - 巴雷综合征诊治指南(2010). 中华神经学杂志, 2010, 43(8): 583-585.

<<<<<< 43 韩彤立, 杨欣英. 吉兰 - 巴雷综合征谱系疾病的诊断. 中华实用儿科临床杂志, 2016, 31(12): 884-886.

<<<<<< 44 中华医学会神经病学分会神经免疫学组, 中国免疫学会神经免疫学分会. 中国重症肌无力诊断和治疗指南2015. 中华神经科杂志, 2015, 48(11): 934-940.

<<<<<< 45 李晓捷, 唐久来, 马丙祥, 等. 脑性瘫痪的定义、诊断标准及临床分型. 中华实用儿科临床杂志, 2014, 29(19): 15-20.

<<<<<< 46 中华医学会儿科分会. 儿科内分泌与代谢性疾病诊疗规范. 北京: 人民卫生出版社, 2016.

<<<<< 47 中华医学会儿科学分会内分泌遗传代谢学组,《中华儿科杂志》编辑委员会. 中枢性性早熟诊断与治疗共识（2015）. 中华儿科杂志, 2015, 53（6）: 412-418.

<<<<< 48 中华医学会儿科学分会内分泌遗传代谢学组. 先天性肾上腺皮质增生症 21- 羟化酶缺陷诊治共识. 中华儿科杂志, 2016, 54（8）: 569-576.

<<<<< 49 中华预防医学会出生缺陷预防与控制专业委员会新生儿筛查学组, 中国医师协会青春期医学专业委员会临床遗传学组, 中华医学会儿科学分会内分泌遗传代谢学组. 先天性肾上腺皮质增生症新生儿筛查共识. 中华儿科杂志, 2016, 54（6）: 404-409.

<<<<< 50 王莹, 陆国平, 张育才. 儿童脓毒性休克诊治专家共识（2015 版）. 中华儿科杂志, 2015, 53（8）: 576-580.

<<<<< 51 Susanna Y, Huh, Catherine M. Vitamin D deficiency in children and adolescents: epidemiology, impact and treatment. Rev Endocr Metab Disord, 2008, 9: 161-170.

<<<<< 52 World Health Organization. Child growth standards. http://www.who.int/childgrowth/en/.

<<<<< 53 Ingrid E. Scheffer, Samuel Berkovic, Giuseppe Capovilla, et al. ILAE classification of the epilepsies: Position paper of the ILAE Commission for Classification and Terminology. Epilepsia, 2017, 58（4）: 512-521.

<<<<< 54 AHA. 2015 American Heart Association Guidelines Update for Cardiopulmonary Resuscitation and Emergency Cardiovascular Care. Circulation, 2015, 132（suppl 2）: 315-589.

索 引